国家医师资格考试用书

U0746433

口腔执业医师资格考试
通关3000题

主编　刘　颖　牛胜德

中国健康传媒集团

中国医药科技出版社

内 容 提 要

本书由多年从事医师资格考试命题研究的专家、老师编写。为了帮助忙碌的考生突破口腔执业医师资格考试的堡垒，本书力求集高效性和针对性为一体，按照大纲和考试要求，参照历年考题，精心编写了3000余道通关试题，并针对难题、偏题做了解析，以帮助考生强化记忆，提高答题技巧，灵活应对考试。【通关试题答案和精选解析】单独成册，提升备考体验。本书可为参加口腔执业医师资格考试的考生提供有效助力。

图书在版编目（CIP）数据

口腔执业医师资格考试通关 3000 题 / 刘颖，牛胜德
主编 . -- 北京：中国医药科技出版社，2024. 11.
（国家医师资格考试用书）. -- ISBN 978-7-5214-4905-1

Ⅰ. R78-44

中国国家版本馆 CIP 数据核字第 20242DJ606 号

美术编辑　陈君杞
责任编辑　李红日
版式设计　友全图文

出版　**中国健康传媒集团** | 中国医药科技出版社
地址　北京市海淀区文慧园北路甲 22 号
邮编　100082
电话　发行：010 - 62227427　邮购：010 - 62236938
网址　www. cmstp. com
规格　889 × 1194mm $^1/_{16}$
印张　20 $^1/_4$
字数　748 千字
版次　2024 年 11 月第 1 版
印次　2024 年 11 月第 1 次印刷
印刷　北京印刷集团有限责任公司
经销　全国各地新华书店
书号　ISBN 978 - 7 - 5214 - 4905 - 1
定价　**68.00** 元

获取新书信息、投稿、为图书纠错，请扫码联系我们。

编委会

编写说明

国家医师资格考试是评价申请医师资格者是否具备执业所必需的专业知识与技能的考试，是一项行业准入性考试。

医师资格考试分为两级：执业医师资格考试和执业助理医师资格考试。四个类别：临床、中医（包括中医、民族医、中西医结合）、口腔、公共卫生。两个部分：实践技能考试和医学综合考试。

实践技能考试每年举行一次，一般在 6 月举行，采用多站考试的方式，医师资格考试实践技能考试总分值为 100 分，合格分数线为 60 分。实践技能考试合格者才能参加医学综合考试。

医学综合考试一般于每年 8 月举行，实行计算机化考试。执业医师考试分 4 个单元，总题量为 600题；执业助理医师考试分 2 个单元，总题量为 300 题。全部采用选择题，分为 A1、A2、A3、A4、B1 型题。助理医师适当减少或不采用 A3、A4 型题。每单元考试时长为 2 小时。

为了帮助广大考生轻松复习，提高成绩，我们组织多年从事国家医师资格考试考前辅导的专家老师，对近 10 年考试的命题规律和考试特点进行了缜密研究，精心编写本套丛书。

本丛书各个系列紧扣新版考试大纲，内容的安排既考虑知识点的全面性，又重点针对历年考试的高频考点与易错难点，从而使考生在有限时间内扎实掌握考试重要知识点。

口腔执业医师资格考试用书所含品种的特色分述如下：

《口腔执业医师资格考试通关 3000 题》力求集高效性和针对性为一体，按照大纲和考试要求，参照历年考题，精心编选 3000 余道考前冲刺夯基试题，并针对难题、偏题做出解析，以帮助考生强化记忆，提高答题技巧，灵活应对考试。

《口腔执业医师资格考试全真模拟试卷与解析》是在仔细研析历年高频考点的基础上，根据编者多年的考前辅导经验，对重要知识点进行预测。通过该试卷检测复习效果，查漏补缺，提高应试能力。

愿更多的考生秉承一颗精诚勤勉、孜孜不倦的敬畏之心，顺利通过考试，取得国家医师资格证书，做一名博极医源、敬德修业的医师，为国家医学事业贡献力量！

目 录

通关试题

通关试题

第一章　口腔组织病理学

A1/A2 型题

1. 牙周炎的发展不包括
    A. 进展期   B. 溃疡形成期
    C. 病损确立期   D. 早期病变
    E. 始发期

2. 上皮异常增生不出现
    A. 上皮基底细胞极性消失
    B. 核浆比例缩小
    C. 上皮层次紊乱
    D. 上皮浅表 1/2 出现有丝分裂
    E. 细胞黏着力下降

3. 出现 Birbeck 颗粒的是
    A. 嗜酸性肉芽肿   B. 汉 – 许 – 克病
    C. 勒 – 雪病   D. 组织细胞增生症 X
    E. 艾滋病

4. 关于非牙源性囊肿的叙述，错误的是
    A. 鼻腭管囊肿特征为结缔组织囊壁内含有较大的血管和神经束
    B. 鼻唇囊肿 X 线不易发现
    C. 甲状舌管囊肿特征为纤维囊壁含甲状腺滤泡
    D. 鳃裂囊肿上皮可癌变
    E. 球状上颌囊肿的衬里上皮是一致的

5. 关于口腔鳞状细胞癌的叙述，错误的是
    A. 是口腔中最常见的恶性肿瘤
    B. 肿瘤呈菜花状
    C. 无细胞间桥
    D. 形成角化珠
    E. 侵入结缔组织内呈蟹足状

6. 牙周膜主纤维不包括
    A. 牙槽嵴组   B. 水平组
    C. 斜行组   D. 根间组
    E. 根底组

7. 对牙周膜细胞的叙述，错误的是
    A. 成纤维细胞是数量最多，功能上最重要的细胞
    B. 成牙骨质细胞是数量多，分布在临近牙骨质的牙周膜中
    C. 成骨细胞受炎症刺激可形成颌骨囊肿和牙源性肿瘤
    D. 当骨吸收停止时，破骨细胞消失
    E. 未分化间充质细胞在牙周膜的更新中起重要作用

8. 对口腔黏膜的舌背黏膜的叙述，错误的是
    A. 丝状乳头数量最多
    B. 菌状乳头位于舌尖和舌侧缘
    C. 轮廓乳头体积最大
    D. 味蕾只分布于轮廓乳头靠近轮廓沟附近的侧壁上皮
    E. 叶状乳头位于舌侧缘后部

9. 牙本质龋的病理变化不包括
    A. 透明层   B. 脱矿层
    C. 细菌侵入层   D. 钙化层
    E. 坏死崩解层

10. 关于慢性增生性牙髓炎的叙述，错误的是
    A. 表面为炎性渗出物和坏死组织
    B. 深部为新生的毛细血管、成纤维细胞
    C. 慢性炎症性的牙龈组织过度增生，又称牙髓息肉
    D. 表面可覆盖上皮
    E. 多见于老年

11. 牙根尖部完全发育形成是在萌出的
    A. 2 年   B. 0.5 ~ 1 年
    C. 2 ~ 3 年   D. 4 年
    E. 4 ~ 5 年

12. 关于骨上袋，以下描述正确的是
    A. 牙周袋位于牙槽嵴顶下方
    B. 牙槽骨高度并未丧失
    C. 主要是牙槽骨发生垂直吸收所致
    D. 牙槽嵴高度明显降低
    E. 又称假性牙周袋

13. 关于牙本质龋透明层，错误的说法是
    A. 管腔中矿物盐沉积   B. 牙本质小管变窄
    C. 硬度较正常牙本质高   D. 存在轻度的脱矿
    E. 可出现脂肪变层

14. 哪一项不符合釉质不形成的表现
    A. 接触点丧失   B. 牙色泽棕黄色
    C. 牙冠向切端咬合面变细   D. 牙本质粗糙
    E. 常见前牙深覆𬌗

15. 全身因素引起的釉质发育异常为
    A. Turner 牙   B. 氟牙症
    C. 釉质混浊症   D. 遗传性乳光牙本质
    E. 四环素牙

16. 关于口腔毛状白斑的叙述，错误的是

A. 口腔分泌物常可检出 EB 病毒

B. 本病通常发生于牙龈

C. 上皮过度不全角化可形成刺状突起

D. 病变区 T 细胞功能降低

E. 靠近表层 1/3 的棘细胞层常可见肿大的气球样细胞

17. 艾滋病患者在口腔可出现以下表现，除了

    A. 坏死性龈炎   B. 毛状白斑

    C. Kaposi 肉瘤   D. Wegener 肉芽肿

    E. 非霍奇金淋巴瘤

18. 肉芽肿性唇炎的典型病理改变为

    A. 血管周围上皮样细胞、淋巴细胞及浆细胞聚集

    B. 上皮下疱

    C. 结节中心易发生坏死

    D. 上皮内疱

    E. 导管扩张，有慢性炎细胞浸润

19. 托姆斯颗粒层位于

    A. 牙本质小管周围

    B. 釉牙本质界内侧

    C. 牙本质钙质小球之间

    D. 根部牙本质透明层的内侧

    E. 冠部牙本质透明层的内侧

20. 关于复发性阿弗他口炎，哪项是错误的

    A. 40% ~50% 患者有家族史

    B. 不会发生于牙龈、硬腭

    C. 愈合后不留瘢痕

    D. 早期黏膜上皮水肿，继而形成非特异性溃疡

    E. 严重期胶原纤维破坏消失

21. 萌出囊肿位于正在萌出的乳牙或恒牙的

    A. 牙颈部黏膜软组织内

    B. 根尖部黏膜软组织内

    C. 根部黏膜软组织内

    D. 牙冠表面黏膜软组织内

    E. 根侧部黏膜软组织内

22. 下述哪一处黏膜组织中无黏膜下层，固有层与其深部骨膜直接紧密相连

    A. 唇   B. 颊

    C. 舌腹   D. 口底

    E. 牙龈

23. 唾液腺的排泄管

    A. 又称纹管

    B. 与闰管相延续

    C. 穿行于小叶间结缔组织中

    D. 管壁为单层柱状上皮

    E. 为最细小的终末分支部分

24. 牙体硬组织的形成始于

    A. 帽状早期   B. 帽状晚期

    C. 钟状晚期   D. 钟状早期

    E. 牙板形成期

25. 舌的发育始于

    A. 胚胎第 3 周   B. 胚胎第 2 周

    C. 胚胎第 4 周   D. 胚胎第 5 周

    E. 胚胎第 6 周

26. 单囊型成釉细胞瘤 I 型的组织学特点是

    A. 囊腔衬里上皮基底细胞层细胞核深染

    B. 基底细胞呈栅栏状排列，核靠近基底膜

    C. 中心部细胞类似于成釉器的星网状层

    D. 基底层以上的细胞的细胞质出现空泡变性

    E. 周边部细胞呈柱状

27. 不属于腺泡细胞癌的构成细胞的是

    A. 闰管样细胞   B. 空泡细胞

    C. 透明细胞   D. 腺泡样细胞

    E. 肌上皮细胞

28. 组织发生来自闰管储备细胞的肿瘤是

    A. 基底细胞腺瘤   B. 嗜酸性腺瘤

    C. Warthin 瘤   D. 管状腺瘤

    E. 乳头状囊腺瘤

29. 下列提示念珠菌感染的病理变化是

    A. 基底膜部分被炎症破坏

    B. 上皮棘层增生

    C. 角化层内有中性粒细胞浸润，常形成微小脓肿

    D. 结缔组织内充血的毛细血管

    E. 上皮表层过度角化

30. 关于牙周膜，错误的叙述是

    A. 牙周膜的厚度为 0.15 ~0.38mm

    B. 在根中 1/3 处最厚

    C. 纤维丰富，常排列成纤维束

    D. 由致密的结缔组织构成

    E. 细胞以成纤维细胞为主

31. 颌骨囊肿的发生率高于身体其他骨，是由于

    A. 咬合关系   B. 有牙根存在

    C. 龋病的发病率高   D. 复杂的胚胎发育

    E. 颌骨内有埋伏牙

32. 关于白斑的叙述，错误的是

    A. 是指发生在黏膜表面的白色斑块，不能被擦掉

    B. 是一个组织学名词

    C. 分均质型和非均质型

    D. 临床和病理上不能诊断为其他疾病

    E. 可表现不同程度上的上皮异常增生

33. 关于牙本质的形成，正确的是

    A. 其矿化形态是层板状钙化

    B. 先形成牙釉质，后形成牙本质

    C. 其矿化是由牙乳头细胞完成的

    D. 牙本质基质主要是 III 型胶原

    E. 在成牙本质细胞层和矿化牙本质之间总有一层有机基质

34. 腺样囊性癌的细胞成分主要为

    A. 导管内衬上皮和肌上皮细胞

    B. 鳞状细胞和肌上皮细胞

C. 黏液细胞和导管内衬上皮细胞

D. 肌上皮细胞和纤维细胞

E. 黏液细胞和软骨样细胞

35. 伴有诱导现象的牙源性肿瘤是

A. 牙源性钙化囊肿　　　　B. 成釉细胞瘤

C. 牙源性钙化上皮瘤　　　D. 牙源性透明细胞癌

E. 牙源性鳞状细胞瘤

36. 对牙根的解释是

A. 被牙本质包裹的部分　　B. 被牙釉质包裹的部分

C. 被牙骨质包裹的部分　　D. 发挥咀嚼功能的部分

E. 被牙龈包裹的部分

37. 关于牙周膜神经，叙述正确的是

A. 来自牙槽神经和根尖神经

B. 不伴随血管分布

C. 神经末梢均附着于牙骨质

D. 无定位觉

E. 对压力刺激迟钝

38. 关于牙本质龋脱矿层，错误的说法是

A. 小管形态不完整　　　　B. 无细菌侵入

C. 有再矿化现象发生　　　D. 色素容易沉着

E. 部分成牙本质细胞突变性坏死

39. 釉质和牙骨质在牙颈部相连的关系是

A. 约70%釉质和牙骨质端端相连

B. 约30%牙骨质少许覆盖在釉质上

C. 约10%釉质和牙骨质并不相连

D. 全部为釉质和牙骨质端端相连

E. 约30%釉质少许覆盖在牙骨质上

40. 釉牙本质界弧形的凹面

A. 朝向牙本质　　　　　　B. 与釉质生长线平行

C. 朝向釉质　　　　　　　D. 与施雷格板平行

E. 与釉板长轴平行

41. 潴留性黏液囊肿最常发生于

A. 口底黏膜　　　　　　　B. 上颌窦黏膜

C. 颊黏膜　　　　　　　　D. 下唇黏膜

E. 腭部黏膜

42. 好发于颌骨前部的成釉细胞瘤是

A. 丛状单囊型成釉细胞瘤

B. 一般型成釉细胞瘤

C. 壁成釉细胞瘤

D. 促结缔组织增生型成釉细胞瘤

E. 周边型成釉细胞瘤

43. 混合性牙瘤多见于

A. 牙区　　　　　　　　　B. 切牙区

C. 下颌磨牙区　　　　　　D. 前磨牙和磨牙区

E. 上颌磨牙区

44. 朗格汉斯细胞的特异性免疫组化标记是

A. Vimemin　　　　　　　B. CD1α

C. S–100　　　　　　　　D. Keratin

E. Actin

45. 发生于唾液腺的圆柱瘤又称

A. 基底细胞腺瘤　　　　　B. 嗜酸性腺瘤

C. 腺样囊性癌　　　　　　D. 肌上皮瘤

E. 多形性腺瘤

46. 表皮样/皮样囊肿在口内最好发于

A. 颊　　　　　　　　　　B. 舌

C. 口底　　　　　　　　　D. 腭

E. 牙龈

47. 多形性低度恶性腺癌的多形性是指

A. 组织学结构的多形性

B. 肿瘤细胞学的多形性

C. 由多种间叶成分构成

D. 由上皮和间叶两种成分混合发生

E. 生物学行为上的差异

48. 可进一步分化为成牙本质细胞的结构是

A. 牙囊　　　　　　　　　B. 成釉器

C. 牙板　　　　　　　　　D. 牙乳头

E. 前庭板

49. 根尖周囊肿衬里上皮的组织来源是

A. 结合上皮　　　　　　　B. 缩余釉上皮

C. Malassez上皮剩余　　　D. Serres上皮剩余

E. 口腔黏膜基底层

50. 牙髓间质内主要成分是

A. 弹力纤维　　　　　　　B. 胶原纤维

C. 嗜银纤维　　　　　　　D. 胶原纤维和弹力纤维

E. 胶原纤维和嗜银纤维

51. 成釉细胞的细胞质形成端的锥形突起称

A. 球状突　　　　　　　　B. 托姆斯突

C. 外釉突　　　　　　　　D. 赫特威突

E. 上皮隔

52. 关于结合上皮的描述错误的是

A. 无上皮钉突

B. 是无角化的鳞状上皮

C. 以半桥粒方式与牙面连接

D. 以龈沟底向根尖方向逐渐变薄

E. 与牙面结合紧密，位置恒定

53. 釉梭多见于

A. 乳牙和第一恒磨牙　　　B. 牙尖部

C. 新生线周围　　　　　　D. 乳牙牙尖部

E. 釉牙本质界

54. 成牙本质细胞的形成是由于

A. 分泌性成釉细胞诱导

B. 星网状层和中间层细胞诱导

C. 内釉上皮和星网状层诱导

D. 内釉上皮或上皮根鞘诱导

E. 外釉上皮诱导

55. 下列不属于舍格伦综合征病理表现的是

A. 腺泡萎缩、变性、消失

B. 导管扩张

C. 大量淋巴细胞浸润

D. 导管细胞增生，形成上皮细胞岛

E. 小叶间隔破坏、消失

56. 电镜下嗜酸性腺瘤的瘤细胞内含

A. 致密颗粒 B. 变形的线粒体

C. 分泌小泡 D. 微丝

E. 分泌囊泡

57. 口腔鳞癌最少发生转移的是

A. 颊癌 B. 舌癌

C. 牙龈癌 D. 唇癌

E. 口底癌

58. 梅-罗综合征的特征是

A. 肉芽肿性唇炎伴念珠菌感染

B. 肉芽肿性唇炎伴面神经麻痹和沟纹舌

C. 肉芽肿性唇炎伴结节病和疱疹性口炎

D. 肉芽肿性唇炎伴结节病和多形红斑

E. 肉芽肿性唇炎伴结节病和念珠菌感染

59. 在口腔黏膜上皮细胞中，一种细胞体积大，多边形，细胞质伸出许多小的突起与相邻的细胞相接，这种细胞是

A. 扁平细胞 B. 角化细胞

C. 粒细胞 D. 棘细胞

E. 基底细胞

60. 下列不属于牙源性角化囊肿易复发原因的是

A. 衬里上皮生长活跃 B. 生长方式特殊

C. 囊肿部分区恶变 D. 囊壁内有卫星囊

E. 口腔黏膜基底细胞增殖

61. 不属于牙周炎早期病变的是

A. 形成较浅的牙周袋

B. 主要为 T 淋巴细胞浸润

C. 大量 PMN 移入龈沟内

D. 胶原变性、破坏

E. 炎症渗出物增多，结合上皮开始增生

62. 根尖周囊肿中正确的病理改变是

A. 基底层上皮细胞呈柱状，胞核呈栅栏状排列

B. 囊壁内衬假复层扁平上皮

C. 囊壁内常有淋巴滤泡

D. 囊壁衬里上皮无钉突

E. 常含胆固醇裂隙

63. 腮腺肿瘤，生长缓慢，近期有疼痛史。镜下见肿瘤细胞为立方或圆形，形成大小不等的腺样结构，其中许多腺腔扩大呈囊状，肿瘤细胞形成乳头状突起突入囊腔。部分区见病变累及邻近组织。最可能的病理诊断是

A. 非特异性腺癌 B. 未分化癌

C. 乳头状囊腺癌 D. 黏液表皮样癌

E. 唾液腺导管癌

64. 牙周膜中上皮剩余的组织学来源于

A. 口腔上皮 B. 牙板上皮

C. 造釉器上皮 D. 上皮根鞘

E. 缩余釉上皮

65. 牙本质的反应性变化为

A. 透明层形成 B. 继发牙本质形成

C. 透明牙本质形成 D. 前期牙本质形成

E. 球间牙本质增多

66. 牙体各组织间所形成的界面有

A. 2 种 B. 1 种

C. 6 种 D. 3 种

E. 4 种

67. 关于口腔黏膜恶性黑色素瘤，错误的是

A. 较皮肤恶性黑色素瘤少见

B. 侵袭性强，破坏基底膜

C. 发病年龄较皮肤恶性黑色素瘤大

D. 主要见于腭部和牙龈

E. HMB45 可作为鉴别诊断的标记物

68. 被覆黏膜的特点不包括

A. 粒层不明显

B. 表层无角化

C. 上皮与结缔组织交界比较平坦

D. 有较疏松的黏膜下组织

E. 胶原纤维粗大，排列紧密

69. 颌骨囊肿内衬上皮为复层扁平上皮，部分区域上皮表层为嗜酸性立方状，可见上皮球结构。上皮内见有黏液池。最可能的病理诊断是

A. 根侧囊肿 B. 含牙囊肿

C. 牙旁囊肿 D. 腺牙源性囊肿

E. 黏液囊肿

70. 成熟釉质中的蛋白质主要是

A. 釉原蛋白和非釉原蛋白

B. 釉丛蛋白

C. 釉蛋白

D. 成釉蛋白

E. 釉原蛋白和釉丛蛋白

71. 牙尖数目的多少是由什么决定的

A. 成釉器 B. 牙乳头

C. 生长中心 D. 牙囊

E. 牙板

72. 腭裂是由于

A. 侧腭突和鼻中隔未联合的结果

B. 侧腭突和中鼻突未联合的结果

C. 侧腭突和上颌突未联合的结果

D. 侧腭突和前腭突未联合的结果

E. 侧腭突和下颌突未联合的结果

73. 下述不属于扁平苔藓病理表现的是

A. 基底细胞液化变性 B. 上皮钉突不规则伸长

C. 胶原纤维变性 D. 上皮下疱形成

E. 胶样小体出现

74. 来源于缩余釉上皮的囊肿是
   A. 牙龈囊肿
   B. 发育性根侧囊肿
   C. 萌出囊肿
   D. 残余囊肿
   E. 炎性根侧囊肿

75. 骨嗜酸性肉芽肿病变类型为
   A. 亚急性播散型
   B. 慢性播散型
   C. 急性播散型
   D. 慢性局灶型
   E. 急性局灶型

76. 舌体起源于
   A. Ⅲ对鳃弓
   B. Ⅱ对鳃弓
   C. Ⅳ对鳃弓
   D. Ⅰ对鳃弓
   E. Ⅱ、Ⅲ对鳃弓

77. 早期釉质龋透明层的表现是
   A. 晶体孔隙增加，约占釉质容积的0.1%
   B. 镁和碳酸盐含量降低
   C. 釉柱排列改变
   D. 釉柱晶体从核心处开始溶解
   E. 少量脱矿

78. 牙本质、牙髓、牙骨质和牙周膜均来源于
   A. 牙囊
   B. 牙乳头
   C. 外间充质
   D. 间质
   E. 都不是

79. 不符合釉质钙化不全表现的是
   A. 萌出时釉质黄棕色
   B. 釉质厚度明显小于正常
   C. 牙颈部釉质钙化较高
   D. 釉质很软
   E. 牙本质暴露

80. 关于修复性牙本质，错误的说法是
   A. 沉积在髓腔内侧
   B. 是牙髓牙本质生理性复合体对外界刺激的一种修复反应
   C. 牙本质小管较多
   D. 小管排列不规则
   E. 有保护牙髓的作用

81. 口腔黏膜痣最多的是
   A. 普通蓝痣
   B. 黏膜内痣
   C. 交界痣
   D. 复合痣
   E. 无色素痣

82. 关于妊娠性牙龈瘤的叙述，错误的是
   A. 属于血管性牙龈瘤的一型
   B. 以妊娠后3个月多见
   C. 类似血管瘤
   D. 病变血管丰富
   E. 间质可发生水肿

83. 下列不属于基底细胞腺瘤的基本组织类型的是
   A. 管状型
   B. 小梁型
   C. 滤泡型
   D. 膜性型
   E. 实性型

84. 颌骨病变内不含多核巨细胞的是
   A. 动脉瘤性骨囊肿
   B. 家族性巨颌症
   C. 巨大型骨样骨瘤
   D. 甲状旁腺功能亢进症
   E. 骨巨细胞肉芽肿

85. 鳞状细胞癌 Broders 分级法主要依据是
   A. 肿瘤组织具有异质性
   B. 对周围支持组织的评价
   C. 宿主的免疫反应
   D. 评价围绕癌细胞的结构特征
   E. 瘤细胞的功能特征

86. 牙髓属的组织类型是
   A. 神经组织
   B. 疏松结缔组织
   C. 黏液组织
   D. 致密结缔组织
   E. 脂肪组织

87. 牙周炎始发期上皮下结缔组织内的炎细胞浸润主要为
   A. T淋巴细胞
   B. B淋巴细胞
   C. 浆细胞
   D. 中性粒细胞
   E. 巨噬细胞

88. X线见患牙显示髓腔边缘不规则增大的透射区。镜检可见牙髓部分或全部由增生的毛细血管、成纤维细胞和弥漫浸润的中性粒细胞、淋巴细胞、浆细胞及巨噬细胞等构成的肉芽组织取代。牙髓腔面牙本质有吸收，呈不规则凹陷。其病理诊断为
   A. 急性牙髓炎
   B. 慢性牙髓炎
   C. 根尖周囊肿
   D. 牙内吸收
   E. 牙髓纤维样变

89. 慢性唾液腺炎表现以下病理变化，除了
   A. 导管扩张
   B. 腺泡萎缩
   C. 导管上皮增生
   D. 腺小叶坏死
   E. 鳞状化生

90. 关于坏死性唾液腺化生特征的描述错误的是
   A. 假上皮瘤样增生
   B. 形成黏液池
   C. 腺小叶坏死
   D. 火山口样溃疡
   E. 骨坏死

91. 大多数舍格伦综合征患者同时伴有的自身免疫性疾病是
   A. 结节性多动脉周围炎
   B. 类风湿关节炎
   C. 多发性肌炎
   D. 系统性红斑狼疮
   E. 硬皮病

92. 有关嗜酸性腺瘤的描述正确的是
   A. 生长缓慢但易复发
   B. 好发于老年男性
   C. 淋巴样间质丰富
   D. 包膜一般不完整，容易恶变
   E. 电镜下瘤细胞内可见变形的线粒体

93. 鳃裂囊肿发生于下颌角以上和腮腺者多为
   A. 第一鳃裂来源
   B. 第二鳃裂来源
   C. 第三鳃裂来源
   D. 第四鳃裂来源
   E. 第五鳃裂来源

94. 低磷酸酯酶症引起的牙骨质发育不全表现为
　A. 四肢畸形
　B. 颅盖骨未钙化
　C. 乳恒牙的早失
　D. 未形成正常的牙周连接
　E. 不发生牙本质形成异常

95. 关于早期釉质龋透明层，错误的说法是
　A. 最早发生脱矿
　B. 晶体间孔隙较正常釉质大
　C. 孔隙容积为 0.1%
　D. 镁和碳酸盐含量降低
　E. 晶体溶解首先开始于釉柱边缘

96. 艾滋病患者的口腔表现不包括
　A. 念珠菌病　　　　　　　B. 牙周炎
　C. Kaposi 肉瘤　　　　　D. 韦格纳肉芽肿
　E. 非霍奇金淋巴瘤

97. 唾液中的有机物主要是
　A. 角蛋白　　　　　　　　B. 黏蛋白
　C. 白蛋白　　　　　　　　D. 球蛋白
　E. 糖蛋白

98. 下列表达广谱角蛋白的细胞是
　A. 血管内皮细胞　　　　　B. 黑素细胞
　C. 朗格汉斯细胞　　　　　D. 肌上皮细胞
　E. 淋巴细胞

99. Oxytalan 纤维
　A. 是一种耐碱纤维　　　　B. 邻近牙骨质处数量多
　C. 与牙体长轴垂直排列　　D. 不附着于血管
　E. 类似于胶原纤维

100. 关于牙骨质的叙述，错误的是
　A. 组织学结构与密质骨相似
　B. 牙骨质细胞有许多细长的细胞质突起
　C. 无细胞牙骨质一般紧贴牙本质表面
　D. 细胞牙骨质常位于牙颈部
　E. 牙骨质内的纤维主要是成牙骨质细胞产生的胶原纤维

101. 关于牙髓神经的叙述，错误的是
　A. 牙髓内神经很丰富
　B. 大多数是无髓神经
　C. 靠近多细胞层的神经纤维形成网状，称为神经壁层
　D. 神经轴突止于成牙本质细胞突起之间或牙本质小管内
　E. 在受到外界刺激后，牙髓神经常反应为痛觉

102. 牙本质形成早期，在牙髓边缘聚集成粗大的纤维束称
　A. 穿通纤维　　　　　　　B. 沙比纤维
　C. 科尔夫纤维　　　　　　D. Oxytalan 纤维
　E. 主纤维

103. 促结缔组织增生型成釉细胞瘤多见于
　A. 颌骨前部　　　　　　　B. 前磨牙—磨牙区
　C. 下颌磨牙区　　　　　　D. 上颌磨牙区
　E. 下颌升支区

104. 先天性龈瘤的主要组成细胞是
　A. 炎症细胞　　　　　　　B. 上皮细胞
　C. 颗粒细胞　　　　　　　D. 黏液细胞
　E. 肌细胞

105. 关于疣状癌，以下哪项是错误的
　A. 呈乳头状突起
　B. 可形成角化栓
　C. 基底膜较完整
　D. 生长缓慢、无局部侵袭性
　E. 一般不转移

106. 慢性根尖周炎的瘘壁上皮可来自
　A. 缩余釉上皮　　　　　　B. 牙板上皮
　C. Serre 上皮剩余　　　　D. Malassez 上皮剩余
　E. 呼吸上皮

107. 俗称"马牙子"的是
　A. 缩余釉上皮　　　　　　B. 剩余导管上皮
　C. 根鞘上皮　　　　　　　D. "马氏"上皮
　E. 牙板上皮剩余

108. 上皮异常增生可表现下列变化，除了
　A. 上皮基底细胞极性消失
　B. 基底细胞液化变性
　C. 上皮钉突呈滴状
　D. 有丝分裂象增加
　E. 细胞核浓染

109. 舌体主要起源于
　A. 第 2 对鳃弓　　　　　　B. 第 3 对鳃弓
　C. 第 4 对鳃弓　　　　　　D. 第 1、第 2 对鳃弓
　E. 第 2、第 3 对鳃弓

110. 关于牙本质小管，不正确的叙述是
　A. 近牙髓一端较粗，越近表面越细
　B. 行程中可有许多侧支可存在于球间牙本质内
　C. 在近髓侧和近表面每单位面积内小管数目之比为 4:1
　D. 可越过釉牙本质界，进入釉质内
　E. 在牙颈部弯曲成"～"形

111. 釉质中无机物占体积的
　A. 50%　　　　　　　　　B. 60%
　C. 75%　　　　　　　　　D. 86%
　E. 96%

112. 在牙周组织切片 HE 染色，一般不易观察到的细胞是
　A. 上皮剩余　　　　　　　B. 成牙骨质细胞
　C. 成骨细胞　　　　　　　D. 未分化间充质细胞
　E. 成纤维细胞

113. 下列不表达 S－100 蛋白的细胞是
　A. 角质形成细胞　　　　　B. 黑色素细胞
　C. 朗格汉斯细胞　　　　　D. 肌上皮细胞
　E. 神经细胞

114. 急性牙髓炎

A. 有大量 T 淋巴细胞浸润

B. 有大量 B 淋巴细胞浸润

C. 以中性粒细胞浸润为主

D. 牙髓血管扩张充血，血管通透性降低

E. 浆细胞释放溶酶体酶引起局部组织液化坏死

115. 牙髓坏死一般可由以下哪种病变导致

A. 未经治疗的牙髓炎　　　　B. 未经治疗的牙髓钙化

C. 牙内吸收　　　　　　　　D. 急性根尖周炎

E. 牙髓萎缩

116. 牙周炎病损确立期

A. T 淋巴细胞减少，B 淋巴细胞增多

B. 浆细胞和中性粒细胞少见

C. 可见牙周袋形成

D. 骨吸收明显

E. 大部分病损处于活动状态

117. 前腭突起源于

A. 额鼻突　　　　　　　　　B. 上颌突

C. 中鼻突　　　　　　　　　D. 下颌突

E. 侧鼻突

118. 牙源性角化囊肿的衬里上皮有以下特点，除了

A. 较薄的复层扁平上皮

B. 基底层细胞呈柱状，胞核呈栅栏状排列

C. 伴卫星囊形成

D. 表层多为不全角化

E. 腺上皮样分化

119. 牙髓是一种

A. 神经组织　　　　　　　　B. 疏松结缔组织

C. 致密结缔组织　　　　　　D. 黏液组织

E. 脂肪组织

120. Epulis 一词原意是指

A. 龈上良性肿瘤　　　　　　B. 龈上瘤样病变

C. 龈上包块　　　　　　　　D. 龈上恶性肿瘤

E. 纤维性龈瘤

121. 多形性腺瘤的"多形性"是指

A. 由上皮和间叶两种成分混合发生

B. 多种间叶成分构成

C. 肿瘤细胞学上的多形性

D. 肿瘤结构上的多形性

E. 生物学行为上的差异

122. 不属于腺样囊性癌的生物学特性是

A. 生长慢、无被膜、侵袭性强

B. 有沿或围绕纤维生长的倾向

C. 可沿血管、神经扩散

D. 淋巴道转移多见

E. 血道转移较多

123. 无釉柱釉质位于

A. 近托姆斯突处

B. 釉质表层 30μm

C. 近釉质生长线处

D. 釉质最内层和表层 30μm

E. 釉质钙化程度较低处

124. 固有牙槽骨又称

A. 网状板　　　　　　　　　B. 束状板

C. 硬骨板　　　　　　　　　D. 基板

E. 松质骨板

125. 关于口腔黏膜，以下哪项是错误的

A. 咀嚼黏膜的上皮较厚，可角化

B. 唇红的上皮有角化

C. 唇黏膜可发生异位增生的皮脂腺

D. 舌腹黏膜属于特殊黏膜

E. 唇的黏膜下层较厚，内含混合性腺体

126. 可进一步分化形成成牙本质细胞的结构是

A. 成釉器　　　　　　　　　B. 牙囊

C. 牙板　　　　　　　　　　D. 牙乳头

E. 前庭板

127. 以下为良性黏膜类天疱疮的病理特点，除了

A. 形成基底层下疱

B. 有时可发生上皮全层剥脱

C. 组织愈合后形成瘢痕

D. 上皮内出现棘层松解

E. 固有层有大量淋巴细胞浸润

128. McCune – Albright 综合征的症状是

A. 开口受限　　　　　　　　B. 性早熟

C. 单骨性病变　　　　　　　D. 突眼

E. 血清钙磷异常

129. 牙骨质含有机物和水

A. 40% ~45%　　　　　　　B. 50% ~55%

C. 70% ~75%　　　　　　　D. 60% ~65%

E. 80% ~85%

130. 内层无釉柱轴质的成因可能是

A. Tomes processes 退变所致

B. 成釉细胞尚未形成

C. 成釉细胞分泌障碍

D. 晶体长轴的改变

E. Tomes processes 尚未形成

131. 婴幼儿急性化脓性颌骨骨髓炎常发生于

A. 出生后 1 周内　　　　　　B. 出生后 2 ~3 周内

C. 出生后半年内　　　　　　D. 出生后 1 年内

E. 出生后 3 年内

132. 下列可为急性化脓性颌骨骨髓炎的病理表现，除了

A. 骨髓明显充血

B. 骨髓炎症性水肿

C. 骨髓大量淋巴细胞、浆细胞浸润

D. 骨髓腔形成脓肿

E. 死骨

133. 下列哪种肿瘤的组织发生最可能来自导管上皮细胞

A. 基底细胞腺瘤　　　　　　B. 嗜酸性腺瘤

C. 管状腺瘤 D. Warthin 瘤

E. 肌上皮瘤

134. 正常情况下，牙骨质与骨组织的区别是牙骨质

A. 无细胞 B. 层板状排列

C. 只有新生，没有吸收 D. 有神经分布

E. 没有血管

135. 鳃裂囊肿发生于肩胛舌骨肌以上者多为第几鳃裂来源

A. 第1 B. 第2

C. 第3 D. 第4

E. 第5

136. 颌骨肉芽肿性炎症不包括下列哪个疾病

A. 结核 B. 梅毒

C. 嗜酸性淋巴肉芽肿 D. 放线菌病

E. 中心性巨细胞肉芽肿

137. 关于放射性骨坏死的临床病理表现，错误的是

A. 间断性疼痛 B. 继发细菌感染

C. 骨松质变化较重 D. 病理性骨折

E. 瘘管形成

138. 组织细胞增生症 X 电镜下见细胞质内 Birbeck 颗粒，提示病变细胞为

A. 组织细胞 B. Langerhans 细胞

C. 嗜酸性粒细胞 D. 泡沫细胞

E. 肥大细胞

139. 关于早期釉质龋暗层，错误的说法是

A. 孔隙容积为 2% ~4%

B. 孔隙大小不一

C. 较小空隙是由直接脱矿产生

D. 同时存在脱矿与再矿化

E. 可见于 85% ~90% 的早期龋中

140. 关于牙龈上皮，以下哪项是错误的

A. 牙龈由上皮、固有层和黏膜下层组成

B. 口腔龈上皮为牙龈上皮暴露于口腔的部分

C. 龈沟上皮有上皮钉突

D. 覆盖于龈沟壁的上皮称为龈沟上皮

E. 龈谷表面覆盖的是无角化鳞状上皮

141. 关于肌上皮细胞，叙述正确的是

A. 位于基底膜下方 B. 包绕分泌管表面

C. 主要具有分泌功能 D. 可能为上皮来源

E. 以上都不是

142. 牙体脱钙切片下不能观察到的是

A. 继发性牙本质 B. 髓周牙本质

C. 骨样牙本质 D. 前期牙本质

E. 球间牙本质

143. 不属于汉－许－克病表现的是

A. 牙齿松动脱落 B. 突眼

C. 颅骨病变 D. 眶距过宽

E. 尿崩症

144. 细菌脂多糖在牙周病损中的作用，错误的是

A. 主要损伤牙周组织的细胞成分

B. 抑制成纤维细胞的生长

C. 促进骨组织的吸收

D. 抑制吞噬细胞释放溶酶体，促进炎症反应

E. 检测牙周病损中细菌作用的一项标志

145. 下列哪项不符合牙本质龋的特点

A. 存在有机质的分解

B. 脱矿层牙本质小管形态破坏严重

C. 沿牙本质小管细菌侵入

D. 最先侵入的细菌可能是厌氧菌

E. 牙髓牙本质复合体的防御性反应可形成修复性牙本质

146. 牙槽嵴纤维分布于

A. 牙体的四周 B. 牙体的近远中侧

C. 牙体的唇侧 D. 牙体的唇舌侧

E. 牙体舌侧

147. 关于早期釉质龋表层，错误的说法是

A. 与正常釉质较为相似

B. 脱矿程度明显较病损体部低

C. 孔隙容积约占釉质体积的 5%

D. 约出现在 50% 的病例中

E. 与再矿化现象有关

148. 关于牙齿的颜色，不正确的叙述是

A. 釉质外观呈乳白色或淡黄色

B. 釉质矿化程度越高，则越透明

C. 釉质呈淡黄色是由于矿化程度低所致

D. 乳牙釉质常呈乳白色

E. 牙本质呈淡黄色

149. 新分泌的釉质基质所含的矿物盐仅占矿化总量的

A. 15% ~20% B. 25% ~30%

C. 35% ~45% D. 45% ~50%

E. 55% ~60%

150. 甲状舌管开始退化的时间在

A. 胚胎第 3 周 B. 胚胎第 6 周

C. 胚胎第 8 周 D. 生后第 3 周

E. 胚胎第 9 周

151. 下列哪一种细胞不参与 T 细胞介导的免疫应答

A. 巨噬细胞 B. CTL 细胞

C. Th1 细胞 D. NK 细胞

E. Th2 细胞

152. 关于牙本质龋细菌侵入层，错误的说法是

A. 早期乳杆菌侵乳为主

B. 随后以产酸菌和蛋白溶解菌为主

C. 小管周围可发生再矿化

D. 管周牙本质保持完整

E. 一般一个牙本质小管中为一种细菌

153. 角化鳞状上皮中，由 2~3 层扁平细胞组成，细胞质内含嗜碱性透明角质颗粒，表面为正角化时，此层明显；表面为不全角化时，此层不明显。该层是

A. 基底层　　　　　　B. 棘层
C. 粒层　　　　　　　D. 角化层
E. 中间层

154. 观察釉质的组织学结构最好采用
A. 磨片偏光显微镜观察
B. 脱钙片光镜观察
C. 脱钙片荧光显微镜观察
D. 磨片普通光镜观察
E. 磨片银染光镜观察

155. 口腔黏膜的基本组织结构是
A. 黏膜上皮
B. 上皮和固有层
C. 上皮、固有层和黏膜下层
D. 上皮和基底膜
E. 上皮和黏膜下层

156. 关于牙齿发育，错误的是
A. 牙胚由牙板及邻近的外胚间充质发育而来
B. 帽状期成釉器细胞分化为 3 层
C. 多根牙的形成是由上皮隔的发育所决定的
D. 最早形成的牙体组织为釉基质
E. 牙胚是在成釉器的帽状期形成的

157. 牙髓的细胞间质主要是
A. 胶原纤维　　　　　B. 弹力纤维
C. 嗜银纤维　　　　　D. 胶原纤维和弹力纤维
E. 胶原纤维和嗜银纤维

158. 髓周牙本质是指
A. 成牙本质细胞突周围的牙本质
B. 罩牙本质
C. 根部牙本质的透明层
D. 罩牙本质和透明层以内的牙本质
E. 小管间牙本质

159. 关于牙髓内细胞描述正确的是
A. 成纤维细胞较少，牙髓细胞较多
B. 成纤维细胞又称牙髓细胞
C. Weil 层细胞丰富
D. 多细胞层主要为成牙本质细胞
E. 乏细胞层主要是未分化的间充质细胞

160. 可用于鉴别扁平苔藓和慢性盘状红斑狼疮的病理特点是
A. 上皮表面过度角化，可发生糜烂或溃疡
B. 基底细胞发生液化变性，基底膜不清晰
C. 患者的自身循环抗体始终为阳性
D. 可见角质栓塞，血管周围有类纤维蛋白沉积
E. 上皮下裂隙形成

161. 下列哪个可能是原位癌或早期鳞癌的表现
A. 均质型红斑　　　　B. 均质型白斑
C. 颗粒型红斑　　　　D. 疣状增生
E. 多形渗出性红斑

162. 疱疹是指

A. 直径为 1～3mm 左右的水疱
B. 直径超过 5mm 的疱
C. 内容物为浆液的大疱
D. 内容物为血液的小疱
E. 内容物为脓液的小疱

163. 免疫荧光检查时，病损部位上皮基底膜区域出现翠绿色荧光带，提示为
A. 白斑　　　　　　　B. 红斑
C. 红斑狼疮　　　　　D. 扁平苔藓
E. 寻常性天疱疮

164. 免疫荧光检查时，病变上皮细胞之间呈现网状的荧光图形，提示为
A. 白斑　　　　　　　B. 类天疱疮
C. 红斑狼疮　　　　　D. 类天疱疮样扁平苔藓
E. 寻常性天疱疮

165. 在生理情况下牙骨质
A. 只增生而不吸收　　B. 受压侧增生
C. 只吸收而不增生　　D. 不断地改建
E. 不断地重塑

166. 关于先天性梅毒牙，不正确的描述是
A. 牙冠形成期梅毒螺旋体侵入牙囊所致
B. 牙乳头增生突入成釉器
C. 牙囊慢性炎症及纤维化
D. 釉质表面呈不规则小结节和坑窝
E. $\frac{61}{621} \mid \frac{16}{126}$ 易受累

167. 牙板的发生始于
A. 胚胎第 2 周　　　　B. 胚胎第 3 周
C. 胚胎第 4 周　　　　D. 胚胎第 5 周
E. 胚胎第 6 周

168. 主要显示上下牙的牙冠部，常用于检查邻面龋的检查方法是
A. 下颌横断咬合片　　B. 𬌗翼片
C. 曲面体层片　　　　D. 根尖片
E. 华特位片

169. 不含肌上皮细胞的唾液腺肿瘤是
A. 混合瘤　　　　　　B. 基底细胞腺瘤
C. 腺淋巴瘤　　　　　D. 腺样囊性癌
E. 黏液表皮样癌

170. 慢性龈炎沟内上皮深层的炎性细胞主要是
A. 中性粒细胞　　　　B. 浆细胞
C. T 淋巴细胞　　　　D. B 淋巴细胞
E. 巨噬细胞

171. 段骨髓炎是指
A. 颌骨骨髓的炎症
B. 颌骨骨质和骨髓的炎症
C. 颌骨骨膜和骨髓的炎症
D. 颌骨骨膜、骨密质和骨髓的炎症
E. 颌骨骨膜的炎症

172. 痣样基底细胞癌综合征不会出现的异常是
    A. 骨骼异常
    B. 眶距增宽
    C. 颞顶部凹陷
    D. 钙、磷代谢异常
    E. 下颌前凸

173. 下列哪种疾病属于特发性白色病变
    A. 白色海绵痣
    B. 念珠菌性白斑
    C. Leukoplakia
    D. Lichen planus
    E. 慢性盘状红斑狼疮

174. 牙支持组织包括
    A. 牙周膜、牙槽骨和牙龈
    B. 牙周膜、牙骨质、牙槽骨和牙龈
    C. 牙本质、牙周膜、牙骨质和牙槽骨
    D. 牙本质、牙骨质和牙髓
    E. 牙周膜、牙骨质和牙槽骨

175. 婴儿黑色素神经外胚瘤好发于
    A. 3 岁以内
    B. 2 岁以内
    C. 4 岁以内
    D. 1 岁以内
    E. 半岁以内

176. 恶性混合瘤可分为
    A. 恶性混合瘤与混合瘤恶变
    B. 高分化型、中分化型和低分化型
    C. 浸润型和非浸润型
    D. 浸润型、非浸润型和转移型
    E. 浸润型、非浸润型和癌肉瘤型

177. 下列哪项不属于牙源性纤维瘤的广义概念范畴
    A. 牙源性龈上皮错构瘤
    B. 周边牙源性纤维瘤
    C. 牙源性颗粒细胞瘤
    D. 非肿瘤性牙滤泡增生
    E. 先天性颗粒细胞瘤

178. 釉质的基本结构是
    A. 无釉柱釉质
    B. 釉基质
    C. 釉柱
    D. 釉丛
    E. 釉板

179. 根据牙齿演化的规律，哺乳动物的牙属于
    A. 单锥体牙
    B. 同形牙
    C. 多牙列
    D. 端生牙
    E. 异形牙

180. 釉丛的高度为
    A. 釉质的全厚
    B. 釉质厚度的 1/4 ~ 1/3
    C. 釉棱高度的 1/2
    D. 釉板高度 1/4
    E. 施雷格板高度的 1/5

181. 某患者患下颌骨恶性肿物，进行性张口困难，下唇麻木，出现这些症状的可能原因为
    A. 下颌缘支及升颌肌群受累
    B. 颊长神经及颞下颌关节受累
    C. 下牙槽神经及升颌肌群受累
    D. 颊长神经及升颌肌群受累
    E. 下颌缘支及颞下颌关节受累

182. 患者有维生素 C 缺乏病史。牙龈呈紫色肿胀，质地柔软，易出血。镜下见上皮纤维结缔组织水肿明显，毛细血管增生、扩张、充血。该疾病是
    A. 纤维增生型慢性龈炎
    B. 炎症水肿型慢性龈炎
    C. 龈增生
    D. 剥脱性龈病损

E. 药物性龈炎

183. 患者，男性，30 岁，在做常规口腔检查时发现，患者正中关系𬌗和正中𬌗是同一位置。在作侧方运动时，非工作侧均无接触，但在作左侧方运动时，左侧上下颌尖牙保持接触；在作右侧方运动时，右侧上下颌的尖牙，前磨牙和磨牙都有接触，这种情况可描述为下列哪一种情形
    A. 左侧是尖牙保护𬌗，右侧也是尖牙保护𬌗
    B. 左侧是尖牙保护𬌗，右侧是组牙功能𬌗
    C. 两侧都是组牙功能𬌗
    D. 左侧是尖牙保护𬌗，右侧既是尖牙𬌗，又是组牙功能𬌗
    E. 以上都不是

184. 患者，男性，40 岁，在试戴金属冠时，反映戴上右侧后牙冠时，咬合时下颌有偏移，去除冠后无上述情况发生。临床检查发现：右侧上颌第一磨牙金属冠的颊尖舌斜面有咬合滑走印迹。导致患者下颌在咬合发生偏移的主要原因是
    A. 患者对冠不适应，使用一段时间，偏移会消失
    B. 冠的颊尖舌斜面上有早接触，从而导致下颌偏移
    C. 患者精神紧张，是一种下意识的动作
    D. 由于冠还处于试戴期，没有磨光和黏固，经磨光和黏固后，下颌偏移能消失
    E. 以上都不是

185. 髁突颈部完全性骨折，造成髁突向前内方移位的原因为
    A. 患侧颞肌的牵拉
    B. 患侧咬肌的牵拉
    C. 患侧翼内肌的牵拉
    D. 患侧翼外肌的牵拉
    E. 患侧蝶下颌韧带的牵拉

186. 右侧下颌角完全性骨折，骨折线由磨牙后斜向下前方，此时骨折片移位情况为
    A. 长骨折段向前上移位
    B. 短骨折段向后下移位
    C. 常无移位
    D. A + B
    E. 短骨折段向前上外移位，长骨折段向后下方移位

187. 上唇及鼻根部炎症，若处理不当可使菌血栓逆流入颅而导致海绵窦化脓性血栓性静脉炎，下列其可能的逆流途径中哪个是错误的
    A. 面静脉 - 面深静脉 - 翼丛 - 眼下静脉 - 眼上静脉 - 海绵窦
    B. 面静脉 - 内眦静脉 - 眼上静脉 - 海绵窦
    C. 面静脉 - 面深静脉 - 翼丛 - 破裂孔导血管 - 海绵窦
    D. 面静脉 - 面深静脉 - 翼丛 - 卵圆孔网 - 海绵窦
    E. 面静脉 - 面深静脉 - 翼丛 - 上颌静脉 - 脑膜中静脉 - 海绵窦

188. 舌癌病变，镜下见角化珠量多，细胞间桥明显，核分裂少见，无非典型核分裂象及多核巨细胞。依据 WHO 2005 年的分级标准应归为
    A. 鳞癌 Ⅱ ~ Ⅲ 级
    B. 鳞癌 Ⅲ 级
    C. 鳞癌 Ⅰ 级
    D. 鳞癌 Ⅰ ~ Ⅱ 级
    E. 鳞癌 Ⅱ 级

189. 患者，女性，45 岁，左腮腺肿块多年，边界清楚，有包膜，切面实性。镜下见肿瘤细胞呈圆形或多边形，

大小一致，细胞质含嗜碱性颗粒，瘤细胞排列成片块或腺泡状，具有分泌功能，导管系统不明显。最可能的诊断是

A. 黏液表皮样癌　　　　　B. 乳头状囊腺癌

C. 大嗜酸性粒细胞癌　　　D. 腺泡细胞癌

E. 多形性低度恶性腺癌

190. 患牙多见于上、下颌前磨牙和上颌恒切牙。病变为乳牙有关的感染或创伤引起继生恒牙成釉细胞的损伤，导致继生恒牙釉质形成不全或矿化不全。该疾病是

A. 釉质形成缺陷症　　　　B. 氟牙症

C. Turner 牙　　　　　　　D. 先天性梅毒牙

E. 釉质浑浊症

191. 患者，女性，50 岁，双腮腺肿大多年，自觉口干。镜下见腺体内淋巴细胞及组织细胞增生浸润，侵犯腺小叶，腺泡破坏、消失，密集的淋巴细胞可形成淋巴滤泡，小叶内导管上皮增生。最可能的病理诊断是

A. 慢性腮腺炎　　　　　　B. 病毒性腮腺炎

C. 急性腮腺炎　　　　　　D. 唾液腺腺病

E. 舍格伦综合征

192. 患者，女性，45 岁，右下颌磨牙区膨胀 1 年，X 线见不规则透射区并含大小不等的不透光区。镜下肿瘤由片状或岛状多边形上皮细胞组成，细胞间桥清晰，肿瘤细胞及细胞核有多形性，但核分裂罕见。肿瘤组织内见嗜酸性均质状物质，刚果红染色阳性。最可能的病理诊断是

A. 牙源性钙化囊肿　　　　B. 成釉细胞瘤

C. 牙源性钙化上皮瘤　　　D. 牙源性角化囊肿

E. 牙源性鳞状细胞瘤

193. 腮腺肿瘤，镜下见两种瘤细胞成分形成腺管样结构，其内层为导管上皮细胞，体积小，染色深；外层细胞为肌上皮细胞，体积大，细胞质透明；部分区域以实性透明的肌上皮细胞片块为主。最可能的病理诊断是

A. 肌上皮瘤　　　　　　　B. 多形性腺瘤

C. 基底细胞腺癌　　　　　D. 上皮 - 肌上皮癌

E. 腺样囊性癌

194. 前牙区牙龈肿物，呈息肉状。镜下见肿物由大小不等的毛细血管组成，被纤维组织分成小叶状，有明显炎症，表面上皮萎缩，有肉芽组织形成。最可能的病理诊断是

A. 纤维性牙龈瘤　　　　　B. 增生性牙龈炎

C. 毛细血管瘤　　　　　　D. 化脓性肉芽肿

E. 纤维上皮息肉

195. 患者，女性，24 岁，因左侧关节开口初、闭口末单声弹响来院治疗。临床检查发现患者在开口过程中下颌有偏斜发生。导致这种下颌开口型不正常的主要原因是

A. 弹响的出现，使患者精神紧张，而使两者咀嚼肌力不一致

B. 左侧颞下颌关节内结构出现紊乱

C. 右侧咀嚼肌比左侧咀嚼力量减小

D. 患者可能有咬合关系不良

E. 以上都不是

196. X 线检查见颌骨囊肿包含 1 个牙冠，内衬上皮在镜下表现为复层扁平上皮，表面呈波状不全角化，棘层细胞水肿，基底细胞呈柱状，核呈栅栏状排列，上皮厚度较一致。最可能的病理诊断是

A. 含牙囊肿　　　　　　　　　B. 牙源性角化囊肿

C. 牙旁囊肿　　　　　　　　　D. 根尖周囊肿

E. 根侧囊肿

197. 上颌骨肿物，X 线见单囊性透射区，界清。镜下见瘤细胞呈梭形或星状，排列疏松，并见少量散在的牙源性上皮。病理应诊断为

A. 牙源性纤维瘤　　　　　　　B. 牙源性黏液瘤

C. 牙源性腺样瘤　　　　　　　D. 腺牙源性囊肿

E. 牙源性囊肿黏液化生

198. 患者，男性，67 岁，腮腺无痛性肿块，界清、活动，肿瘤切面实性。镜下见肿瘤细胞形态一致，细胞体积较小，呈片状或条索状、核深染，团片周边部细胞呈单层柱状排列，基底膜增厚，PAS 阳性。最可能的诊断是

A. 管状腺瘤　　　　　　　　　B. 基底细胞腺瘤

C. 肌上皮瘤　　　　　　　　　D. 多形性腺瘤

E. 多形性低度恶性腺癌

199. 镜下见成牙本质细胞体积变小，细胞间水泡将成牙本质细胞挤压成堆，状似稻草束。严重时，成牙本质细胞数目减少，甚至消失，仅留下大小不等的空泡。上述描述可诊断为

A. 成牙本质细胞空泡性变　　　B. 牙髓纤维样变

C. 慢性牙髓炎　　　　　　　　D. 急性牙髓炎

E. 牙髓钙化

200. 一个 25 岁的女性患者，在做下颌运动轨迹检查时发现：患者在闭口末期，从牙有接触开始到牙齿完全咬合住这一阶段，冠状面的切点运动轨迹向右侧有偏斜。出现这一段异常下颌运动轨迹，其最可能的原因是

A. 两侧颞下颌关节有结构性差异

B. 闭口末端，咀嚼肌，施力两侧不均匀

C. 口内某些牙的接触早于其他牙齿的接触

D. 可能是偶然因素

E. 以上都不是

201. 腮腺肿物，镜下见肿物由黏膜细胞、鳞状细胞和体积较小、核深染的细胞组成，形成大小不等的囊性腔隙，有黏液聚积并有间质炎症反应。最可能的病理诊断是

A. 黏液表皮样癌　　　　　　　B. 腺样囊腺癌

C. 单形性腺瘤　　　　　　　　D. 多形性腺瘤

E. 肌上皮瘤

202. 患者，女性，40 岁，下唇反复糜烂 1 年。活检标本见上皮表面过度正角化，粒层明显，角化层可有剥脱，有时见角质栓塞；上皮钉突增生、伸长，基底细胞发生液化变性；上皮与固有层之间可形成裂隙和小水疱，基底膜不清晰，上皮下结缔组织内有淋巴细胞、浆细胞浸润；血管周围有 PAS 阳性类纤维蛋白沉积，管周

有淋巴细胞浸润。病理诊断应为

A. 糜烂型扁平苔藓   B. 肉芽肿性唇炎

C. 慢性盘状红斑狼疮   D. 非特异性肉芽肿

E. 慢性唇炎

203. 一般无自觉症状，X 线片可见患牙显示圆形或卵圆形投射区。镜下显示牙髓部分或全部由肉芽组织取代，髓腔面牙本质出现不规则凹陷，可见多核或单核破骨细胞。以上所述可诊断为

A. 牙髓钙化   B. 牙髓坏死

C. 牙内吸收   D. 慢性溃疡性牙髓炎

E. 化脓性牙髓炎

204. 临床上无明显龋洞，镜下观察患牙釉质呈三角形病损，三角形的顶部向着釉质表面，底部向着釉牙本质界，形态与釉柱排列方向一致。该病变

A. 平滑面釉质龋   B. 釉质浑浊症

C. Turner 牙   D. 窝沟釉质龋

E. 龋白斑

205. 患者，女，15 岁，上颌包块逐渐增大，无痛。X 线表现为界限清楚的放射透光区，含钙化物；组织学上为单囊性病损；部分衬里上皮为非肿瘤，部分上皮似早期成釉细胞瘤，可见影细胞和牙齿硬组织成分。其最适合的诊断是

A. 牙源性腺样瘤   B. 牙瘤

C. 牙源性钙化囊肿   D. 牙源性钙化上皮瘤

E. 牙本质瘤

206. 患者，女性，27 岁，妊娠 3 个月，下前牙龈乳头增大呈半球形。镜下可见纤维结缔组织增生，胶原纤维变性水肿，毛细血管增生扩张。其病理诊断为

A. 慢性牙周炎   B. 慢性龈炎

C. 龈增生   D. 浆细胞龈炎

E. 急性坏死性溃疡性龈炎

207. 一个 1 岁半男婴，口内检查发现，上下颌乳中切牙和乳侧切牙均已萌出，按照一般乳牙萌出顺序在其口内萌出的下一颗牙为

A. 上颌乳尖牙   B. 下颌乳尖牙

C. 上颌第一乳磨牙   D. 下颌第一乳磨牙

E. 下颌第二乳磨牙

208. 某一 17 岁的男性患者，近来饮冷水时，有左上后牙一过性疼痛。检查发现：左上第一磨牙近中邻面有深龋洞，在治疗这个龋的过程中，最易出现意外穿髓的部位是

A. 近中颊侧髓角和远中颊侧髓角

B. 近中舌侧髓角和远中舌侧髓角

C. 近中颊侧髓角和近中舌侧髓角

D. 远中颊侧髓角和远中舌侧髓角

E. 以上都不是

209. 患者，男，10 岁，右下颌骨肿胀不适半年。X 线片示骨呈穿凿性破坏。镜下见病变内大量嗜酸性粒细胞和组织细胞聚集，组织细胞质丰富，有核沟，核仁明显，胞核及细胞质 CD1α 阳性染色。多核巨细胞、

淋巴细胞可见。病理诊断应为

A. 巨颌症   B. 朗格汉斯细胞病

C. 骨巨细胞瘤   D. 嗜酸性淋巴肉芽肿

E. 骨巨细胞肉芽肿

210. 患者，男性，56 岁，右腮腺区渐进性增大肿块，界限清楚，无其他不适。镜下见肿瘤细胞形成导管、实性片块、黏液样和软骨样结构，部分区瘤细胞异型，偶见核分裂，上皮与黏液样组织互相移行，肿瘤有包膜但不完整，且肿瘤细胞浸润包膜。上述所见符合

A. 多形性腺瘤

B. 黏液表皮样癌

C. 多形性腺瘤，有恶变倾向

D. 多形性低度恶性腺癌

E. 肌上皮癌

211. 患者，女性，60 岁，下颌下包块 3 年，疼痛。镜下见瘤细胞大致可分为腔上皮和肌上皮细胞，核着色深，核分裂象罕见。结构上有管状、实性小条索或团块，多数为筛状结构，可见瘤细胞浸润神经和血管。上述所见符合

A. 混合瘤   B. 恶性混合瘤

C. 多形性低度恶性腺癌   D. 腺样囊性癌

E. 乳头状囊腺瘤

212. 患者，男性，35 岁，腭部黏膜溃疡 6 周，位于硬软腭交界处，溃疡表面呈火山口样。镜下见溃疡周围的表面上皮呈假上皮瘤样增生，腺小叶坏死，腺导管有明显的鳞状化生，形成大小不等的上皮岛，腺体内见弥漫的中性粒细胞、淋巴细胞及浆细胞浸润。最可能的病理诊断是

A. 变性型唾液腺肿大症

B. 复发性阿弗他溃疡

C. 复发性坏死性黏膜腺周围炎

D. 坏死性唾液腺化生

E. 巨细胞病毒感染

213. 黏液表皮样癌中黏液细胞不足 10%，肿瘤主要由中间细胞或表皮样细胞实性团块组成。病理诊断应为

A. 高分化黏液表皮样癌   B. 中分化黏液表皮样癌

C. 低分化黏液表皮样癌   D. 黏液表皮样瘤

E. 中度恶性黏液表皮样癌

214. 自觉症状不明显，可有咀嚼不适或乏力，或有叩痛，X 线片见根尖周边界模糊的不规则透射影，周围骨质疏松呈云雾状。镜下见炎性肉芽组织内部出现液化坏死伴大量泡沫细胞，根尖牙骨质和牙槽骨出现不同程度的吸收。这是

A. 慢性根尖周囊肿   B. 慢性根尖周肉芽肿

C. 慢性根尖周脓肿   D. 致密性骨炎

E. 慢性牙髓炎

215. 患者，男性，50 岁，左上中切牙有深楔状缺损，可探及露髓孔，探无感觉，X 线检查发现根尖有大面积阴影。在进行根管治疗时，有关开髓部位的选择说法正确的是

A. 由于楔状缺损部位已经通髓腔，可从楔状缺损处制

备进入髓腔的洞形

B. 由于切牙的舌面窝髓壁薄，可以从舌面窝向牙颈部方向钻入

C. 由于切牙的髓腔形态与切牙的外形基本一致，可以从切端开始向牙根方向钻入

D. 只要能进入髓腔的任何一部位都可以

E. 以上都不是

216. 患者，男性，60岁，左侧颊部红白色斑块半年不消失。镜下见上皮分层消失，病变细胞充满上皮全层，细胞形态不一，核分裂易见，基底膜完整。上述表现符合

A. 鳞状细胞癌　　　　B. 基底细胞癌

C. 原位癌　　　　　　D. 中度上皮异常增殖

E. 上皮增生

217. 患牙严重龋坏，X线可见根尖区界限清晰的透射影。根尖区组织镜下表现：病变为炎性肉芽组织，毛细血管和成纤维细胞增生，中性粒细胞、淋巴细胞、浆细胞和巨噬细胞等散在浸润，其内可见不规则上皮岛，吞噬脂质的泡沫细胞呈灶性分布，含铁血黄素和胆固醇结晶沉着。其病理诊断为

A. 根尖周肉芽肿　　　B. 急性根尖周炎

C. 牙槽脓肿　　　　　D. 根尖周囊肿

E. 根尖周脓肿

218. 种植体周围口腔龈上皮是

A. 角化的复层鳞状上皮　B. 无角化鳞状上皮

C. 结合上皮　　　　　　D. 龈沟上皮

E. 未分化的结合上皮

219. 种植体表面的结合上皮宽度约

A. 1mm　　　B. 2mm　　　C. 1.5mm

D. 2.5mm　　E. 3.0mm

220. 种植体与骨的连接正确的是

A. 骨纤维　　　B. 骨整合　　　C. 骨螯合

D. 牙周膜　　　E. 骨挤压

221. 维持稳定的生物学宽度种植体在牙槽嵴上方的冠根向距离至少需要

A. 2mm　　　B. 2.04mm　　　C. 2.5mm

D. 3mm　　　E. 1.5mm

222. 易于种植体周围维护的黏膜是

A. 角化黏膜　　B. 咀嚼黏膜　　C. 颊黏膜

D. 舌腹黏膜　　E. 非全角化黏膜

223. 种植体周围炎病变过渡到进展期的标志是

A. 种植体周围袋的形成　B. 牙槽骨的吸收

C. 结合上皮根向迁移　　D. 袋内上皮的形成

E. 豪希普陷窝的形成

224. 纤维性囊壁内出现腺体的是

A. 含牙囊肿　　　　　B. 牙源性角化囊肿

C. 鳃裂囊肿　　　　　D. 根尖周囊肿

E. 甲状腺舌管囊肿

225. 成釉细胞瘤有鳞状化生和角化珠的是

A. 滤泡型成釉细胞瘤

B. 丛状型成釉细胞瘤

C. 颗粒细胞型成釉细胞瘤

D. 基底细胞型成釉细胞瘤

E. 棘皮瘤型成釉细胞瘤

B1型题

1.（共用备选答案）

A. 组合性牙瘤　　　B. 混合性牙瘤

C. 牙源性钙化上皮瘤　D. 牙源性腺样瘤

E. 牙源性钙化囊肿

（1）肿物由许多牙样结构组成，见于

（2）肿瘤由混乱排列的牙组织成分组成，但无典型牙齿，见于

（3）肿瘤内含同心圆状钙化物的是

（4）病变含有鬼影的是

（5）玫瑰花样结构见于

2.（共用备选答案）

A. 腮腺　　B. 下颌下腺　　C. 舌下腺

D. 唇腺　　E. 腭腺

（1）纯浆液性腺泡的大唾液腺是

（2）小唾液腺，混合腺，以黏液性腺泡为主的是

（3）大唾液腺，混合腺，以浆液性腺泡为主的是

（4）小唾液腺，纯黏液腺是

（5）大唾液腺，混合腺，以黏液性腺泡为主的是

3.（共用备选答案）

A. 白斑　　B. 天疱疮　　C. 类天疱疮

D. 单纯疱疹　　E. 扁平苔藓

（1）棘层内疱常见于

（2）基层下疱常见于

（3）基底细胞液化变性常见于

（4）上皮异常增生常见于

（5）网状变性常见于

4.（共用备选答案）

A. 向前的动力　　　B. 向后的动力

C. 内外的动力平衡　D. 上下的动力平衡

E. 左右的动力平衡

（1）颞肌、咬肌和翼内肌的作用是建𬌗动力平衡的

（2）舌体、颊肌的作用形成

5.（共用备选答案）

A. Gorlin囊肿　　　　B. 牙瘤

C. 单纯性骨囊肿　　　D. 根尖周囊肿

E. 鼻牙槽囊肿

（1）属牙源性真性肿瘤的是

（2）属牙源性囊肿的是

（3）属成牙组织的发育异常或畸形的是

（4）属假性囊肿的是

（5）属非牙源性囊肿的是

6.（共用备选答案）

A. 在成牙本质细胞和矿化牙本质之间是一层未钙化的牙本质

B. 牙本质钙质小球之间遗留的未钙化间质

C. 在冠部靠近釉质最先形成的牙本质

D. 牙齿发育完成后形成的牙本质

E. 釉质表面因磨损、酸蚀、龋病等而遭受破坏时，部分成牙本质细胞继续形成的牙本质

（1）继发性牙本质是

（2）前期牙本质是

（3）修复性牙本质是

（4）球间牙本质是

（5）罩牙本质是

7.（共用备选答案）

  A. 前期牙本质   B. 继发牙本质

  C. 球间牙本质   D. 透明牙本质

  E. 髓周牙本质

（1）牙齿发育完成后形成的牙本质称为

（2）牙本质受到损伤刺激时，牙本质小管内的成牙本质细胞突变性，矿物盐沉积而封闭牙本质小管，这样的牙本质称为

（3）牙本质钙化小球之间遗留的未钙化间质，其中有牙本质小管通过，此区域称为

（4）在成牙本质细胞和矿化牙本质之间形成的一层未钙化的牙本质称为

（5）罩牙本质和透明层内侧的牙本质称为

8.（共用备选答案）

  A. 数目最多，舌尖部较多，体积较小，略呈锥体状

  B. 体积最大，约 10 个左右，沿界沟的前方排列成一行

  C. 位于舌侧缘的后部，在人类仅有 5~8 条平行的皱襞

  D. 呈卵圆形，为味觉感受器

  E. 数目较少，色较红，呈蕈状，顶端圆形

（1）轮廓乳头的特点是

（2）叶状乳头的特点是

（3）丝状乳头的特点是

（4）菌状乳头的特点是

（5）味蕾的特点是

9.（共用备选答案）

  A. 成釉细胞增生突入牙乳头

  B. 牙齿发育时牙乳头组织向成釉器突起

  C. 釉牙本质界平直

  D. 釉基质合成、分泌或矿化障碍

  E. 局限性釉质增生

（1）畸形中央尖的表现是

（2）釉珠的表现是

（3）釉质发育不全的表现是

（4）牙本质发育不全的表现是

（5）先天性梅毒牙的表现是

10.（共用备选答案）

  A. 向前的动力   B. 向后的动力

  C. 内外的动力平衡   D. 上下的动力平衡

  E. 左右的动力平衡

（1）颞肌、咬肌和翼内肌的作用是建立动力平衡

（2）上、下牙弓密切面稳定的咬合接触关系

11.（共用备选答案）

  A. 在成釉器内、外釉上皮之间的星形细胞

  B. 钟状期末牙板断裂后残留的上皮岛

  C. 釉质发育完成后，其表面由成釉器各层细胞相互结合形成的鳞状上皮

  D. 釉质发育完成后，成釉细胞在釉质表面分泌的无结构有机物薄膜

  E. 上皮根鞘断裂后遗留在牙周膜中的上皮岛

（1）缩余釉上皮是指

（2）马拉瑟上皮剩余是指

（3）牙板上皮剩余是指

（4）釉小皮是指

（5）星网状层是指

12.（共用备选答案）

  A. 含牙囊肿   B. 黏液囊肿

  C. 牙源性钙化囊肿   D. 婴儿龈囊肿

  E. 牙旁囊肿

（1）软组织囊肿是

（2）炎症性囊肿是

（3）滤泡囊肿是

（4）哪种囊肿实际上是肿瘤

（5）Bohn 结节

13.（共用备选答案）

  A. 上颌突与下颌突未联合或部分联合

  B. 一侧或两侧的球状突或上颌突未联合或部分联合

  C. 侧腭突和鼻中隔未融合或部分融合

  D. 前腭突与上颌突未能联合或部分联合

  E. 上颌突与侧鼻突未联合

（1）横面裂的成因是

（2）腭裂的成因是

（3）唇裂的成因是

（4）斜面裂的成因是

（5）上颌裂的成因是

14.（共用备选答案）

  A. 皮脂腺腺瘤   B. 嗜酸性腺瘤

  C. 黏液表皮样癌   D. Warthin 瘤

  E. 多形性腺瘤

（1）上述哪种肿瘤的组织发生来自闰管储备细胞

（2）上述哪种肿瘤的组织发生最可能来自导管上皮细胞

（3）上述哪种肿瘤的组织发生来自纹管细胞

（4）上述哪种肿瘤的组织发生来自排泄管基底细胞

（5）在唾液腺中，上述哪种肿瘤的组织发生可能与组织迷走有关

15.（共用备选答案）

A. 黑色素细胞　　　　B. 朗格汉斯细胞
C. 梅克尔细胞　　　　D. 成纤维细胞
E. 角质细胞

（1）与免疫功能有关的细胞是
（2）与压力触觉感受相关的

16.（共用备选答案）

A. 急性浆液性牙髓炎　　B. 急性化脓性牙髓炎
C. 慢性闭锁性牙髓炎　　D. 慢性增生性牙髓炎
E. 慢性溃疡性牙髓炎

（1）炎性增生的牙髓组织从露髓孔穿出可见于
（2）龋损下方牙髓血管充血，血管通透性增加，液体渗出，组织水肿，有纤维蛋白渗出，此时称为
（3）牙髓缓慢充血，髓角有脓肿形成，脓肿周围常有肉芽组织包绕，而其余牙髓组织正常，属于

17.（共用备选答案）

A. 甲状舌管囊肿　　　B. 含牙囊肿
C. 根尖周囊肿　　　　D. 鳃裂囊肿
E. 黏液囊肿

（1）上皮衬里类似缩余釉上皮的是
（2）由牙髓感染所引起的是

18.（共用备选答案）

A. 福代斯斑　　　　　B. 牙源性囊肿
C. 上皮剩余　　　　　D. 侧支根管
E. 牙颈部牙本质敏感症

（1）上皮根鞘在牙本质形成后如不断裂则引起
（2）上皮根鞘残留在牙周膜中称为
（3）上皮根鞘连续性遭到破坏可形成

第二章　口腔解剖生理学

A1/A2 型题

1. TMJ 盘由胶原纤维和粗大的弹性纤维组成的结构是

A. 下颌前附着　　　　B. 颞前附着
C. 颞后附着　　　　　D. 下颌后附着
E. 以上都不是

2. 腭大孔的描述，错误的是

A. 位于硬腭后部，上颌第三磨牙的腭侧
B. 在硬腭后缘的后方约 0.5cm
C. 是翼腭管的下口
D. 相当于腭中缝至龈缘的外、中 1/3 处
E. 腭前神经和腭大血管由此孔穿出

3. 不属于下颌骨内侧面的解剖结构是

A. 上、下颏棘　　　　B. 颏结节
C. 舌下腺窝　　　　　D. 下颌小舌
E. 下颌下腺窝

4. 在下颌骨内斜线的上方，颏棘两侧的凹陷，其结构名称是

A. 二腹肌窝　　　　　B. 舌下腺窝
C. 关节翼肌窝　　　　D. 下颌下腺窝
E. 以上都不是

5. 临床上分腮腺为浅、深叶的依据是

A. 颈外动脉穿经的平面
B. 下颌后静脉穿行的平面
C. 面神经主干及其分支的平面
D. 咬肌的前缘
E. 下颌支的后缘

6. 有关恒牙髓腔的叙述，错误的是

A. 上前牙开髓部位在舌面窝
B. 上前牙根管粗，根管治疗效果好
C. 活髓牙作针道时应避开牙髓
D. 下颌双尖牙根管治疗时防侧穿
E. 下颌磨牙髓室顶底相距较远

7. 上颌骨牙槽突不包括

A. 牙槽窝　　　　　　B. 牙槽嵴
C. 牙槽间隔　　　　　D. 牙根间隔
E. 牙根管

8. 舌骨上肌群不包括

A. 翼外肌　　　　　　B. 二腹肌
C. 下颌舌骨肌　　　　D. 颏舌骨肌
E. 茎突舌骨肌

9. 面神经颅外段及分支不包括

A. 颞支　　　　　　　B. 颧支
C. 颊支　　　　　　　D. 下颌缘支
E. 上颌缘支

10. 下列关于大脑皮质与言语活动的叙述，错误的是

A. 运动性言语中枢位于额下回后 1/3 处，又称 Broca 回
B. 视运动性言语中枢（书写中枢）位于额中回后部
C. 听觉性言语中枢位于颞上回后部
D. 视觉性言语中枢（阅读中枢）位于顶下小叶的角回
E. 感觉中枢位于中央前回

11. 腮腺床的结构不包括

A. 颈内动脉　　　　　B. 颈内静脉
C. 颈外动脉　　　　　D. 迷走神经
E. 舌咽神经

12. 面神经主干与乳突前缘的关系较为恒定，一般在

A. 乳突尖平面处，距皮肤 2～3cm
B. 距乳突尖平面上方约 1cm 处，距皮肤 3～4cm
C. 距乳突尖平面下方约 1cm 处，距皮肤 2～3cm

D. 距乳突尖平面上方约 1cm 处，距皮肤 2～3cm

E. 距乳突尖平面下方约 1cm 处，距皮肤 3～4cm

13. 在舌腹左右伞襞与舌腹中线间的三角区内，由外向内排列的结构是

A. 舌深动脉、舌神经、舌深静脉

B. 舌神经、舌深动脉、舌深静脉

C. 舌深静脉、舌神经、舌深动脉

D. 舌深静脉、舌深动脉、舌神经

E. 舌神经、舌深静脉、舌深动脉

14. 腮腺床的结构是

A. 第Ⅸ～Ⅻ对脑神经

B. 颈内动脉、颈内静脉与第Ⅸ～Ⅻ对脑神经

C. 颈外动脉、颈内动脉、颈内静脉与第Ⅸ～Ⅺ对脑神经

D. 茎突与茎突诸肌、颈内动脉、颈内静脉与第Ⅸ～Ⅻ对脑神经

E. 茎突与茎突诸肌、颈外动脉、颈内动脉、颈内静脉、第Ⅸ～Ⅻ对脑神经

15. 颈动脉三角的境界是

A. 胸锁乳突肌前缘，二腹肌前腹，下颌骨下缘

B. 胸锁乳突肌前缘，二腹肌前腹，肩胛舌骨肌下腹

C. 胸锁乳突肌前缘，二腹肌前腹，肩胛舌骨肌上腹

D. 胸锁乳突肌前缘，二腹肌后腹，肩胛舌骨肌上腹

E. 胸锁乳突肌后缘，二腹肌前腹，肩胛舌骨肌上腹

16. 对酸味最敏感的部位是

A. 舌尖　　　　　　B. 舌根

C. 舌侧面　　　　　D. 舌的各部

E. 以上都不是

17. 下颌中切牙髓腔形态描述错误的是

A. 唇舌径大于近远中径

B. 根管分为窄而扁的单根管

C. 分为唇舌两管者约占20%

D. 牙冠横剖面髓腔呈椭圆形

E. 根管近远中径较窄

18. 以下哪一肌肉不参与软腭的构成

A. 腭帆张肌　　　　B. 腭帆提肌

C. 咽上缩肌　　　　D. 腭舌肌

E. 腭垂肌

19. 同时麻醉颊神经、舌神经和下牙槽神经的穿刺部位是

A. 下颌孔　　　　　B. 下颌神经沟

C. 下颌舌骨沟　　　D. 下颌隆突

E. 下颌小舌

20. 离上颌窦底壁最近的牙根是

A. 上颌第二前磨牙　　B. 上颌第一前磨牙

C. 上颌第一磨牙　　　D. 上颌第二磨牙

E. 上颌第三磨牙

21. 翼下颌皱襞

A. 是上颌结节后内方与磨牙后垫后方之间的黏膜皱襞

B. 深面有蝶下颌韧带

C. 是麻醉舌神经的标志

D. 是麻醉上牙槽神经的标志

E. 是咽后间隙切口的标志

22. 颈内静脉

A. 位于颈内动脉与颈总动脉背侧

B. 在颈静脉孔处续于横窦

C. 在锁骨后方与锁骨下静脉汇合成无名静脉

D. 回流头面部所有的静脉血

E. 属支多在舌骨大角附近汇入

23. 拔除 7|7 的最佳麻醉方法是

A. 颊侧近中局部浸润加上颌结节麻醉，腭侧行腭大孔麻醉

B. 颊、腭侧局部浸润

C. 颊侧行上颌结节阻滞麻醉，腭侧行局部浸润

D. 颊侧行上颌结节阻滞麻醉，腭侧行腭大孔麻醉

E. 颊侧行眶下孔阻滞麻醉，腭侧行腭大孔麻醉

24. 不属于面神经的分支是

A. 鼓索支　　　　　B. 颧神经

C. 下颌缘支　　　　D. 颈支

E. 岩大神经

25. 下列关于颈总动脉的描述，错误的是

A. 为口腔颌面部血液供应的主要来源

B. 在舌骨水平分为颈内动脉和颈外动脉

C. 右侧颈总动脉起自无名动脉

D. 左侧颈总动脉起自主动脉弓

E. 左侧颈总动脉比右侧长

26. 腮腺导管的开口，相对于哪个牙冠的颊黏膜上

A. 上颌第二前磨牙　　B. 上颌第一前磨牙

C. 上颌第一磨牙　　　D. 上颌第二磨牙

E. 上颌第三磨牙

27. 颞下颌关节的功能区是

A. 关节结节后斜面与髁突前斜面

B. 关节结节前斜面与髁突前斜面

C. 关节窝顶与髁突前斜面

D. 关节窝顶与髁突后斜面

E. 关节结节后斜面与髁突横嵴

28. 下列论述哪一项是错误的

A. 口角位于口裂两端，正常位置相当于尖牙和第一前磨牙之间

B. 唇红为上下唇的游离缘，是皮肤黏膜的移行区

C. 唇弓为全部唇红呈弓背状

D. 唇红缘为唇红和皮肤的交界处

E. 唇峰为唇弓最高点

29. 4～6 岁期间，上下颌第二乳磨牙的远中面的关系是

A. 下颌第二乳磨牙的远中面移至上颌第二乳磨牙的近中

B. 下颌第二乳磨牙的远中面移至上颌第二乳磨牙的远中

C. 两者关系不定

D. 上下颌第二乳磨牙的远中面彼此相齐，成一垂直平面

E. 以上都不对

30. 不参与下颌开颌运动的肌肉是

A. 翼外肌　　　　　　　B. 二腹肌

C. 翼内肌　　　　　　　D. 下颌舌骨肌

E. 颏舌骨肌

31. 组成颞下颌关节的关节韧带是

A. 颞下颌韧带、茎突下颌韧带、蝶下颌韧带

B. 颞下颌韧带、茎突下颌韧带、翼下颌韧带

C. 蝶下颌韧带、茎突下颌韧带、翼下颌韧带

D. 颞下颌韧带、蝶下颌韧带、翼下颌韧带

E. 蝶下颌韧带、茎突下颌韧带、翼下颌韧带、颞下颌韧带

32. 关节盘的分区不包括

A. 后带　　　　　　　　B. 前带

C. 中间带　　　　　　　D. 侧带

E. 双板区

33. 翼外肌在髁突上的附着处，其结构名称是

A. 后斜面　　　　　　　B. 前斜面

C. 髁突外侧的粗糙面　　D. 髁突内侧

E. 关节翼肌窝

34. 下颌骨的薄弱部分不包括

A. 乙状切迹　　　　　　B. 髁突颈部

C. 下颌角　　　　　　　D. 颏孔区

E. 正中联合

35. 覆盖的定义是

A. 正中𬌗时，上下前牙发生重叠的关系

B. 正中𬌗时，上颌牙盖过下颌牙唇颊面的水平距离

C. 前伸𬌗位时，下前牙缘超过上前牙切缘的水平距离

D. 正中𬌗时，上颌牙盖过下颌牙唇颊面的垂直距离

E. 下颌前伸时，上下前牙切缘相对时下颌运动的距离

36. 与上颌窦关系最密切的牙是

A. 下颌前磨牙　　　　　B. 上颌尖牙

C. 上颌前磨牙　　　　　D. 上颌磨牙

E. 下颌磨牙

37. 一侧口角歪斜可能是损伤了面神经的

A. 颞支　　　　　　　　B. 颧支

C. 上颊支　　　　　　　D. 下颊支

E. 下颌缘支

38. 以牙冠为标志，寻找腮腺导管口时，常用的牙是

A. 下颌第一磨牙　　　　B. 上颌第一磨牙

C. 上颌第二磨牙　　　　D. 下颌第二磨牙

E. 上颌第三磨牙

39. 下颌边缘运动是

A. 正常的开闭口运动

B. 下颌向各个方向所能做的最大范围运动

C. 下颌前伸运动

D. 下颌侧向运动

E. 下颌的习惯性开闭口运动

40. 关于横𬌗曲线的描述，不正确的是

A. 形成横颌曲线的原因是上下颌磨牙的颊、舌尖高度不相一致

B. 横𬌗曲线是连接同一颌双侧同名牙的颊舌尖形成的曲线

C. 上颌的横𬌗曲线是一条凸向下的曲线

D. 下颌的横𬌗曲线是一条凹向上的曲线

E. 上下颌横𬌗曲线在相对应的部位，其形态可以不协调

41. 轴面凸度的正常生理意义，不包括

A. 促进自洁作用

B. 对牙龈起生理性按摩作用

C. 在龈方被牙龈乳头充满，可保护牙槽骨和邻面

D. 起扩展牙龈缘的作用，使其紧张有力

E. 保证邻面接触良好，防止食物嵌塞

42. 上颌磨牙颈部横切面的描述中，错误的是

A. 舌侧根管口大而圆

B. 可见3个或4个根管口

C. 近中颊侧根管口窄而扁

D. 远中颊侧根管口位于近中颊侧根管口的远颊侧

E. 髓腔呈立方形

43. 宜用旋转力拔除的切牙是

A. 上颌中切牙　　　　　B. 上颌侧切牙

C. 下颌侧切牙　　　　　D. 下颌中切牙

E. 以上都可以

44. 起于下颏棘的肌肉是

A. 颏舌肌　　　　　　　B. 颏舌骨肌

C. 茎突舌骨肌　　　　　D. 下颌舌骨肌

E. 以上都不是

45. 蔓延至全颅顶的积血或积脓可发生于额顶枕区的层次是

A. 皮下组织　　　　　　B. 皮肤

C. 腱膜下蜂窝组织　　　D. 颅顶骨外膜下

E. 颅顶骨膜

46. 恒牙中，𬌗力最大的牙和最小的牙通常是

A. 第一磨牙最大，侧切牙最小

B. 第二磨牙最大，中切牙最小

C. 尖牙最大，侧切牙最小

D. 第二磨牙最大，侧切牙最小

E. 以上都不是

47. 息止颌位的描述，错误的是

A. 息止颌位并不是一个稳定的位置

B. 当口腔不咀嚼、不吞咽、不说话时，上、下牙列（牙弓）自然分开，下颌所处的位置

C. 升颌肌处于休息状态

D. 息止𬌗间隙一般为1~4mm

E. 生理意义是牙齿可避免非咀嚼性磨损

48. 下颌管走行规律是

A. 在下颌支内，行向正下方

B. 在下颌体内，该管行向前下

C. 在下颌孔至下颌第一磨牙之间，距骨外板较内板近

D. 在下颌孔至下颌第一磨牙之间，距下颌支前缘较后缘近

E. 在下颌孔至下颌第一磨牙之间，距牙槽缘较下颌下缘为近

49. 牙冠唇颊、舌面凸度的位置是

A. 前牙唇舌面在颈1/3，后牙舌面在中 1/3

B. 前牙唇面在颈1/3，后牙面在中 1/3

C. 唇颊面在中 1/3，舌面在颈 1/3

D. 前牙唇面在中 1/3，后牙颊面在颈 1/3

E. 前牙唇面在颈 1/3，后牙颊、舌面在中 1/3

50. 根管最狭窄的部位是

A. 根尖孔处

B. 约距根尖孔 1mm 处

C. 约距根中 1/3 与根尖 1/3 交界处

D. 约距根颈 1/3 与根中 1/3 交界处

E. 约在根管口处

51. 参加下颌侧方运动的咀嚼肌不包括

A. 颞肌   B. 咬肌

C. 二腹肌   D. 下颌舌骨肌

E. 颏舌骨肌

52. 关于磨牙的叙述，错误的是

A. 第一磨牙萌出早，沟裂点隙多容易龋坏

B. 第二乳磨牙形态与第一恒磨牙相似

C. 第三磨牙因阻生或错位常发生冠周炎

D. 腮腺导管口位于上颌第三磨牙牙冠相对颊黏膜上

E. 上颌第三磨牙可作为寻找腭大孔的标志

53. 颊脂垫尖是下牙槽神经阻滞麻醉的重要标志。在张大口时，颊脂垫尖约的平面相当于

A. 乙状切迹平面   B. 下颌孔平面

C. 外斜嵴的平面   D. 喙突的平面

E. 下颌神经分出颊神经的平面

54. 汇合形成下颌后静脉的是

A. 面静脉、颞浅静脉   B. 颞浅静脉、上颌静脉

C. 面静脉、耳后静脉   D. 翼静脉丛、上颌静脉

E. 翼静脉丛、耳后静脉

55. 下列有关年轻恒牙牙髓修复特点叙述中，错误的是

A. 血管丰富，抗病能力和修复功能强

B. 比成熟恒牙牙髓组织疏松

C. 牙乳头对感染的抵抗力强

D. 髓室内有感染坏死时，部分牙髓或根髓仍有活性

E. 根尖孔大、血运丰富，牙髓感染不易向根尖周扩散

56. 舌神经与下颌下腺导管的关系是

A. 导管由舌神经外上绕至其内侧，向舌侧行进

B. 两者的交叉部位多位于舌骨舌肌后缘附近

C. 导管由舌神经内下绕至其外侧，向舌侧行进

D. 舌神经由导管外上绕至其内侧，向舌侧行进

E. 舌神经由导管内下至其外侧，向舌侧行进

57. 面神经的鼓索支分出处远端损伤表现是

A. 同侧面肌麻痹

B. 对侧面肌麻痹

C. 对侧面肌麻痹，对侧舌前 2/3 味觉丧失

D. 同侧面肌麻痹，同侧舌前 2/3 味觉丧失

E. 同侧面肌麻痹，同侧舌前 2/3 味觉丧失，听觉过敏

58. 对颈动脉窦的描述错误的是

A. 窦壁内含有特殊压力感受器

B. 是颈内动脉起始处或颈总动脉分叉处的膨大部分

C. 可感受血液中二氧化碳的含量

D. 可感受动脉压的刺激

E. 手术不慎累及颈动脉窦可引起颈动脉窦综合征

59. 下颌神经前干中的感觉神经是

A. 翼内肌神经   B. 咬肌神经

C. 颞深神经   D. 翼外肌神经

E. 颊长神经

60. 关于牙齿排列的描述，错误的是

A. 牙齿在牙列中都有一定的倾斜

B. 左右两侧相互对称并与面部外形协同

C. 牙弓的动态一般可分为方圆形、卵圆形及尖圆形三种

D. 上下颌的后牙都向颊侧倾斜

E. 以上都不正确

61. 上颌第一磨牙舌面近中舌尖与远中舌尖之间的沟称为

A. 近中舌沟   B. 舌沟

C. 远中舌沟   D. 近中沟

E. 远中沟

62. 关于关节韧带描述，正确的是

A. 颞下颌韧带是颞下颌关节的内侧面一对坚强的侧副韧带

B. 颞下颌韧带亦是颞下颌关节的外侧面坚强的侧副韧带

C. 防止下颌过度向前移位的韧带是蝶下颌韧带

D. 下颌主要由茎突下颌韧带悬挂

E. 颞下颌韧带主要防止关节向前方脱位

63. 发自髓室底至根分叉处的管道是

A. 根管侧支   B. 管间吻合

C. 根尖分歧   D. 侧支根管

E. 副根管

64. 面神经颊支

A. 出腮腺前缘行于咬肌筋膜深面

B. 一般与腮腺导管平行

C. 损伤时口角歪斜

D. 来自颞面干

E. 位于耳屏间切迹与鼻翼上缘的连线

65. 关于面神经颅外段的分支，不正确的是

A. 颞支   B. 颧支

C. 颊支   D. 下颌支

E. 颈支

66. 咀嚼效率是指
A. 在一定时间内嚼碎食物的数量
B. 嚼碎一定量食物所需的时间
C. 在一定时间内将食物嚼碎的能力
D. 将一定量食物嚼碎的能力
E. 在一定时间内将一定量食物嚼碎的程度

67. 行气管切开术时,应将患者头部处于
A. 头正中位   B. 头偏一侧
C. 头俯位   D. 头后仰位
E. 头正中后仰位

68. 翼下颌间隙内的结构主要有
A. 舌神经、下牙槽神经及下牙槽动、静脉
B. 颊神经、舌神经和下牙槽神经
C. 颊神经、舌神经和上颌动脉
D. 翼丛、舌神经和下牙槽神经
E. 舌神经、下牙槽神经和面深动脉

69. 舌系带与伞襞之间的三角区域内,清晰可见的结构是
A. 舌深动脉   B. 舌深静脉
C. 舌下神经   D. 舌下神经伴行静脉
E. 舌神经

70. 导致眼睑不能闭合,可能损伤的神经是
A. 面神经颞支   B. 面神经颧支
C. 面神经下颌缘支   D. 面神经颊支
E. 面神经颈支

71. 分布于下颌牙及其牙周膜、牙槽骨的神经是
A. 舌神经   B. 颊神经
C. 下牙槽神经   D. 颏神经
E. 腭前神经

72. 鼻腭神经局部麻醉的表面标志是
A. 切牙乳头   B. 腭大孔
C. 颏孔   D. 腭小孔
E. 以上都不是

73. 胃癌或食管癌淋巴结转移时常可侵及的淋巴结是
A. 脊副淋巴结   B. 左锁骨上淋巴结
C. 颈深上淋巴结   D. 右锁骨上淋巴结
E. 颈深下淋巴结

74. 唇淋巴的叙述中,错误的是
A. 下唇中部的淋巴管,不交叉至对侧
B. 上、下唇的淋巴管均可注入下颌下淋巴结
C. 下唇外1/3的淋巴管可通过颏孔进入下颌骨
D. 上唇的淋巴管有时可注入耳前或颈深上淋巴结
E. 下唇中部的淋巴管主要注入颏下淋巴结

75. 上牙槽后神经阻滞麻醉的重要标志是
A. 上颌结节   B. 颧牙槽嵴
C. 牙槽孔   D. 尖牙窝
E. 颏棘

76. 颧牙槽嵴是

A. 位于上颌骨后部
B. 起自颧突,伸向上颌第二磨牙
C. 是上牙槽后神经阻滞麻醉的重要标志
D. 为翼外肌浅头的附着点
E. 在面部或口腔前庭不易触及

77. 面部发育畸形发生的主要时期是在
A. 胚胎第5周至第6周   B. 胚胎第3周至第4周
C. 胚胎第6周至第7周   D. 胚胎第9周
E. 胚胎第10周

78. 下颌作侧方运动时,同时收缩的肌肉不包括
A. 对侧的翼内肌   B. 对侧的翼外肌下头
C. 同侧的咬肌   D. 对侧的咬肌
E. 同侧的颞肌

79. 下颌骨较易发生骨折的薄弱部位不包括
A. 颏孔区   B. 下颌孔区
C. 下颌角   D. 正中联合处
E. 髁突颈部

80. 蝶骨翼突钩位于上颌第三磨牙后内侧面
A. 0.5~1.0cm   B. 1.0~1.5cm
C. 2.0~2.5cm   D. 1.5~2.0cm
E. 以上都不是

81. 不参与软腭构成的肌肉是
A. 腭帆提肌   B. 腭帆张肌
C. 咽上缩肌   D. 腭舌肌
E. 腭垂肌

82. 硬腭表面解剖标志不包括
A. 切牙乳头   B. 腭中缝
C. 腭大孔   D. 蝶骨翼突钩
E. 腭小凹

83. 左侧侧方咀嚼运动,研磨食物开始阶段的生物杠杆是
A. 左侧髁突为支点,右侧降颌肌为力点,研磨食物处为重点
B. 左侧髁突为支点,左侧降颌肌为力点,研磨食物处为重点
C. 右侧髁突为支点,左侧升颌肌为力点,研磨食物处为重点
D. 右侧髁突为支点,右侧升颌肌为力点,研磨食物处为重点
E. 以上全是错误的

84. 寻找颏孔时,常作为标志的牙是
A. 下颌侧切牙   B. 下颌中切牙
C. 下颌尖牙   D. 下颌前磨牙
E. 下颌磨牙

85. 尖牙保护𬌗的𬌗型特点是
A. 侧方𬌗运动时,工作侧只有尖牙形成接触
B. 侧方𬌗运动时,工作侧只有尖牙脱离接触
C. 侧方𬌗运动时,非工作侧只有尖牙脱离接触
D. 侧方𬌗运动时,非工作侧只有尖牙形成接触
E. 非正中𬌗时,双侧尖牙形成均匀接触

86. 牙的演化规律，错误的是
    A. 牙形由异形到同形
    B. 替换次数由多到少
    C. 附着方式由端生至侧生至槽生
    D. 牙的分布从广泛到集中
    E. 牙根从无到有

87. 上、下颌磨牙形态区别中，不正确的是
    A. 上颌磨牙的牙冠较直
    B. 上颌磨牙的牙冠呈斜方形
    C. 下颌磨牙的牙冠倾向舌侧
    D. 上颌磨牙颊尖钝而舌尖锐
    E. 下颌磨牙一般为双根

88. 上颌第一磨牙的斜嵴组成是
    A. 近中颊尖三角嵴和远中舌尖三角嵴相连形成
    B. 近中舌尖三角嵴和远中颊尖三角嵴相连形成
    C. 近、远中颊尖三角嵴相连形成
    D. 远中舌尖三角嵴相连形成
    E. 近中舌尖和近中颊尖三角嵴相连形成

89. 牙根为接近牙冠长的 2 倍，根颈横切面的形态为卵圆三角形的牙齿是
    A. 下颌中切牙   B. 上颌中切牙
    C. 上颌尖牙   D. 下颌尖牙
    E. 上颌第一前磨牙

90. 6D 指的是
    A. 左上颌第一磨牙   B. 左下颌第一磨牙
    C. 右上颌第一磨牙   D. 右下颌第二磨牙
    E. 右下颌第一磨牙

91. 颈外动脉的描述，错误的是
    A. 开始在颈内动脉前内侧，继而转到前外侧
    B. 来源于颈总动脉
    C. 在颈部有一系列分支
    D. 上行于腮腺的浅面，形成终支（颞浅动脉）
    E. 暂时阻断颈外动脉，颞浅动脉和面动脉均无波动

92. 第一恒磨牙牙胚形成于
    A. 出生前后   B. 胚胎第 4 个月
    C. 胚胎第 2 个月   D. 胚胎第 4 周
    E. 胚胎第 2 周

93. 颞下颌关节盘的前伸部没有
    A. 颞前附着   B. 下颌前附着
    C. 翼外肌上头肌腱   D. 颞后附着
    E. 以上都有附着

94. 颞下颌关节的组成部分，不包括
    A. 髁突   B. 颞骨关节面
    C. 关节囊   D. 喙突
    E. 关节韧带

95. 两侧髁突水平轴的延长线，相交于枕骨大孔前缘所成的角度，大多数为
    A. 135°～155°   B. 140°～160°
    C. 145°～155°   D. 145°～160°

96. 腭大孔位于硬腭后缘前约
    A. 0.5cm   B. 1.0cm
    C. 1.5cm   D. 2.0cm
    E. 2.5cm

97. 根据"牙体三等分"概念，上颌中切牙近中切角可表示为
    A. 近中 1/3   B. 近中切 1/3
    C. 中 1/3   D. 切 1/3
    E. 近中殆 1/3

98. 进行眶下孔阻滞麻醉的神经是
    A. 眶神经   B. 眶上神经
    C. 眶下神经   D. 上牙槽后神经
    E. 以上都不是

99. 口周围肌群上组不包括
    A. 降口角肌   B. 提上唇肌
    C. 笑肌   D. 颧肌
    E. 提口角肌

100. 牙龈因失去食物的按摩而软弱无力，引起牙龈萎缩，其原因是
    A. 牙冠形态无凸度   B. 牙冠形态凸度过小
    C. 牙冠形态凸度过大 D. 牙冠形态凸度正常
    E. 以上都错

101. 在下颌习惯性开闭口运动，开口较大再闭口时，矢状面整个切点的轨迹呈
    A. 圆形   B. 卵圆形
    C. 三角形   D. "8" 字形
    E. 扇形

102. 作为寻找腭大孔的标志的牙是
    A. 上颌第一磨牙   B. 上颌第二磨牙
    C. 上颌第三磨牙   D. 下颌第一磨牙
    E. 下颌第二磨牙

103. 前牙覆殆，正常的是
    A. 上前牙盖过下前牙的唇面小于 1/2
    B. 上前牙盖过下前牙的唇面小于 2/3
    C. 上前牙不能完全盖过下前牙唇面
    D. 上前牙与下前牙的切缘相对
    E. 上前牙盖过下前牙的唇面在切道 1/3 以内

104. 牙体舌轴在牙弓中排列的近远中倾斜情况，错误的是
    A. 上颌中切牙、侧切牙、尖牙的牙冠都向近中倾斜，而且侧切牙最明显
    B. 按照牙冠近中倾斜的程度排列，上颌第一前磨牙 > 上颌第二前磨牙 > 上颌第一磨牙
    C. 上颌第二、第三磨牙的牙冠不倾斜
    D. 下颌中切牙牙冠几乎不倾斜
    E. 下颌第二、第三磨牙牙冠向近中倾斜

105. 尖牙保护殆与组牙功能殆两种殆型的主要区别在于
    A. 正中殆时的殆接触状态

B. 正中关系𬌗时的𬌗接触状态

C. 前伸𬌗运动时的𬌗接触状态

D. 侧方𬌗运动时工作侧𬌗接触状态

E. 侧方𬌗运动时非工作侧的𬌗接触状态

106. 下牙槽神经阻滞麻醉的主要标志为

A. 下后牙咬合平面   B. 口腔前庭沟

C. 颊垫尖   D. 翼下颌韧带

E. 腮腺导管开口

107. 翼点的组成不包括

A. 颞骨   B. 额骨

C. 蝶骨   D. 顶骨

E. 枕骨

108. 下颌神经的分支不包括

A. 蝶腭神经   B. 颞深神经

C. 翼外肌神经   D. 咀嚼肌神经

E. 颊神经

109. 恒牙中发育最早的牙是

A. 侧切牙   B. 中切牙

C. 尖牙   D. 第一前磨牙

E. 第一磨牙

110. 上颌第一磨牙的斜嵴是由

A. 近中颊尖三角嵴与近中舌尖三角嵴相连

B. 近中颊尖三角嵴与远中舌尖三角嵴相连

C. 远中颊尖三角嵴与近中舌尖三角嵴相连

D. 远中颊尖三角嵴与远中舌尖三角嵴相连

E. 由牙尖的两斜面相遇而成的嵴

111. 牙冠舌面及𬌗面上规则的凹陷称为

A. 副沟   B. 发育沟

C. 裂   D. 点隙

E. 窝

112. 对咬合关系起关键作用,应尽量保留,避免拔除的牙是

A. 第一恒磨牙   B. 第三恒磨牙

C. 第二恒磨牙   D. 第一前磨牙

E. 恒尖牙

113. 下颌前牙若有双根管时,其双根管的排列方向一般是

A. 交叉向   B. 唇 – 舌向

C. 近 – 远中向   D. 扭转

E. 不明显规律

114. 基本味觉中舌尖最敏感的是

A. 酸   B. 甜

C. 咸   D. 苦

E. 辣

115. 3 个颊尖大小相等的牙是

A. 上颌第一乳磨牙   B. 上颌第二乳磨牙

C. 下颌第一乳磨牙   D. 下颌第二乳磨牙

E. 以上都不是

116. 翼腭间隙向下通口腔的途径结构是

A. 蝶腭孔   B. 眶下裂

C. 翼腭管   D. 圆孔

E. 翼上颌裂

117. 颈部鉴别颈外动脉与颈内动脉的描述中,正确的是

A. 颈外动脉初在颈内动脉的前内侧,继而转至颈内动脉的前外侧

B. 颈外动脉无分支,颈内动脉有分支

C. 暂时阻断颈内动脉,则触不到颞浅动脉或者颌外动脉的搏动

D. 颈外动脉初在颈内动脉的后外侧,继而转至颈内动脉的后内侧

E. 颈外动脉较颈内动脉粗

118. 与头颈部的正常发育密切相关的细胞是

A. 纤维细胞   B. 上皮细胞

C. 软骨细胞   D. 神经嵴细胞

E. 肌细胞

119. 上颌第一磨牙各根管口的形态是

A. 若近颊根分为颊、舌两根管口时,两根管口较扁

B. 近颊根管口较圆

C. 近颊根管的舌侧根管口距舌侧根管最近

D. 远颊根管口较扁

E. 舌侧根管口较窄

120. 可导致双端固定桥固位不良的是

A. 桥体强度不足

B. 基牙轴面聚合度小

C. 两端的基牙数目不等

D. 一端基牙过短

E. 一端固位体的固位力略高于另一端

121. 上颌侧切牙牙冠唇舌面外形高点应在

A. 牙冠唇舌面1/2 处

B. 牙冠唇舌面中 1/3 处

C. 牙冠唇舌面切 1/3 处

D. 牙冠唇舌面颈缘处

E. 牙冠唇舌面颈 1/3 处

122. 以下关于"嵴"的描述,错误的是

A. 嵴为切缘长条形的牙釉质隆起

B. 轴嵴为轴面上从牙尖顶分别伸向牙颈的纵形隆起

C. 位于后牙颊面的轴嵴称为颊轴嵴

D. 牙尖嵴为从牙尖顶分别斜向近、远中的嵴

E. 三角嵴为𬌗面牙尖两斜面汇合成的细长形釉质隆起

123. 支配上颌窦的神经不包括

A. 上牙槽前神经   B. 上牙槽中神经

C. 上牙槽后神经   D. 腭中神经

E. 以上全包括

124. 在下颌隆突处,从前向后依次排列的神经为

A. 舌神经、颊神经、下牙槽神经

B. 颊神经、下牙槽神经、舌神经

C. 颊神经、舌神经、下牙槽神经

D. 下牙槽神经、颊神经、舌神经

E. 舌神经、下牙槽神经、颊神经

125. 结扎颈外动脉的部位是
 A. 甲状腺上动脉起始处　　B. 舌动脉起始处
 C. 面动脉起始处　　　　　D. 上颌动脉起始处
 E. 面横动脉起始处

126. 颞下颌关节盘内含神经、血管较多的部分是
 A. 前带　　　　　　　　　B. 后带
 C. 双板区　　　　　　　　D. 颞前附着
 E. 颞后附着

127. 牙齿萌出的生理特点，正确的是
 A. 在一定时间内，按一定顺序先后萌出
 B. 同颌同名牙左侧萌出早于右侧
 C. 男女同龄人萌出情况相同
 D. 上颌早于下颌
 E. 以上均不正确

128. 最多出现畸形中央尖的牙齿是
 A. 上颌第一前磨牙　　　　B. 下颌第一前磨牙
 C. 上颌第二前磨牙　　　　D. 下颌第二前磨牙
 E. 上颌侧切牙

129. 上颌切牙开髓时，由舌面窝向颈部方向钻入的原因是
 A. 近远中径近切嵴处髓腔最宽
 B. 横切面髓腔唇侧比舌侧宽
 C. 横切面髓腔呈圆三角形
 D. 在牙颈部附近髓腔唇–舌径最大
 E. 根管粗、直，根尖孔大

130. 上颌牙和牙龈的淋巴，主要回流的淋巴结是
 A. 腮腺淋巴结　　　　　　B. 下颌下淋巴结
 C. 颏下淋巴结　　　　　　D. 颊淋巴结
 E. 颈深上淋巴结

131. 关节结节的功能面是
 A. 前斜面　　　　　　　　B. 后斜面
 C. 外侧斜面　　　　　　　D. 内侧斜面
 E. 以上都是

132. 上颌神经的分支不包括
 A. 脑膜中神经　　　　　　B. 上牙槽后神经
 C. 翼腭神经　　　　　　　D. 颧神经
 E. 颞深神经

133. 不属于咀嚼肌范畴的肌肉是
 A. 咬肌　　　　　　　　　B. 颞肌
 C. 茎突舌肌　　　　　　　D. 翼外肌
 E. 翼内肌

134. 尖牙窝上附着的肌肉是
 A. 提口角肌　　　　　　　B. 提上唇肌
 C. 提上唇鼻翼肌　　　　　D. 颧大肌
 E. 提下唇肌

135. 铰链运动是从哪个位置开始的
 A. 牙尖交错位　　　　　　B. 后退接触位
 C. 姿势位　　　　　　　　D. 肌接触位

E. 正中关系状态下的任何位置

136. 下颌第一磨牙髓角的高度是
 A. 近中舌侧髓角最高　　　B. 近中颊侧髓角最高
 C. 远中颊侧髓角最高　　　D. 远中舌侧髓角最高
 E. 四个髓角高度相同

137. 下颌处于休息状态时，上、下牙弓自然分开形成的一楔形间隙是
 A. 颌间隙　　　　　　　　B. 息止𬌗间隙
 C. 𬌗高度　　　　　　　　D. 颌间距离
 E. 垂直距离

138. 根据牙齿排列的上下位置关系，上颌第一前磨牙的颊尖正常的位置关系是
 A. 与𬌗平面平齐
 B. 低于𬌗平面
 C. 高于𬌗平面
 D. 不能确定与𬌗平面位置关系
 E. 以上都不正确

139. 正常每天唾液的分泌量是
 A. 1~1.5L　　　　　　　B. 1.5~2L
 C. 2.5~3L　　　　　　　D. 3~3.5L
 E. 3.5~4.0L

140. 尖牙窝一般位于什么牙根尖的上方
 A. 中切牙　　　　　　　　B. 侧切牙
 C. 尖牙　　　　　　　　　D. 前磨牙
 E. 磨牙

141. 牙的外观叙述，错误的是
 A. 牙釉质墨氏硬度2度
 B. 牙骨质覆盖釉质60%
 C. 牙本质有增龄性变化和反应性变化
 D. 牙釉质牙尖部最厚约2.5mm
 E. 牙髓神经只接受痛觉且缺乏定位能力

142. 在恒牙萌出过程中，第一恒磨牙钙化时间是
 A. 胚胎4个月　　　　　　B. 新生儿期
 C. 出生16~18个月　　　　D. 出生4~6个月
 E. 出生24个月

143. 使下唇靠近牙龈并前伸下唇的表情肌是
 A. 降口角肌　　　　　　　B. 降下唇肌
 C. 提上唇肌下头　　　　　D. 笑肌
 E. 颏肌

144. 关于咀嚼运动的反馈控制，不正确的是
 A. 感觉信息参与的
 B. 多感觉系统参与的
 C. 口腔内所有感受器都参与的
 D. 颞下颌关节感受器参与的
 E. 少数几种感受器功能丧失将产生功能障碍

145. 下列归纳的恒牙列外形正确的是
 A. 尖圆形　　　　　　　　B. 方圆形和尖圆形
 C. 尖圆形和椭圆形　　　　D. 方圆形和椭圆形

E. 方圆形、尖圆形和卵圆形

146. 下颌骨易发生骨折的薄弱部位不包括
A. 正中联合
B. 颏孔区
C. 下颌角
D. 乙状切迹
E. 髁突颈部

147. 关于殆的定义，正确的是
A. 上颌牙与下颌牙发生接触时下颌的位置
B. 上颌牙与下颌牙发生接触的现象
C. 咀嚼食物时下颌的位置
D. 息止颌位时下颌的位置
E. 吞咽时下颌的位置

148. 腮腺浅叶上缘，神经血管排列由后向前依次为
A. 颞浅静脉、耳颞神经、颞浅动脉、面神经颞支、颧支
B. 颞浅动脉、耳颞神经、颞浅静脉、面神经颞支、颧支
C. 耳颞神经、颞浅静脉、颞浅动脉、面神经颞支、颧支
D. 面神经颞支、颞浅静脉、耳颞神经、颞浅动脉、颧支
E. 面神经颞支、颞浅动脉、耳颞神经、颞浅静脉、颧支

149. 与下颌管关系密切的牙齿是
A. 下颌第一前磨牙
B. 下颌第二前磨牙
C. 下颌第一磨牙
D. 下颌第二磨牙
E. 下颌第三磨牙

150. 副根管多见于
A. 切牙
B. 尖牙
C. 前磨牙
D. 磨牙
E. 额外牙

151. 上颌第一磨牙牙冠第五牙尖通常位于
A. 近中颊尖的颊侧
B. 远中颊尖的颊侧
C. 近中舌尖的舌侧
D. 远中舌尖的颊侧
E. 远中舌尖与颊尖之间

152. 前牙殆运循环发挥功能的阶段是
A. 下颌后牙颊尖舌斜面从中央窝沿上后牙舌尖颊斜面向舌侧继续滑行，约到一半处分离
B. 下颌后牙舌尖颊斜面从中央窝沿上后牙尖舌斜面向舌侧继续滑行，约到一半处分离
C. 工作侧上下颌后牙的同名尖彼此相对
D. 由正中殆向上、向前、向上至对刃
E. 由对刃滑行回归至正中殆

153. 气管切开的位置通常在
A. 1~3 气管环
B. 2~4 气管环
C. 3~5 气管环
D. 4~6 气管环
E. 以上都不是

154. 患者，面部刀伤。临床检查：同侧眼睑闭合困难。考虑为面神经分支受损的部位是
A. 面神经颞支
B. 面神经颧支

C. 面神经颊支
D. 面神经下颌缘支
E. 面神经颈支

155. 穿行于腮腺内的血管是
A. 颈内动脉
B. 颈外动脉
C. 颈外静脉
D. 面动脉
E. 舌动脉

156. 对建立正常的咬合关系起重要作用，应尽量保留，避免拔除的牙是
A. 尖牙
B. 第一前磨牙
C. 第二前磨牙
D. 第一磨牙
E. 第二磨牙

157. 面神经从茎乳孔穿出处，一般在乳突前缘相当于乳突尖上方约
A. 0.5cm
B. 1cm
C. 1.5cm
D. 2cm
E. 2.50cm

158. 腮腺导管的体表投影为
A. 耳垂至鼻翼与口角间中点连线的中 1/3 段
B. 耳屏至鼻翼与口角间中点连线的中 1/3 段
C. 耳垂至鼻尖与口角间中点连线的中 1/3 段
D. 耳屏至鼻尖与口角间中点连线的中 1/3 段
E. 耳屏至鼻翼与口角间中点连线的下 1/3 段

159. 下颌髁突的功能面是
A. 髁突顶部的横嵴
B. 髁突前斜面
C. 髁突后斜面
D. 髁突内斜面
E. 髁突外斜面

160. 下颌向前运动时，髁突的运动是
A. 双侧滑动 – 双侧转动 – 双侧转动 – 双侧滑动
B. 双侧转动 – 双侧滑动 – 双侧转动
C. 一侧滑动 – 一侧转动
D. 双侧转动 – 双侧滑动
E. 双侧滑动 – 双侧转动

161. 有关腮腺筋膜的描述，错误的是
A. 来自颈深筋膜浅层
B. 腮腺鞘与腺体结合紧密
C. 腮腺鞘上部与外耳道软骨紧密相连
D. 腮腺鞘深层致密
E. 腮腺鞘发出许多间隔，将腺体分为许多小叶

162. 正中殆平衡是指下颌在正中殆位时
A. 上下颌后牙间存在着广泛均匀的接触，前牙轻接触
B. 上下颌后牙间存在着广泛均匀的接触，前牙间存在同样的接触
C. 上下颌前牙间存在着广泛均匀的接触，后牙轻接触
D. 前后牙殆力相等
E. 后牙殆力小于前牙殆力

163. 关于边缘运动的描述，不正确的是
A. 边缘运动是下颌的一种功能性运动
B. 边缘运动代表了下颌在运动方面的功能的潜力
C. 边缘运动是指下颌向各方向所做的最大限度运动

D. 边缘运动表明了颞下颌关节、肌肉、韧带的生物学特性

E. Posselt 图形是下颌边缘运动在矢状面的投影

164. 口腔颌面颈部动脉来源于

A. 颈内动脉　　　　　　 B. 颈外动脉

C. 锁骨下动脉　　　　　 D. A + B

E. A + B + C

165. 保证下颌运动协调的关系是

A. 双侧颞下颌关节的协调

B. 𬌗关系的协调

C. 神经协调控制

D. 肌肉运动协调

E. 颞下颌关节、𬌗和神经－肌肉结构三者协调一致

166. 乳突是哪一骨的结构部分

A. 颞骨　　　　　　　　 B. 颧骨

C. 蝶骨　　　　　　　　 D. 枕骨

E. 舌骨

167. 上颌第一恒磨牙髓室颊舌径、近远中径和髓腔高度大小顺序正确的是

A. 颊舌径 > 近远中径 > 髓腔高度

B. 近远中径 > 颊舌径 > 髓腔高度

C. 髓腔高度 > 颊舌径 > 近远中径

D. 颊舌径 > 髓腔高度 > 近远中径

E. 近远中径 > 髓腔高度 > 颊舌径

168. 在下颌骨内侧面，位于二腹肌窝后上方的腺窝是

A. 卵圆窝　　　　　　　 B. 舌下腺窝

C. 下颌下腺窝　　　　　 D. 二腹肌窝

E. 以上都不是

169. 颈鞘内包裹的组织不包括

A. 颈外静脉　　　　　　 B. 颈内动脉

C. 迷走神经　　　　　　 D. 颈外动脉

E. 颈总动脉

170. 眶下孔通入下管的方向是

A. 后、下、外　　　　　 B. 后、上、外

C. 后、下、内　　　　　 D. 后、上、内

E. 以上都不是

171. 咀嚼肌（颞肌、咬肌、翼内肌）的肌力大小排列是

A. 颞肌最大，咬肌次之，翼内肌最小

B. 颞肌最大，翼内肌次之，咬肌最小

C. 咬肌最大，颞肌次之，翼内肌最小

D. 咬肌最大，翼内肌次之，颞肌最小

E. 翼内肌最大，咬肌次之，颞肌最小

172. 上颌中切牙牙冠近中面与远中面比较，错误的是

A. 两者都似三角形

B. 近中面大而平，远中面短而突

C. 近中面大于远中面

D. 近中面接触区靠近切角，远中面接触区离切角稍远

E. 远中面接触区靠近切角，近中面接触区离切角稍远

173. 后牙𬌗运循环中，作为支点的是

A. 工作侧髁突　　　　　 B. 工作侧磨牙

C. 非工作侧髁突　　　　 D. 非工作侧磨牙

E. 工作侧尖牙

174. 呈"十"字形发育沟的牙是

A. 上颌第一磨牙　　　　 B. 下颌第一磨牙

C. 上颌第二磨牙　　　　 D. 下颌第二磨牙

E. 下颌第二前磨牙

175. 腮腺导管口开口于

A. 上颌第一前磨牙牙冠的颊黏膜

B. 上颌第二前磨牙牙冠的颊黏膜

C. 上颌第一磨牙牙冠的颊黏膜

D. 上颌第二磨牙牙冠的颊黏膜

E. 上颌第三磨牙牙冠的颊黏膜

176. 下颌牙齿的血液供应来自

A. 舌动脉　　　　　　　 B. 下唇动脉

C. 面动脉　　　　　　　 D. 颞浅动脉

E. 上颌动脉

177. 最易造成呼吸困难的间隙感染为

A. 颊间隙　　　　　　　 B. 咬肌间隙

C. 翼下颌间隙　　　　　 D. 颞浅间隙

E. 口底多间隙

178. 在下颌隆突处注射麻醉剂可以麻醉的神经是

A. 颊神经和下牙槽神经

B. 舌神经和下牙槽神经

C. 下牙槽神经

D. 颊神经和舌神经

E. 颊神经、舌神经和下牙槽神经

179. 舌的运动是由什么神经支配的

A. 舌神经　　　　　　　 B. 舌下神经

C. 舌咽神经　　　　　　 D. 面神经分支

E. 三叉神经分支

180. 远中错𬌗是

A. 上颌第一恒磨牙的近中颊尖咬合在下颌第一恒磨牙颊沟的远中

B. 上颌第一恒磨牙的近中颊尖正对着下颌第一恒磨牙的颊沟

C. 上颌第一恒磨牙的近中颊尖咬合在下颌第一恒磨牙颊沟的近中

D. 下颌第一恒磨牙的近中颊尖正对着上颌第一恒磨牙的颊沟

E. 下颌第一恒磨牙的近中颊尖咬合在上颌第一恒磨牙颊沟的远中

181. 与颌面部及颈部的发育关系密切的是

A. 鳃弓、鳃沟　　　　　 B. 咽囊、鳃弓、鳃沟

C. 鳃沟　　　　　　　　 D. 鳃沟、咽囊

E. 鳃弓、咽囊

182. 乳前牙形态特点的描述，不正确的是

A. 乳前牙牙冠短小

B. 乳前牙冠宽根窄

C. 上颌乳尖牙牙尖顶偏远中

D. 下颌乳切牙舌面边缘嵴较恒切牙平坦

E. 从邻面看其唇舌侧颈嵴都较恒牙显著

183. 上颌磨牙的主要功能尖是
A. 近中颊尖　　B. 近中舌尖
C. 远中颊尖　　D. 远中舌尖
E. 第五牙尖

184. 髓腔解剖的描述中，错误的是
A. 青少年恒牙的髓腔比老年人大
B. 青少年恒牙的髓角高
C. 青少年恒牙的根管粗
D. 老年人有时发生髓腔部分或全部钙化堵塞
E. 乳牙的髓腔绝对比恒牙大

185. 患者，女，15 岁，因正畸需要拔除下颌第一前磨牙，需要麻醉哪组神经
A. 上牙槽后神经 + 腭前神经
B. 鼻腭神经 + 腭前神经
C. 下牙槽神经 + 舌神经
D. 下牙槽神经 + 舌神经 + 颊长神经
E. 上牙槽神经 + 上牙槽后神经 + 腭前神经

186. 行舌系带手术时应注意不属于舌下区内容的解剖结构为
A. 舌下神经　　B. 舌下肉阜
C. 舌神经　　D. 舌下腺
E. 舌下神经

187. 某一青年患者的下颌第一前磨牙殆面因釉质发育不全。继发龋坏，导致殆面形态丧失，在用高嵌体恢复殆面形态时，下列说法哪个是正确的
A. 殆面呈方圆形，颊尖与舌尖基本一致
B. 颊尖与舌尖均偏近中
C. 殆面中央没有明显的嵴
D. 殆面中央有中央窝
E. 以上都不是

188. 面部刀砍伤患者临床检查时发现其笑时对侧口角高，考虑为哪一支面神经损伤
A. 额支　　B. 颧支
C. 颊支　　D. 下颌缘支
E. 颈支

189. 男，10 岁，因前牙排列不齐，有间隙来医院检查。发现口内乳牙和恒牙都存在，对于其殆关系的判断，哪个不是暂时性错殆
A. 恒侧切牙向侧方倾斜
B. 中切牙间存在间隙
C. 上下第一恒磨牙出现偏远中关系
D. 下颌前牙位于上颌前牙的唇侧
E. 上前牙拥挤

190. 患者，男性，30 岁，拟拔除左上第三磨牙，行局部阻滞麻醉后，恶心、想呕吐，余无异常。这是由于

A. 中毒反应　　B. 麻醉药过敏
C. 麻醉了腭小神经　　D. 麻醉了腭大神经
E. 麻醉了上牙槽后神经

191. 患儿，3 岁半，因牙列不齐前来就诊，这一年龄阶段正常殆的特征有
A. 牙排列紧密无间隙，切缘，殆面有显著磨耗
B. 牙排列紧密无间隙，上下颌第二乳磨牙的远中面彼此相齐
C. 牙排列不紧密前牙有间隙，上下颌第二乳磨牙的远中面彼此相齐
D. 牙排列不紧密，前牙有间隙，下颌第二乳磨牙移至上颌第二乳磨牙的牙前方
E. 牙排列由紧密到牙间隙逐渐形成

192. 患者，男性，40 岁，主诉右下后牙食物嵌塞，临床检查发现 56 殆面重度磨耗，使咬合面成一平面。此患者引起食物嵌塞最有可能的原因是
A. 外溢道消失
B. 对颌牙尖过于高陡
C. 上颌牙下垂
D. 相邻两牙边缘嵴高度不一致
E. 牙间乳头退缩

193. 患者，男性，27 岁，左下颌角下方至软腭穿通伤 2 小时来就诊，创口内有出血，言语时自创口有气体漏出。检查时应注意哪一项重要解剖结构受损
A. 舌根软组织　　B. 口底肌肉
C. 咽侧壁　　D. 颈鞘内大血管
E. 气管壁

194. 患者，男性，30 岁，1 个月前打呵欠后出现左关节区疼痛及张口受限，伴咀嚼和侧方运动痛。无关节弹响史。临床检查示：张口度 25mm，被动张口度 35mm。张口末下颌偏向左侧，相当左侧下关节处有压痛，左侧后牙不能咬合。考虑诊断为
A. 右侧 TMJ 脱位　　B. 左侧 TMJ 脱位
C. 左侧翼外肌痉挛　　D. 右侧翼外肌痉挛
E. 左侧咬肌痉挛

195. 一个 3 岁的男孩，在常规检查口腔情况时，发现所有乳牙均已萌出，并且已建立咬合关系，临床检查发现下列 4 种情况，哪一种是不符这一年龄段殆关系的特点
A. 切缘和殆面没有明显的磨耗
B. 牙齿排列较紧密
C. 上下颌的乳磨牙有殆接触
D. 下颌第二乳磨牙在上颌第二乳磨牙的近中达一个牙尖
E. 下颌第二乳磨牙与上颌第二乳磨牙的远中面平齐

196. 某一 40 岁患者，在口腔检查时，被要求做以下动作：下颌自然闭合到与上颌牙齿接触，并紧咬牙。检查发现，此时他口内的所有牙都保持接触，磨耗面对殆良好，此时这个患者下颌所处的位置是
A. 正中关系　　B. 正中殆

C. 正中𬌗位　　　　　　　D. 正中关系位

E. 以上都不是

197. 患者，女性，在行左腮腺浅叶切除加面神经解剖术后 3 个月开始出现进食时耳垂下皮肤潮红，出汗，最有可能的原因是

A. 手术中损伤耳大神经

B. 腮腺术后并发涎瘘

C. 该区域副交感神经与交感神经发生错位愈合

D. 该区域副交感神经与面神经发生错位愈合

E. 该区域面神经与交感神经发生错位愈合

198. 患儿，8 岁，前牙深覆𬌗，第一恒磨牙萌出 2/3，应重点防治哪颗牙齿

A. 第二乳磨牙　　　　　　B. 第一乳磨牙

C. 尖牙　　　　　　　　　D. 第一恒磨牙

E. 第二恒磨牙

199. 患者，女性，22 岁，因右上第三磨牙颊向高位阻生，要求拔除，需要麻醉的神经是同侧的

A. 上牙槽后神经 + 腭后神经

B. 上牙槽中神经 + 上牙槽后神经 + 腭前神经

C. 上牙槽后神经 + 腭前神经

D. 上牙槽中神经 + 腭前神经

E. 上牙槽后神经 + 鼻腭神经

200. 临床行后牙牙髓治疗时，应注意哪个牙的近中根 95% 含有双根管

A. 上颌第二前磨牙　　　　B. 上颌第一前磨牙

C. 下颌中切牙　　　　　　D. 下颌第一磨牙

E. 下颌第二磨牙

201. 患者，女性，56 岁，56 残根要求拔除，在行左下牙槽神经及舌神经阻滞麻醉 5 分钟后，患者觉左下唇及同侧舌尖前部有麻木感，但在分离颊侧牙龈时，患者仍觉疼痛。其原因可能是

A. 患牙根尖有炎症

B. 未麻醉颊长神经

C. 局部麻醉药中未加入肾上腺素

D. 未麻醉颊神经

E. 患者过度紧张

202. 患者因左颈部神经鞘瘤复发而出现 Horner 综合征，说明肿瘤可能来源于或者压迫了

A. 喉返神经　　　　　　　B. 迷走神经

C. 颈交感神经　　　　　　D. 舌下神经

E. 副神经

203. 患者，女性，34 岁，$\overline{321|123}$ 拥挤，前牙深覆𬌗、深覆盖，$\overline{1}$ 唇向移位。此患者需要调𬌗的最可靠依据是

A. 前牙深覆𬌗　　　　　　B. $\overline{321|123}$ 拥挤

C. 前牙深覆盖　　　　　　D. 预防性调𬌗

E. $\overline{1}$ 前伸𬌗时有早接触

204. 上颌尖牙与下颌尖牙的区别，错误的是

A. 上颌尖牙体积较大，牙冠宽大，下颌尖牙体积较小，牙冠窄长

B. 上颌尖牙轴嵴明显

C. 上颌尖牙近远中斜缘相交近 90°，下颌尖牙成钝角

D. 上颌尖牙牙根粗壮，下颌尖牙牙根细小

E. 下颌尖牙舌窝深

205. 患者，68 岁，左侧偏瘫，右侧展神经和右侧面神经麻痹，病灶在

A. 右内囊　　　　　　　　B. 右脑桥

C. 左中脑　　　　　　　　D. 右延髓

E. 左延髓

206. 颌间结扎的患者用吸管进流食，流食主要经何种途径自口腔前庭进入固有口腔

A. 𬌗间隙

B. 牙间隙

C. 舌下间隙

D. 翼下颌皱襞与最后磨牙之间的间隙

E. 以上都不对

207. 某一患者因外伤导致左侧髁突骨折，手术复位后，患侧眼睑不能闭合。可能是因为术中损伤了

A. 面神经颞支　　　　　　B. 面神经颧支

C. 面神经颊支　　　　　　D. 面神经主干

E. 面神经下颌缘支

208. 患者，女性，42 岁，局部麻醉下拔除 4 残根。术后第 3 天出现全身发热，右侧咽疼痛，随即出现张口受限，吞咽疼痛，实验室检查白细胞 $15 \times 10^9/L$。此情况可能是发生了

A. 翼内肌痉挛　　　　　　B. 咬肌痉挛

C. 拔牙创口感染　　　　　D. 翼下颌间隙感染

E. 下牙槽神经损伤

209. 一患者因左上尖牙残根需拔除，在进行了鼻腭神经及上牙槽前神经的有效麻醉后，分离腭侧牙龈时患者仍有痛感。这是因为

A. 解剖变异

B. 患者紧张

C. 没有麻醉同侧的腭前神经

D. 患者对疼痛敏感

E. 分离牙龈时用力过重

210. 临床某患者因面部肿瘤行手术治疗，术中打开面侧深区，可以看见从翼外肌两头之间穿出的神经为

A. 翼内肌神经　　　　　　B. 咬肌神经

C. 下牙槽神经　　　　　　D. 颊神经

E. 耳颞神经

211. 患者，35 岁，在行上颌结节麻醉时出现左颊面部血肿。其原因是

A. 注射针头污染

B. 刺破了翼静脉丛

C. 注射深度过浅，麻醉药存于黏膜下

D. 局部麻醉药中未加入肾上腺素

E. 损伤了上牙槽后神经

212. 一患者双侧髁突颈部骨折，关于其临床表现的描述不

正确的是

 A. 下颌升支向后上移位，前牙开𬌗

 B. 下颌不能前伸运动

 C. 严重的肿痛和功能障碍

 D. 侧方运动不受限

 E. 合并不同程度的脑震荡

213. 患者，男性，60 岁，因右颊肿物 3 个月就诊。检查发现右侧后颊部有直径约 2cm 浸润性肿物，中心有破溃，尚未侵及上下龈颊沟，开口度为两指。其开口受限的可能原因是

 A. 咬肌受侵　　　　　B. 颞肌受侵

 C. 翼外肌受侵　　　　D. 翼内肌受侵

 E. 颊肌受侵

214. 一个 7 岁的女孩，口内检查发现下颌后部牙槽骨上有两个形态似磨牙的牙齿存在，为鉴别是否有恒磨牙，下列哪种说法是正确的

 A. 恒牙的牙颈嵴突出，与牙根分界清楚

 B. 恒牙牙冠颜色偏白

 C. 下颌第二乳磨牙的近中颊尖、远中颊尖及远中尖的大小基本相等

 D. 下颌第一恒磨牙的外形呈斜方形

 E. 以上都不是

215. 某一年轻患者的下颌第一前磨牙𬌗面因釉质发育不全，继发龋坏，导致𬌗面形态丧失，在用高嵌体恢复𬌗面形态时，下列说法哪个是正确的

 A. 𬌗面呈方圆形，颊尖与舌尖基本一致

 B. 颊尖与舌尖均偏近中

 C. 𬌗面中央有中央窝

 D. 𬌗面中央没有明显的嵴

 E. 以上都不是

216. 患者，女性，30 岁，因右下中切牙龋坏发展成根尖炎后，经过一次根管充填治疗，但患者的症状时有反复，叩痛不能完全消除已有近 2 个月，这种情况下，可能的原因是

 A. 观察时间不够长

 B. 下颌中切牙，有可能有唇舌侧两个根管，可能遗留一个根管未治疗

 C. 应用药物性充填材料充填根管

 D. 只有拔除了患牙，才能去除根尖病变

 E. 以上都不是

217. 某一患者的上颌第一前磨牙因邻面深大龋坏，导致慢性牙髓炎，需开髓进行牙髓治疗，在探查根管的过程中下列哪个说法是正确的

 A. 上颌第一前磨牙的根管多为近远中径窄、颊舌径宽的单根管，少数为两根管

 B. 上颌第一前磨牙的根管多数情况下为颊舌侧两根管，仅少数为单根管

 C. 上颌第一前磨牙的舌侧根管，较颊侧根管细小

 D. 上颌第一前磨牙的根管为颊侧两根管，舌侧单根管，且很细小

 E. 以上都不是

218. 男，25 岁，与人斗殴时面部被刀砍伤，临床检查发现同侧额纹消失，考虑可能受损的面神经分支为

 A. 颈支　　　　　　　B. 下颌缘支

 C. 颞支　　　　　　　D. 颧支

 E. 颊支

219. 下列关于点隙的定义说法正确的是

 A. 龋病的好发部位

 B. 副沟相交形成凹陷的部位

 C. 牙冠上不规则的凹陷部位

 D. 二条或二条以上发育沟相交处的凹陷

 E. 钙化不良形成的凹陷

B1 型题

1. （共用备选答案）

 A. 双侧滑动 - 单侧滑动 - 双侧滑动

 B. 双侧转动 - 双侧滑动 - 双侧转动

 C. 一侧滑动 - 侧转动

 D. 双侧转动 - 双侧滑动

 E. 双侧滑动 - 双侧转动

（1）下颌最大开颌运动时髁突的运动是

（2）下颌侧方运动时髁突的运动是

（3）下颌向前运动时髁突的运动是

2. （共用备选答案）

 A. 唇舌径在牙颈部最大

 B. 根管较小，根管侧壁薄，仅厚 1mm

 C. 近远中径在𬌗面宽而近颈部窄

 D. 髓室顶与髓室底相距较近

 E. 牙冠向舌侧倾斜，髓室偏向颊侧

（1）下颌恒磨牙开髓部位应在𬌗面偏向颊尖处，因为

（2）上颌前牙开髓时应从舌面窝中央向牙颈方向钻入，因为

（3）上颌前磨牙开髓时要防止从近中面或远中面穿孔，因为

（4）下颌切牙根管治疗时应防止侧穿根管壁，因为

（5）下颌第一恒磨牙开髓时应防止穿通髓室底，因为

3. （共用备选答案）

 A. 紧张腭帆，开大咽鼓管

 B. 使软腭上提，咽侧壁向内运动

 C. 下降腭帆，紧缩咽门

 D. 上提咽喉，向前牵引咽腭弓，使两侧咽腭弓接近

 E. 提腭垂

（1）腭帆提肌的作用是

（2）腭帆张肌的作用是

4. （共用备选答案）

 A. 上颌乳尖牙　　　　B. 下颌乳尖牙

 C. 上颌第一前磨牙　　D. 上颌第一乳磨牙

 E. 下颌第一乳磨牙

（1）牙的尖顶偏远中，其牙是

（2）牙的尖顶偏近中，其牙是

（3）牙的颊尖偏远中，其牙是

5.（共用备选答案）

　　A. 三叉神经　　　　　　　B. 舌下神经

　　C. 舌咽神经　　　　　　　D. 面神经

　　E. 迷走神经

（1）支配舌前 2/3 味觉的神经是

（2）支配舌后 1/3 味觉的神经是

6.（共用备选答案）

　　A. 穿过棘孔的动脉分支

　　B. 穿过下颌孔的动脉分支

　　C. 穿过眶下孔的动脉分支

　　D. 穿过切牙孔的动脉分支

　　E. 穿过蝶腭孔的动脉分支

（1）蝶腭动脉是

（2）腭降动脉是

（3）眶下动脉是

（4）下牙槽动脉是

（5）脑膜中动脉是

7.（共用备选答案）

　　A. 鼻外侧之长形凹陷

　　B. 上唇和颊部间的斜行凹陷

　　C. 鼻面沟和唇面沟的合称

　　D. 下唇与颏部之间的横形凹陷

　　E. 两侧鼻前孔之间的隆嵴

（1）唇面沟是

（2）鼻面沟是

（3）颏唇沟是

（4）鼻小柱是

（5）鼻唇沟是

8.（共用备选答案）

　　A. 上颌动脉　　　　　　　B. 面动脉

　　C. 颞浅动脉　　　　　　　D. 颈总动脉

　　E. 唇动脉

（1）头顶颞部出血时可压迫

（2）唇部出血时可压迫

（3）面部广泛严重出血时可暂时压迫

9.（共用备选答案）

　　A. 上颌第一前磨牙　　　　B. 上颌第二前磨牙

　　C. 上颌第一磨牙　　　　　D. 下颌第一磨牙

　　E. 下颌第一前磨牙

（1）有一个颊沟的牙是

（2）有两个颊沟的牙是

（3）有近中舌沟的牙是

10.（共用备选答案）

　　A. 卵圆孔　　　　　　　　B. 圆孔

　　C. 眶上裂　　　　　　　　D. 眶下孔

　　E. 茎乳孔

（1）下颌神经出颅的位置是

（2）上颌神经出颅的位置是

（3）面神经出颅的位置是

11.（共用备选答案）

　　A. 下颌第一磨牙　　　　　B. 下颌第二磨牙

　　C. 上颌第一前磨牙　　　　D. 上颌第二前磨牙

　　E. 下颌中切牙

（1）近中根有 95% 为双根管的牙是

（2）牙根有 60% 不分叉的牙是

12.（共用备选答案）

　　A. 下颌第三磨牙　　　　　B. 下颌第二前磨牙

　　C. 上颌中切牙　　　　　　D. 上颌侧切牙

　　E. 上颌尖牙

（1）常先天缺失或错位萌出的一组牙是

（2）最常见畸形中央尖的一组牙是

（3）常出现牙的生长叶数目正常但形状如圆锥的一组牙是

13.（共用备选答案）

　　A. 感觉神经　　　　　　　B. 运动神经

　　C. 混合性神经　　　　　　D. 副交感纤维

　　E. 味觉纤维

（1）面神经属于

（2）上颌神经属于

14.（共用备选答案）

　　A. 纵𬌗曲线　　　　　　　B. 横𬌗曲线

　　C. Spee 曲线　　　　　　D. 补偿曲线

　　E. 𬌗曲线

（1）表示牙列𬌗面形态特征的曲线是

（2）连接下颌切牙的切缘、尖牙的牙尖、前磨牙颊尖及磨牙近远中颊尖的连线是

（3）连接上颌切牙的切缘、尖牙的牙尖、前磨牙颊尖及磨牙近远中颊尖的连线是

15.（共用备选答案）

　　A. 上颌尖牙　　　　　　　B. 下颌前磨牙

　　C. 上颌前磨牙　　　　　　D. 上颌磨牙

　　E. 下颌磨牙

（1）与上颌窦关系最密切的一组牙是

（2）离下颌管最近的一组牙是

16.（共用备选答案）

　　A. 上颌侧切牙　　　　　　B. 下颌第二前磨牙

　　C. 上颌尖牙　　　　　　　D. 上颌第一磨牙

　　E. 下颌第一磨牙

（1）𬌗面有一个中央窝，一个近中窝的牙是

（2）𬌗面有一个中央窝，一个远中窝的牙是

（3）𬌗面只有一个窝的牙是

17.（共用备选答案）

　　A. 15°　　　　　　　　　　B. 60°

　　C. 70°　　　　　　　　　　D. 80°

　　E. 140°

（1）鼻翼耳平线与眶耳平面的交角约为

（2）上颌中切牙的长轴与眶耳平面的唇向交角约为

（3）上颌中切牙的长轴与下颌中切牙的长轴的交角约为

（4）上颌中切牙的唇面线与眶耳平面的交角约为

（5）上颌牙槽突与水平面构成的交角约为

18.（共用备选答案）
　　A. 破裂孔　　　　　　　　B. 卵圆孔
　　C. 眶上裂　　　　　　　　D. 圆孔
　　E. 颈动脉孔
（1）上颌神经出颅的部位是
（2）下颌神经出颅的部位是

19.（共用备选答案）
　　A. 磨损　　　　　　　　　B. 龋病
　　C. 磨耗　　　　　　　　　D. 酸蚀
　　E. 楔缺
（1）随着年龄的增长，牙齿𬌗面和邻面由于咀嚼作用而发生的均衡的磨损，称为
（2）主要由机械摩擦作用而造成的牙齿硬组织渐进丧失的疾病，称为

20.（共用备选答案）
　　A. 前、后牙均无接触
　　B. 非工作侧多个后牙接触
　　C. 工作侧多个后牙接触
　　D. 工作侧和非工作侧均无接触
　　E. 工作侧和非工作侧均有接触
（1）双侧平衡𬌗的咬合接触是指
（2）组牙功能𬌗的咬合接触是指

21.（共用备选答案）
　　A. 0.5mm　　　　　　　　B. 1mm
　　C. 2mm　　　　　　　　　D. 3mm
　　E. 1.5mm
（1）后退接触位至牙尖交错位的距离为
（2）侧向咬合运动，工作侧髁突向外侧运动幅度最大约

第三章　生物化学

A1/A2 型题

1. 关于 DNA 变性概念的叙述，错误的是
　　A. 变性后 260nm 波长吸收不改变
　　B. 变性时两条链解离
　　C. 变性时二级结构被破坏
　　D. 变性不伴有共价键断裂
　　E. 加热可导致变性

2. 磷酸戊糖途径的主要产物之一是
　　A. NADPH　　　　　　　　B. FMN
　　C. CoQ　　　　　　　　　D. cAMP
　　E. ATP

3. 有关同工酶概念的叙述，错误的是
　　A. 同工酶常由几个亚基组成
　　B. 不同器官的同工酶谱不同
　　C. 同工酶的理化性质不同
　　D. 同工酶催化不同的底物反应
　　E. 同工酶的免疫学性质不同

4. α - 酮酸可转变生成的物质是
　　A. CO_2 和 H_2O　　　　B. 营养必需脂肪酸
　　C. 维生素 A　　　　　　　D. 营养必需氨基酸
　　E. 维生素 E

5. 琥珀酸氧化呼吸链不含有的组分是
　　A. FMN　　　　　　　　　B. CoQ
　　C. Cytc　　　　　　　　　D. Cytb
　　E. Cytaa3

6. 核酸中核苷酸之间的连接方式是
　　A. 2′，3′ - 磷酸二酯键　　B. 3′，5′ - 磷酸二酯键
　　C. 糖苷键　　　　　　　　D. 2′，5′ - 磷酸二酯键
　　E. 肽键

7. 能抑制脂肪动员的激素是
　　A. 肾上腺素　　　　　　　B. 胰岛素
　　C. ACTH　　　　　　　　D. 生长素
　　E. 胰高血糖素

8. 氨基转移酶的辅酶中含有下列哪种维生素
　　A. 维生素 B_6　　　　　　B. 维生素 B_1
　　C. 维生素 B_2　　　　　　D. 维生素 B_{12}
　　E. 维生素 C

9. 蛋白质合成时，每掺入 1 个氨基酸需消耗
　　A. 2 个高能磷酸键　　　　B. 1 个高能磷酸键
　　C. 3 个高能磷酸键　　　　D. 4 个高能磷酸键
　　E. 5 个高能磷酸键

10. 神经递质的信息传递方式是
　　A. 突触分泌　　　　　　　B. 旁分泌
　　C. 自分泌　　　　　　　　D. 内分泌
　　E. 外分泌

11. 下列关于 G 蛋白的叙述，错误的是
　　A. GDP 与 $\alpha\beta\gamma$ 三聚体结合是没有活性的形式
　　B. 由 α、β、γ 三种亚基组成
　　C. α 亚基可催化 GTP 水解为 GDP
　　D. $\alpha\beta$GTP 为活性形式
　　E. 位于线粒体内膜

12. 核酸在紫外线区域的最大吸收峰出现在哪个波段附近
　　A. 260nm　　　　　　　　B. 280nm
　　C. 190nm　　　　　　　　D. 320nm
　　E. 220nm

13. 关于糖原合酶的活性，下列论述中正确的是
　　A. 糖原合酶 a 是活性形式
　　B. 糖原合酶 b 是活性形式
　　C. 能被蛋白激酶 A 激活
　　D. 磷酸化形式具有活性
　　E. 能被 cAMP 间接激活

14. 在重组 DNA 技术中，不常使用的酶是

A. DNA 聚合酶
B. 限制性核酸内切酶
C. DNA 连接酶
D. 反转录酶
E. DNA 解链酶

15. 可能是癌基因表达产物的是
A. 增强子结合蛋白
B. TATA 盒
C. 操纵子
D. 酪氨酸蛋白激酶
E. RNA 聚合酶 II

16. 下面哪一种化合物不是在嘌呤与嘧啶核苷酸的合成过程中都使用的物质
A. 谷氨酰胺
B. 天冬氨酸
C. 磷酸核糖焦磷酸
D. 氨基甲酰磷酸
E. 四氢叶酸衍生物

17. 原核生物识别转录的起始点是
A. 核心酶
B. ρ 因子
C. 聚合酶 α 亚基
D. σ 因子
E. DNA 聚合酶 β 蛋白

18. 血红素合成的原料是
A. 铁离子、乙酰 CoA、谷氨酸
B. 珠蛋白、琥珀酰 CoA、Fe^{2+}
C. 天冬氨酸、乙酰 CoA、Fe^{2+}
D. 乙酰 CoA、甘氨酸、Fe^{2+}
E. 琥珀酰 CoA、甘氨酸、Fe^{2+}

19. RNA 转录的原料是
A. AMP、GMP、CMP、UMP
B. AMP、GMP、CMP、TMP
C. ATP、GTP、CTP、UTP
D. ATP、GTP、CTP、TTP
E. dATP、dGTP、dCTP、dUTP

20. 激活的 PKC 能磷酸化的氨基酸残基是
A. 酪氨酸/丝氨酸
B. 酪氨酸/苏氨酸
C. 丝氨酸/苏氨酸
D. 丝氨酸/组氨酸
E. 苏氨酸/组氨酸

21. 利用病毒癌序列作为探针在人、哺乳动物基因组探测到的同源序列是
A. 细胞生长因子
B. 细胞转化因子
C. 转录因子
D. 细胞癌基因
E. 肿瘤易感基因

22. 下列关于谷胱甘肽的描述正确的是
A. 谷胱甘肽由四个氨基酸残基组成
B. 谷胱甘肽含有 3 个肽键
C. 谷胱甘肽具有酶的活性
D. 谷胱甘肽参与体内氧化 - 还原反应
E. 以上描述都是错误的

23. 下列几种 DNA 分子的碱基组成比例，DNA 的 Tm 值最低的一项是
A. A + T = 70%
B. G + C = 20%
C. G + C = 50%
D. A + T = 12%
E. G + C = 80%

24. 关于酶与酶原的论述正确的是
A. 体内所有的酶在初合成时均以酶原的形式存在
B. 酶原的激活是酶的共价修饰过程
C. 酶原的激活过程也就是酶被完全水解的过程
D. 酶原激活过程的实质是酶的活性中心形成或暴露的过程
E. 酶原的激活没有意义

25. 下述有关糖、脂肪、蛋白质互变的叙述中，哪一项是不恰当的
A. 蛋白质可转变为糖
B. 脂肪可转变为蛋白质
C. 糖可转变为脂肪
D. 葡萄糖可转变为非必需氨基酸的碳架部分
E. 脂肪中甘油可转变为糖

26. 有关细胞色素的叙述，下列哪一项是错误的
A. 含铁卟啉的结合蛋白质
B. 包括在 a、a3、b、c1 和 c 等
C. a 和 a3 结合很紧密
D. 在呼吸链中传递电子
E. 不能将电子传给氧

27. 成熟 HDL 中含量最多的物质是
A. 磷脂
B. 胆固醇酯
C. 甘油三酯
D. 蛋白质
E. 游离胆固醇

28. 呼吸链中能直接将电子传递给氧原子的成分是
A. CoQ
B. 铁硫蛋白
C. Cyt c
D. Cyt b
E. Cyt aa3

29. 比较真核生物与原核生物的 DNA 复制，它们的相同之处是
A. 引物长度较短
B. 合成方向自 5′→3′
C. 冈崎片段长度短
D. 有多个复制起始点
E. DNA 复制的速度较慢（100dNTP/s）

30. 只存在于脱氧核糖核酸中的碱基是
A. 鸟嘌呤
B. 腺嘌呤
C. 胞嘧啶
D. 胸腺嘧啶
E. 尿嘧啶

31. 属于直接胆红素的是
A. Y 蛋白 - 胆红素
B. Z 蛋白 - 胆红素
C. 清蛋白 - 胆红素
D. 葡萄糖醛酸 - 胆红素
E. 胆绿素

32. 成熟红细胞的能量来源是
A. 磷酸戊糖途径
B. 脂肪酸氧化
C. 旁路代谢
D. 糖酵解
E. 糖的有氧氧化

33. 下列关于细胞色素 P450 的描述错误的是
A. 与 CO 结合后在 450nm 处具有最大吸收峰
B. 与 N_2 结合后在 450nm 处具有最大吸收峰
C. 含有血红素辅基

D. 基因具有多态性

E. 催化氧化反应使一个氧原子加入到作用物，另一个氧原子生成水

34. 铜蓝蛋白的主要功用是

A. 运输铁

B. 运输铜

C. 能与细胞外血红蛋白结合

D. 是丝氨酸蛋白酶的抑制剂

E. 运输胆红素

35. 蛋白质二级结构是指分子中

A. 每一氨基酸侧链的空间构象

B. 氨基酸的排列顺序

C. 局部主链的空间构象

D. 亚基间相对的空间位置

E. 每一原子的相对空间位置

36. 反密码子 ICG 的相应密码子是

A. GUC   B. ACC

C. CCA   D. UCC

E. CCG

37. 有关竞争性抑制剂的论述，错误的是

A. 与酶的活性中心相结合

B. 结构与底物相似

C. 与酶的结合是可逆的

D. 抑制程度只与抑制剂的浓度有关

E. 该抑制不能解除

38. 与脂肪酸合成无关的物质是

A. 肉碱   B. ATP

C. NADPH   D. 乙酰 CoA

E. CO_2

39. 冈崎片段产生的原因是

A. 双向复制

B. DNA 复制速度太快

C. 有 RNA 引物就有冈崎片段

D. 复制与解链方向不同

E. 复制中 DNA 有缠绕打结现象

40. 关于滚环复制，下面哪项论述是正确的

A. 是原核生物的一种复制形式

B. 不属于半保留式复制

C. 内环链 5′→3′延长，外环链 3′→5′延长

D. 不需要 DNA 连接酶的作用

E. 需要 NTP，而不是 dNTP 做原料

41. 呼吸链位于

A. 线粒体内膜   B. 线粒体外膜

C. 核膜   D. 细胞膜

E. 内质网膜

42. 乙酰 CoA 的代谢去路不包括

A. 合成脂肪酸   B. 氧化供能

C. 合成酮体   D. 合成胆固醇

E. 异生为糖

43. 基因工程中实现目的基因与载体 DNA 共价拼接的酶是

A. DNA 聚合酶   B. RNA 聚合酶

C. DNA 连接酶   D. RNA 连接酶

E. 限制性核酸内切酶

44. 由 IMP 合成 GMP 需要

A. NADH、ATP 与谷氨酰胺

B. NAD^+、ATP 与氨

C. NADH、GTP 与谷氨酰胺

D. NAD^+、ATP 与谷氨酰胺

E. $NADP^+$、GTP 与氨

45. 多肽链中主链骨架的组成是

A. —NCCNNCCNNCCN—

B. —CONHCONHCONH—

C. —CNOHCNOHCNOH—

D. —CHNOCHNOCHNO—

E. —CNHOCNHOCNHO—

46. 体内氨基酸代谢库中的氨基酸参与下列哪项代谢活动

A. 嘧啶碱的合成   B. 嘌呤碱的合成

C. 血红素的合成   D. 糖异生作用

E. 以上都对

47. hnRNA 剪接过程中

A. 形成发夹结构   B. 形成锤头结构

C. 形成套索结构   D. 形成三叶草结构

E. 形成螺旋结构

48. 关于原癌基因的叙述，下列哪项是正确的

A. RNA 病毒特有的核苷酸序列

B. 病毒具有的核苷酸序列

C. 不需要激活即能表达

D. 参与细胞增殖的关键基因

E. 正常人类基因组中不存在

49. 结合胆汁酸中的牛磺酸是下列哪种氨基酸脱羧基的产物

A. 鸟氨酸   B. 谷氨酸

C. 天冬氨酸   D. 色氨酸

E. 半胱氨酸

50. 不能补充血糖的代谢过程是

A. 肌糖原分解   B. 肝糖原分解

C. 糖异生作用   D. 糖类食物消化吸收

E. 肾小管上皮细胞的重吸收作用

51. 丙二酸对琥珀酸脱氢酶的抑制效应是

A. V_{max} 降低，K_m 降低   B. V_{max} 降低，K_m 不变

C. V_{max} 不变，K_m 增加   D. V_{max} 不变，K_m 降低

E. V_{max} 降低，K_m 增加

52. 能激活卵磷脂胆固醇脂酰转移酶（LCAT）的载脂蛋白是

A. apo A1   B. apo B100

C. apo C   D. apo D

E. apo E

53. 在蛋白质分子中，下列哪种氨基酸没有遗传密码子

A. 甲硫氨酸　　B. 脯氨酸
C. 羟脯氨酸　　D. 赖氨酸
E. 谷氨酸

54. 通过蛋白激酶A（PKA）通路发挥作用的是
A. 甲状腺素　　B. 心钠素
C. 维A酸　　D. 肾上腺素
E. 雌激素

55. 核酸分子杂交可发生在 DNA 与 RNA 之间，那么对于单链 DNA 5′–CGGTA–3′，可与下列哪一种 RNA 发生杂交
A. 5′–GCCAT–3′　　B. 5′–GCCAU–3′
C. 5′–UACCG–3′　　D. 5′–TACGG–3′
E. 5′–TUCCG–3′

56. 聚合酶链反应可表示为
A. RFLP　　B. SSCP
C. PCR　　D. CT
E. EGF

57. 生物基因表达调节的意义在于
A. 细胞分化　　B. 适应环境
C. 激活基因　　D. 组织分化
E. 个体发育

58. 维系蛋白质分子中 α–螺旋结构的主要化学键是
A. 肽键　　B. 氢键
C. 盐键　　D. 疏水键
E. 二硫键

59. 聚合酶链反应扩增 DNA 片段的大小决定于
A. DNA 聚合酶　　B. 引物
C. 循环次数　　D. 模板
E. 底物三磷酸脱氧核苷

60. 影响氧化磷酸化作用流量的因素中，最主要的因素是
A. ATP/ADP　　B. $FADH_2$
C. O_2　　D. Cyt aa3
E. $NADH + H^+$

61. 关于结合胆红素的叙述，错误的是
A. 和清蛋白结合
B. 和葡萄糖醛酸结合
C. 极性强，便于随胆汁排出
D. 分子小，可被肾小球滤过
E. 与重氮试剂直接反应，呈紫红色

62. 真核基因顺式作用元件包括启动子、增强子及沉默子，其中增强子的作用是
A. 促进转录　　B. 抑制转录
C. 使转录速度减慢　　D. 终止转录
E. 减弱复制速度

63. 某遗传性疾病患者在食用蚕豆或抗疟药等氧化性食物、药物后易诱发溶血性黄疸。这种疾病的病理是
A. 红细胞中还原型谷胱甘肽增加
B. 抗疟药破坏红细胞

C. 红细胞中磷酸戊糖途径障碍
D. $NADH + H^+$ 氧化受阻
E. 红细胞过氧化氢减少

64. 磷酸戊糖途径又称为磷酸葡萄糖酸旁路，产生 ATP 供能不是其主要功能，它的主要功能是生成
A. 6–磷酸果糖和 $NADPH + H^+$
B. 5–磷酸核糖和 $NADH + H^+$
C. 3–磷酸甘油醛和 $NADH + H^+$
D. 5–磷酸核糖和 $NADPH + H^+$
E. 6–磷酸葡萄糖酸和 $NADH + H^+$

65. 镰刀形红细胞贫血病患者 Hb 分子中氨基酸替换的种类和位置是
A. β 链第六位 Gl – Val　　B. β 链第六位 Val – Glu
C. α 链第六位 Glu – Val　　D. α 链第六位 Val – Glu
E. 以上都不是

66. 由一组结构基因加上其上游的启动子和操纵基因组成的结构称为
A. 增强子　　B. 启动子
C. 操纵子　　D. 衰减子
E. 转座子

67. 患者，女性，52 岁，表现为潮热、情绪波动，易怒，已经停经；血液检查显示雌激素和孕激素水平不稳定，诊断为围绝经期综合征。雌激素属于类固醇激素，其受体为
A. G 蛋白偶联受体
B. 与细胞质中蛋白激酶偶联受体
C. 含鸟苷酸环化酶结构受体
D. 含酪氨酸激酶结构受体
E. 细胞质内受体

68. 血红蛋白可以结合 4 分子的氧气，其与氧气结合呈特征性"S"形曲线，该曲线表明血红蛋白在结合氧的过程中发生
A. 别构效应　　B. 级联反应
C. 减色效应　　D. 放大效应
E. 以上都不是

69. 血液中有机物包括蛋白质、非蛋白质类含氮化合物、糖类和脂类等，其中非蛋白氮（NPN）的主要成分是
A. 尿素　　B. 尿酸
C. 肌酸　　D. 胺
E. 氨基酸

70. 细胞核内 p53 基因的失活最可能发生的变化是
A. 细胞不能进入细胞周期
B. 细胞发生恶性转化
C. 细胞发生凋亡
D. 细胞生长速度减慢
E. 细胞获得凋亡潜能

71. 妊娠胆汁淤积症的产生是由于胆汁从胆囊流出受阻，导致胆盐在体内堆积，初级胆汁酸与次级胆汁酸以钠盐或钾盐的形式存在即为胆盐。下列属于次级结合胆汁酸

的是

A. 牛磺胆酸   B. 鹅脱氧胆酸

C. 甘氨脱氧胆酸   D. 石胆酸

E. 甘氨胆酸

72. 世界上第一个基因治疗成功的患者先天缺乏

A. 次黄嘌呤 – 鸟嘌呤磷酸核糖转移酶

B. 苯丙氨酸羟化酶

C. 酪氨酸酶

D. 嘌呤核苷酸磷酸化酶

E. 腺苷脱氨酶

73. 一个工人被派去打扫洒在地上的白色粉末，不久后发现其出现呼吸困难和惊厥，通过检测发现白色粉末为鱼藤酮，鱼藤酮进入人体的作用是抑制

A. 血液流动   B. 氧气的运输

C. 线粒体呼吸链   D. 外周信号传导

E. 肌肉收缩

74. 家族性高胆固醇血症是一种由于基因突变所致 LDL 受体结构和功能改变而引发血液胆固醇水平明显升高的遗传性脂代谢异常疾病。下列哪种治疗方法的效果较好

A. 他汀类药物   B. 肝移植

C. 严格控制胆固醇的摄入   D. 考来烯胺

E. 其他降胆固醇药物

75. 某脂蛋白中含较多的磷脂及胆固醇，载脂蛋白以 apo A 为主，该脂蛋白的浓度与动脉粥样硬化发生率呈负相关。该脂蛋白的主要合成部位应为

A. 肝脏   B. 血浆

C. 血管内皮细胞   D. 小肠黏膜

E. 脂肪组织

76. 用紫外线照射细菌后，可以检测到其 DNA 修复酶的基因表达增强，这种现象称为

A. 组成性基因表达   B. 诱导表达

C. 正反馈阻遏   D. 阻遏表达

E. 负反馈阻遏

77. 与 DNA 修复酶系统缺陷有关的遗传病是

A. 苯丙酮尿症   B. 着色性干皮病

C. 白化病   D. 地中海贫血

E. 蚕豆病

78. 患者，男性，51 岁，持久的胸骨后疼痛，休克，心律失常，并伴有血清心肌酶增高以及心电图改变。初步诊断为急性心肌梗死，在被影响的心肌区域，下列哪种代谢途径发生改变

A. 氧化磷酸化加快

B. 脂肪酸氧化加快

C. 丙酮酸转变为乙酰 CoA 加快

D. 乳酸生成加快

E. 酮体生成加快

79. 引起着色性干皮病的原因是

A. DNA 上 TT 二聚体的切除修复系统有缺陷

B. 紫外光照射导致色素沉积

C. 维生素 A 缺乏

D. 大量失水

E. 维生素 PP 缺乏

80. 恶性高热症患者会出现突然高热，在 10 ~ 15 分钟或数小时内体温迅速升高，有时甚至超过 43℃，造成其体温上升的可能原因是

A. 对外界冷的温度的反应

B. 肌肉收缩产生热量

C. 氧化磷酸化解偶联

D. 脂肪动员产生热量

E. ATP 消耗增加

81. 两位老人在大雪封门后用炉子取暖时，出现急性的精神状态改变，感觉疲劳、恶心，唇色鲜红，可能是一氧化碳中毒。除了形成碳氧血红蛋白以外，一氧化碳中毒的机制还包括酶活性抑制，受影响的酶主要是

A. NADPH 脱氢酶   B. 辅酶 Q 还原酶

C. 细胞色素 C 还原酶   D. 琥珀酸脱氢酶

E. 细胞色素氧化酶

82. 以含有 CAA 重复序列的人工合成多核苷酸链为模板，在无细胞蛋白质合成体系中能合成三种多肽：多聚谷氨酰胺、多聚天冬酰胺、多聚苏氨酸。已知谷氨酰胺和天冬酰胺的密码子分别为 CAA 和 AAC，则苏氨酸的密码子为

A. ACC   B. CCA

C. CAC   D. ACA

E. AAA

83. 一新生儿被诊断为苯丙酮尿症，除了严格控制苯丙氨酸的摄入外，下列哪种非必需氨基酸的摄入是必要的

A. 甘氨酸   B. 天冬氨酸

C. 甘氨酸   D. 丝氨酸

E. 酪氨酸

84. 腺苷脱氨酶缺乏症是由于腺苷脱氨酶的

A. 基因缺陷引起   B. 表达受阻遏引起

C. 活性被抑制引起   D. 变性引起

E. 化学修饰引起

85. 患者，女性，68 岁，因治疗高血压危象而静脉滴注硝普钠，结果引起了其代谢产物硫氰化物蓄积中毒。硫氰化物中的 CN－是呼吸链抑制剂，其作用位点是

A. 呼吸链复合体 Ⅱ   B. 呼吸链复合体 Ⅰ

C. 呼吸链复合体 Ⅲ   D. 呼吸链复合体 Ⅳ

E. 泛醌

86. 一个 8 个半月的婴儿因昏迷，高热（39.4℃）入院。体征有心率快，肝大。尿检测显示谷氨酸盐和尿嘧啶水平异常升高。依据上述数据分析，患者体内可能缺乏的酶是

A. 氨基甲酰磷酸合成酶 Ⅰ   B. 精氨酸酶

C. 谷氨酸脱氢酶   D. 谷氨酰胺酶

E. 鸟氨酸氨基甲酰转移酶

87. 有一类信号通路，其中的蛋白激酶功能与 G 蛋白、腺

苷酸环化酶功能相关。这类信号通路称为
- A. 蛋白激酶 A 通路
- B. 蛋白激酶 G 通路
- C. 酪氨酸蛋白激酶通路
- D. 蛋白激酶 C 通路
- E. 以上都不是

88. 真核基因表达受多级调控，其中最普遍、最有效的是
- A. 基因结构的活化
- B. 转录起始的调节
- C. 转录后的加工及转运
- D. mRNA 翻译
- E. 翻译后加工修饰

89. 患者，女性，中年、体重超标，诊断患有胆囊疾病。胆囊的作用是存储肝脏分泌的胆汁，胆汁的主要有机成分是胆汁酸盐。胆汁酸是由胆固醇转变而来，那么胆固醇转变为胆汁酸的限速酶是
- A. 胆汁酸合成酶
- B. 7α - 羟化酶
- C. 胆绿素还原酶
- D. 7α - 胆固醇氧化酶
- E. 血红素加单氧酶

90. 下列对 DNA 克隆操作的描述哪一项是错误的
- A. 限制性内切酶在特定的位置上切割质粒和供体 DNA 分子
- B. 载体 DNA 和供体 DNA 在连接酶的作用下末端相连形成重组 DNA
- C. 除质粒外，引入噬菌体可作为重组 DNA 的载体
- D. 筛选含重组 DNA 的细菌通常可根据载体对抗生素的抗性来进行
- E. 以质粒为载体构建的重组 DNA 分子引入宿主细胞时需与宿主 DNA 结合

91. 以 ^{15}N、^{14}C 标记的氨基酸饲养犬，然后观察其尿排泄物中含 ^{15}N、^{14}C 双标记的化合物。可发现含量最多的是
- A. 尿酸
- B. 尿素
- C. 肌酐
- D. β - 丙氨酸
- E. 尿胆素

92. 一名 25 岁的非洲男子患有镰状细胞贫血，其发病原因是血红蛋白一级结构发生了改变。正常血红蛋白（Hb）具有运输 O_2 的功能，当第一个 O_2 与 Hb 结合后可引起 Hb 构象变化，导致其他氧的快速结合，这种现象称为
- A. 变构激活
- B. 变构抑制
- C. 协同效应
- D. 变构效应
- E. 以上都不是

93. 临床上肝硬化晚期患者机体多种功能受到影响，其中出现低血糖的主要原因是
- A. 肠道吸收糖减少
- B. 糖原分解能力降低
- C. 糖异生减少
- D. 脂肪动员减少
- E. 合成脂肪增加

94. 下列基因结构特点不属于真核基因的是
- A. 基因组结构庞大
- B. 重复序列丰富
- C. 转录产物为多顺反子
- D. 内含子与外显子相间排列
- E. 不同的剪接方式可产生不同的 mRNA

95. 镰状细胞贫血是因基因突变，导致血红蛋白 β 链第六位氨基酸改变，表现为
- A. 天冬氨酸变为缬氨酸
- B. 缬氨酸变为谷氨酸
- C. 谷氨酸变为缬氨酸
- D. 缬氨酸变为谷氨酰胺
- E. 谷氨酰胺变为缬氨酸

96. 体内细胞色素 C 直接参与的反应是
- A. 生物氧化
- B. 糖酵解
- C. 脂肪酸合成
- D. 叶酸还原
- E. 肽键形成

97. 酶与无机催化剂催化反应的不同点是
- A. 催化活性的可调节性
- B. 反应前后质量不变
- C. 催化效率不高
- D. 不改变反应平衡点
- E. 只催化热力学上允许的反应

98. 胆汁中胆汁酸盐在消化道的主要作用是
- A. 促进蛋白质吸收
- B. 促进核酸吸收
- C. 促进脂质吸收
- D. 促进矿物质吸收
- E. 促进维生素吸收

B1 型题

1.（共用备选答案）
- A. AUG
- B. GUA
- C. UAA、UGA、UAG
- D. AUG、UGA、UAG
- E. AAU、AGU、GAU
- （1）起始密码子是
- （2）甲硫氨酸密码子是
- （3）无意义密码子是
- （4）终止密码子是

2.（共用备选答案）
- A. 单顺反子
- B. 多顺反子
- C. 内含子与外显子相间排列
- D. RNApol II
- E. $\alpha_2\beta\beta'$
- （1）原核基因的转录产物多为
- （2）真核基因的转录产物为
- （3）原核生物的 RNA 聚合酶为
- （4）真核生物的 RNA 聚合酶为

3.（共用备选答案）
- A. HMG - CoA 还原酶
- B. 乙酰 CoA 羧化酶
- C. LCAT
- D. ACAT
- E. LPL
- （1）胆固醇合成的限速酶是
- （2）脂肪酸合成的限速酶是
- （3）以 apo C II 为激活因子的酶是
- （4）以生物素为辅酶的酶是

4.（共用备选答案）
- A. PRPP
- B. PAPS
- C. FH4
- D. NAD$^+$

E. SAM

（1）一碳单位的载体是

（2）磷酸核糖的活性供体是

（3）甲基的活性供体是

（4）硫酸根的活性供体是

5.（共用备选答案）

A. 丝氨酸　　　　　　　　B. 精氨酸

C. 苯丙氨酸　　　　　　　D. 半胱氨酸

E. 谷氨酸

（1）可产生 γ - 氨基丁酸的是

（2）可产生一碳单位的是

（3）可产生硫酸根的是

（4）可生成酪氨酸的是

6.（共用备选答案）

A. 肽键　　　　　　　　　B. 磷酸二酯键

C. 磷酸酯键　　　　　　　D. 酯键

E. 糖苷键

（1）核酸中核苷酸间的连接方式是

（2）蛋白质中氨基酸间的连接方式是

（3）核苷中碱基与戊糖的连接方式是

（4）氨基酰 tRNA 中氨基酸与 tRNA 的连接方式是

7.（共用备选答案）

A. 切除部分肽链　　　　　B. 3′ - 末端加 - CCA

C. 3′ - 末端加 poly A　　　D. 45S rRNA 的剪切

E. 亚单位的聚合

（1）属于真核 mRNA 的转录后加工的是

（2）属于真核 tRNA 的转录后加工的是

（3）属于真核 rRNA 的转录后加工的是

（4）属于蛋白质翻译后加工的是

第四章　医学微生物学

A1/A2 型题

1. 病原体的侵袭力是指

A. 病原体的繁殖力

B. 病原体产生毒素的能力

C. 病原体的数量

D. 病原体的毒力

E. 病原体侵入机体并在机体内生长、繁殖的能力

2. 与血浆凝固酶阴性葡萄球菌无关的疾病是

A. 食物中毒　　　　　　　B. 败血症

C. 股骨头置换术后感染　　D. 急性膀胱炎

E. 细菌性心内膜炎

3. 最容易发生变异的呼吸道病毒是

A. 甲型流感病毒　　　　　B. 副流感病毒

C. 麻疹病毒　　　　　　　D. 腮腺炎病毒

E. 呼吸道合胞病毒

4. 下列属于淋病奈瑟菌特征的是

A. 离开人体可存活 4 小时

B. 为革兰染色阴性双球菌

C. 对移行上皮无亲和力

D. 一般消毒剂不易将其杀灭

E. 对复层鳞状上皮有亲和力

5. 噬菌体属于

A. 支原体　　　　　　　　B. 原核细胞型微生物

C. 真核细胞型微生物　　　D. 非细胞型微生物

E. 螺旋体

6. 血液中查到抗 - HBs，一般可认为是

A. 乙型病毒性肝炎急性期患者

B. 乙型病毒性肝炎病毒携带者

C. 乙型病毒性肝炎患者已经或正在恢复

D. 慢性活动性乙肝患者

E. 具有传染性

7. 正常机体中的无菌部位是

A. 皮肤表面　　　　　　　B. 黏膜表面

C. 外耳道　　　　　　　　D. 血液

E. 眼结膜

8. 下列病毒中，能引起潜伏感染的是

A. 狂犬病病毒　　　　　　B. 甲型病毒性肝炎病毒

C. 单纯疱疹病毒　　　　　D. 流感病毒

E. 腮腺炎病毒

9. 地方性斑疹伤寒的传播媒介是

A. 蚊　　　　　　　　　　B. 蜱

C. 鼠蚤　　　　　　　　　D. 恙螨

E. 鼠虱

10. 抗链 "O" 试验可辅助下述哪种疾病的诊断

A. 风湿热　　　　　　　　B. 肠热症

C. 猩红热　　　　　　　　D. 类风湿关节炎

E. 红斑狼疮

11. 伤寒慢性带菌者的致病菌检出率高的标本是

A. 粪便　　　　　　　　　B. 血液

C. 胆汁　　　　　　　　　D. 咽漱液

E. 尿液

12. 人类鼠疫的传播媒介是

A. 人虱　　　　　　　　　B. 鼠蚤

C. 蜱　　　　　　　　　　D. 螨

E. 蚊

13. 某患者食欲不振、乏力，血清学检查为：抗 HAV IgG（+），抗 HBc IgM（+），HBsAg（+）。可诊断为

A. 甲型病毒性肝炎患者

B. 乙型病毒性肝炎患者

C. 乙型病毒性肝炎并发甲型病毒性肝炎

D. 甲型病毒性肝炎并发乙型病毒性肝炎

E. 丁型病毒性肝炎患者

14. 与立克次体有共同抗原成分的细菌是

A. 大肠埃希菌　　　　B. 痢疾志贺菌

C. 铜绿假单胞菌　　　D. 变形杆菌

E. 产气杆菌

15. HSV－2 可引起

A. 宫颈癌　　　　　　B. Kaposi 肉瘤

C. 原发性肝细胞癌　　D. Burkitt 淋巴瘤

E. 白血病

16. 呼吸道感染的病毒是

A. 脊髓灰质炎病毒　　B. 甲型病毒性肝炎病毒

C. 轮状病毒　　　　　D. 流感病毒

E. HIV

17. 庆大霉素的适应证不包括

A. 脑膜炎　　　　　　B. 支气管肺炎

C. 结核病　　　　　　D. 烧伤感染

E. 细菌性痢疾

18. 下列微生物中只含有 1 种核酸的是

A. 支原体　　　　　　B. 噬菌体

C. 螺旋体　　　　　　D. 立克次体

E. 衣原体

19. 耐药金葡菌感染应选用

A. 青霉素 G　　　　　B. 氨苄西林

C. 苯唑西林　　　　　D. 阿莫西林

E. 羧苄西林

20. 适用于物体表面和空气消毒的方法是

A. 干热灭菌法　　　　B. 湿热灭菌法

C. 紫外线灭菌法　　　D. 电离辐射灭菌法

E. 超声波杀菌法

21. 当一个民工铁钉深刺足底造成外伤送医院急诊时，医生应首先考虑注射

A. 破伤风类毒素　　　B. 破伤风抗毒素

C. 百白破三联疫苗　　D. 丙种球蛋白

E. 破伤风菌苗

22. 抗铜绿假单胞菌感染的药物是

A. 青霉素　　　　　　B. 氨苄西林

C. 磺胺甲基异噁唑　　D. 红霉素

E. 头孢噻肟

23. 与结核杆菌耐干燥有关的是

A. 胞壁致密　　　　　B. 胞壁中脂质多

C. 含耐热酶　　　　　D. 有芽孢

E. 以上都不是

24. 治疗菌群失调症应使用

A. 维生素　　　　　　B. 纤维素

C. 抗生素　　　　　　D. 抗毒素

E. 生态制剂

25. 消毒的含义是指

A. 杀死物体上所有微生物的方法

B. 杀死病原微生物的方法

C. 物体中无活菌存在

D. 抑制微生物生长繁殖的方法

E. 减少微生物的数量

26. 鼠疫杆菌主要通过下列哪种节肢动物传播

A. 蚊　　　　　　　　B. 螨

C. 蚤　　　　　　　　D. 虱

E. 蜱

27. 心肌炎主要由下列哪一种病毒感染所引起

A. 脊髓灰质炎病毒　　B. 柯萨奇病毒

C. 埃可病毒　　　　　D. 轮状病毒

E. 甲型病毒性肝炎病毒

28. BCG 属于

A. 死菌苗　　　　　　B. 减毒活疫苗

C. 类毒素　　　　　　D. 抗毒素

E. 荚膜多糖疫苗

29. 引起医院内交叉感染最常见的细菌是

A. 肺炎杆菌

B. 耐药性痢疾杆菌

C. 耐药性金黄色葡萄球菌

D. 乙型溶血性链球菌

E. 肺炎链球菌

30. 灭菌的含义是指

A. 杀死物体上所有微生物的方法

B. 杀死病原微生物的方法

C. 物体中无活菌存在

D. 抑制微生物生长繁殖的方法

E. 防止细菌进入人体的操作技术

31. 预防艾滋病的主要措施应除外

A. 建立 HIV 感染的检测系统，掌握流行动态

B. 开展广泛宣传教育杜绝吸毒和性滥交

C. 加强国境检疫，严防 HIV 传入

D. 对供血者进行严格的 HIV 检测，确保血制品的安全性

E. 严格注意空气质量，加强室内空气消毒

32. 下列关于 AIDS 的说法不正确的是

A. 常伴发 Kaposi 肉瘤

B. HIV 主要侵犯 CD4$^+$T 细胞

C. 易发机会感染

D. 疫苗预防有效

E. 此患者 OT 试验常为强阳性

33. 对噬菌体的描述不正确的是

A. 体积微小，用电子显微镜观察

B. 赋予宿主菌生物学性状的遗传物质

C. 具有细胞结构

D. 有严格的宿主特异性

E. 可以侵袭细菌

34. 关于支原体的生物学性状，下述哪项是错误的

A. 无细胞壁　　　　　　　　B. 多形态性

C. 能通过滤器　　　　　　　D. 有独特的生活周期

E. 可用人工培养基培养

35. 下列病毒感染人体不引起病毒血症的是

　　A. 流感病毒　　　　　　　　B. 腮腺炎病毒

　　C. 风疹病毒　　　　　　　　D. 麻疹病毒

　　E. 脊髓灰质炎病毒

36. 我国卫生细菌学标准是每升饮水中大肠菌群数不得超过

　　A. 3 个　　　　　　　　　　B. 5 个

　　C. 300 个　　　　　　　　　D. 30 个

　　E. 50 个

37. 对病毒核酸的错误叙述是

　　A. 可以控制病毒的遗传变异

　　B. 可以决定病毒的感染性

　　C. RNA 可以携带遗传信息

　　D. 每个病毒只有一种类型的核酸

　　E. 决定病毒包膜所有成分的形成

38. 不是细菌合成代谢产物的是

　　A. 内毒素　　　　　　　　　B. 外毒素

　　C. 类毒素　　　　　　　　　D. 色素

　　E. 侵袭性酶

39. 无芽孢厌氧菌正常寄居的部位不包括

　　A. 阴道　　　　　　　　　　B. 尿道

　　C. 肠道　　　　　　　　　　D. 腹腔

　　E. 上呼吸道

40. 下列哪种微生物不能使人或动物致病

　　A. 螺旋体　　　　　　　　　B. L 型细菌

　　C. 噬菌体　　　　　　　　　D. 衣原体

　　E. 支原体

41. 麻疹病毒的致病特点不包括

　　A. 人是唯一的自然宿主

　　B. 感染类型多为隐性感染

　　C. 飞沫或接触传播

　　D. 有两次病毒血症

　　E. Koplik 斑有早期诊断意义

42. 有关质粒的叙述不正确的是

　　A. 是细菌染色体外的遗传物质

　　B. 是闭合环状的双链 DNA

　　C. 具有自主复制的能力

　　D. 是细菌必不可少的结构

　　E. 可自行丢失或人工处理消除

43. 大肠埃希菌 O157：H7 引起的腹泻特点是

　　A. 脓性便　　　　　　　　　B. 血样便

　　C. 米泔水样便　　　　　　　D. 蛋花样便

　　E. 黏液便

44. 与 EB 病毒感染无关的疾病是

　　A. 鼻咽癌

B. 淋巴组织增生性疾病

C. 宫颈癌

D. 非洲儿童恶性淋巴瘤

E. 传染性单核细胞增多症

45. 关于志贺菌属细菌的描述，不正确的是

　　A. 对抗菌药物不敏感　　　　B. 无鞭毛、芽孢及荚膜

　　C. 均能产生内毒素　　　　　D. 分为 4 个群

　　E. 革兰染色阴性

B1 型题

1.（共用备选答案）

　　A. 抗毒素　　　　　　　　　B. 类毒素

　　C. 减毒活菌苗　　　　　　　D. 死菌苗

　　E. 丙种球蛋白

（1）有毒力的牛型结核杆菌在特殊培养基中传代培养 13 年后可成为

（2）将白喉毒素用 0.4% 甲醛处理后成为消除毒性而保留抗原性的物质称为

2.（共用备选答案）

　　A. 死疫苗　　　　　　　　　B. 活疫苗

　　C. 类毒素　　　　　　　　　D. 抗毒素

　　E. 丙种球蛋白

（1）BCG 是一种

（2）TAT 是一种

3.（共用备选答案）

　　A. 消化道传播　　　　　　　B. 输血传播

　　C. 虫媒传播　　　　　　　　D. 呼吸道传播

　　E. 直接接触传播

（1）戊型病毒性肝炎病毒（HEV）的主要传播途径是

（2）流行性乙型脑炎病毒的主要传播途径是

4.（共用备选答案）

　　A. 普氏立克次体　　　　　　B. 斑疹伤寒立克次体

　　C. 恙虫病立克次体　　　　　D. 贝纳柯克斯体

　　E. 汉塞巴通体

（1）地方性斑疹伤寒的病原体是

（2）流行性斑疹伤寒的病原体是

5.（共用备选答案）

　　A. 霍乱弧菌　　　　　　　　B. 副溶血弧菌

　　C. 大肠埃希菌　　　　　　　D. 白喉杆菌

　　E. 结核杆菌

（1）引起烈性传染病的是

（2）引起食物中毒的病原菌是

6.（共用备选答案）

　　A. 脊髓灰质炎病毒　　　　　B. 柯萨奇病毒

　　C. 轮状病毒　　　　　　　　D. 埃可病毒

　　E. 杯状病毒

（1）秋冬季婴幼儿腹泻常见的病原体是

（2）小儿麻痹症的病原体是

第五章 医学免疫学

A1/A2 型题

1. 反复输血的个体进行实体器官移植时易发生的现象是
- A. 异种移植排斥反应
- B. 慢性排斥反应
- C. 超急性排斥反应
- D. 自体移植排斥
- E. 急性排斥反应

2. 肿瘤细胞被细胞毒性 T 细胞杀伤的关键条件是
- A. 表达黏附分子
- B. 表达 MHCI 类分子
- C. 表达 CD 分子
- D. 分泌细胞因子
- E. 表达 MHCII 类分子

3. 不属于免疫缺陷病的疾病是
- A. X - 连锁慢性肉芽肿病
- B. 艾滋病
- C. 遗传性血管神经性水肿
- D. 系统性红斑狼疮
- E. X 连锁无丙种球蛋白血症

4. 与黏膜免疫应答密切相关的免疫球蛋白是
- A. IgG
- B. IgA
- C. IgE
- D. IgD
- E. IgM

5. 可通过抗原非特异性方式杀伤病毒感染细胞的免疫细胞是
- A. 中性粒细胞
- B. T 细胞
- C. B 细胞
- D. 肥大细胞
- E. NK 细胞

6. 关于补体的叙述，下列哪项是正确的
- A. 补体激活的整个过程都涉及酶促反应
- B. 补体是一组以活性酶的形式存在的蛋白质
- C. 补体在固有免疫和适应性免疫中都发挥作用
- D. 补体对热不敏感
- E. 补体激活的经典途径在感染早期发挥着十分重要的作用

7. 关于 T 细胞介导的细胞免疫的说法，下列哪一项是错误的
- A. 抗原肽 – MHC 分子复合物与 TCR 结合产生第一信号
- B. 由 TD 抗原引起
- C. CD_3 分子传递第二信号
- D. TCR 识别抗原受 MHC 分子限制
- E. 需抗原呈递细胞参与

8. C_{3b} 的功能不包括
- A. 调理作用
- B. 免疫黏附
- C. 补体旁路途径活化
- D. 趋化因子
- E. 组成 C_5 转化酶

9. 佐剂的生物学作用不包括
- A. 增强抗原的免疫原性
- B. 改变产生抗体的类型
- C. 诱导免疫耐受
- D. 增强巨噬细胞的活性
- E. 增加抗体的效价

10. MHC Ⅰ类分子将内源性抗原呈递给下列哪种细胞
- A. CD4$^+$Th1
- B. CD4$^+$Th2
- C. CD8$^+$T
- D. B 细胞
- E. 以上都不是

11. 关于 HBsAg 的叙述，正确的是
- A. 只出现在乙型病毒性肝炎患者的血清中
- B. 阳性者不能做献血员
- C. 具有抗原性，其相应抗体可作为早期诊断的依据
- D. 只存在 Dane 颗粒表面
- E. 阳性者可以输血

12. 免疫监视功能低下易导致
- A. 自身免疫病
- B. 超敏反应
- C. 免疫缺陷病
- D. 肿瘤发生
- E. 移植排斥反应

13. CD4$^+$T 细胞在 CTL 细胞的活化过程中的作用主要是
- A. 协助传递第一信号
- B. 分泌细胞因子辅助 CTL 完全活化
- C. 促进 CTL 的 TCR 的表达
- D. 促进 CTL 的 MHC Ⅱ类分子的表达
- E. 促进 CTL 的穿孔素的释放

14. 下列哪项细胞因子具有下调免疫功能的作用
- A. CSF
- B. TNF
- C. IL – 2
- D. TGF – β
- E. IFN – γ

15. 关于 IgG 的特性，下列说法中不正确的是
- A. 可介导 ADCC 作用
- B. 唯一能通过胎盘的抗体
- C. 可引起Ⅱ型或Ⅲ型超敏反应
- D. 有三个亚类
- E. 是再次免疫应答产生的主要抗体

16. DC 的组织分布不包括
- A. 脑
- B. 体腔
- C. 皮肤
- D. 淋巴结
- E. 肝脏

17. 关于 T 细胞表位和 B 细胞表位描述正确的是
- A. T 细胞表位只位于抗原分子表面
- B. B 细胞表位多位于抗原分子表面
- C. B 细胞表位只有构象表位
- D. T 细胞表位有构象表位和线性表位两种
- E. B 细胞表位需要 MHC 分子递呈

18. 下列哪项不是人工被动免疫的生物制品
- A. 抗毒素
- B. 丙种球蛋白
- C. 细胞因子
- D. 卡介苗
- E. 胸腺素

19. T 细胞活化时只有第一信号，缺乏第二信号，其结果将

导致
A. T 细胞凋亡
B. T 细胞分裂
C. T 细胞处于克隆无能状态
D. T 细胞克隆扩增
E. 以上都不是

20. 补体激活旁路途径中不包括
A. C_3 裂解为 C_{3a} 和 C_{3b}
B. C_4 裂解为 C_{4a} 和 C_{4b}
C. 膜攻击复合物的形成
D. C_5 裂解为 C_{5a} 和 C_{5b}
E. 过敏毒素的产生

21. 下列膜分子中，哪种与 B 淋巴细胞摄取抗原有关
A. FcR
B. mIg
C. 黏附分子
D. MHC Ⅰ类分子
E. 以上均不是

22. 下列哪些细胞表达高亲和力的 IgE FC 受体
A. 单核细胞、巨噬细胞
B. 中性粒细胞、肥大细胞
C. 中性粒细胞、嗜碱性粒细胞
D. 肥大细胞、嗜碱性粒细胞
E. 嗜酸性粒细胞、嗜碱性粒细胞

23. 下列关于 Ig 的特性，说法错误的是
A. IgA 多位双聚体
B. IgG 是唯一能通过胎盘的免疫球蛋白
C. IgM 是分子量最大的免疫球蛋白
D. 免疫应答过程中产生最早的是 IgG
E. 正常血清中 IgE 是含量最少的免疫球蛋白

24. 受抗原作用能增生分化的细胞是
A. 单核与巨噬细胞
B. 中性粒细胞与嗜酸性粒细胞
C. 嗜碱性粒细胞与肥大细胞
D. T 细胞与 B 细胞
E. K 细胞与 NK 细胞

25. 含 T 细胞百分率最高的器官是
A. 胸腺
B. 外周血
C. 扁桃体
D. 淋巴结
E. 脾脏

26. 一患儿在化脓性扁桃体炎后 10 天左右，出现急性肾小球肾炎的症状，其可能的原因是
A. 溶血性链球菌的直接作用
B. 溶血性链球菌与人肾小球基底膜有异嗜性抗原的存在
C. 自身抗原的存在
D. 同种异体抗原的存在
E. 半抗原的存在

27. 狂犬病能在感染后进行特异性主动免疫的原因不包括
A. 一般有明确的感染时间
B. 灭活疫苗效果很好

C. 病毒致病力弱，容易被干扰
D. 一般潜伏期较长
E. 疫苗副作用少，安全

28. 3 ~ 6 个月婴儿易患呼吸道感染主要是因为哪类 Ig 不足
A. IgG
B. IgM
C. SIgA
D. IgE
E. IgD

29. 口服磺胺类药物出现过敏性粒细胞减少症最可能的原因是
A. Ⅰ型超敏反应
B. Ⅱ型超敏反应
C. Ⅲ型超敏反应
D. Ⅳ型超敏反应
E. 以上都不是

30. 艾滋病患者常具有机会性感染和肿瘤的发生率增高的特点。下列可以评价患者的细胞免疫功能的指标是
A. $CD2^+/CD4^+$
B. $CD3^+/CD4^+$
C. $CD2^+/CD8^+$
D. $CD4^+/CD8^+$
E. $CD3^+/CD8^+$

31. 补体 C_3 水平低下时，机体最易患的疾病是
A. 自身免疫病
B. 肿瘤
C. 感染性疾病
D. 超敏反应
E. 以上都不是

32. 使用染发剂染发后接触部位的皮肤出现红肿、水疱等炎症反应可能的原因是
A. 发生了Ⅰ型超敏反应
B. 发生了Ⅱ型超敏反应
C. 发生了Ⅲ型超敏反应
D. 发生了Ⅳ型超敏反应
E. 以上都不是

33. 为降低应用破伤风抗毒素时超敏反应的发生率，可采用下列哪种酶对抗毒素进行处理
A. 木瓜蛋白酶
B. 溶菌酶
C. 颗粒酶
D. 胃蛋白酶
E. 以上都不是

34. 新生儿先天性胸腺缺陷
A. 影响体液免疫
B. 细胞免疫正常
C. 体液免疫正常
D. 致严重细胞免疫和体液免疫缺陷
E. 只影响细胞免疫

35. 免疫接种后首先产生的抗体是
A. IgM
B. IgG
C. IgA
D. IgD
E. IgE

36. 主要由自身反应性 T 细胞介导的自身免疫病是
A. 肺出血肾炎综合征
B. 桥本甲状腺炎
C. 免疫性血小板减少性紫癜
D. 重症肌无力
E. 胰岛素依赖性糖尿病

37. 获得性免疫缺陷综合征患者主要受损的靶细胞是

A. CD8$^+$T 细胞 B. B$_1$ 细胞

C. CD4$^+$T 细胞 D. NK 细胞

E. B$_2$ 细胞

38. 男，23 岁。头晕、乏力 1 个月，加重伴鼻出血 3 天。查体：贫血貌，全身皮肤散在出血点，浅表淋巴结未触及肿大，心肺及腹部未见异常。实验室检查：Hb 75g/L，WBC 1.2×10^9/L，Plt 15×10^9/L，网织红细胞 0.002。该患者可能的免疫异常是

A. CD4$^+$T 细胞比例降低

B. CD8$^+$T 细胞比例增高

C. TNF 水平降低

D. 补体降低

E. γδTCR$^+$T 细胞比例降低

B1 型题

1.（共用备选答案）

A. IL – 2 B. IL – 4

C. IL – 10 D. IFN – γ

E. IL – 1

（1）Th1 源细胞因子，同时又可通过自分泌作用于 T 细胞，使其增殖的是

（2）Th1 源细胞因子，同时也是巨噬细胞活化因子的是

2.（共用备选答案）

A. CD3 B. CD4

C. CD8 D. CD16

E. CTLA – 4

（1）能与 MHC – Ⅱ类分子相结合的分子是

（2）能与 B7 分子结合的分子是

3.（共用备选答案）

A. 生理性免疫防御 B. 生理性免疫稳定

C. 免疫防御作用过高 D. 免疫监视功能失调

E. 免疫稳定功能失调

（1）病毒持续感染属于

（2）自身免疫病属于

4.（共用备选答案）

A. 大肠埃希菌 O14 B. 溶血性链球菌

C. 变形杆菌 OX19 D. 大肠埃希菌 O86

E. 肺炎球菌 14 型

（1）与人肾小球基底膜具有共同抗原的是

（2）与人心肌组织具有共同抗原的是

5.（共用备选答案）

A. 外周免疫器官 B. 肝脏

C. 骨髓 D. 法式囊

E. 胸腺

（1）人体内各种免疫细胞的发源地是

（2）淋巴细胞接受抗原刺激后增殖、分化并发生免疫应答的部位是

6.（共用备选答案）

A. 接触性皮炎 B. 新生儿溶血病

C. 支气管哮喘 D. 荨麻疹

E. 链球菌感染后肾小球肾炎

（1）属于Ⅱ型超敏反应导致的疾病是

（2）属于Ⅳ型超敏反应导致的疾病是

第六章 药 理 学

A1/A2 型题

1. 具有降低下食管括约肌压力作用的药物是

A. 钙通道阻滞剂 B. 质子泵抑制剂

C. H$_2$ 受体拮抗剂 D. β 受体拮抗剂

E. 促胃肠动力剂

2. 下列属于选择性 5 – 羟色胺再摄取抑制剂的是

A. 文拉法辛 B. 托莫西丁

C. 氟西汀 D. 米氮平

E. 利培酮

3. 具有缓解胃肠痉挛作用的自主神经递质受体阻断剂

A. 阿替洛尔 B. 阿托品

C. 酚妥拉明 D. 育亨宾

E. 筒箭毒碱

4. 关于部分激动剂的特点，除外

A. 内在活性较弱

B. 与受体的亲和力较强

C. 单独应用时可引起较弱的生理效应

D. 单独应用时可引起很强的生理效应

E. 与激动剂合用后，可对抗激动剂的部分效应

5. 因开胸手术、洋地黄中毒或心肌梗死导致的室性心律失常，可选用

A. 利多卡因 B. 奎尼丁

C. 普萘洛尔 D. 维拉帕米

E. 腺苷

6. 关于胰岛素的药理作用，错误的描述是

A. 促进葡萄糖氧化和酵解

B. 促进脂肪合成并抑制其分解

C. 促进糖原分解

D. 促进蛋白质合成并抑制其分解

E. 促进钾离子进入细胞

7. 强心苷禁用于

A. 慢性心功能不全 B. 心房纤颤

C. 心房扑动 D. 室性心动过速

E. 室上性心动过速

8. 快速型室性心律失常首选

A. 丙吡胺 B. 胺碘酮

C. 维拉帕米　　　　　　D. 利多卡因

E. 普萘洛尔

9. 评定一个药物的安全性主要取决于

A. 机体对药物的耐受性　　B. LD$_{50}$

C. 机体对药物的敏感性　　D. ED$_{50}$

E. 治疗指数

10. 胺碘酮的药理作用不包括

A. 明显延长 APD 和 ERP　　B. 降低窦房结的自律性

C. 有翻转使用依赖性　　D. 拮抗 α 受体

E. 扩张冠状动脉

11. 可激动骨骼肌 N$_2$ 受体的药物是

A. 毛果芸香碱　　　　　B. 新斯的明

C. 氯琥珀胆碱　　　　　D. 毒扁豆碱

E. 筒箭毒碱

12. 阿托品抗休克的机制是

A. 对抗迷走神经功能及心跳加快

B. 扩张血管、改善微循环

C. 兴奋心脏、增加心排血量

D. 扩张支气管、改善呼吸

E. 增强心肌收缩力、增加心排血量

13. 细胞癌基因产物的功能不包括

A. 提高病毒癌蛋白的转化作用

B. 作为核内转录因子增加细胞周期相关蛋白的转录效率

C. 细胞内信号转导蛋白类传递细胞分裂增殖信号

D. 模拟生长因子受体开放状态，在没有生长因子的条件下传递增殖信息

E. 生长因子及其类似物刺激细胞进入细胞周期

14. 药物的 LD$_{50}$ 值愈大，表示其

A. 毒性愈大　　　　　　B. 毒性愈小

C. 安全性愈大，作用愈弱　D. 作用愈强

E. 治疗指数愈高

15. 氯丙嗪临床应用除外

A. 精神分裂症　　　　　B. 晕动病

C. 人工冬眠疗法　　　　D. 顽固性呃逆

E. 低温麻醉

16. 具有缩瞳作用的药物除外

A. 毛果芸香碱　　　　　B. 新斯的明

C. 毒扁豆碱　　　　　　D. 筒箭毒碱

E. 乙酰胆碱

17. 苯妥英钠不宜用于

A. 癫痫持续状态　　　　B. 癫痫大发作

C. 癫痫小发作　　　　　D. 局限性发作

E. 抗心律失常

18. ACEI 类药物治疗慢性心功能不全并降低其死亡率的根本作用是

A. 减慢心率，降低耗氧

B. 扩张血管，减轻心脏负荷

C. 逆转左心室肥大

D. 改善血流动力学

E. 改善左室射血功能

19. 不宜与肌松药合用的药物是

A. 米诺环素　　　　　　B. 氨苄西林

C. 庆大霉素　　　　　　D. 四环素

E. 环丙沙星

20. 普萘洛尔的降压机制不包括

A. 阻断肾小球旁器 β$_1$ 受体，肾素分泌减少

B. 阻断心脏 β$_1$ 受体，使心率减慢，心收缩力下降，心输血量减少

C. 扩张外周血管

D. 阻断突触前膜 β$_2$ 受体，递质释放的正反馈调节作用减弱

E. 阻断心血管中枢 β 受体，外周交感神经张力下降

21. 治疗肺炎球菌性肺炎首选

A. 青霉素　　　　　　　B. 庆大霉素

C. 红霉素　　　　　　　D. 四环素

E. 氯霉素

22. 碳酸锂主要用于治疗

A. 躁狂症　　　　　　　B. 精神分裂症

C. 抑郁症　　　　　　　D. 焦虑症

E. 失眠

23. 阿托品滴眼引起

A. 扩瞳、眼内压升高、调节麻痹

B. 扩瞳、眼内压升高、调节痉挛

C. 扩瞳、眼内压降低、调节麻痹

D. 缩瞳、眼内压降低、调节麻痹

E. 缩瞳、眼内压降低、调节痉挛

24. 患者，男性，28 岁，右颈上部淋巴结结核，下列何种药物对此患者治疗无效

A. 青霉素　　　　　　　B. 链霉素

C. 利福平　　　　　　　D. 异烟肼

E. 乙胺丁醇

25. 被他汀类药物抑制的酶的作用底物是

A. 乙酰 CoA　　　　　　B. HMG－CoA

C. 异戊烯焦磷酸酯　　　D. 焦磷酸法尼酯

E. 甲羟戊酸

26. 患者，女性，74 岁，自觉因擦背着凉后两肩和后背阵阵酸痛，每次 10 分钟左右，不发热，仍可下床走动。于今晨 1 时许，突然出现心前区剧痛，并向双肩、后背和左臂放射，伴大汗，休息后不见缓解，早 8 点急诊住院。检查：年迈，半卧位，无明显青紫，颈静脉不怒张，肺（－），心略向左侧扩大，心律尚齐，未闻心脏杂音及摩擦音。心电图：病理性 Q 波，ST 段抬高，T 波倒置。诊断：急性心肌梗死。为防止室性心律失常的发生，应立即给予患者的药物是

A. 奎尼丁　　　　　　　B. 利多卡因
C. 胺碘酮　　　　　　　D. 普萘洛尔
E. 苯妥英钠

A. 哌唑嗪　　　　　　　B. 地高辛
C. 氢氯噻嗪　　　　　　D. 硝酸甘油
E. 卡托普利

27. 患者，女性，34 岁，为免疫缺陷患者，现合并严重革兰阴性杆菌感染，最好选用哪种氨基糖苷类药物
A. 阿米卡星　　　　　　B. 链霉素
C. 庆大霉素　　　　　　D. 卡那霉素
E. 妥布霉素

35. 患者，男性，62 岁，诊断为肺癌，肿瘤刺激膈肌引起顽固性呃逆，可选用下列哪种药制止
A. 维生素 B_6　　　　　B. 氯丙嗪
C. 筒箭毒碱　　　　　　D. 丙米嗪
E. 地西泮

28. 患者，女性，34 岁，因过度劳累及情绪激动有心悸、胸前区不适、头晕及颈部胀满感，并伴有焦虑或恐惧。心电图：心室率常在 160 ~ 250 次/分；QRS 波群形态和正常窦性的 QRS 波型一样，间期小于 0.10 秒；有逆行 P 波。诊断为室上性心动过速，应首选
A. 维拉帕米　　　　　　B. 地高辛
C. 普萘洛尔　　　　　　D. 胺碘酮
E. 奎尼丁

36. 患者，男性，52 岁，有溃疡病史并经常发作，现患者体温 38.5℃，需要解热药，选用下列药物中的哪一种比较好
A. 阿司匹林　　　　　　B. 对乙酰氨基酚
C. 吲哚美辛　　　　　　D. 保泰松
E. 布洛芬

29. 患者，男性，67 岁，诊断为心肌梗死。为防止发生心律失常，常给患者静脉滴注极化液，极化液包含葡萄糖、氯化钾和
A. 胰岛素　　　　　　　B. 肾上腺素
C. 利多卡因　　　　　　D. 二甲双胍
E. 糖皮质激素

37. 失眠症患者使用镇静催眠药，用药后病人睡眠得到改善，但晨起有头晕、注意力不集中、嗜睡等现象，这些反应称为药物的
A. 副作用　　　　　　　B. 毒性反应
C. 过敏反应　　　　　　D. 后遗效应
E. 高敏反应

30. 患者，女性，25 岁，以青霉素治疗梅毒时出现寒战、发热、头痛和梅毒症状加重，此现象称为
A. 特异质反应　　　　　B. 超敏反应
C. 赫氏反应　　　　　　D. 金鸡纳反应
E. 瑞夷综合征

38. 患者，女性，29 岁，因工作压力大，出现恐惧、紧张、忧虑、不安和心慌等症状，诊断为焦虑症，应首选
A. 巴比妥钠　　　　　　B. 吗啡
C. 水合氯醛　　　　　　D. 氯丙嗪
E. 地西泮

31. 患者，女性，12 岁，突发突止的意识障碍，脑电图诊断为失神性发作（小发作），应首选
A. 苯妥英钠　　　　　　B. 苯巴比妥
C. 地西泮　　　　　　　D. 卡马西平
E. 乙琥胺

39. 患者，男性，16 岁，2 天前有进不洁水果史。现出现发热 38.5℃，腹痛、腹泻，里急后重，每天大便次数逾 10 次，已用过氯霉素、卡那霉素未见效果，仍有脓血便。选用下列何种抗菌药物较有针对性
A. 氟喹诺酮类药物　　　B. 庆大霉素
C. 四环素　　　　　　　D. 加大卡那霉素剂量
E. 红霉素

32. 患者，男性，58 岁，舌左侧缘可见 1cm×1cm 大小的溃疡，3 个月未愈合，溃疡边缘稍隆起，不整齐，底部见桑葚样肉芽肿，结核菌素试验阳性。治疗上应选择
A. 庆大霉素和红霉素　　B. 苄星青霉素
C. 头孢曲松钠　　　　　D. 链霉素和异烟肼
E. 环孢素

40. 产妇临产前 2 ~ 4 小时内不宜应用的药物是
A. 哌替啶　　　　　　　B. 丙磺舒
C. 对乙酰氨基酚　　　　D. 喷他佐辛
E. 布洛芬

33. 患者，男性，57 岁，高血压合并糖尿病，降压药不宜选用
A. 卡托普利　　　　　　B. 氢氯噻嗪
C. 普萘洛尔　　　　　　D. 哌唑嗪
E. 胍乙啶

B1 型题

1.（共用备选答案）
A. 副作用　　　　　　　B. 特异质反应
C. 毒性反应　　　　　　D. 变态反应
E. 后遗效应
（1）少数患者对某些药物的反应异常，性质可能与常人不同，称之为
（2）机体受药物刺激发生异常免疫反应，称之为

34. 患者，男性，60 岁，高血压多年，现出现充血性心力衰竭，为了既缓解症状又能逆转心肌肥厚，提高生活质量，治疗最好选择哪个药物为基础用药

2.（共用备选答案）
A. 去甲肾上腺素　　　　B. 间羟胺
C. 肾上腺素　　　　　　D. 麻黄碱
E. 多巴胺

（1）可用于心脏骤停的是
（2）可用于上消化道出血的是

3.（共用备选答案）
  A. 隐匿传导   B. 调节痉挛
  C. 调节麻痹   D. 阿托品化
  E. 筒箭毒样作用

（1）睫状肌向瞳孔中心方向收缩，悬韧带松弛，晶状体变凸，屈光度增加，视远物模糊不清，这种现象称之为
（2）睫状肌松弛，悬韧带拉紧，晶状体变扁平，屈光度降低，视近物模糊，这种现象称之为

4.（共用备选答案）
  A. 肾上腺素   B. 去甲肾上腺素
  C. 异丙肾上腺素 D. 酚妥拉明
  E. 多巴胺

（1）既可以激动受体又可以促使递质释放的药物是
（2）治疗房室传导阻滞可选用

5.（共用备选答案）
  A. 氯沙坦   B. 普萘洛尔
  C. 硝苯地平   D. 卡托普利
  E. 氢氯噻嗪

（1）高血压合并支气管哮喘者不宜选用的药物是
（2）使用 ACEI 类药物出现干咳者应换用

6.（共用备选答案）
  A. 普萘洛尔   B. 阿托品
  C. 酚妥拉明   D. 苯海拉明
  E. 卡托普利

（1）能使肾上腺素升压作用翻转的药物是
（2）易诱发支气管哮喘的药物是

第七章 医学心理学

A1/A2 型题

1. 属于影响行为的倾向因素的是
  A. 态度   B. 资源
  C. 政策   D. 法律
  E. 责任

2. 某人做事总是风风火火，速度很快，脾气暴躁，缺乏耐性，而且时不时会出现错误。其气质类型属于
  A. 胆汁质   B. 多血质
  C. 黏液质   D. 多动质
  E. 抑郁质

3. 医学心理学对于健康和疾病的基本观点不包括
  A. 认知评价的观点 B. 个性特征作用的观点
  C. 情绪因素作用的观点 D. 被动适应的观点
  E. 心身统一的观点

4. 内科的心身疾病一般不包括
  A. 冠心病   B. 高血压
  C. 支气管哮喘 D. 肺结核
  E. 消化性溃疡

5. 个体经验的获得而引起行为发生相对持久变化的过程称为
  A. 记忆   B. 感觉
  C. 学习   D. 知觉
  E. 思维

6. 韦氏量表诊断智力缺损的智商临界值是
  A. 90～109   B. 110～119
  C. 80～89   D. 70～79
  E. 69 以下

7. 投射是让受试者在一种情境中，按情境对其意义和感受做出的反应。采用投射原理编制的心理测验是
  A. 艾森克人格问卷

  B. 韦氏智力量表
  C. 卡特尔十六项人格因素问卷
  D. 主题统觉测验
  E. 明尼苏达多项人格调查表

8. 经典精神分析疗法常用的技术是
  A. 暴露疗法   B. 识别负性自动想法
  C. 自由联想   D. 逐步接近法
  E. 自我管理法

9. 中年人心理卫生的重点是
  A. 处理心理矛盾，保持心理健康
  B. 形成正确世界观的社会行为
  C. 修炼人格
  D. 培养自我意识
  E. 以上都正确

10. 合理化机制是为摆脱痛苦而给自己找理由，是最常见的一种防御机制，表现为
  A. 酸葡萄机制   B. 眼不见为净
  C. 此地无银三百两 D. 鸵鸟策略
  E. 做"白日梦"

11. 在患者中心疗法中，设身处地地理解和分享患者内心世界的感情是指
  A. 无条件积极尊重 B. 通情
  C. 一致性   D. 真诚
  E. 接纳

12. 价值观形成和发展的关键期是
  A. 幼儿期   B. 儿童期
  C. 青少年期 D. 青年期
  E. 中年期

13. 不适合采取心理治疗的心理障碍是
  A. 综合性医院的非精神病
  B. 精神分裂症急性发作期

C. 性行为障碍

D. 儿童行为障碍

E. 适应问题

14. 由治疗学家创造一种充满关怀与信任的氛围，使患者原已被扭曲了的自我得到自然恢复，使自我完善的潜能得到发挥，从而使他们能更好地适应生活。这种治疗要旨属于

  A. 患者中心疗法   B. 精神分析治疗

  C. 认知疗法   D. 行为治疗

  E. 暗示治疗

15. 青少年期心理卫生的重点是

  A. 接受现实确立奋斗目标

  B. 发展良好的自我意识

  C. 消除心理代沟

  D. 性心理和生理健康、性道德和法制教育

  E. 以上都正确

16. 从事研究不同年龄人的心理发展特点，运用教育和培训手段，帮助人们形成健全的人格和正常的心理过程，适应社会环境，预防疾病，消除不良行为的专业是

  A. 临床心理学   B. 变态心理学

  C. 心理生理学   D. 心理卫生学

  E. 环境心理学

17. 心理过程包括

  A. 动机、兴趣、世界观

  B. 认知、人格、行为

  C. 认知、情绪、意志

  D. 气质、性格、能力

  E. 自我认识、自我体验、自我调控

18. 简单的工作因情绪压力而提高学习效率，复杂的工作则受压力而降低效率是

  A. 坎农－巴德法则

  B. 詹姆斯－兰格法则

  C. 沙赫特－辛格的二因素学说

  D. 阿诺德的认知评价学说

  E. 叶克斯－杜德生法则

19. 在心理治疗工作中，治疗对象有伤害他人的情况时，应该采取的措施是

  A. 治疗，同时录像取证

  B. 继续治疗，无其他措施

  C. 继续遵守保密原则

  D. 向有关部门报告

  E. 治疗者加强自我保护，继续治疗

20. 下列疾病中，不属于心身疾病的是

  A. 支气管哮喘   B. 十二指肠溃疡

  C. 癌症   D. 焦虑症

  E. 糖尿病

21. 心理应激概念的核心概念强调

  A. 心理反应   B. 生理反应

  C. 生理刺激物   D. 心理刺激物

E. 适应和应对"过程"

22. 情绪相对于情感而言，具有如下特点

  A. 是情感的外在表现

  B. 与社会需要是否获得满足有关

  C. 高级的心理活动

  D. 具有稳定性

  E. 具有深刻性

23. 合格的心理治疗家是

  A. 有建立和睦关系的能力

  B. 受过系统训练

  C. 患者的利益至上

  D. 要恰当估计自己的能力

  E. 以上都正确

24. 心理治疗奏效的重要前提条件是

  A. 综合治疗   B. 治疗方法的选择

  C. 来访者的人格特点   D. 良好的治疗关系

  E. 治疗家的理论水平

25. 提出应对分为情绪关注应对和问题关注应对的学者是

  A. 拉扎鲁斯   B. 弗洛伊德

  C. 塞里   D. 洛采

  E. 华生

26. 在心理应激中起关键作用的因素是

  A. 认知评价   B. 社会支持

  C. 应对方式   D. 事件发生的可预测性

  E. 事件发生的可控制性

27. 青少年期的心理健康问题是

  A. 处于"第二反抗期"

  B. 由幼稚走向成熟的一个过渡阶段

  C. 自我意识的矛盾

  D. 性心理卫生

  E. 以上都正确

28. 直接影响活动效果，使活动顺利完成的个性特征是

  A. 气质   B. 性格

  C. 兴趣   D. 能力

  E. 需要

29. 根据韦氏智力测验结果，个体智商在（ ）以上称极优秀，智商小于（ ）为智力缺损

  A. 120，70   B. 120，84

  C. 120，54   D. 130，84

  E. 130，70

30. 认为个体的行为是理性评价的结果，而非本能和外界刺激决定，这种观点符合

  A. 精神分析理论   B. 行为主义理论

  C. 人本主义理论   D. 认知理论

  E. 生理心理学理论

31. 某种心理测验在某一人群中测查结果的标准量数是

  A. 常模   B. 标准化

  C. 量表   D. 信度

E. 效度

32. 提出"生物医学逐渐演变为生物－心理－社会医学是医学发展的必然"这一观点的是
   A. 希波克拉底　　　　　　　B. 恩格尔
   C. 胡弗兰德　　　　　　　　D. 帕兹瓦尔
   E. 皮内尔

33. 现代心理学中研究大脑神经生理功能与个体行为及心理活动关系的分支学科是
   A. 神经生理学　　　　　　　B. 神经心理学
   C. 生理心理学　　　　　　　D. 认知心理学
   E. 医学心理学

34. 心理应激对健康影响的生理机制是
   A. 心理－神经中介机制
   B. 心理－神经－内分泌中介机制
   C. 心理－神经－免疫机制
   D. 塞里的全身适应综合征
   E. 以上都正确

35. 强调丘脑作用的情绪学说是
   A. 阿诺德理论　　　　　　　B. 沙赫特－辛格理论
   C. 艾利斯理论　　　　　　　D. 坎农－巴德理论
   E. 詹姆士－兰格理论

36. 不属于医学心理学分支学科的是
   A. 健康心理学　　　　　　　B. 教育心理学
   C. 神经心理学　　　　　　　D. 变态心理学
   E. 临床心理学

37. 自我意识和自然人成为社会人标志着
   A. 情绪成熟　　　　　　　　B. 人格形成
   C. 性格成熟　　　　　　　　D. 自我实现
   E. 理想我的形成

38. 行为主义理论认为心理障碍的心理学原因是
   A. 潜意识内的心理冲突　　　B. 不良的认知模式
   C. 获得性学习结果　　　　　D. 个人成长受到阻抑
   E. 心理－神经－内分泌－免疫机制作用

39. 在医学心理学的主要理论学派中，"第三势力"是指
   A. 心理生理论　　　　　　　B. 精神分析理论
   C. 认知学派理论　　　　　　D. 人本主义学派
   E. 行为学派

40. 人对客观现实稳定的态度和与之相适应的习惯化的行为方式是指
   A. 行为　　　　　　　　　　B. 态度
   C. 性格　　　　　　　　　　D. 气质
   E. 能力

41. 错误的心理治疗概念是
   A. 治疗家受过严格训练
   B. 劝说是基本技能
   C. 治疗的关键是帮助患者发展自己
   D. 以医学心理学的某种理论体系为指导
   E. 是特殊的人际关系

42. 最常见和有效的心理咨询方式是
   A. 院内咨询　　　　　　　　B. 门诊咨询
   C. 专栏咨询　　　　　　　　D. 信件咨询
   E. 电话咨询

43. 手术前患者最常见的情绪反应是
   A. 抑郁　　　　　　　　　　B. 焦虑
   C. 愤怒　　　　　　　　　　D. 敌意
   E. 绝望

44. 一般能力指完成各种活动都需要的共同能力，就是智力，不包括
   A. 注意力　　　　　　　　　B. 记忆力
   C. 观察力　　　　　　　　　D. 思维力
   E. 音色分辨力

45. "前有悬崖，后有追兵"产生的动机冲突属于
   A. 双趋冲突　　　　　　　　B. 双避冲突
   C. 双重趋避冲突　　　　　　D. 趋避冲突
   E. 多重趋避冲突

46. 研究心理社会应激源事件和影响程度时，适宜量表是
   A. 90 项症状检核表
   B. Hamilton 抑郁量表
   C. Zung 自主自评抑郁量表
   D. 主题统觉测验
   E. 生活事件量表

47. 在精神分析中，治疗师会潜意识恋慕或憎恨患者，称为
   A. 疏泄　　　　　　　　　　B. 反移情
   C. 负移情　　　　　　　　　D. 正移情
   E. 自由联想

48. 用"知足者常乐"心态维持心理平衡，属于哪种防御机制
   A. 理智化　　　　　　　　　B. 合理化
   C. 转移　　　　　　　　　　D. 隔离
   E. 潜抑

49. 某中学生因车祸受伤，在昏迷中被送往医院。手术后醒来时，发现自己的左下肢被切除，开始时愤怒异常，大喊大叫，后来不吃不喝，也从不与任何人说话。这种情况属于患者角色转化中的
   A. 角色行为减退　　　　　　B. 角色行为冲突
   C. 角色行为强化　　　　　　D. 角色行为缺如
   E. 角色行为异常

50. 先吃糖，后喝苦药，就会觉得药更苦体现
   A. 感觉的适应　　　　　　　B. 感觉对比
   C. 感受性的补偿　　　　　　D. 感受性的发展
   E. 后像

51. 患者能从治疗性医患关系中感受到重视、真诚、理解、协调、信赖，患者在直接经验、平等协作，促进成长的治疗方式中实现态度和行为的转变。这种心理治疗方法称为
   A. 精神分析　　　　　　　　B. 自由联想法
   C. 放松训练法　　　　　　　D. 合理情绪法

E. 患者中心疗法

52. 某患者单独进到百货商场购物时，就会感到胸闷、出冷汗，所以一直回避这些场所。心理治疗师详尽了解了患者焦虑的场合和回避的程度，训练患者学习放松技术，制定了一张等级表进行分级暴露，这种治疗方法为
    A. 厌恶疗法   B. 快速暴露法
    C. 示范法   D. 系统脱敏法
    E. 消退法

53. "食之无味，弃之可惜"属于动机冲突中的
    A. 双趋冲突   B. 双避冲突
    C. 趋避冲突   D. 双重趋避冲突
    E. 多重趋避冲突

54. 马斯洛的需要层次理论最高层次的需要是
    A. 爱和归属的需要   B. 生理的需要
    C. 尊重的需要   D. 安全的需要
    E. 自我实现的需要

A3/A4 型题

1. （共用题干）患者，男，8 岁。因有胫骨平合骨折术后感

染 1 个月入院治疗。骨科主治医师建议进行专家会诊。会诊后决定采用保守治疗，既避免手术治疗造成软组织的进一步损伤，又能节约费用。治疗期间患者经常出现紧张、焦虑，害怕出现组织坏死甚至截肢等严重后果，影响睡眠和康复。

（1）针对该患者的紧张焦虑，最适合的心理干预技术是
    A. 冲击疗法   B. 梦的分析
    C. 厌恶疗法   D. 系统脱敏法
    E. 放松训练

（2）本案例中，专家会诊决定的治疗方案体现的临床诊疗伦理原则是
    A. 保密守信原则   B. 患者至上原则
    C. 公平公正原则   D. 知情同意原则
    E. 最优化原则

（3）骨科主治医师应当对患者实施的医学措施是
    A. 精神障碍治疗   B. 心理健康指导
    C. 精神障碍鉴定   D. 精神障碍诊断
    E. 精神障碍检查

第八章　医学伦理学

A1/A2 型题

1. 对疑似甲类传染病患者给以隔离所体现的公共卫生伦理原则是
    A. 互相协同原则   B. 社会公正原则
    C. 社会公益原则   D. 信息公开原则
    E. 全社会参与原则

2. 医疗机构使用非卫生技术人员从事医疗卫生技术工作应给予罚款处罚，其最高金额是
    A. 5000 元   B. 8000 元
    C. 2000 元   D. 1 万元
    E. 3000 元

3. 有助于患者记忆的信息沟通方式不包括
    A. 规范使用医学缩略术语
    B. 指导问题力求具体
    C. 重要医嘱首先提出
    D. 语言表达通俗易懂
    E. 归纳总结医嘱内容

4. 相对于一般契约关系而言，医生在医患关系负有更重的义务，但这些义务不包括
    A. 监督义务   B. 保密义务
    C. 披露义务   D. 宣教义务
    E. 忠实义务

5. 为提高医务人员对患者识别的准确性，医院管理中强调必须严格执行"三查七对"制度。其中"三查"是指
    A. 开方查、配药查、输液查
    B. 门诊查、住院查、输血查

    C. 操作前查、操作中查、操作后查
    D. 开方查、配药查、发药查
    E. 门诊查、住院查、出院查

6. 在医疗实践活动中分配医疗收益与负担时，类似的个案适用相同的准则，不同个案适用不同的准则。这所体现的医学伦理学基本原则是
    A. 尊重原则   B. 不伤害原则
    C. 公正原则   D. 有利原则
    E. 公益原则

7. 提出以"最大多数人的最大幸福"作为道德判断准则的学者是
    A. 边沁   B. 密尔
    C. 苏格拉底   D. 亚里士多德
    E. 康德

8. 以下属于公共卫生工作特有的伦理原则是
    A. 生命价值原则   B. 尊重自主原则
    C. 最优化原则   D. 隐私保密原则
    E. 全社会参与原则

9. 医德修养的方法是
    A. 积极参加医院的各种政治学习
    B. 让领导多督促自己
    C. 让同事多提醒自己
    D. 让患者多监督自己
    E. 追求慎独

10. 不同发展阶段的医学伦理学
    A. 都是以前一阶段的医学伦理学为基础发展而来的

B. 与前一阶段的医学伦理学没有关系，是一种新体系

C. 与前一阶段的医学伦理学没有关系，内容是全新的

D. 与前一阶段的医学伦理学没有区别，只是名称不同

E. 与前一阶段的医学伦理学没有区别，只是内容更详细

11. 人类辅助生殖技术的目的是

A. 赢利

B. 演进性优生

C. 有利于未婚男女生儿育女

D. 治疗、补偿已婚夫妇的生育功能

E. 控制人口数量

12. 医德与医术的关系是

A. 医术是最重要的，有了精湛医术必然有高尚医德

B. 医德是最重要的，有了高尚医德必然有精湛医术

C. 医德与医术密不可分，医学道德以医学技术为依托，医学技术以医学道德为指导

D. 医德与医术没有关系，医德高尚的不一定是医术精湛的

E. 医德与医术没有关系，医术精湛的不一定是医德高尚的

13. 医务人员应当保守的医疗秘密是

A. 患者的病情　　　　　　B. 患者的医疗方案

C. 患者的性别　　　　　　D. 医务人员的家庭住址

E. 医院及医务人员的特色、特长

14. 关于患者的知情同意权，正确的是

A. 如果患者拒绝医生的治疗方案，医生只能听之任之

B. 家属可以代替患者行使知情同意权，因此，如果患者拒绝而家属同意，医生也可执行自己制定的治疗方案

C. 患者知情同意的前提是不影响医患关系的确立

D. 患者知情同意的前提是不影响医生治疗方案的选择

E. 只要患者有知情同意的能力，就要首先考虑患者自己的意志

15. 医患关系模式从主动－被动、指导－合作型到共同参与型，医生对患者的"主导"作用逐渐____，沟通能力的要求逐渐____

A. 削弱，增高　　　　　　B. 削弱，减弱

C. 增高，减弱　　　　　　D. 增高，增高

E. 增高，不变

16. 在人体实验中下列做法合乎伦理的是

A. 受试者有权知道自己是试验组还是对照组

B. 受试者有权获知有关实验目的、性质、方法、预期好处、潜在危险等的详细信息

C. 试验者必须引导患者及其家属知情同意

D. 受试者只要参加实验，就不得退出

E. 以无行为能力的人作为受试者，不需要贯彻知情同意原则

17. 人们对医疗行为进行道德价值判断是通过

A. 医德活动　　　　　　　B. 医德教育

C. 医德修养　　　　　　　D. 医德评价

E. 医德境界

18. 关于临终关怀，正确的是

A. 仍以延长患者生命的治疗积极为主

B. 临终关怀是24小时的全程服务

C. 临终关怀注重的是对临终患者的照护

D. 临终患者死亡，临终关怀即可结束

E. 临终患者已脱离社会，因此，他们没有社会需求

19. 现代医学伦理学中，对生命的看法已转变为

A. 生命质量论

B. 生命神圣论

C. 生命价值论

D. 生命质量与生命价值相统一的理论

E. 生命神圣与生命质量、生命价值相统一的理论

20. 1946年诞生的人体实验的医学伦理文件是

A.《悉尼宣言》　　　　　B.《赫尔辛基宣言》

C.《日内瓦协议法》　　　D.《阿拉木图宣言》

E.《纽伦堡法典》

21. 医患关系出现物化趋势的最主要原因是

A. 医学高技术手段的大量应用

B. 医院分科越来越细，医生日益专科化

C. 患者对医生的信任感降低

D. 医生工作量加大

E. 患者过多依赖医学高技术的检测手段

22. 在自己独处、无人监督的情况下，仍能按照医学道德规范的要求行事是指

A. 内省　　　　　　　　　B. 反省

C. 省悟　　　　　　　　　D. 慎独

E. 自律

23. 1948年，世界医学大会以希波克拉底誓词为蓝本，形成了著名的

A.《赫尔辛基宣言》

B.《日内瓦宣言》

C.《医学伦理学日内瓦协议法》

D.《悉尼宣言》

E.《阿拉木图宣言》

24. 为了达到目的和手段的一致，必须遵循的原则不包括

A. 优化原则　　　　　　　B. 有效性原则

C. 一致性原则　　　　　　D. 社会性原则

E. 医学原则

25. 在人体试验中下列做法不合乎伦理的是

A. 死亡者家属有权获得赔偿

B. 参加试验因意外损伤者有权获得公平的赔偿

C. 可预见的不良反应不在赔偿之列

D. 研究者应将有关信息向伦理委员会提供以供审查，如果来不及报告，可以补审

E. 试验进行中的有关信息需向伦理委员会报告

26. 稀有卫生资源分配的医学标准不包括

A. 血缘亲疏

B. 是否利于医学科技进步

C. 引起并发症的可能性

D. 患者的心理素质

E. 患者全身抗体的强弱

27. 基因诊断和基因治疗中争论最激烈的伦理难题是

A. 人类遗传物质的纯洁性、神圣性是否受到了亵渎

B. 胎儿的生命质量和父母选择权的矛盾

C. 对个体和人类社会是否安全

D. 是否会造成医疗费用的猛增

E. 生殖细胞的基因治疗是否可行

28. 目前，国际上从立法角度认可安乐死的国家是

A. 美国　　　　　　　　B. 澳大利亚

C. 荷兰　　　　　　　　D. 德国

E. 英国

29. 患者的道德义务有

A. 保持健康和恢复健康的责任

B. 服从医生制定的医疗方案

C. 服从医院的行政领导

D. 帮助医务人员工作

E. 要求家属帮助护士工作

30. 患者的基本医疗权不包括

A. 应该得到基本医疗保健服务的权利

B. 生病后得到及时医疗的权利

C. 平等享受医疗服务的权利

D. 能够选择自己应该得到何种医疗的权利

E. 医疗保健不受民族、性别、财产状况影响的权利

31. 医患关系的性质是

A. 医患关系是一般的契约关系

B. 医患关系是纯粹的信托关系

C. 医患关系是在信托关系基础上的契约关系

D. 医患关系是信托关系就不是契约关系

E. 医患关系是契约关系就不是信托关系

32. 医学模式转变对医务人员提出的要求是

A. 建立新的医患模式　　B. 建立新的医际关系

C. 加大继续教育的力度　　D. 改变传统的医德观念

E. 改变传统的同诊方式

33. 现实中的医疗伤害现象，依据其与医方主观意愿的关系，可以分为

A. 有意伤害、可知伤害、可控伤害和责任伤害

B. 有意伤害、无意伤害、可控伤害和责任伤害

C. 有意伤害、可知伤害、可预见伤害和责任伤害

D. 有意伤害、可知伤害、可控伤害和不可控伤害

E. 有意伤害、无意伤害、可控伤害和不可控伤害

34. 由于伦理方面的原因，目前尚未在人类身上成为现实的辅助生殖技术是

A. 代孕技术　　　　　　B. 无性生殖

C. 异源人工授精　　　　D. 同源人工授精

E. 体外受精

35. 医德良心对每个医务人员有

A. 反省作用　　　　　　B. 教育作用

C. 评价作用　　　　　　D. 动力作用

E. 激励作用

36. 医德义务的特点是

A. 医务人员对服务对象的一种承诺

B. 不以获得权力为前提

C. 以规章制度为保障

D. 以提高医疗质量为目的

E. 以法律规范为保障

37. 关于单身妇女的人工授精，正确的是

A. 不得为单身妇女实施人工授精

B. 可允许给媚居的单身妇女实施

C. 可允许给处于永久同居关系的妇女实施

D. 可允许给有能力负起养育子女责任的单身妇女实施人工授精

E. 可允许给愿意负起养育子女责任的单身妇女实施人工授精

38. 生殖技术的合理使用必须遵循维护社会公益原则，其中规定同一供精者的精子最多只能

A. 提供给 3 名妇女受孕

B. 提供给 2 名妇女受孕

C. 提供给 4 名妇女受孕

D. 提供给 5 名妇女受孕

E. 提供给 6 名妇女受孕

39. 人体试验是

A. 只要经过大量、可靠的动物试验后就可进行

B. 只要医学研究需要就可进行

C. 只要课题组论证充分就可进行

D. 只要在专家组的监督下就可进行

E. 只要课题组上报完整、严谨的报告，经专家组及上级主管部门经规定程序审批后就可进行

40. 患者权利受到普遍关注的原因是

A. 人们的文化水平提高

B. 人们的生活水平提高

C. 人们已意识到医源性疾病所致的严重危害性

D. 患者的医疗消费能力不足

E. 患者的医疗消费水平提高

41. 医疗伤害带有一定的

A. 可控性　　　　　　　B. 必然性

C. 责任性　　　　　　　D. 可预见性

E. 可知性

42. 医学伦理学是

A. 研究人与社会之间关系的科学

B. 研究人与人之间关系的科学

C. 研究医务人员的医德意识和医德活动的科学

D. 研究科学道德或科学哲学的学科

E. 研究医疗人际关系的学科

43. 下列关于医患双方权利和义务的说法，不正确的是

A. 维护医务人员权利的关键是尊重其人格

B. 只有维护了患者的权利，医务人员的权利才能真正得到维护

C. 保证医疗质量与安全是维护患者权利的关键

D. 作为弱势群体的患者只享有权利而不承担义务

E. 在医疗实践活动中，医患双方应当履行好各自的义务

第九章　卫生法规

A1/A2 型题

1. 医疗机构临床用血管理的第一责任人是

A. 临床用血的医师

B. 血站

C. 临床用血所在科室的负责人

D. 临床用血医师的上级医师

E. 医疗机构法定代表人

2. 医务人员必须经过省级卫生计生行政部门考核并取得相应合格证书方可从事的母婴保健服务项目是

A. 结扎手术　　　　B. 家庭接生

C. 产前诊断　　　　D. 婚前医学检查

E. 终止妊娠手术

3. 依据《侵权责任法》，医务人员实施手术前应当向患者说明的事项是

A. 医疗纠纷处理方式　　B. 隐私保密要求

C. 替代医疗方案　　　　D. 承担赔偿责任的情形

E. 复印病例资料范围

4. 负责向全社会发布突发公共卫生事件信息的法定单位是

A. 县级人民政府

B. 省级人民政府

C. 国务院卫生行政部门

D. 国务院新闻办公室

E. 设区的市级人民政府

5. 下列传染病采取甲类传染病预防、控制措施的是

A. 传染性非典型肺炎、人感染高致病性禽流感、肺炭疽、鼠疫

B. 人感染高致病性禽流感、艾滋病、肺炭疽、霍乱

C. 传染性非典型肺炎、人感染高致病性禽流感、艾滋病、肺炭疽

D. 传染性非典型肺炎、艾滋病、鼠疫、霍乱

E. 人感染高致病性禽流感、肺炭疽、艾滋病、鼠疫

6. 受血者配血试验的血标本必须是输血前

A. 2 天之内的　　　　B. 3 天之内的

C. 4 天之内的　　　　D. 5 天之内的

E. 6 天之内的

7. 医务人员违反献血法规定，将不符合国家规定标准的血液用于患者的可承担以下法律责任，除了

A. 由县级以上卫生行政部门责令改正

B. 给患者健康造成损害的，应当依法赔偿

C. 由县级以上卫生行政部门处以罚款

D. 对直接负责的主管人员，依法给予行政处分

E. 构成犯罪的，依法追究刑事责任

8. 医疗机构药品的管理应遵守以下规定

A. 购进药品，必须建立执行进货检查验收制度

B. 药剂人员调配处方，必须经过核对，对处方所列药品可代用

C. 药剂人员对有配伍禁忌的处方，须经科室负责人签字后使用

D. 药剂人员对超剂量处方应拒绝调配，必要时须经主治医师更正后调配

E. 医疗机构的药品都应冷藏保管

9. 医师进行实验性临床医疗，应当

A. 经医院批准或患者本人同意

B. 经医院批准或患者家属同意

C. 征得患者本人或其家属同意

D. 经医院批准并征得患者本人或者其家属同意

E. 经医院批准或征得患者本人及其家属同意

10. 医疗机构工作人员上岗工作，必须佩戴

A. 载有本人姓名、性别和年龄的标牌

B. 载有本人姓名、年龄和专业的标牌

C. 载有本人姓名、专业和职务的标牌

D. 载有本人姓名、职务或者职称的标牌

E. 载有本人姓名、职称及科室的标牌

11. 根据《母婴保健法》，医疗保健机构可以开展以下活动，除了

A. 婚前医学检查

B. 遗传病诊断

C. 非医学需要的胎儿性别鉴定

D. 施行结扎手术

E. 产前诊断

12. 传染病暴发、流行时，所在地县级以上地方人民政府应当

A. 立即组织力量，按照预防、控制预案进行防治，切断传染病的传播途径

B. 限制或者停止集市

C. 停工、停业、停课

D. 封闭或者封存被传染病病原体污染的公共饮用水源

E. 控制或者扑杀染疫野生动物、家畜家禽

13. 下列关于病历资料说法正确的是

A. 医疗机构应按要求书写病历资料并交由患者或其家属保管

B. 因抢救急危患者，未及时书写病历的要在抢救结束后 12 小时内据实补记

C. 医务人员书写病历时可以涂改

D. 发生医疗事故争议时，可封存病历资料的复印件

E. 病历资料不包括会诊意见

14. 从事母婴保健工作的人员，违反母婴保健法的规定有下列行为，情节严重的，依法取消执业资格
A. 胎儿性别鉴定　　　　B. 实施终止妊娠手术
C. 产前检查　　　　　　D. 医学技术鉴定
E. 婚前医学检查

15. 具有高等学校医学专业本科学历，参加执业医师资格考试的条件是
A. 在执业医师的指导下，在医疗机构中工作满 1 年
B. 在执业医师的指导下，在医疗机构中试用期满 1 年
C. 在医疗机构中试用期满 2 年
D. 在医疗机构中工作满 2 年
E. 在执业医师的指导下，在医疗机构中工作满 5 年

16. 国家对传染病管理实行的方针是
A. 预防为主、防治结合、统一管理、健康教育、依靠群众
B. 预防为主、防治结合、分类管理、依靠科学、依靠群众
C. 预防为主、防治结合、分片管理、健康教育、依靠群众
D. 预防为主、防治结合、划区管理、依靠科学、依靠教育
E. 预防为主、防治结合、层级管理、依靠科学、健康教育

17. 未经批准擅自开办医疗机构行医或非医师行医的
A. 由县级以上卫生行政部门予以警告
B. 由县级以上卫生行政部门予以取缔，没收其违法所得及其药品、器械，并处 10 万元以上罚款
C. 对医师吊销执业证书并给予行政拘留
D. 给患者造成损害的，承担赔偿责任
E. 应当追究刑事责任

18. 医疗事故的行为主体在医疗活动中违反了
A. 法律、行政规章
B. 行政法规和规章
C. 医疗卫生管理法律、行政法规、部门规章和诊疗护理规范、常规
D. 卫生国际条约
E. 部门规章

19. 下列有关医疗事故鉴定错误的是
A. 医疗事故鉴定由负责医疗事故技术鉴定工作的医学会组织
B. 省级地方医学会负责医疗事故的再次鉴定工作
C. 医疗事故技术鉴定，实行合议制，鉴定组人数应为单数
D. 医疗事故鉴定可以由卫生行政部门提起
E. 当事人对首次医疗事故技术鉴定结论不服的，可以申请复议

20. 我国法定的传染病分为
A. 甲、乙、丙三类 34 种
B. 甲、乙、丙三类 35 种
C. 甲、乙、丙三类 36 种
D. 甲、乙、丙三类 37 种
E. 甲、乙、丙三类 38 种

21. 医疗机构出售无偿献血的血液所承担的法律责任是
A. 给予医疗机构负责人行政处分
B. 予以取缔并处 10 万元以上罚款
C. 没收违反所得并处 15 万元以下罚款
D. 处 10 万元以上的罚款
E. 构成犯罪的，依法追究刑事责任

22. 申请医师执业注册时，以下可以注册的情形是
A. 受刑事处罚，自刑罚执行完毕之日起至申请注册之日已 1 年的
B. 不具有完全民事行为能力
C. 受刑事处罚，自刑罚执行完毕之日起至申请注册之日已 3 年的
D. 受吊销医师执业证书行政处罚，自处罚决定之日起至申请注册之日止已 6 个月的
E. 受吊销医师执业证书行政处罚，自处罚决定之日起至申请注册之日止已 1 年的

23. 医疗机构用血应符合以下规定，除了
A. 医疗机构在供血充足的情况下可以将无偿献血者的血液出售给血液制品生产单位
B. 医疗机构应当积极推行按血液成分针对医疗实际需要输血
C. 医疗机构临床用血应当制定用血计划，由县级以上人民政府卫生行政部门指定的血站供给
D. 医疗机构对临床用血必须进行核查，不得将不符合国家规定标准的血液用于临床
E. 临床用血的包装、储存、运输，必须符合国家规定的卫生标准和要求

24. 下列情形属于医疗事故的是
A. 在紧急情况下为抢救垂危患者生命而采取紧急医学措施造成不良后果的
B. 在医疗活动中由于患者病情异常或者患者体质特殊而发生医疗意外的
C. 在现有医学科学技术条件下，发生无法预料或者不能防范的不良后果的
D. 过错输血感染造成不良后果的
E. 由于患者不配合治疗而延误诊疗导致不良后果的

25. 医患双方当事人对患者死因有异议的，应当尸检。当地不具备尸体冻存条件的，尸检的期限是
A. 在患者死亡后 24 小时内进行
B. 在患者死亡后 12 小时内进行
C. 在患者死亡后 36 小时内进行
D. 在患者死亡后 48 小时内进行
E. 在患者死亡后 60 小时内进行

26. 构成医疗事故的要件之一是
A. 行为主体主观上是故意
B. 行为主体主观上是过失

C. 客观上实施了违反法律法规的行为

D. 行为主体的行为造成了患者的损害

E. 客观上实施了医疗行为

27. 对不予医师执业注册有异议的可以

A. 申请复议或申诉　　　B. 申请复议或起诉

C. 申诉或起诉　　　　　D. 先申请复议再起诉

E. 先申诉再申请复议

28. 以不正当手段取得医师执业证书的

A. 由发证的卫生行政部门予以吊销并依法给予行政警告

B. 对负有直接责任的主管人员依法给予行政处罚

C. 由发证的卫生行政部门吊销所在医疗机构的执业许可证

D. 对负有直接责任的主管人员依法给予行政处分

E. 由发证的卫生行政部门责令停止执业并依法给予罚款

29. 医疗机构配制制剂，应是本单位临床需要而市场上没有供应的品种，并须经所在地下列部门批准后方可配制

A. 省级卫生行政部门

B. 省级药品监督管理部门

C. 县级卫生行政部门

D. 地市级药品监督管理部门

E. 省级工商行政管理部门

30. 任何单位或者个人开展诊疗活动，必须依法取得

A.《设置医疗机构批准书》

B.《设置医疗机构备案回执》

C.《医疗机构执业许可证》

D.《医疗机构校验申请书》

E.《医疗机构申请变更登记注册书》

31. 以下情况的血袋可以发出的是

A. 标签完整、字迹清晰

B. 有破损、漏血

C. 血浆中有明显气泡、絮状物或粗大颗粒

D. 血液中有明显凝块

E. 过期

32. 医疗机构施行特殊检查时

A. 由医疗机构负责人批准后实施

B. 由经治医师所在科室集体讨论后实施

C. 由经治医师决定后实施

D. 征得患者同意，并取得其家属或关系人同意及签字后实施

E. 征得患者或者其家属同意后实施

33. 有关传染病防治法适用的对象正确的是

A. 我国的一切单位

B. 我国的一切个人

C. 适用于我国的一切个人和一切单位

D. 我国境内的一切单位和一切个人

E. 我国境内的一切个人和我国的一切单位

34. 疑似输血引起不良后果，需要对血液进行封存保留的，

医疗机构应通知到场的是

A. 提供该血液的采供血机构的人员

B. 医疗机构输血科（库）负责人

C. 患者或其家属的委托人

D. 所在地卫生行政部门工作人员

E. 医患双方共同指定的公证人

35. 医师注册后有下列哪种情形，应由卫生行政部门注销注册，收回其执业证书

A. 被罚款的

B. 受警告行政处罚的

C. 被责令暂停执业6个月的

D. 中止医师执业活动满1年的

E. 受吊销医师执业证书行政处罚的

36. 医师的业务水平、工作成绩和职业道德状况，依法享有定期考核权的单位是

A. 县级以上人民政府卫生行政部门

B. 县级以上人民政府

C. 受县级以上人民政府卫生行政部门委托的机构或者组织

D. 医师所在地医学会或者医师协会

E. 医师所工作的医疗、预防、保健机构

37. 根据我国的献血法，有关医疗机构采血说法正确的是

A. 医疗机构是非营利性的唯一采血机构

B. 医疗机构是提供临床用血的唯一机构

C. 为保证应急用血，医疗机构可临时采集血液，但应遵守献血法的有关规定

D. 医疗机构向公民采集血液，须报经县级以上人民政府卫生行政部门备案

E. 经国务院卫生行政部门批准后医疗机构可设立采血点向公民采集血液

38. 受理执业医师注册申请的机构是

A. 户籍所在地卫生行政部门

B. 所在地县级以上卫生行政部门

C. 执业机构所在地卫生行政部门

D. 国务院卫生行政部门

E. 省级卫生行政部门

39.《医疗机构管理条例》规定，医疗机构不得使用非卫生技术人员从事的工作为

A. 医疗后勤服务　　　　B. 医疗卫生技术

C. 医院财务审计　　　　D. 医院安全保卫

E. 医疗器械采购

40. 医师在执业活动中，按执业规则可以

A. 发现患者非正常死亡时，向有关部门报告

B. 经医院批准后，进行实验性临床医疗

C. 使用祖传的特效药为患者治疗

D. 在医院的服务范围内出具医学证明文件

E. 发现传染病疫情时按规定向当地人民政府报告

41. 根据母婴保健法，婚前医学检查的主要内容是指

A. 进行遗传病知识的教育

B. 进行性卫生知识、生育知识的教育

C. 对有关婚配问题提供医学意见

D. 对有关生育保健问题提供医学意见

E. 对严重遗传疾病、指定传染病等的检查

42. 《医师法》适用于

A. 保健机构中的医务人员

B. 医疗机构中工作的人员

C. 乡村医生

D. 计划生育技术服务机构的医师

E. 疾病预防控制机构的医生

43. 发生以下重大医疗过失行为时，医疗机构应向所在地卫生行政部门报告

A. 可能是二级医疗事故的

B. 可能是三级医疗事故的

C. 导致一人人身损害后果的

D. 患者因病死亡的

E. 导致两人人身损害后果的

44. 新生儿溶血病如需要换血疗法的

A. 由患儿家属申请并签字同意

B. 由经治医师申请并经患儿家属签字同意

C. 由经治医师申请并经主治医师批准

D. 由主治医师申请并经患儿监护人同意

E. 由主治医师申请并经患儿家属签字同意

45. 医疗机构发现甲类传染病时应当采取下列措施，除了

A. 对患者予以隔离治疗

B. 对疑似患者，确诊前在指定场所隔离治疗

C. 对病原携带者予以隔离治疗

D. 拒绝隔离治疗的由公安机关协助采取强制隔离治疗措施

E. 对医疗机构内的疑似患者的密切接触者，在指定场所进行医学观察

46. 青年李某，右下腹疼痛难忍，到医院就诊。经医师检查、检验，当即诊断为急性阑尾炎，遂对其施行阑尾切除术。手术情况正常，但拆线时发现伤口愈合欠佳，有蛋黄色液体渗出。手术医师告知，此系缝合切口的羊肠线不为李某人体组织吸收所致，在临床中少见。经过近 **1** 个月的继续治疗，李某获得痊愈。根据《医疗事故处理条例》规定，李某被拖延近 1 个月后才得以痊愈。这一客观后果，应当属于

A. 二级医疗事故

B. 三级医疗事故

C. 四级医疗事故

D. 因患者体质特殊而发生的医疗意外

E. 因不可抗力而造成的不良后果

47. 青年柳某，准备年底结婚，在婚前医学检查时，发现患有淋病，柳某对这一检查结果感到怀疑，可以

A. 要求婚姻登记机构重新检查

B. 申请医学技术鉴定

C. 向卫生行政部门申请复议

D. 向婚姻登记机构申请复议

E. 向人民法院起诉

48. 李某出国回来时到某医疗机构进行身体检查时被确诊患有麻疹，按照《传染病防治法》的规定对于李某该医疗机构应

A. 强制隔离治疗

B. 在指定的场所进行隔离治疗

C. 在指定场所进行医学观察

D. 根据病情采取必要的治疗和控制传播措施

E. 在指定场所采取必要的预防控制措施

49. 中等卫校毕业生林某，在乡卫生院工作，2000 年取得执业助理医师执业证书。他要参加执业医师资格考试，根据《医师法》规定，取得执业助理医师执业证书后，在医疗机构中工作满

A. 6 年   B. 5 年

C. 4 年   D. 3 年

E. 2 年

50. 赵某因意外事故受伤被同事送到医院抢救，何某被送到医院时已昏迷，此时何某急需输血治疗但其家人还未赶到医院。对何某输血时采取的以下措施，符合临床输血技术规范的是哪种

A. 在何某家人赶到同意后再输血

B. 报何某所在单位同意、备案，并记入病历

C. 报医院主管领导同意、备案，并记入病历

D. 报经治医师所在的科室主任同意、备案，并记入病历

E. 由何某同事同意并签字、备案，并记入病历

51. 以下不属于突发公共卫生事件的是

A. 某城市发生甲型病毒性肝炎暴发流行

B. 某城市严重大气污染造成居民肺癌死亡率上升

C. 某食堂发生有死亡病例的食物中毒

D. 某核电站发生核泄漏

E. 某研究所发生烈性传染病菌株丢失

52. 对违反《突发性公共卫生事件应急条例》的规定，未履行报告职责，隐瞒、缓报或者迟报公共卫生事件的医疗机构，应给予的处理不包括

A. 通报批评

B. 吊销《医疗机构执业许可证》

C. 给予警告

D. 停业整顿

E. 责令整改

53. 根据《突发公共卫生事件应急条例》，卫生行政部门应当对医疗机构责令改正、通报批评、给予警告处理的情形是

A. 未对突发事件开展流行病学调查

B. 未及时诊断不明原因的疾病

C. 未建立突发事件信息发布制度

D. 未依照规定履行报告职责

E. 未向社会发布突发事件信息

A3/A4 型题

1. （共用题干）患者，女，28 岁。妊娠 2 个月，到某大学

医院妇产科接受人工流产手术。接诊医师给患者检查时，旁边有10多位男女见习。患者要求见习医学生出去，被接诊医生拒绝。随后医师边操作边给医学生讲解。术后患者质问医师为何示教未事先告知，医师认为患者在医院无隐私，后患者以隐私权被侵犯为由，要求当地卫生行政部门进行处理。

(1) 基于该案例，下列说法符合伦理的是
A. 临床教学观摩应征得患者同意
B. 患者应无条件配合接诊医师的教学工作
C. 对于不接受临床示教的患者不应做人工流产手术
D. 教学医院就诊的患者没有拒绝临床教学观摩的权利
E. 教学医院就诊的患者没有要求保护隐私的权利

(2) 基于该案例，该患者就诊期间未被满足的心理需要为
A. 尊重的需要　　　B. 生理的需要
C. 归属与爱的需要　D. 自我实现的需要
E. 安全的需要

(3) 基于该案例，卫生行政部门给予当事医师警告处分。处分的依据是
A.《医师法》　　　B.《药品管理法》
C.《行政处罚法》　D.《母婴保健法》
E.《精神卫生法》

B1 型题

1.（共用备选答案）
A. 医师在执业活动中，人格尊严、人身安全不受侵犯
B. 医师在执业活动中，应当遵守法律、法规，遵守技术操作规范
C. 对医学专业技术有重大突破，作出显著贡献的医师，应当给予表彰或者奖励
D. 医师应当使用经国家有关部门批准使用的药品
E. 对考核不合格的医师，可以责令其接受培训和继续医学教育

(1) 属于医师执业权利的是
(2) 属于医师执业义务的是
(3) 属于医师执业规则的是

2.（共用备选答案）
A. 实施隔离措施　　B. 停工、停业、停课
C. 宣布为疫区　　　D. 实施封锁
E. 出入疫区的人员、物资和交通工具实施卫生检疫

(1) 对已经发生甲类传染病病例的场所，所在地县级以上地方人民政府可

(2) 对本行政区域内的甲类传染病疫区，省级人民政府可
(3) 传染病暴发、流行时县级以上人民政府报上一级人民政府决定可

3.（共用备选答案）
A. 进行消毒处理
B. 立即进行卫生处理、就近火化
C. 进行卫生处理后按照规定深埋
D. 在疾病预防控制机构的指导下，进行严格的消毒
E. 须依法实施消毒和无害化处置

(1) 医疗机构内被传染病病原体污染的场所、物品
(2) 患甲类传染病、炭疽死亡的，应将尸体
(3) 患其他传染病死亡的尸体应

4.（共用备选答案）
A. 一级甲等医疗事故　B. 一级乙等医疗事故
C. 二级甲等医疗事故　D. 二级乙等医疗事故
E. 不属于医疗事故

(1) 医务人员在医疗活动中违反诊疗护理常规，过失造成患者死亡的
(2) 医务人员在医疗活动中违反诊疗护理常规，过失造成患者器官严重畸形的
(3) 医务人员在医疗活动中因不可抗力给患者造成不良后果的

5.（共用备选答案）
A. 准予注册　　B. 不予注册
C. 注销注册　　D. 重新注册
E. 撤销注册

(1) 中止执业2年以上的
(2) 不具有完全民事行为能力的
(3) 受刑事处罚的

6.（共用备选答案）
A. 由卫生行政部门给予处分，没收违法所得
B. 由工商行政管理部门处1万元以上20万元以下的罚款
C. 由卫生行政部门吊销其执业证书
D. 依法追究刑事责任
E. 依法承担赔偿责任

(1) 医疗机构违反法律规定，给药品使用者造成损害的
(2) 医疗机构负责人收受药品生产企业给予的财物的
(3) 医疗机构在药品购销中暗中给予、收受回扣或者其他利益的

第十章　预防医学

A1/A2 型题

1. 筛检试验的金标准是指当前
A. 病人最乐意接受的诊断疾病的方法
B. 临床公认的诊断疾病最可靠的方法
C. 临床上最先进的诊断疾病的方法
D. 临床上最简单的、快速的诊断方法
E. 临床上最新发明的诊断方法

2. 关于职业病特点的描述，不正确的是
A. 接触水平与发病正相关
B. 病因明确

C. 常先后或同时有一定人数发病
D. 发病可以预防
E. 容易治愈

3. 初级卫生保健的基本原则不包括
   A. 社区参与
   B. 预防为主
   C. 推广医学试验技术
   D. 合理分配资源
   E. 合理转诊

4. 健康危害因素评价的主要目的在于
   A. 改善人类生活环境
   B. 阐明疾病的生物学病因
   C. 便于疾病的早期诊断
   D. 控制传染病的传播
   E. 促进人们改变不良的行为生活方式

5. 两样本均数比较的 t 检验，其目的是检验
   A. 两样本均数是否相等
   B. 两样本所属总体的均数是否相等
   C. 两样本所属总体的均数相差有多大
   D. 两样本所属总体的均数为多大
   E. 两样本均数相差有多大

6. 卫生服务需求的正确描述是
   A. 由需要转化而来的需求和没有需要的利用
   B. 由需要转化而来的利用和没有利用的需求
   C. 由需要转化而来的利用和没有需要的利用
   D. 由需要转化而来的需求和没有需要的需求
   E. 由需要转化而来的需求和没有利用的需求

7. 一般所说的生物地球化学性疾病主要是指
   A. 自然疫源性疾病
   B. 地质环境因素引起的疾病
   C. 环境污染所致的公害病
   D. 遗传性疾病
   E. 区域内的传染病

8. 慢性病自我管理的三大任务是
   A. 医疗和行为管理、情绪管理、时间管理
   B. 情绪管理、角色管理、时间管理
   C. 医疗和行为管理、情绪管理、角色管理
   D. 费用管理、情绪管理、时间管理
   E. 医疗和行为管理、情绪管理、费用管理

9. 医源性传播是指
   A. 在疾病的防治过程中，诊疗区域和药品被污染所造成的疾病的传播
   B. 医务人员对患者进行操作不规范，使用器械方法不当引起的不良反应
   C. 医护人员之间通过接触引起的疾病的传播
   D. 患者之间直接接触引起的传播
   E. 医务人员使用不合格药物或过期变质药物引起的不良反应

10. 进行膳食调查的主要目的是
    A. 了解有无营养缺乏症
    B. 探索营养缺乏症的发病机制

C. 了解机体生长发育情况
D. 了解膳食组成与营养素摄取情况
E. 了解体内的营养素水平

11. 对食物中毒的正确描述是
    A. 一种食源性肠道传染病的总称
    B. 摄入含有毒有害物质的食品而引起的非传染性急性、亚急性疾病
    C. 长期摄入过量食物后引起的非传染性急性、亚急性疾病
    D. 长期摄入某些有毒有害食品引起的慢性毒害性疾病
    E. 由致病性细菌引起的食源性疾病的总称

12. 对病因不明的疾病，描述性研究的主要任务是
    A. 验证病因
    B. 因果推断
    C. 确定病因
    D. 寻找病因的线索，提出病因假设
    E. 研究发病机制

13. Meta 分析中常见的偏倚不包括
    A. 引用偏倚
    B. 发表偏倚
    C. 文献库偏倚
    D. 失访偏倚
    E. 多次发表偏倚

14. 人群健康策略强调的是
    A. 重点人群的健康影响因素
    B. 特定疾病的临床病因
    C. 除患者以外的人群的健康
    D. 高危个体的危险因素
    E. 关注全体人群的健康

15. 提高宿主抵抗力的措施是
    A. 降低牙尖高度和斜度
    B. 去除不良修复体
    C. 补充维生素和钙磷等营养素
    D. 治疗食物嵌塞
    E. 矫治错𬌗畸形

16. WHO 龋病流行程度评价的标准是
    A. 龋齿发病率
    B. 患龋率
    C. 龋均
    D. 龋面均
    E. 无龋率

17. 流行病学实验决定样本含量的因素是
    A. 分组情况
    B. 患病率高低
    C. 能否双盲
    D. 干预实验因素
    E. 人群选择

18. 一个理想的流行病学指数应符合以下标准，除了
    A. 能进行统计学处理
    B. 能以数值差异反映疾病的发展阶段
    C. 能确定样本含量
    D. 易于掌握和应用，重复性好
    E. 适用于大面积调查研究

19. 下列哪个说法是错误的
    A. 流行过程是指一系列相互联系、相继发生的疫源地

构成传染病的流行过程

B. 传染源向四周传播病原体所能涉及的范围称为疫源地

C. 传染病流行强度一般分为散发、流行、大流行、暴发

D. 对疫源地进行彻底的消毒后就可宣布疫源地被消灭

E. 疫源地连成片称为疫区

20. 可使人群易感性升高的因素不包括

A. 新生儿增加

B. 免疫人口免疫力的自然消退

C. 易感人口的迁入

D. 隐性感染发生后

E. 免疫人口的迁出或死亡，使人群易感性升高

21. 衡量人群中在短时间内新发病例的频率，采用的指标为

A. 罹患率　　　　　　　B. 发病率

C. 患病率　　　　　　　D. 感染率

E. 发病比

22. 健康的概念是

A. 身体处于良好状态

B. 身体和道德处于良好状态

C. 身体和心理处于良好状态

D. 身体、心理和社会适应处于良好状态

E. 身体、心理、社会适应和道德品质处于良好状态

23. 对于医源性感染污染的途径，错误的是

A. 交叉感染　　　　　　B. 空气

C. 医疗器械　　　　　　D. 药品

E. 手

24. 在恶性肿瘤的主要危险因素中最主要的是

A. 生物因素　　　　　　B. 物理因素

C. 化学因素　　　　　　D. 体力活动

E. 社会心理因素

25. 预防地方性甲状腺肿最方便、可靠的措施是

A. 碘化食糖　　　　　　B. 投碘化剂

C. 碘化食盐或食油　　　D. 碘化水质

E. 移民

26. 流行病学调查的抽样方法中没有

A. 分层抽样　　　　　　B. 误差抽样

C. 整群抽样　　　　　　D. 随机抽样

E. 机械抽样

27. 调查表中 2 位数标记法描述左上第二乳磨牙应为

A. 55　　　　　　　　　B. 65

C. 85　　　　　　　　　D. 75

E. 25

28. 根据赫尔姆斯的调查，若生活变化单位（LCU）累计得分在 200～299，则第 2 年的患病率约为

A. 20%　　　　　　　　B. 35%

C. 50%　　　　　　　　D. 65%

E. 80%

29. 我国艾滋病的发病处在上升阶段，口腔科诊疗过程中不是主要的传播渠道，它的主要传播途径是

A. 经呼吸道　　　　　　B. 经性传播

C. 经消化道　　　　　　D. 经皮肤

E. 共用生活用具

30. 一患者有牙龈出血症状 2 周余，用药物牙膏认真刷牙后不见好转，此时应如何做为好

A. 停止刷牙

B. 使用含漱液

C. 到医院口腔科进行检查治疗

D. 换一种药物牙膏再试一试

E. 口服维生素 C

31. 某市疾病预防控制机构工作人员严某，下乡检查工作的过程中发现该乡的一个村流行性感冒流行，于是严某按传染病防治法的规定进行了报告，严某进行疫情报告应遵循的原则是

A. 及时管理原则　　　　B. 就近管理原则

C. 属地管理原则　　　　D. 属人管理原则

E. 网络直报管理

32. 在科室预防交叉感染的讨论会上，大家提出了很多好的建议，特别强调要做的是

A. 更换所有消毒液

B. 更换所有器械物品

C. 认真学习消毒常识

D. 加强感染的监测与控制

E. 查找污染源和设计消毒程序

33. 预防口腔医学教学中，老师强调临床控制交叉感染的重点是

A. 空气的消毒　　　　　B. 手部的消毒

C. 地表的消毒　　　　　D. 机头的消毒

E. 废物的处理

34. 流行病学的研究方法不包括

A. 实验性方法　　　　　B. 理论性方法

C. 描述性方法　　　　　D. 推论性方法

E. 分析性方法

35. 关于使用低焦油卷烟，下列说法不正确的是

A. 不能降低对健康的危害

B. 可改善慢性病预后

C. 可降低患肺癌的可能性

D. 可减少一氧化碳的吸入

E. 可增加成瘾性

A3/A4 型题

1.（共用题干）若对某疾病进行流行病学的研究，选用病例对照调查。

（1）那么调查对象应是

A. 病例组应选择怀疑患某病的患者，对照应选不患某病的人

B. 病例组应是确定患某病的患者，对照选怀疑患某病的人

C. 病例组应是确定患某病的患者，对照也是患某病的人

D. 病例和对照都未被确定患某病

E. 病例应是确定患某病的人，对照应是不患某病的人

(2) 研究中应注意混杂因素的影响，混杂因素是指

　　A. 影响研究结果判定的因素

　　B. 影响统计处理的因素

　　C. 与研究的病和所研究的暴露因素都有联系的因子

　　D. 仅与研究的病有联系

　　E. 仅与对照组有联系

(3) 在成组病例对照研究中，对 OR 值的描述正确的是

　　A. OR > 1，说明某因素是危险因素

　　B. OR < 1，说明某因素是危险因素

　　C. OR = 1，说明某因素是危险因素

　　D. OR = 1，说明某因素是保护因素

　　E. 以上均不是

2. （共用题干）2008 年共发生 200 例某病病人，在 2008 年年初已知有 800 例病人，年内因该病死亡 40 例，年中人口数 1000 万。

(1) 如果该病的发生和因该病死亡的事件均匀分布在全年中，则 2008 年该病的发病率（1/10 万）是

　　A. 2.0　　　　　　　B. 8.0

　　C. 10.0　　　　　　D. 1.6

　　E. 0.4

(2) 如果该病的发生和因该病死亡的事件均匀分布在全年中，则 2008 年期间该病的患病率（1/10 万）是

　　A. 2.0　　　　　　　B. 8.0

　　C. 10.0　　　　　　D. 1.6

　　E. 0.4

(3) 如果该病的发生和因该病死亡的事件均匀分布在全年中，则 2008 年期间该病的死亡率（1/10 万）是

　　A. 2.0　　　　　　　B. 8.0

　　C. 10.0　　　　　　D. 1.6

　　E. 0.4

B1 型题

1. （共用备选答案）

　　A. 家庭自制发酵食品

　　B. 鱼、虾、蟹、贝类

　　C. 剩饭

　　D. 肉类、禽类、蛋类

　　E. 以上都不是

(1) 引起沙门菌属食物中毒的好发食品是

(2) 引起副溶血性弧菌食物中毒的好发食品是

(3) 引起肉毒中毒的好发食品是

2. （共用备选答案）

　　A. Synder 试验　　　　　　B. Dentobuff Strip 法

　　C. Dentocult - LB 法　　　D. MSBB 法

　　E. 激光荧光检测法

(1) 变形链球菌的检测方法是

(2) 乳酸杆菌的检测方法是

(3) 酸性产物的检测方法是

(4) 唾液缓冲能力的检测方法是

3. （共用备选答案）

　　A. 普查　　　　　　　　　B. 抽样调查

　　C. 预调查　　　　　　　　D. 捷径调查

　　E. 问卷调查

(1) 在某小学进行牙病防治时用

(2) 了解社区口腔健康状况时用

(3) 开展全国口腔健康调查时用

(4) 开展省市口腔健康调查时用

4. （共用备选答案）

　　A. 维生素 A 与胡萝卜素　　B. 维生素 B_1

　　C. 核黄素　　　　　　　　D. 抗坏血酸

　　E. 以上都不是

(1) 参与糖类的代谢，维持神经、肌肉、消化、循环的正常功能的是

(2) 参与组织呼吸及氧化还原过程，并与视网膜的感光作用和生长发育有关的是

(3) 可维持牙齿血管骨骼的正常功能，增加抗病能力，促进伤口愈合，促进铁吸收，阻断亚硝胺的形成，具有抗癌防癌的作用；与铅、苯、汞、砷等重金属离子络合可减少其毒性作用的是

5. （共用备选答案）

　　A. 样本率与总体率比较的目的

　　B. 配对计数资料的比较目的

　　C. 两个样本率比较的目的

　　D. 多个样本率作比较的目的

　　E. 将两个或多个样本构成比作比较的目的

(1) 通过单一样本数据推断两种处理结果有无差别是

(2) 推断样本率所代表的总体率与总体率是否相等是

(3) 推断两个样本各自代表的两总体率是否相等是

第十一章　口腔预防医学

A1/A2 型题

1. 牙周疾病流行特征不包括

　　A. 地区分布　　　　　　　B. 时间分布

　　C. 城乡分布　　　　　　　D. 年龄分布

　　E. 细菌种群分布标准

2. 我国发生的严重急性呼吸窘迫综合征（SARS），很快波及许多省市，这种发病情况称为

　　A. 暴发　　　　　　　　　B. 流行

　　C. 季节性升高　　　　　　D. 周期性流行

　　E. 长期变异

3. 氟化食盐的氟浓度一般是

    A. 90～350mg/kg   B. 90～450mg/kg

    C. 120～350mg/kg   D. 120～450mg/kg

    E. 120～550mg/kg

4. 以下哪一部位的菌斑与牙周组织的破坏关系最为密切

    A. 光滑面菌斑   B. 𬌗面点隙裂沟菌斑

    C. 邻面菌斑   D. 颈缘菌斑

    E. 龈下菌斑

5. 牙周病发生的始动因素是

    A. 牙菌斑   B. 牙石

    C. 白垢   D. 食物嵌塞

    E. 内分泌紊乱

6. 龋病二级预防的内容包括

    A. 早期诊断、定期口腔检查、X线辅助检查、早期充填

    B. 早期诊断、定期口腔检查、X线辅助检查、窝沟封闭

    C. 早期诊断、X线辅助检查、早期充填、氟防龋

    D. 口腔健康教育、定期口腔检查、X线辅助检查、窝沟封闭

    E. 早期诊断、口腔健康教育、早期充填、氟防龋

7. 目前广泛使用的糖代用品是

    A. 糖精   B. 山梨醇

    C. 木糖醇   D. 甘露醇

    E. 蛋白糖

8. 乙型病毒性肝炎经皮肤传播的途径不包括

    A. 血液   B. 污染的针头

    C. 性接触   D. 针灸

    E. 手术

9. 用于预清洁时理想的浸泡溶液是

    A. 8%～10%次氯酸钠溶液

    B. 1:16 戊二醛－酚溶液

    C. 1:213 的聚维酮碘

    D. 75%乙醇

    E. 1:32 的合成酚溶液

10. 学校饮水氟浓度是公共饮水氟浓度的多少倍

    A. 1.5 倍   B. 2.5 倍

    C. 3.5 倍   D. 4.5 倍

    E. 5.5 倍

11. 以下方法哪种没有去除菌斑的作用

    A. 漱口   B. 刷牙

    C. 牙签   D. 牙线

    E. 洁治

12. 关于菌斑中的氟，正确的是

    A. 菌斑中的氟浓度低于唾液中的氟浓度

    B. 菌斑中的氟大部分以离子形式存在

    C. 菌斑氟与外源性氟化物使用频率无关

    D. 在非氟化区，菌斑中的氟主要来源于饮水

    E. 菌斑液中的氟与唾液中的氟有关

13. 口腔健康教育和口腔健康促进结合起来可以

A. 开展集体刷牙   B. 公共饮水加氟

    C. 定期口腔健康检查   D. 实施窝沟封闭

    E. 进行以上各项

14. 以下哪项口腔保健服务应包括口腔健康教育

    A. 集体刷牙   B. 窝沟封闭

    C. 氟水漱口   D. 服用氟片

    E. 以上都是

15. 以下说法正确的是

    A. 人老了自然要掉牙

    B. 牙齿好坏与刷牙无关

    C. 牙好是天生的

    D. 人老掉牙不是自然规律

    E. 定期检查不得牙病

16. 适用于干热灭菌的医疗用品是

    A. 布类   B. 油类

    C. 金属   D. 塑料

    E. 纸张

17. 口腔科感染控制的最突出问题是

    A. 手机头消毒较困难

    B. 对消毒灭菌原理知之不多

    C. 对制度执行不严

    D. 消毒灭菌缺少严格分类

    E. 是对控制感染的正确估价

18. 口腔健康促进包括，除了

    A. 保证口腔卫生措施实施的条件

    B. 各种具体的口腔预防措施

    C. 保证口腔卫生措施实施的制度

    D. 增长人们的口腔保健知识

    E. 将口腔卫生措施纳入计划

19. 综合治疗台的表面感染控制最好选用

    A. 布巾覆盖   B. 纸巾覆盖

    C. 毛巾覆盖   D. 塑料布覆盖

    E. 表面擦拭

20. 口腔健康调查的工作步骤不包括

    A. 收集资料   B. 整理资料

    C. 统计资料   D. 分析资料

    E. 上报结果

21. 被人体吸收最快的含氟物质是

    A. 氟化牛奶   B. 氟化饮水

    C. 蔬菜   D. 水果

    E. 海产鱼

22. 龋病资料整理一般不以哪项分组

    A. 年龄   B. 文化程度

    C. 城乡   D. 性别

    E. 民族

23. 对口腔医学、公共卫生医学最有意义的氟浓度值是

    A. 血浆氟   B. 唾液氟

    C. 尿氟   D. 骨氟

E. 菌斑氟

24. 以下不属于牙周病先天性危险因素的是
A. 种族
B. 性别
C. 年龄
D. 遗传因素
E. 先天性免疫缺损

25. 急性氟中毒的主要症状不包括
A. 呕吐
B. 恶心
C. 头痛
D. 腹泻
E. 肌肉痉挛

26. 口腔医务人员感染乙型病毒性肝炎病毒的概率是普通人的
A. 1 倍
B. 2 倍
C. 5 倍
D. 10 倍
E. 25 倍

27. 下列哪一条不能体现"口腔健康教育：口腔是全身的一个组成部分"的原则
A. 国家或地方综合性保健规划中明确规定口腔保健项目
B. 口腔健康教育纳入整体健康教育
C. 发挥领导部门的主导作用
D. 每一项口腔医疗和服务都包括口腔健康教育
E. 口腔健康教育是临床医疗服务的组成部分

28. 在口腔治疗中艾滋病病毒传播的方式不包括
A. 血液传播
B. 污染的器械传播
C. 唾液传播
D. 气雾中的微生物
E. 空气传播

29. 氟的吸收机制中不正确的一项是
A. 主要在胃肠吸收
B. 氟吸收是一个被动扩散过程
C. 在胃的吸收与胃酸成正比
D. 肠黏膜吸收与 pH 正比
E. 在呼吸道也可吸收

30. 去除龈下菌斑与牙结石属于社区牙周保健
A. 基本急诊保健
B. 一级水平
C. 二级水平
D. 三级水平
E. 四级水平

31. 下面哪一项关于菌斑的描述是不正确的
A. 菌斑是无色、柔软的物质
B. 肉眼不易辨认菌斑的存在
C. 菌斑显示剂可使菌斑染色
D. 菌斑是牙周病的主要病因刺激物
E. 菌斑会在去除至少 12 小时后在牙面重新形成

32. 可见光固化器手柄消毒选用
A. 乙醇
B. 聚维酮碘
C. 戊二醛
D. 氯己定
E. 次氯酸钠

33. 可能引起氟中毒的人体摄入剂量是
A. 4mg/kg
B. 3mg/kg

C. 5mg/kg
D. 6mg/kg
E. 8mg/kg

34. 菌斑指数与软垢指数的相同点是
A. 只考虑龈缘处菌斑的厚度
B. 不估计牙面菌斑的面积
C. 检查前先漱口
D. 吹干牙面后检查
E. 使用镰形探针

35. 窝沟龋比平滑面龋发展迅速，其最主要原因是
A. 窝沟底部牙釉质比平滑面含氟少
B. 窝沟底部牙釉质较平滑面薄
C. 窝沟底部解剖形态较平滑面有利于细菌聚集
D. 窝沟底部的食物残渣较平滑面多
E. 沟口的有机填塞物造成

36. 口腔医生操作中最易感染的是
A. 真菌
B. 病毒
C. 细菌
D. 支原体
E. 放线菌

37. WHO 推荐的用于成年人口腔健康状况的指数年龄组是
A. 30 ~ 40 岁
B. 35 ~ 44 岁
C. 40 ~ 50 岁
D. 45 ~ 54 岁
E. 50 ~ 60 岁

38. WHO 评价龋病流行程度的标准年龄组是
A. 10 岁
B. 12 岁
C. 15 岁
D. 16 岁
E. 18 岁

39. 影响龋病流行的相关因素不包括
A. 氟的摄入量
B. 糖的摄入量
C. 钙的摄入量
D. 糖的摄入频率
E. 饮食习惯

40. 艾滋病病毒的特点是
A. 耐高温
B. 不耐高温
C. 在唾液中的浓度高
D. 在体外容易生存
E. 只在血液和精液中

41. WHO 龋病流行程度评价标准是
A. 龋齿发病率
B. 患龋率
C. 龋均
D. 龋面均
E. 无龋率

42. 口腔科医生最易受染的途径是
A. 被污染器械刺伤皮肤
B. 操作后不洗手
C. 空气消毒不严
D. 食物消毒不严
E. 接触患者血液和唾液

43. 由尿排出的氟占机体总排泄量的
A. 15% 左右
B. 35% 左右
C. 55% 左右
D. 75% 左右
E. 95% 左右

44. 自来水加氟的不足之处是
A. 不具备公共卫生的特点

B. 可能产生氟骨症

C. 不具备突出的社会性

D. 社区居民因龋治疗费用减少

E. 易造成氟浪费

45. Knutson 使用局部涂氟所用氟化钠溶液的浓度为

A. 2%　　　　　　　　　　B. 1.23%

C. 5%　　　　　　　　　　D. 8%

E. 0.5%

46. 广州首先开展饮水加氟的试点是在

A. 1960 年　　　　　　　　B. 1963 年

C. 1965 年　　　　　　　　D. 1967 年

E. 1969 年

47. 下面哪一项是窝沟封闭的非适应证

A. 萌出 5 年后无龋的牙

B. 窝沟深，可以插入探针的牙

C. 对侧同名牙有患龋倾向的牙

D. 窝沟深，可以卡住探针的牙

E. 对侧同名牙有龋的牙

48. WHO 口腔健康标准中，下面哪项是错误的

A. 牙齿无龋洞　　　　　　B. 无疼痛感

C. 牙无松动　　　　　　　D. 牙龈颜色正常

E. 无出血现象

49. 龋病流行特征不包括

A. 地区分布　　　　　　　B. 时间分布

C. 人群分布　　　　　　　D. 氟化物分布

E. 城乡分布

50. 去除龈下结石属于社区人群牙周健康的哪一级水平

A. 基本急诊保健　　　　　B. 一级水平

C. 二级水平　　　　　　　D. 三级水平

E. 四级水平

51. 正常人每千克体重每天适宜摄氟量的范围是

A. 0.01 ~ 0.02mg　　　　　B. 0.05 ~ 0.07mg

C. 0.09 ~ 0.11mg　　　　　D. 0.11 ~ 0.13mg

E. 0.16 ~ 0.20mg

52. 污染手机消毒的方法最好用

A. 干热灭菌　　　　　　　B. 化学浸泡

C. 高温高压灭菌　　　　　D. 紫外线消毒

E. 消毒剂擦拭

53. 龋病的一级预防包括

A. 根管治疗、健康教育　　B. 早期诊断、早期治疗

C. 窝沟封闭、氟防龋　　　D. 健康教育、充填治疗

E. 早期诊断、氟防龋

54. 关于口腔分级预防的概念，说法正确的是

A. 三级预防包含一级预防、二级预防

B. 二级预防又称病因预防

C. 二级预防是指防止牙丧失（恢复口腔功能）

D. X 线辅助检查属于二级预防

E. 早期充填属于一级预防

55. 酚类化合物控制菌斑的主要作用是

A. 干扰菌斑附着　　　　　B. 破坏菌斑基质

C. 清除菌斑内毒素　　　　D. 改变菌斑活性

E. 控制菌斑繁殖

56. 季铵化合物控制菌斑的主要作用是

A. 干扰菌斑附着

B. 破坏菌斑基质

C. 清除菌斑内毒素

D. 改变细菌细胞膜的渗透性

E. 控制菌斑繁殖

57. 健康促进中起主导作用的是

A. 公众　　　　　　　　　B. 卫生行政部门

C. 主要行政领导　　　　　D. 口腔医务工作者

E. 学校教师

58. 影响龋病流行的人群分布因素中不包括

A. 年龄　　　　　　　　　B. 饮食

C. 性别　　　　　　　　　D. 城乡

E. 民族

59. 对口腔科医生最危险的是

A. 疱疹　　　　　　　　　B. 结核

C. 流感　　　　　　　　　D. 乙型病毒性肝炎

E. 梅毒

60. 控制空气飞溅传播的方法不包括

A. 医务人员操作时应戴口罩

B. 患者治疗前漱口

C. 洁牙员操作时戴面罩

D. 诊室安装抽风机

E. 开大高速手机和洁牙机的出水量

61. 下列属于低效水平消毒剂的是

A. 次氯酸钠　　　　　　　B. 戊二醛

C. 酚类　　　　　　　　　D. 聚维酮碘

E. 乙醇

62. WHO 推荐杀灭乙型病毒性肝炎病毒污染物的消毒剂戊二醛的浓度是

A. 0.2%　　　　　　　　　B. 0.5%

C. 1.0%　　　　　　　　　D. 2.0%

E. 3%

63. 酣类消毒剂配制频率为

A. 随用随配　　　　　　　B. 每天配制

C. 每 2 天配制　　　　　　D. 每 3 天配制

E. 每周配制

64. 口腔健康促进不包括

A. 调整自来水含氟浓度

B. 采用糖的代用品

C. 保证措施实施的条例、制度与法律

D. 专业人员协助领导合理分配资源

E. 宣传口腔健康知识

65. 非传染源包括

A. 急性传染病患者 　　　　B. 潜伏期感染者

C. 已知携带病原者 　　　　D. 未知携带病原者

E. 健康人群

66. 对牙周健康状况影响最大的不良习惯是

A. 吸烟 　　　　　　　　B. 喝酒

C. 磨牙症 　　　　　　　D. 吐舌

E. 口呼吸

67. 保护性工作服应

A. 每日更换 　　　　　　B. 每个病人更换

C. 每 3 天更换 　　　　　D. 每 2 天更换

E. 每周更换

68. 口腔流行病学研究方法不包括

A. 描述性研究 　　　　　B. 历史资料分析

C. 横断面调查 　　　　　D. 现况调查

E. 计算机统计

69. 不能添加到含氟牙膏中的氟化物是

A. 氟化亚锡 　　　　　　B. 氟化胺

C. 氟化钠 　　　　　　　D. 氟硅酸钠

E. 单氟磷酸钠

70. Kappa 值可靠度优的范围是

A. 0.4 ~ 0.5 　　　　　　B. 0.51 ~ 0.6

C. 0.61 ~ 0.8 　　　　　　D. 0.51 ~ 0.7

E. 0.71 ~ 0.8

71. 人体每天从食物中摄入的氟是全身氟来源的

A. 5% 　　　　　　　　　B. 15%

C. 25% 　　　　　　　　　D. 35%

E. 45%

72. WHO 制定口腔健康的 5 条标准是在

A. 1965 年 　　　　　　　B. 1971 年

C. 1975 年 　　　　　　　D. 1981 年

E. 1985 年

73. 口腔健康教育者应采取的方式是

A. 讲解道理 　　　　　　B. 单向传授

C. 良师益友 　　　　　　D. 灌输知识

E. 教育者自居

74. 口腔健康教育的方法一般是

A. 个别交谈、网络交流、大众传播渠道、组织社区活动

B. 个别交谈、小型讨论会、大众传播渠道、组织社区活动

C. 专家咨询、小型讨论会、大众传播渠道、组织社区活动

D. 个别交谈、小型讨论会、学校授课、组织社区活动

E. 专家咨询、网络交流、大众传播渠道、组织社区活动

75. 医疗单位走怎样的道路才是口腔健康的根本所在

A. 以个体为对象，以健康为中心

B. 以个体为对象，以治疗疾病为中心

C. 以群体为对象，以治疗疾病为中心

D. 以群体为对象，以个体为中心

E. 以群体为对象，以健康为中心

76. 乙烯基手套常在什么情况下使用

A. 检查 　　　　　　　　B. 手术

C. 手部过敏 　　　　　　D. 清洗器械

E. 洁牙

77. 目前世界龋病分布的特点可能与之有关的因素是

A. 糖的摄入量和频率 　　B. 生活水平和饮食习惯

C. 口腔预防保健措施 　　D. 氟化物防龋措施

E. 口腔科医师数量

78. 影响牙周疾病流行的因素不包括

A. 口腔卫生状况 　　　　B. 吸烟

C. 长期服用避孕药 　　　D. 饮酒

E. 牙菌斑

79. 关于氯己定的副作用，错误的说法是

A. 使牙、修复体或舌背上发生染色

B. 不能用于口内手术后

C. 需加入调味剂

D. 味苦

E. 对口腔黏膜有刺激作用

80. 关于氯己定的抗菌机制，哪项说法是正确的

A. 能与细菌细胞壁的阳离子作用增加细胞壁的通透性

B. 系二价阴离子表面活性剂

C. 能与唾液碱性糖蛋白的酸性基团结合

D. 能阻碍唾液细菌对牙面的吸附

E. 取代 Ca^{2+} 与唾液中的碱性凝集因子作用

81. 用聚维酮碘消毒表面，喷射后湿润应保持

A. 5 分钟 　　　　　　　B. 1 分钟

C. 10 分钟 　　　　　　　D. 15 分钟

E. 20 分钟

82. 最易与心内膜组织发生交叉反应的疫苗是

A. 全疫苗 　　　　　　　B. 多肽疫苗

C. 单克隆抗体 　　　　　D. 核酸疫苗

E. 多肽抗体

83. 人体氟排泄的主要途径是

A. 指甲 　　　　　　　　B. 尿液

C. 汗液 　　　　　　　　D. 粪便

E. 头发

84. 将特定编码蛋白的外源基因直接导入动物细胞内，诱导宿主对目的基因表达的蛋白，产生免疫反应，达到防龋作用的疫苗是

A. 多肽抗体 　　　　　　B. 单克隆和多克隆抗体

C. 基因重组免疫 　　　　D. 核酸疫苗

E. 转基因抗体

85. 器械预清洁首要的步骤是

A. 冲洗 　　　　　　　　B. 化学浸泡

C. 干燥 　　　　　　　　D. 擦拭

E. 上油

86. 临床医疗废物的处理原则是
  A. 清洗   B. 毁型
  C. 抛弃   D. 焚烧
  E. A + D

87. 统计方法中标准误一般表示
  A. 抽样误差   B. 变异程度
  C. 分布状况   D. 离散程度
  E. 可信区间

88. 装沾有血液污染材料的废物容器，容量不能超过多少就应立即运走
  A. 1/2   B. 1/3
  C. 2/3   D. 4/5
  E. 装满

89. 人体最主要的氟来源是
  A. 饮水   B. 食物
  C. 空气   D. 氟化牙膏
  E. 含氟维生素

90. 防止检查者偏性的方法不包括
  A. 调查前的技术培训   B. 诊断标准要明确
  C. 诊断标准的统一认识 D. 做标准一致性试验
  E. 经常做质量抽查

91. 口腔健康调查方法不包括
  A. 普查   B. 随机调查
  C. 预调查   D. 抽样调查
  E. 捷径调查

92. 目前控制菌斑最常用的方法是
  A. 刷牙   B. 牙线
  C. 洁治   D. 药物含漱
  E. 牙签

93. 下面关于牙线的描述正确的是
  A. 含蜡牙线较不含蜡牙线更容易去除邻面菌斑
  B. 使用牙线前应去除邻面充填体的悬突
  C. 使用牙线时可将其两端绕在左右手的食指上
  D. 如两牙间接触点较紧可向下加力进入牙间隙
  E. 牙周病患者不必进行洁治就可使用牙线

94. 简化口腔卫生指数要检查
  A. 半口牙   B. 全口牙
  C. 前牙唇侧   D. 6颗指数牙
  E. 后牙舌侧

95. 饮水加氟的适宜浓度是
  A. 0.5~0.7mg/L   B. 0.3~0.5mg/L
  C. 0.7~1.0mg/L   D. 1.0~1.2mg/L
  E. 1.2~1.5mg/L

96. 流行病学调查的资料在分析时一般不用
  A. 标准差   B. 中位数
  C. 平均数   D. 标准误
  E. 可信区间

97. 哪种药物不适宜长期使用作为控制菌斑预防牙周病的方法
  A. 氯己定   B. 抗生素
  C. 酚类化合物   D. 血根碱
  E. 季铵化合物

98. 下列哪种方法不能改变地方性氟中毒
  A. 改变生活方式
  B. 适宜的氟浓度
  C. 建立良好的口腔卫生习惯
  D. 合理处理三废
  E. 预防工业氟污染

99. 利用基因工程技术构建的疫苗免疫动物，获得特异性的抗体是
  A. 多肽抗体   B. 单克隆和多克隆抗体
  C. 基因重组免疫   D. 核酸疫苗
  E. 转基因抗体

100. 以下用具中没有清洁牙齿邻面菌斑作用的是
  A. 牙签   B. 牙间刷
  C. 牙间冲洗器   D. 牙线
  E. 橡胶按摩器

101. 氟牙症的临床特点是
  A. 氟牙症严重程度和氟过量水平成反比
  B. 乳恒牙都多见
  C. 牙釉质变脆，牙本质正常
  D. 牙釉质耐磨性差，抗酸能力强
  E. 患氟牙症牙数的多少和牙发育矿化时期在高氟区生活时间的长短相关

102. 主要与获得性膜黏蛋白中富脯酸结合，阻止细菌附着的物质是
  A. 五倍子   B. 茶多酚
  C. 甲壳素类   D. 氯己定
  E. 酶类

103. 主要作用是凝集致龋菌，减少菌斑形成，解脱已黏附菌斑，防止口腔pH下降的物质是
  A. 茶多酚   B. 红花
  C. 甲壳素类   D. 氯己定
  E. 酶类

104. 下面哪一项不属于控制菌斑的药物的特点
  A. 不受口腔和菌斑中其他成分的影响
  B. 能杀灭特异性致病菌
  C. 不易引起细菌的耐药性
  D. 对口腔和全身无毒、副作用
  E. 能长时间停留在口腔中发挥作用

105. 第二恒磨牙窝沟封闭的适宜年龄是
  A. 6~7岁   B. 7~9岁
  C. 9~11岁   D. 11~13岁
  E. 13~15岁

106. 氟水漱口一般推荐使用的氟化物主要是
  A. 单氟磷酸钠   B. 氟化钠

C. 氟化亚锡　　　　　　　　D. 氟化胺
E. 氟化钙

107. 首选的灭菌方法是
A. 高压蒸汽　　　　　　　　B. 化学熏蒸
C. 化学浸泡　　　　　　　　D. 干热灭菌
E. 紫外线

108. 全国第二次口腔流行病学调查显示，12 岁儿童窝沟龋与平滑面龋的患龋比例是
A. 6∶1　　　　　　　　　　B. 4∶1
C. 7∶1　　　　　　　　　　D. 8∶1
E. 9∶1

109. 属于化学性控制菌斑的方法是
A. 抗菌剂　　　　　　　　　B. 氯己定
C. 酶类　　　　　　　　　　D. 茶多酚
E. 甲壳素

110. 1981 年 WHO 制定的口腔健康标准是
A. 牙健康是牙、牙周组织、口腔邻近部位及颌面部均无组织结构与功能性异常
B. 牙清洁、无龋洞、无疼痛感，牙龈颜色正常、无出血现象
C. 无牙体、牙周、黏膜疾病
D. 无龋齿、牙周疾病
E. 牙清洁、无结构与功能异常

111. 对口腔健康教育不正确的认识是
A. 是口腔公共卫生的基础
B. 是口腔预防保健项目
C. 是传递科学信息的途径
D. 是争取领导支持的方法
E. 是提高健康意识的手段

112. 沟裂狭窄而长，底部膨大朝向釉牙本质界的窝沟是
A. V 型窝沟　　　　　　　　B. P 型窝沟
C. U 型窝沟　　　　　　　　D. I 型窝沟
E. C 型窝沟

113. 牙周疾病二级预防的内容中不包括
A. 去除菌斑和牙石　　　　　B. 专业性洁治
C. 去除不良修复体　　　　　D. 义齿修复失牙
E. 治疗食物嵌塞

114. 以下哪一项措施不属于牙周病的三级预防
A. 袋内刮治和根面平整　　　B. 治疗牙周脓肿
C. 拔除不能保留的患牙　　　D. 纠正不良习惯
E. 牙周手术治疗

115. 下列关于牙周病三级预防正确的说法是
A. 二级预防又称病因预防
B. 一级预防又称"三早"预防
C. 定期 X 线检查属于一级预防
D. 去除不良修复体属于二级预防
E. 修复失牙属于二级预防

116. 社区人群牙周健康的重要判断标准是

A. 牙龈颜色异常　　　　　　B. 牙龈点彩消失
C. 牙龈红肿　　　　　　　　D. 牙龈出血
E. 牙周袋溢脓

117. 世界范围内使用氟化物防龋，估计人数最多的措施是
A. 饮水加氟　　　　　　　　B. 含氟牙膏
C. 局部涂氟　　　　　　　　D. 食盐氟化
E. 氟水漱口

118. 急性氟中毒抢救处理的不恰当方法是
A. 补钙　　　　　　　　　　B. 催吐
C. 补液　　　　　　　　　　D. 人工呼吸
E. 洗胃

119. 氟的防龋机制不包括
A. 釉质溶解性增加　　　　　B. 抑制烯醇酶
C. 抑制细菌产酸　　　　　　D. 促进再矿化
E. 影响牙外形

120. "社区牙周指数"检查项目不包括
A. 牙结石　　　　　　　　　B. 牙龈出血
C. 牙槽骨吸收　　　　　　　D. 浅牙周袋
E. 深牙周袋

121. 影响牙周疾病流行的最主要因素是
A. 受教育程度　　　　　　　B. 吸烟与饮酒
C. 年龄和性别　　　　　　　D. 口腔卫生状况
E. 城乡差异

122. 口腔健康教育的最终目的是
A. 建立口腔健康行为　　　　B. 增长口腔保健知识
C. 了解口腔保健措施　　　　D. 定期口腔健康检查
E. 积极治疗口腔疾病

123. 属于口腔科医生个人防护的是
A. 不留长发　　　　　　　　B. 戴口罩
C. 通风　　　　　　　　　　D. 使用一次性用品
E. 物表覆盖

124. 以往牙周疾病流行病学资料少的重要原因是
A. 缺乏明确的标准和指数
B. 牙周资料的可比性差
C. 牙周疾病流行病学研究少
D. 牙周资料的可靠性差
E. 缺乏牙周资料的收集和整理

125. WHO 龋病流行程度属低的标准是
A. 0.0～1.1　　　　　　　　B. 1.2～2.6
C. 1.5～2.5　　　　　　　　D. 0.5～1.5
E. 2.7～4.4

126. 下列使用期最长的消毒液是
A. 乙醇　　　　　　　　　　B. 戊二醛
C. 过氧乙酸溶液　　　　　　D. 聚维酮碘
E. 次氯酸钠溶液

127. 关于氯己定，正确的说法是
A. 氯己定具有二价阴离子活性
B. 对细菌表面有亲和力

C. 对放线菌作用不显著

D. 对革兰阳性菌无抑制作用

E. 是一种生物学控制菌斑的方法

128. 美国环境保护署推荐的表面消毒液是

　　A. 乙醇　　　　　　　　B. 次氯酸钠溶液

　　C. 过氧乙酸溶液　　　　D. 戊二醛溶液

　　E. 氯己定溶液

129. 窝沟封闭剂脱落的最主要原因是

　　A. 酸蚀后冲洗不彻底　　B. 清洁不彻底

　　C. 酸蚀后唾液污染　　　D. 固化后有气泡

　　E. 封闭剂太厚

130. 为了研究中草药牙膏对人群牙周健康的影响，随机选取 50 人用该牙膏刷牙，3 个月后进行临床评价。该研究方法是

　　A. 现场试验　　　　　　B. 社区干预试验

　　C. 准实验　　　　　　　D. 临床试验

　　E. 病例对照研究

131. 对 1 年前做过口腔检查的 200 名患者进行口腔健康检查时，发现了 40 个新龋需治疗，描述这种情况的指标是

　　A. 龋均　　　　　　　　B. 患龋率

　　C. 发病率　　　　　　　D. 构成比

　　E. 充填率

132. 某社区准备进行饮水加氟防龋措施，资料显示该地区饮水氟浓度为 0.1 ~ 0.3mg/kg，氟牙症指数低于 0.6。经过仔细论证以后，专家小组认为还应该补充考虑的指标是

　　A. 12 岁儿童龋均　　　　B. 6 岁儿童龋均

　　C. 15 岁龋均　　　　　　D. 18 岁龋均

　　E. 35 ~ 44 岁组龋均

133. 学生乙临床检查发现牙龈因炎症有颜色改变，无肿胀或水肿，探针后出血，复习龈沟出血指数标准后记分为

　　A. 1　　　　　　　　　　B. 2

　　C. 3　　　　　　　　　　D. 4

　　E. 5

134. 患者，男性，45 岁，牙齿松动咬物无力就诊，临床诊断为牙周炎，医生在对他进行牙周系统治疗后嘱其每隔多长时间来进行牙周维护治疗

　　A. 1 个月　　　　　　　B. 3 个月

　　C. 12 个月　　　　　　　D. 6 个月

　　E. 24 个月

135. 患者，男，15 岁，被诊断为青少年牙周炎，医生在对其进行牙周治疗后选择了抗生素作为辅助治疗，最适宜的抗生素是

　　A. 四环素　　　　　　　B. 螺旋霉素

　　C. 罗红霉素　　　　　　D. 卡那霉素

　　E. 青霉素

136. 某大学生经刷牙训练后使用 O'Leary 的菌斑控制记录

法进行评估，结论是菌斑基本被控制，其菌斑百分率最多为

　　A. 10%　　　　　　　　B. 5%

　　C. 15%　　　　　　　　D. 20%

　　E. 50%

137. 口腔保健咨询时，对于第二恒磨牙窝沟封闭的适宜时间正确的是

　　A. 6 ~ 7 岁　　　　　　　B. 7 ~ 8 岁

　　C. 8 ~ 9 岁　　　　　　　D. 9 ~ 11 岁

　　E. 11 ~ 13 岁

138. 患者，男，18 岁，上中切牙唇面各出现明显的白垩色改变，经医生询问病史后发现该患者曾经居住高氟区，医生诊断为氟牙症。按照 TF 分类原则记分为

　　A. 2　　　　　　　　　　B. 3

　　C. 4　　　　　　　　　　D. 5

　　E. 6

139. 患儿，女，7 岁，第一恒磨牙窝沟着色且能卡住探针，疑有龋坏。该儿童应选用什么样的预防治疗措施

　　A. ART　　　　　　　　B. 预防性充填

　　C. 充填治疗　　　　　　D. 局部用氟

　　E. 口腔健康教育

140. 某山区人群氟牙症流行，经调查饮水氟浓度为 0.1 ~ 0.3mg/kg，造成该地区氟牙症流行的最可能原因是

　　A. 饮酒和吸烟　　　　　B. 个体易感

　　C. 水氟浓度过高　　　　D. 燃煤污染

　　E. 口腔卫生行为不良

141. 在给社区口腔保健人员讲课时，教授指出口腔健康教育

　　A. 是一项预防措施

　　B. 须由专业人员进行

　　C. 是口腔预防保健的组成部分

　　D. 以上课为主要方法

　　E. 以通俗易懂为标准

142. 口腔系实习生到临床工作的第一天，开始对患者进行检查，需选择的手套是

　　A. 乳胶手套　　　　　　B. 消毒乳胶手套

　　C. 外科手套　　　　　　D. 乙烯基手套

　　E. 一般公用手套

143. 我国为乙型病毒性肝炎的高发国，很多患者担心在口腔科就诊时会感染乙型病毒性肝炎，这样的顾虑并无道理，因为乙型病毒性肝炎是经

　　A. 呼吸道传播的　　　　B. 消化道传播的

　　C. 皮肤途径传播的　　　D. 飞沫传播的

　　E. 血液传播的

144. 某患者经口腔健康检查发现有牙龈炎，医生在洁治后推荐他使用以下哪种措施作为辅助治疗

　　A. 氯己定漱口液　　　　B. 口服抗生素

　　C. 饭后清水漱口　　　　D. 静脉注射抗生素

　　E. 口服甲硝唑

145. 口腔预防教研室集体备课时，李老师指出老年人随着年龄的增长，口腔疾病主要增加的是
    A. 根面龋　　　　　　　　B. 牙髓炎
    C. 口干　　　　　　　　　D. 牙列不齐
    E. 口臭

146. 关于在学校为期两年的含氟牙膏防龋临床实验中用哪一种龋病指数，课题组的正确意见是
    A. dmft　　　　　　　　　B. dmfs
    C. DMFT　　　　　　　　D. DMFS
    E. Deft

147. 为了解小学生的龋病的自然变化情况，研究人员制订了一项为期三年的研究计划，每年对学生进行一次口腔健康检查。该研究方法属于
    A. 现况调查　　　　　　　B. 群组研究
    C. 常规资料分析　　　　　D. 纵向研究
    E. 现场实验

148. 口腔科每年都有新职工参加工作，科主任和护士长都会提到要做好个人防护的措施是
    A. 高度的无菌观念
    B. 对高危人群特殊对待
    C. 使用一次性器械和材料
    D. 严格消毒措施
    E. 定时注射免疫疫苗

149. 在调查前复习 CPI 指数时，王教授纠正了某研究生下面的哪一个错误
    A. 20 岁以下查 6 颗指数牙
    B. 牙周分为 6 个区段
    C. 探诊用力不超过 30g
    D. 少于 2 颗功能牙为除外区段
    E. 20 岁以上查 10 颗指数牙

150. 患者，女性，18 岁，牙釉质半透明度有轻度改变，可见少量白色斑纹，怀疑为氟牙症。按照 Dean 分类标准，诊断氟牙症为
    A. 正常　　　　　　　　　B. 可疑
    C. 轻度　　　　　　　　　D. 很轻度
    E. 中度

151. 对样本含量大家有不同意见，但小刘的建议教授给予了肯定。小刘的建议是
    A. 患病率高则样本量要大
    B. 患病率低则样本量要大
    C. 精确度小则样本量小
    D. 把握度大则样本量小
    E. 决定样本量主要凭经验

152. 张护士负责配制消毒液，护士长要求使用次氯酸钠消毒液时应该
    A. 定期配制　　　　　　　B. 每天配制
    C. 每 3 天配制　　　　　　D. 随用随配
    E. 每周配制

153. 在实施学校氟水漱口项目时，项目小组负责人指出该

项目的实施同时有赖于口腔健康教育与口腔健康促进，两者的关系是
    A. 相互独立的两个方面　　B. 教育在先，促进在后
    C. 有机结合，相辅相成　　D. 促进在先，教育在后
    E. 密不可分，有机结合

154. 在对某小学学生进行口腔健康检查前，4 名研究人员做了标准一致性检验，他们的 Kappa 值都在 0.75 ~ 0.80。4 名研究人员的检查可靠度为
    A. 中等　　　　　　　　　B. 不合格
    C. 优　　　　　　　　　　D. 完全可靠
    E. 不能判断

155. 某一地区社区氟牙症指数为 0.75，表示该地区的氟牙症的流行程度是
    A. 边缘性　　　　　　　　B. 阴性
    C. 轻度　　　　　　　　　D. 中度
    E. 重度

156. 对一位老年人做口腔健康检查发现该老年人口腔中牙龈退缩的未患龋牙面有 40 个，患龋的牙面 10 个，因根龋充填的牙面 10 个。该老年人根龋指数为
    A. 50%　　　　　　　　　B. 25%
    C. 37%　　　　　　　　　D. 20%
    E. 33%

157. 某学校的保健老师在家长课堂讲课时，旁听的口腔专家指出下面哪一项说法容易引起误导
    A. 窝沟封闭可有效预防窝沟龋的发生
    B. 氟化物的使用可减少光滑面龋的发生
    C. 替牙期要特别注重第一恒磨牙的保护
    D. 10 岁以前儿童需要家长帮助刷牙
    E. 刷牙可以有效预防窝沟龋和光滑面龋

158. 某市一所小学，学校饮水加氟 3 年的防龋效果不太理想。经分析研究后技术小组提出改进计划，专家组审议认为应删除下面哪项后计划可行
    A. 加强口腔健康教育
    B. 增加饮用氟化牛奶措施
    C. 注意合理营养
    D. 提倡含氟牙膏
    E. 每半年应用一次含氟泡沫

159. 在开展某社区的口腔健康调查前，讨论调查目的时有人提出以下意见，被大家否定的不正确意见是
    A. 作为基线资料，将来评价预防项目时做对比
    B. 了解高危人群，设计特殊预防项目
    C. 针对人群主要疾病，施以相应预防措施
    D. 制订医疗计划，满足治疗需要
    E. 为卫生行政部门制定政策提供依据

160. 小张是口腔专业学生，开始临床实习不久，现小张接诊的患者需要进行左下第一磨牙的根管治疗。为了预防根管器械误吸或误吞，操作过程中小张应
    A. 预先告知患者极力配合
    B. 集中注意力

C. 根管治疗器械拴保险绳或使用橡皮障

D. 患者体位合适

E. 包括以上各项

161. 讨论用流行病学方法研究口腔疾病流行因素和病因时，大家都同意小张医生下面的哪种看法

A. 研究应以纵向调查资料为基础

B. 先提出危险因子假设

C. 用调查资料就可推断和验证

D. 研究需以横断面调查研究为基础

E. 龋病病因学说是用流行病学方法得出的

162. 经过对饮水加氟50多年的实践检验，其防龋效果和安全性已得到充分肯定，下面关于饮水加氟防龋效果正确的论述是

A. 防龋效果和饮用时间的长短无关

B. 防龋效果和饮用时间的早晚无关

C. 恒牙防龋效果好于乳牙

D. 窝沟面的防龋效果好于光滑面

E. 对老年人根面龋的作用不明显

163. 患者，男性，20岁，临床检查发现牙釉质半透明度改变，可见白垩色不透明区呈不规则牙面分布，不超过牙面的25%。按照Dean分类标准，诊断氟牙症为

A. 正常　　　　　　　　B. 可疑

C. 很轻度　　　　　　　D. 轻度

E. 中度

164. 口腔科要求医生在接待每一位患者时，必须更换

A. 帽子　　　　　　　　B. 口罩

C. 手套　　　　　　　　D. 工作服

E. 防护眼镜

165. 在分析龋病的人群分布中性别因素时，吴老师关于恒牙女性高于男性的正确解释是

A. 男性不爱刷牙　　　　B. 女性爱吃零食

C. 男性釉质矿化好　　　D. 女性龋齿易感性高

E. 女性牙齿萌出早

166. 患者，女性，55岁，因口底癌术后行放射治疗，预防放射性骨髓炎的措施中不包括

A. 放疗前应行牙周治疗

B. 放疗前应去除口内金属物

C. 残根、残冠应于放疗前拔除

D. 放疗前避免局部使用氟化物

E. 暂停佩戴活动义齿

167. 在对学校保健老师进行培训时，教授指出口腔健康教育与口腔健康促进相结合，才能有效地实施口腔预防措施，并指出口腔健康促进的原则是

A. 发挥专业人员的优势指导

B. 发挥领导部门的主导作用

C. 发挥社会舆论的作用

D. 发挥学校的优势

E. 发挥家长的参与作用

168. 某女性患者，担心使用牙签会使牙缝增宽，医生告诉她正确使用牙签的方法是

A. 轻轻置入龈沟底部，向龈方运动清洁

B. 轻轻置入龈沟底部，向冠方运动清洁

C. 置入牙间隙，轻轻左右运动清洁

D. 置入牙间隙，轻轻上下运动清洁

E. 视需要向各个方向运动清洁

169. 口腔健康调查前的准备阶段，技术组专家告诫调查人员，出现信息偏性的重要原因是

A. 检查对象代表性差　　B. 漏查了一些受检者

C. 检查器械不统一　　　D. 标准掌握不一致

E. 受检者回忆有偏差

170. 在龋齿调查资料整理阶段，对研究生乙提出的分组方案，张教授指出下面哪一项是错误的

A. 性别　　　　　　　　B. 年龄

C. 城乡　　　　　　　　D. 文化程度

E. 不同地区

171. 患者，男性，20岁，上颌中切牙牙釉质的白色不透明区占牙面的1/2以下，按Dean氟牙症记分为

A. 0.5　　　　　　　　B. 0

C. 1　　　　　　　　　D. 2

E. 3

172. 患者，女性，50岁，上颌牙列缺损，下颌牙列缺失，就诊期间焦虑多话，情绪波动较大，暴躁易怒。该患者可能出现的情况是

A. 牙槽骨吸收较快　　　B. 骨质疏松

C. 口干、烧灼感　　　　D. 适应力差

E. 以上皆有可能出现

173. 戊二醛-酚溶液使用的稀释度是

A. 1:32　　　　　　　B. 1:16

C. 1:8　　　　　　　　D. 1:4

E. 1:2

174. 理想的牙刷刷毛应具有的特点是

A. 易吸水变软　　　　　B. 刷毛端有孔

C. 具有适当弹性　　　　D. 防霉

E. 直径与长度成比例

175. 不属于窝沟封闭适应证的是

A. 对侧同名牙有患龋倾向　B. 对侧同名牙有龋

C. 已充填完好的牙　　　D. 牙面窝沟可疑龋

E. 牙面窝沟较深

176. 牙周病一级预防的确切内容是

A. 义齿修复，防止功能丧失

B. 早发现、早治疗，减少牙周病的严重程度

C. 以药物与牙周手术治愈牙周病损

D. 控制牙菌斑，减轻牙龈出血

E. 健康教育、定期保健、保持牙周健康

177. 牙膏成分中起到降低表面张力作用的是

A. 摩擦剂　　　　　　　B. 胶黏剂

C. 防腐剂　　　　　　　D. 洁净剂

E. 润湿剂

178. 口腔医务人员使用的个人防护用品不包括

A. 手套　　　　　　　B. 工作服

C. 面罩　　　　　　　D. 口罩

E. 鞋套

A3/A4 型题

1.（共用题干）患者，男，7 岁，因多数乳牙龋坏去口腔科就诊，医生治疗龋坏牙后推荐专业应用含氟凝胶防龋。

（1）供专业人员常用的 APF 凝胶的浓度是

A. 500mg/L　　　　　B. 1000mg/L

C. 5000mg/L　　　　　D. 12300mg/L

E. 20000mg/L

（2）医生叮嘱患者下次复诊时间是

A. 1 周后　　　　　　B. 1 个月后

C. 3 个月后　　　　　D. 半年后

E. 1 年后

2.（共用题干）患儿，5 岁，口腔健康检查时医生推荐适用局部涂氟的方法防龋，选择的氟化液为酸性磷酸氟。

（1）每次使用的药量最多不超过

A. 1.0ml　　　　　　B. 2.0ml

C. 3.0ml　　　　　　D. 4.0ml

E. 5.0ml

（2）对于儿童，使用的频率一般为

A. 3 岁、7 岁、10 岁、13 岁各 1 个疗程，每周 1 次，共 4 次

B. 1~13 岁，每月 1 次

C. 1~13 岁，每 3 个月 1 次

D. 1~13 岁，每半年 1 次

E. 1~13 岁，每年 1 次

（3）局部涂氟操作时可以省略的步骤是

A. 清洁牙面

B. 邻面使用牙线清洁

C. 局部涂氟时应隔湿干燥

D. 涂后必须保持湿润 3~4 分钟

E. 半小时内不漱口

3.（共用题干）全国口腔健康调查技术组专家对某省调查人员进行了调查前培训，纠正了一些容易影响调查质量的不足之处。

（1）根据 WHO 龋病诊断标准，下面哪一项不应诊断为龋齿

A. 病损有底部发软　　B. 釉质有潜在的损害

C. 釉质上有硬的白斑　　D. 窝沟壁软化

E. 着色区软化凹陷

（2）临床检查不应该计入 DMFT 的牙是

A. 已充填有龋　　　　B. 已充填无龋

C. 龋失牙　　　　　　D. 桥基牙

E. 有继发龋

（3）经标准一致性检验不合格的检查者不能参加调查，不合格者的 K 值在

A. 0.1 以下　　　　　B. 0.2 以下

C. 0.3 以下　　　　　D. 0.4 以下

E. 0.5 以下

（4）用牙周 CPITN 指数只检查 6 颗指数牙的年龄应在

A. 30 岁以下　　　　　B. 20 岁以下

C. 18 岁以下　　　　　D. 15 岁以下

E. 12 岁以下

4.（共用题干）某小学进行了一个为期 3 年的口腔健康教育项目，对教师、学生和家长进行口腔健康教育，观察教育前后的变化。

（1）在项目开展前收集资料的目的是

A. 作为基线资料　　　B. 了解家长的态度

C. 考察项目的可行性　　D. 考虑执行中的困难

E. 确定教育目标

（2）收集资料的最好方法是

A. 查找以前的相关记录　　B. 抽查提问

C. 问卷调查　　　　　D. 口腔健康检查

E. 收集病历

（3）对学生进行口腔健康教育的方法最好选用

A. 个别交谈　　　　　B. 小型讨论

C. 课堂授课　　　　　D. 现场提问

E. 自学资料

（4）对家长情况进行评价时不需要考虑

A. 口腔健康意识的变化

B. 口腔健康知识的变化

C. 口腔健康行为的变化

D. 对口腔健康问题所持态度的变化

E. 社会环境的变化

5.（共用题干）患者，男性，67 岁。牙列缺失 6 年，曾制作全口义齿，要求重新制作义齿。检查可见上颌牙槽嵴丰满度尚可，下颌后牙区牙槽嵴低平，口腔前庭及颊系带不明显，义齿固位差。

（1）患者下颌牙槽嵴比上颌牙槽嵴吸收明显的原因最可能是

A. 下颌失牙时间更长

B. 下颌牙槽嵴骨质较上颌疏松

C. 下颌牙弓承托面积较上颌小，单位面积受力大

D. 下颌义齿修复效果较差

E. 患者咬合习惯不良

（2）关于患者的旧义齿，不必重点了解的是

A. 患者要求重新制作义齿的原因和要求

B. 旧义齿戴用的时间

C. 旧义齿使用的情况

D. 旧义齿的制作者

E. 旧义齿上人工牙的材料

（3）患者对义齿固位、稳定要求高，但因糖尿病史，不能承受过大的手术创伤，对该患者的最佳处理方案是

A. 调改旧义齿基托

B. 重衬旧义齿

C. 重新制作义齿

D. 作唇颊沟加深术后重新制作义齿

E. 作牙槽嵴植骨术增高牙槽嵴后重新制作义齿

6.（共用题干）研究人员准备在某城市开展氟化饮水的试点研究，该城市的饮水氟浓度为 **0.3mg/L**。

（1）加氟前，除要了解当地的饮水氟浓度外，还需要调查的指标是

A. dmft、DMFT、Fci　　　B. dmft、DMFT、CPI

C. DMFT、Fci　　　D. dmft、Fci

E. dmft、CPI

（2）饮水加氟后应定期监测的氟指标为

A. 尿氟浓度　　　B. 发氟浓度

C. 骨氟浓度　　　D. 唾液氟浓度

E. 菌斑氟

（3）饮水加氟的优点不包括

A. 有效防龋，对恒牙的防龋效果好于乳牙

B. 饮水氟化费用低

C. 具有公共卫生特征

D. 可以在任何地区开展

E. 因龋治疗费用减少

（4）饮水氟化后，仍可使用的氟防龋措施是

A. 氟片　　　B. 氟滴剂

C. 氟化泡沫　　　D. 食盐氟化

E. 饮水加氟后，不需再使用任何氟防龋措施

（5）该研究至少应持续

A. 6 个月　　　B. 12 个月

C. 24 个月　　　D. 36 个月

E. 60 个月

7.（共用题干）患者，男性，55 岁，口腔检查时探及76有龈下牙石，且探诊出血，6 牙周袋深度大于 **6.0mm**；1 探诊无出血及牙石；67 探诊出血，有龈上牙石，6 牙周袋深度约 **4.5mm**；67 探诊有出血及牙石，6 牙周袋深度约 **4mm**；1 出血但无牙石；67 出血有牙石，其余牙的牙周袋深度均小于 **3.5mm**。

（1）该患者 CPI 的记分为

A. 4/0/3/2/1/3　　　B. 3/0/4/3/1/2

C. 4/0/3/2/1/2　　　D. 3/0/4/2/1/2

E. 4/1/3/2/0/3

（2）该患者右下区段治疗需要的类型是

A. 不需治疗

B. 需口腔卫生指导

C. 需洁治

D. 需口腔卫生指导 + 洁治

E. 需口腔卫生指导 + 洁治 + 复杂牙周治疗

（3）经牙周系统治疗后，医生嘱该患者每隔多久来进行牙周维护治疗

A. 1 个月　　　B. 3 个月

C. 6 个月　　　D. 12 个月

E. 24 个月

8.（共用题干）某校 6 年级（12 岁年龄组）280 名学生中恒牙有龋、失、补的人数为 150 人，未治龋齿数为 354 个，因龋失牙数为 1 个，因龋充填牙数为 45 个。

（1）该年级学生的患龋率为

A. 54%　　　B. 46%

C. 56%　　　D. 44%

E. 50%

（2）该年级学生的龋均为

A. 1.2　　　B. 1.3

C. 1.4　　　D. 1.5

E. 1.6

（3）该年级学生的"补"的构成比为

A. 11%　　　B. 13%

C. 16%　　　D. 30%

E. 50%

（4）根据 WHO 的评价标准，该群体龋病流行程度属于

A. 很低　　　B. 低

C. 中　　　D. 高

E. 很高

9.（共用题干）患儿，女，7 岁，乳牙龋坏较多，已充填。六龄牙已萌齐，窝沟深，部分窝沟有着色，无明显龋坏，要求预防。

（1）该患者首选的龋病预防措施是窝沟封闭，应选用何种浓度的磷酸进行酸蚀

A. 10% ~ 20%　　　B. 20% ~ 30%

C. 30% ~ 40%　　　D. 40% ~ 50%

E. 50% ~ 60%

（2）如对六龄牙进行封闭，酸蚀时间为

A. 30 秒　　　B. 60 秒

C. 90 秒　　　D. 120 秒

E. 150 秒

（3）酸蚀后，酸蚀面如果被唾液污染超过多少秒，就必须重新酸蚀牙面

A. 1 秒　　　B. 5 秒

C. 10 秒　　　D. 20 秒

E. 60 秒

（4）操作过程中下面哪一项不正确

A. 用不含氟的清洁剂清洁牙面

B. 酸蚀前吹干牙面

C. 用沾有液体酸蚀剂的棉球反复擦拭牙面

D. 酸蚀后加压冲洗 10 ~ 15 秒

E. 在不影响咬合的情况下尽可能涂厚一点

10.（共用题干）某儿童，5 岁，口腔健康检查时医生推荐使用局部涂氟的方法防龋，选择的氟化液为酸性磷酸氟。

（1）每次使用的药量最多不超过

A. 1.0ml　　　B. 2.0ml

C. 3.0ml　　　D. 4.0ml

E. 5.0ml

（2）对于儿童，使用的频率一般为

A. 3 岁、7 岁、10 岁、13 岁各 1 个疗程，每周 1 次，共 4 次

B. 1～13 岁，每月 1 次

C. 1～13 岁，每 3 个月 1 次

D. 1～13 岁，每半年 1 次

E. 1～13 岁，每年 1 次

（3）局部涂氟操作时可以省略的步骤是

A. 清洁牙面

B. 邻面使用牙线清洁

C. 局部涂氟时应隔湿干燥

D. 涂后必须保持湿润 3～4 分钟

E. 半小时内不漱口

11.（共用题干）患儿，男，3 岁，因多数乳牙龋坏去口腔科就诊，医生治疗龋坏牙后推荐使用氟片防龋。

（1）下面关于使用氟片防龋，正确的是

A. 直接吞服，无须嚼碎或含化

B. 服用剂量与儿童年龄无关

C. 如果该儿童使用氟化牙膏，就不能使用氟片

D. 服用后半小时不能进食、漱口

E. 水氟浓度超过 0.7mg/L，使用剂量应减半

（2）如果该地区水氟浓度低于 0.3mg/L，该儿童目前每天需要使用氟片的剂量是

A. 0.125mg　　　　　　B. 0.25mg

C. 0.50mg　　　　　　D. 0.75mg

E. 1.00mg

12.（共用题干）社区口腔健康咨询中群众提出了不少问题，口腔预防保健人员发现群众的许多认识有待提高，经过认真分析总结，对于不同的观点进行了相应的宣传。

（1）针对"氟化物"有害健康的观点，宣传

A. 氟化物有益健康

B. 氟化物有益口腔健康

C. 氟化物过多有害

D. 氟化物过少有损口腔健康

E. 除氟害兴氟利

（2）针对"人老掉牙"的观点，宣传

A. 人老掉牙是自然现象

B. 人老牙不老

C. 人老掉牙时可用义齿修复

D. 健康牙齿可以伴终身

E. 老年人不要拔牙

（3）针对"牙不疼不用看牙医"的观点，宣传

A. 尽早看牙医　　　　B. 定期口腔检查

C. 每 2 年看一次牙医　D. 牙疼及时看

E. 牙龈出血也要看

（4）针对"产妇不能刷牙"的观点，宣传

A. 用饭后漱口代替　　B. 改用牙签代替

C. 早晚坚持刷牙　　　D. 改用牙线代替

E. 减少刷牙次数

（5）针对"乳牙不用治疗"的观点，宣传

A. 乳牙龋坏严重了就需治疗了

B. 接近替换的牙不用补

C. 乳牙的健康与恒牙健康关系密切

D. 乳牙疾患影响全身健康

E. C + D

13.（共用题干）口腔预防科在某学校人群中验证一种含氟牙裔的防龋效果，对于研究方案的几个问题经讨论后确定下来。

（1）由于学校学生是以班级为单位学习和活动，因此，试验分组按自然排列的顺序

A. 系统分组　　　　　　B. 随机分组

C. 分层分组　　　　　　D. 整群分组

E. 顺序分组

（2）实验周期预计 3 年，采用指数标准为

A. DMFT　　　　　　　B. dmft

C. DMFS　　　　　　　D. dmfs

E. DEFT

（3）实验对象用的学生年级是

A. 1 年级　　　　　　　B. 3 年级

C. 4 年级　　　　　　　D. 5 年级

E. 6 年级

14.（共用题干）李老师带领一组实习生到某市郊区县进行口腔健康调查，大家认真讨论了调查方案和步骤方法，就下面的各个环节提出了具体措施。

（1）在采用何种调查方法上，大家一致同意用

A. 普查　　　　　　　　B. 抽样调查

C. 预调查　　　　　　　D. 捷径调查

E. 社会调查

（2）对于用哪个年龄组代表幼儿、学生和老年人，李老师的意见是采用 WHO 的标准

A. 3 岁、10 岁和 70 岁

B. 4 岁、9 岁和 65 岁

C. 5 岁、12 岁和 65～74 岁

D. 5 岁、15 岁和 60～65 岁

E. 5 岁、18 岁和 65～74 岁

（3）学生的调查项目为口腔常见病和多发病

A. 龋齿和牙龈炎　　　　B. 龋齿和牙周疾病

C. 牙外伤和牙周病　　　D. 龋齿和牙列不齐

E. 牙外伤和龋齿

（4）调查指数和标准采用

A. DMFT 和 CPI　　　　B. DMFS 和 CPI

C. DMFT 和 OHI－S　　D. dmft 和 OHI－S

E. CPI 和 OHI－S

（5）需要了解人群口腔卫生知识和行为习惯，他们采取了

A. 菌斑染色　　　　　　B. 识别保健牙刷

C. 问卷调查　　　　　　D. 现场考试

E. 个别提问

15.（共用题干）患者，男，8 岁。左下后牙表面发黑就诊。1 年前右下后牙因浅龋在口腔诊所接受充填治疗。检查见 3|6 殆面深窝沟卡探针，沟内有黑色沉着，质地硬，

无软化。<u>4|6</u>殆面银汞合金充填物完好，牙龈正常，叩诊（－），无松动。<u>|6</u>殆面深窝沟，可以插入探针，釉质脱矿呈白垩色。

（1）<u>3|6</u>最适合的治疗措施是

  A. 银汞充填   B. 树脂充填

  C. 观察随访   D. 窝沟封闭

  E. 非创伤性修复

（2）<u>|6</u>接受龋病充填治疗属于龋病预防的

  A. 病因预防   B. 一级预防

  C. 临床预防   D. 二级预防

  E. 三级预防

B1 型题

1.（共用备选答案）

  A. 正比关系   B. 反比关系

  C. 无关系   D. 无线性关系

  E. 既成正比又成反比

（1）氟化物的吸收率与胃 pH 的关系是

（2）骨氟含量实际沉淀率与年龄的关系是

（3）肾的氟清除率与尿 pH 的关系是

2.（共用备选答案）

  A. 口腔健康咨询   B. 口腔健康检查

  C. 问卷调查   D. 制订口腔保健计划

  E. 口腔预防保健措施

（1）开展社区口腔保健应首先

（2）为了解口腔健康状况应进行

（3）社区卫生宣传活动可通过

（4）了解人群口腔卫生习惯要做

3.（共用备选答案）

  A. 抑制细菌酶

  B. 干扰菌斑的附着

  C. 清除菌斑中内毒素

  D. 改变细菌胞膜的通透性

  E. 影响菌斑繁殖

（1）酚类化合物控制菌斑的机制是

（2）季铵化合物控制菌斑的机制是

第十二章 临床医学综合

A1/A2 型题

1. 不符合慢性肺心病心电图表现的是

  A. 电轴右偏

  B. $S_{V1} + R_{V5} \geqslant 1.05mV$

  C. 右束支传导阻滞

  D. V_1 和 V_2 导联出现 QS 波

  E. 肺型 P 波

2. 结核性胸膜炎患者，除抗结核治疗外，减轻胸膜肥厚最重要的措施是

  A. 反复胸腔穿刺抽液

  B. 胸腔内注入抗结核药物

  C. 胸腔内注射糜蛋白酶

  D. 口服糖皮质激素

  E. 胸腔内注射尿激酶

3. 诊断支气管扩张首选的检查是

  A. 胸部超声   B. 胸部高分辨 CT

  C. 支气管造影   D. 胸部 X 线片

  E. 胸部磁共振

4. 不符合肺炎支原体肺炎 X 线改变的是

  A. 间质性肺炎改变   B. 均质性的片状阴影

  C. 支气管肺炎改变   D. 多发空洞

  E. 肺门阴影增浓

5. 最易引起急性心力衰竭的心律失常是

  A. 窦性心动过缓   B. 一度房室传导阻滞

  C. 偶发室性期前收缩   D. 快速心房颤动

  E. 偶发房性期前收缩

6. 能改善稳定型心绞痛患者临床预后的是

  A. 尿激酶   B. 阿司匹林

  C. 速效救心丸   D. 硝酸甘油

  E. 利多卡因

7. 治疗心室停顿的首选药物是

  A. 胺碘酮   B. 利多卡因

  C. 多巴酚丁胺   D. 肌苷

  E. 肾上腺素

8. 恶性高血压的病理特征是

  A. 肾毛细血管纤维样坏死

  B. 大、中动脉粥样硬化

  C. 微血管炎

  D. 肾脏纤维化

  E. 肾小动脉纤维样坏死

9. 右心衰竭时水肿形成的主要机制是

  A. 血浆胶体渗透压降低

  B. 小动脉壁通透性增高

  C. 毛细血管内静水压升高

  D. 黏多糖在组织间隙内沉积

  E. 淋巴液回流受阻

10. 病毒性心肌炎的确诊依据是

  A. 血肠道病毒核酸阳性

  B. 血清柯萨奇 B 组病毒 IgG 1：640

  C. 心肌组织内病毒的检出

  D. 血 C－反应蛋白水平增高

  E. 血清柯萨奇 B 组病毒 IgM 1：320 以上

11. 左心衰竭患者合并右心衰竭后，可能减轻左心衰竭时的

临床表现的是

A. 恶心   B. 喘憋

C. 肝大   D. 颈静脉充盈

E. 下肢水肿

12. 扩张型心肌病典型的超声心动图改变是

A. 收缩期心尖部向外膨出

B. 瓣膜增厚、钙化、僵硬、瓣口开放受限

C. 心腔扩大，室壁运动弥漫减弱，瓣口开放小

D. 收缩期二尖瓣前叶向前运动

E. 舒张期室间隔厚度与左室后壁之比≥1.3

13. 心尖区触及舒张期震颤提示存在

A. 主动脉瓣狭窄   B. 动脉导管未闭

C. 主动脉瓣关闭不全   D. 二尖瓣狭窄

E. 二尖瓣关闭不全

14. 休克代偿期表现不包括

A. 血压下降   B. 兴奋

C. 过度通气   D. 烦躁

E. 舒张压升高

15. 血栓闭塞性脉管炎诊断要点中不包括

A. 患肢足背动脉搏动减弱或消失

B. 多合并有高血压、高脂血症、糖尿病

C. 多为有吸烟嗜好的青壮年男性

D. 患肢有不同程度的缺血性症状

E. 有游走性浅静脉炎病史

16. 最有助于自身免疫性胃炎诊断的实验室检查是抗原

A. 血壁细胞抗体检测   B. 血胃蛋白酶原定量

C. 胃液中胃蛋白酶定量   D. 胃酸测定

E. 血清胃泌素测定

17. 不符合门静脉血流受阻后病理生理变化的是

A. 肝性脑病   B. 脾大

C. 门静脉高压性胃病   D. 交通支扩张

E. 腹水

18. 不符合单纯性阑尾炎表现的是

A. 均有局部腹肌紧张

B. 右下腹局限性轻度反跳痛

C. 有低热表现

D. 白细胞计数轻度升高

E. 右下腹局限性压痛

19. 十二指肠降段腹膜后部分外伤性破裂典型临床表现是

A. 全腹痛、明显腹膜刺激征、移动性浊音阳性

B. 全腹痛，轻度腹膜刺激征

C. 全腹痛，明显腹膜刺激征，肝浊音界消失

D. 右上腹和腰背部痛，明显腹膜刺激征，肝浊音界消失

E. 右上腹和腰背部痛，无明显腹膜刺激征

20. 消化性溃疡并发出血时，首选的治疗药物是

A. 氨甲环酸   B. 法莫替丁

C. 奥美拉唑   D. 垂体后叶素

E. 维生素 K

21. 胰头癌最常见的病理类型是

A. 导管细胞腺癌   B. 乳头状癌

C. 腺泡细胞癌   D. 未分化癌

E. 黏液腺癌

22. 肝硬化最严重的并发症是

A. 肝性脑病   B. 原发性腹膜炎

C. 肝肾综合征   D. 电解质紊乱

E. 上消化道出血

23. 原发性肝癌肝内传播最主要的途径是

A. 经淋巴管   B. 经肝静脉

C. 直接侵犯   D. 经肝动脉

E. 经门静脉

24. 急性肾小球肾炎水肿的主要机制为

A. 肾小球滤过率下降，水钠潴留

B. 低蛋白血症

C. 毛细血管通透性增加

D. 继发性醛固酮增多症

E. 抗利尿激素增加

25. 最易发生血栓合并症的肾病综合征病理类型是

A. 微小病变肾病

B. 系膜增生性肾炎（非 IgA 肾病）

C. 系膜增生性 IgA 肾病

D. 膜性肾病

E. 局灶节段性肾小球硬化

26. 协助诊断肾挫伤，首要的检查是

A. 血肌酐   B. 尿常规

C. 静脉尿路造影   D. 腹部 CT 平扫

E. 血细胞比容

27. 老年人无痛性肉眼血尿，首先应考虑

A. 泌尿系肿瘤   B. 泌尿系畸形

C. 泌尿系感染   D. 泌尿系结石

E. 泌尿系结核

28. 鹿角形结石引起泌尿道的病理生理改变，最严重的后果是

A. 尿路梗阻   B. 尿路感染

C. 尿路上皮恶性变   D. 肾积水

E. 尿毒症

29. 下列有关急进性肾小球肾炎的描述，正确的是

A. Ⅱ型多伴循环免疫复合物阳性

B. Ⅲ型多伴血清抗肾小球基底膜抗体阳性

C. 病理改变特征为系膜细胞重度增生

D. 光镜下改变是分型的主要依据

E. Ⅰ型多伴血清中性粒细胞胞浆抗体阳性

30. 前列腺癌筛查最常用的方法是

A. 盆腔 CT

B. 盆腔 MRI

C. 前列腺特异性抗原检测

D. 前列腺穿刺

E. 直肠指检

31. 前列腺增生患者最重要的症状是
    A. 尿潴留
    B. 排尿困难
    C. 尿失禁
    D. 无痛性肉眼血尿
    E. 尿频、尿急、尿痛

32. 前列腺癌（T1b、T2 期）的最佳治疗方法是
    A. 应用促黄体释放激素类似物（LHRH – A）缓释剂
    B. 睾丸切除
    C. 根治性前列腺切除
    D. 抗雄激素治疗
    E. 化疗

33. 慢性肾小球肾炎，GFR 65ml/min，最主要的治疗是
    A. 应用 β 受体阻断剂
    B. 应用 α – 酮酸
    C. 低蛋白饮食
    D. 应用包醛氧化淀粉
    E. 应用 ACEI

34. 下列实验室检查结果支持阵发性睡眠性血红蛋白尿诊断的是
    A. 酸溶血试验（Ham 试验）阳性
    B. 抗人球蛋白试验（Coombs 试验）阳性
    C. 红细胞脆性试验脆性增高
    D. 血红蛋白电泳异常
    E. 高铁血红蛋白还原试验阳性

35. 鉴别严重肝病出血与 DIC 出血最有价值的实验室检查项目是
    A. 凝血酶原时间
    B. AT – Ⅲ 含量及活性
    C. 血浆因子Ⅷ：C 活性
    D. 纤溶酶原
    E. 纤维蛋白原

36. 脾破裂术前最重要的治疗措施是
    A. 止血
    B. 补充血容量
    C. 控制感染
    D. 应用止血药
    E. 补充营养

37. 对判断白细胞分布异常最有意义的检查是
    A. 骨髓干细胞培养
    B. 肾上腺素试验
    C. 骨髓细胞学检查
    D. 白细胞聚集试验
    E. 氢化可的松试验

38. 血管外溶血时，红细胞破坏的最主要场所是
    A. 心脏
    B. 脾
    C. 肝
    D. 肾
    E. 骨髓

39. 输注新鲜冰冻血浆的主要目的是
    A. 补充血浆蛋白
    B. 补充营养
    C. 提高免疫力
    D. 纠正止血功能异常
    E. 补充血容量

40. 有关糖尿病的诊断，正确的是
    A. 空腹血糖升高是重要的诊断指标
    B. 空腹血糖正常可排除糖尿病
    C. 两次 OGTT 仍不能诊断时应做第 3 次
    D. 糖耐量减低是糖尿病的一个亚型
    E. 尿糖阴性可排除糖尿病

41. 可选择放射性核素治疗的疾病是
    A. 肾上腺皮质功能减退症
    B. 原发性甲状旁腺功能亢进症
    C. 原发性甲状腺功能亢进症
    D. 原发性甲状腺功能减退症
    E. 特发性中枢性尿崩症

42. 下列提示糖尿病微血管病变的是
    A. 足部溃疡
    B. 高血压
    C. 脑卒中
    D. 眼底出血
    E. 心肌梗死

43. 无功能性垂体腺瘤可能分泌的是
    A. α–亚单位
    B. 黄体生成素
    C. 促甲状腺激素
    D. 泌乳素
    E. 生长激素

44. 高钾血症最常见的临床表现是
    A. 心动过缓
    B. 肠蠕动消失
    C. 四肢肌张力增强
    D. 恶心、呕吐
    E. 腹胀

45. 甲状腺癌预后最好的病理类型是
    A. 未分化癌
    B. 乳头状癌
    C. 髓样癌
    D. 鳞状细胞癌
    E. 滤泡状癌

46. 直接调节甲状腺素分泌的激素是
    A. 糖皮质激素
    B. 促甲状腺激素
    C. 甲状旁腺素
    D. 降钙素
    E. 甲状腺球蛋白

47. 急性痛风性关节炎的主要临床特点不包括
    A. 秋水仙碱治疗可迅速缓解关节炎症状
    B. 常伴高尿酸血症
    C. 单侧第一掌指关节肿痛最为常见
    D. 在偏振光显微镜下，关节滑液内发现呈双折光的针形尿酸盐结晶
    E. 疼痛剧烈，初次发作常呈自限性

48. 确诊系统性红斑狼疮最有价值的自身抗体是
    A. 抗 ANA 抗体
    B. 抗 SSB 抗体
    C. 抗 RNP 抗体
    D. 抗 SSA 抗体
    E. 抗 dsDNA 抗体

49. 在慢性肺心病的发生、发展过程中，导致肺血管阻力增加的最主要因素是
    A. 缺氧
    B. 高碳酸血症
    C. 呼吸性酸中毒合并代谢性碱中毒
    D. 电解质紊乱
    E. 肺部感染

50. 关于速发性哮喘反应，不正确的是
    A. 6 小时左右发病
    B. 平滑肌收缩
    C. 有肥大细胞脱颗粒
    D. B 细胞合成特异性 IgE

E. 有 T 细胞参与

51. 关于慢性阻塞性肺疾病肺气肿的体征，下列叙述不正确的是

  A. 呼吸音减低

  B. 呼气相延长，呼气相哮鸣音

  C. 心音遥远

  D. 胸膜摩擦音

  E. 桶状胸

52. 诊断淋巴细胞增多的标准为

  A. $>4.0 \times 10^9/L$ B. $>3.0 \times 10^9/L$

  C. $>1.0 \times 10^9/L$ D. $>2.0 \times 10^9/L$

  E. $>0.5 \times 10^9/L$

53. 支气管哮喘典型的临床症状是

  A. 胸闷   B. 胸痛

  C. 咯血   D. 干咳

  E. 反复发作伴有哮鸣音的呼气性呼吸困难

54. 下列哪项不是危重哮喘的表现

  A. 气急不能讲话   B. 意识模糊

  C. 胸腹部矛盾呼吸   D. 两肺满布响亮哮鸣音

  E. 奇脉

55. 二期梅毒的诊断标准中，描述错误的一项是

  A. 病程两年以上

  B. 有不洁性交史或下疳史

  C. 检查到梅毒螺旋体

  D. 多种皮疹伴全身淋巴结肿大

  E. 梅毒血清试验强阳性

56. 粒细胞减少症的外周血中性粒细胞绝对数为

  A. $<2 \times 10^9/L$ B. $<3 \times 10^9/L$

  C. $<5 \times 10^9/L$ D. $<4 \times 10^9/L$

  E. $<0.5 \times 10^9/L$

57. 肝硬化门静脉高压最具诊断价值的表现是

  A. 腹水

  B. 脾肿大，脾功能亢进

  C. 腹壁静脉曲张

  D. 食管下段、胃底静脉曲张

  E. 黄疸

58. 心源性水肿的主要表现，除外

  A. 静脉压升高

  B. 水肿特点是首先出现于身体下垂部分

  C. 水肿性质软而移动性大

  D. 有肝大及颈静脉怒张

  E. 严重时出现胸、腹水

59. 肝硬化患者肝功能减退的临床表现不包括

  A. 脾大   B. 牙龈出血

  C. 黄疸   D. 水肿

  E. 肝掌

60. 咯血最常见于

  A. 支气管扩张症   B. 血小板减少性紫癜

  C. 支原体肺炎   D. 肺癌

  E. 风湿热

61. 慢性肾上腺皮质功能减退症最具有诊断价值的方法是

  A. 尼氏征阳性   B. ACTH 兴奋试验

  C. 低血钠   D. 高血钾

  E. 肾上腺皮质储备功能低下

62. 下列哪项不是维生素 B_2 缺乏症的临床表现

  A. 阴囊炎   B. 口角炎

  C. 唇炎   D. 牙龈炎

  E. 舌炎

63. 再生障碍性贫血的血常规表现为

  A. 红细胞减少   B. 白细胞减少

  C. 血小板减少   D. 全血细胞减少

  E. 血红蛋白减少

64. 甲状腺功能亢进时，腹泻的主要发生机制是

  A. 肠蠕动增强   B. 肠内容物渗透压增高

  C. 肠腔内渗出物增加   D. 肠液分泌增多

  E. VIP 的作用

65. 下列哪组改变最符合溶血性黄疸

  A. 血清游离胆红素增加，尿胆原增加

  B. 血清游离胆红素增加，尿胆原减少

  C. 血清结合胆红素增加，尿胆原减少

  D. 血清结合胆红素增加，尿胆原增加

  E. 血清结合胆红素增加，尿胆红素增加

66. 慢性支气管炎典型病变中没有

  A. 支气管腺体和杯状细胞增生

  B. 黏膜上皮鳞化

  C. 支气管内有多量泡沫细胞

  D. 支气管壁有炎性细胞浸润

  E. 黏膜下平滑肌断裂、萎缩

67. 诊断慢性呼吸衰竭最重要的依据是

  A. 有呼吸困难、发绀等症状

  B. 意识障碍伴球结膜水肿

  C. $SaO_2 < 90\%$

  D. $PaO_2 < 80mmHg$，$PaCO_2 > 50mmHg$

  E. $PaO_2 < 60mmHg$，或伴有 $PaCO_2 > 50mmHg$

68. 梅毒临床治愈是指

  A. 症状消失，损害愈合

  B. 症状消失，损害愈合，损害愈合后无功能障碍

  C. 症状消失，损害愈合，损害愈合后无组织缺损

  D. 症状消失，损害愈合，梅毒血清反应阴性

  E. 症状消失，损害愈合，损害愈合后无瘢痕形成

69. 红细胞增多诊断的标准是

  A. 成年男性红细胞 $>7.0 \times 10^{12}/L$，成年女性红细胞 $> 6.0 \times 10^{12}/L$

  B. 成年男性红细胞 $>7.0 \times 10^{12}/L$，成年女性红细胞 $> 6.5 \times 10^{12}/L$

  C. 成年男性红细胞 $>6.5 \times 10^{12}/L$，成年女性红细胞 $> 6.0 \times 10^{12}/L$

D. 成年男性红细胞 $>6.0 \times 10^{12}/L$，成年女性红细胞 $> 5.5 \times 10^{12}/L$

E. 成年男性红细胞 $>5.5 \times 10^{12}/L$，成年女性红细胞 $> 5.0 \times 10^{12}/L$

70. 有关消化性溃疡的病史，下列哪项描述不正确

A. 具有节律性周围期性发作

B. 肝浊音区消失，应疑及溃疡穿孔

C. 45 岁以上十二指肠溃疡患者，大便隐血阳性，考虑癌变

D. 部分患者以上消化道出血为首发症状

E. 出血后可使原有的溃疡症状减轻

71. 肉眼血尿反复发作，最常见于

A. 急性肾小球肾炎　　B. 狼疮性肾小球肾炎

C. 急进性肾小球肾炎　　D. 过敏性紫癜肾炎

E. IgA 肾病

72. 关于毒性弥漫性甲状腺肿并发周期性瘫痪，以下哪一项描述是错误的

A. 年轻男性多见，可无甲状腺肿大

B. 大量糖的摄入或静脉注射高糖可诱发

C. 发作时血钾降低

D. 发作时尿钾排出增加

E. 甲亢控制后，本病发作减少或消失

73. 临床表现为牙龈出血并伴有骨骼病变的是

A. 烟酸缺乏症　　B. 维生素 B_2 缺乏症

C. 维生素 C 缺乏症　　D. 缺铁性贫血

E. 粒细胞缺乏症

74. 外源性致热原的特点，正确的是

A. 分子量较小

B. 其致热原性可被蛋白酶类所破坏

C. 能激活血液中的中性粒细胞和单核细胞

D. 直接作用于体温调节中枢

E. 在体内最终由肝、肾灭活和排泄

75. 尖锐湿疣的病原体为

A. 人乳头瘤病毒　　B. 淋球菌

C. 人类免疫缺陷病毒　　D. 疱疹病毒

E. 葡萄球菌

76. 隐性黄疸时，血中胆红素浓度为

A. $<17\mu mol/L$

B. $>17\mu mol/L$，$<34\mu mol/L$

C. $>34\mu mol/L$

D. $>17\mu mol/L$，$<24\mu mol/L$

E. $>24\mu mol/L$

77. 缺铁性贫血的口腔表现为

A. 口腔黏膜苍白，以唇、舌、龈明显

B. 地图舌

C. 牙龈增生、肥大

D. 口腔黏膜苍白，出现瘀点、瘀斑或血肿

E. 牙龈自发性出血

78. 潮式呼吸的特点是

A. 由深慢到深快，再由深快到深慢

B. 由浅快到深慢，再由深慢到浅快

C. 由浅慢到浅快，再由浅快到浅慢

D. 由深快到深慢，再由深慢到深快

E. 由浅慢到深快，再由深快到浅慢

79. 发热伴出血疹可见于以下疾病，除了

A. 斑疹伤寒　　B. 伤寒

C. 流行性脑脊髓膜炎　　D. 麻疹

E. 败血症

80. 红细胞增多常见于

A. 糖尿病　　B. 严重慢性心肺疾病

C. 支气管哮喘　　D. 严重的组织损伤

E. 急性中毒

81. 慢性阻塞性肺疾病的主要特征是

A. 大气道阻塞　　B. 小气道阻塞

C. 桶状胸　　D. 双肺哮鸣音

E. 胸片示肺纹理增粗

82. 与呼吸困难无明显关系的疾病是

A. 肺炎　　B. 急性胃炎

C. 急性一氧化碳中毒　　D. 大量腹腔积液

E. 脑出血

83. 毛状白斑是 HIV 感染者的一种特殊口腔损害，以下说法正确的是

A. 是一种癌前病变　　B. 与 HPV 有关

C. 与 HSV 有关　　D. 与 EB 病毒有关

E. 多为单侧发生

84. 肝呈弥漫性肿大、质软，常见的疾病是

A. 肝淤血　　B. 脂肪肝

C. 肝脓肿　　D. 肝囊肿

E. 慢性肝炎慢性萎缩性胃体胃炎

85. 色素沉着息肉综合征属于的疾病是

A. 自身免疫性疾病

B. 先天性疾病

C. 内分泌系统疾病

D. 常染色体隐性遗传性疾病

E. 常染色体显性遗传性疾病

86. 以下关于艾滋病传染途径说法不正确的是

A. 可以通过血液传播

B. 主要为性接触传播

C. 可以通过母婴传播

D. 器官移植也可以引起传播

E. 同患者握手可以引起传播

87. 血小板增多常见于

A. 严重呕吐　　B. 淋巴细胞白血病

C. 慢性粒细胞性白血病　　D. 糖尿病酮症酸中毒

E. 脑梗死

88. 下列说法不正确的是

A. 由机体自身产生的色素沉着于口腔黏膜属于内源性

色素沉着

 B. 口腔黏膜色素沉着异常包括色素增加和色素减退

 C. 由于体外进入的物质沉着于口腔黏膜属于外源性色素沉着

 D. 白癜风属于后天性色素脱失性皮肤黏膜病

 E. 黏膜黑斑是指种族性黑色素沉着以及系统性疾病、外源性物质所致的口腔黏膜黑色素沉着斑

89. 大量咯血指的是

 A. 每日咯血量在 200ml 以上

 B. 每日咯血量在 100ml 以上

 C. 每日咯血量在 300ml 以上

 D. 每日咯血量在 500ml 以上

 E. 一次咯血量超过 100ml

90. 有关紫癜正确的是

 A. 皮肤出现红色或暗红色斑，一般高于皮肤表面

 B. 皮肤出现红色或暗红色斑，发生的充血现象

 C. 皮肤出现红色或暗红色斑，压之褪色

 D. 皮肤出现红色或暗红色斑，预后可有皮肤脱屑

 E. 皮肤出现红色或暗红色斑，可伴有关节腔出血

91. 进行性头痛伴呕吐、视盘水肿、头痛往往在清晨加重，应考虑

 A. 颅内占位   B. 偏头痛

 C. 颅内感染   D. 颅内出血

 E. 高血压

92. 特发性血小板减少性紫癜的首选治疗为

 A. 免疫抑制剂   B. 抗纤溶药物

 C. 糖皮质激素   D. 脾切除

 E. 氨肽素

93. 血小板增多诊断标准为

 A. $>500 \times 10^9/L$ B. $>600 \times 10^9/L$

 C. $>400 \times 10^9/L$ D. $>300 \times 10^9/L$

 E. $>200 \times 10^9/L$

94. 磺脲类降糖药主要适用于

 A. 1 型糖尿病可合并应用本药加双胍类

 B. 单用饮食管理不能获得满意控制的 2 型糖尿病患者

 C. 糖尿病患者手术前控制血糖

 D. 糖尿病合并感染时

 E. 糖尿病合并妊娠

95. 对慢性乙型病毒性肝炎（中度）的治疗可有以下哪种原则

 A. 禁酒、避免劳累、适当休息

 B. 可用保肝、降酶、退黄药物

 C. 应用免疫调节药物

 D. 抗病毒治疗

 E. 注射乙肝疫苗

96. 亚急性感染性心内膜炎最常见的并发症是

 A. 心力衰竭   B. 肾小球肾炎

 C. 迁移性脓肿   D. 细菌性动脉瘤

 E. 脑栓塞与脑脓肿

97. 有关慢性支气管炎的诊断标准，咳嗽、咳痰反复发作时间应为

 A. 每年发作至少 3 个月，持续 10 年以上

 B. 每年发作至少 1 个月，持续 2 年以上

 C. 每年发作至少 2 个月，持续 3 年以上

 D. 每年发作至少 3 个月，持续 2 年以上

 E. 每年发作至少 6 个月，持续 4 年以上

98. 慢性阻塞性肺疾病肺气肿常见的病理类型是

 A. 灶性肺气肿   B. 小叶中央型肺气肿

 C. 全小叶型肺气肿   D. 混合型肺气肿

 E. 间质性肺气肿

99. 有关夜尿增多正确的是

 A. 夜尿量超过白天尿量

 B. 夜间尿量持续超过 700ml

 C. 夜尿增多多为正常现象

 D. 尿路感染时夜尿增多

 E. 肾分泌功能减退

100. 鉴别慢性肾盂肾炎与慢性肾小球肾炎有效的是

 A. 蛋白尿程度

 B. 血尿程度

 C. 肾功能减退程度

 D. 影像检查示一侧肾缩小或表面凹凸不平

 E. 高血压程度

101. 过敏性紫癜哪种类型病情最为严重

 A. 腹型   B. 单纯型

 C. 关节型   D. 肾型

 E. 混合型

102. 关于咯血特征的描述正确的是

 A. 肺癌常表现为大咯血

 B. 鲜红色血痰多见于肺炎克雷伯杆菌肺炎

 C. 二尖瓣狭窄所致咯血多为胶冻样血痰

 D. 左心衰竭常有粉红色泡沫样痰

 E. 支气管扩张常为痰中带血

103. 以下哪一项是亚急性感染性心内膜炎的主要诊断标准

 A. 发热，体温≥38%

 B. 基础心脏病

 C. 栓塞、细菌性动脉瘤

 D. 超声心动图发现赘生物

 E. 肾小球肾炎、Osler 结节

104. 下列治疗消化性溃疡的药物中，抑酸最强、疗效最佳的是

 A. 西咪替丁   B. 阿托品

 C. 硫糖铝   D. 奥美拉唑

 E. 枸橼酸铋钾

105. 呼吸困难伴一侧胸痛见于

 A. 阻塞性肺气肿   B. 心包积液

 C. 肺栓塞   D. 肺间质纤维化

 E. 支气管哮喘

106. 有关尿路刺激征，描述正确的是

A. 尿急指有尿意即要排尿，可以控制

B. 尿频指排尿明显增加

C. 尿痛指排尿时双侧腰部疼痛

D. 尿痛指排尿时膀胱区及尿道疼痛或烧灼感

E. 均由尿路感染引起

107. 中性粒细胞减少常见于哪种疾病

A. 糖尿病　　　　　　B. 甲状腺功能亢进症

C. 化脓性感染　　　　D. 脾功能亢进

E. 慢性粒细胞白血病

108. 慢性支气管炎患者的下列表现中，哪项不应使用抗生素

A. 咳黏液样痰　　　　B. 发热

C. 肺内多量湿啰音　　D. 气短伴脓性痰

E. 外周血白细胞 $15 \times 10^9 / L$

109. 引起哮喘不可逆气道阻塞的原因是

A. 支气管平滑肌痉挛　　B. 炎性细胞浸润

C. 黏液栓形成　　　　　D. 气道壁重建

E. 气道黏膜水肿

110. 十二指肠球部溃疡时，壁细胞总数

A. 明显增加　　　　　B. 减少

C. 正常　　　　　　　D. 缺如

E. 轻度增加

111. 肝硬化患者全血细胞减少最主要的原因是

A. 营养吸收障碍　　　B. 脾功能亢进

C. 上消化道出血　　　D. 骨髓造血功能低下

E. 肝肾综合征

112. 血清铁减低，总铁结合力增高及转铁蛋白饱和度减低见于

A. 感染性贫血　　　　B. 海洋性贫血

C. 缺铁性贫血　　　　D. 再生障碍性贫血

E. 铁粒幼细胞性贫血

113. 梅毒的病原体易存活于

A. 有氧环境　　　　　B. 潮湿环境

C. 有菌环境　　　　　D. 体外环境

E. 干燥环境

114. 引起二氧化碳潴留的主要机制是

A. 动静脉分流　　　　B. 通气不足

C. 无效腔通气　　　　D. 通气/血流比例失调

E. 弥散障碍

115. 预防阻塞性肺气肿的首要措施是

A. 预防呼吸道感染　　B. 戒烟

C. 控制大气污染　　　D. 增强免疫能力

E. 职业粉尘防护

116. 胆汁淤积性黄疸的临床特点除外

A. 尿胆红素强阳性

B. 伴皮肤瘙痒

C. 皮肤呈暗黄色

D. 血清非结合胆红素明显增高

E. 粪便呈浅灰色或陶土色

117. 由血小板减少引起的紫癜是

A. 系统性红斑狼疮　　B. 血小板无力症

C. 血友病　　　　　　D. 维生素 K 缺乏

E. 过敏性紫癜

118. 下列关于恶性黑色素瘤的特点不正确的是

A. 为扁平状凸起的肿块，表面常破溃，生长迅速

B. 一般在皮内痣或黏膜黑斑的基础上发生

C. 血行转移率高

D. 常发生早期而广泛的淋巴结转移

E. 一般不宜行活组织检查

119. 获得性免疫缺陷综合征的病原体是

A. DNA 病毒　　　　　B. RNA 病毒

C. 革兰阳性菌　　　　D. 革兰阴性菌

E. 苍白螺旋体

120. 血小板生成减少的出血性疾病为

A. 特发性血小板减少性紫癜

B. DIC

C. 脾功能亢进

D. 再生障碍性贫血

E. 过敏性紫癜

121. 牙龈出血的原因不包括

A. 炎症　　　　　　　B. 血小板减少性紫癜

C. 急性白血病　　　　D. 再生障碍性贫血

E. 艾迪生病

122. 导致肾盂肾炎常见的致病菌为

A. 克雷伯杆菌　　　　B. 大肠埃希菌

C. 变形杆菌　　　　　D. 葡萄球菌

E. 粪链球菌

123. 不稳定型心绞痛的发生机制是

A. 严重贫血

B. 心脏负荷突然增加

C. 冠状动脉管腔严重狭窄

D. 循环血流量减少，如休克

E. 不稳定斑块内出血、纤维帽破裂、血小板的聚集与血栓形成

124. 有关消化性溃疡的流行病学以下正确的是

A. 我国球部溃疡和胃溃疡发病率相同

B. 女性与男性之比约为 3：1～4：1

C. 60 岁以上老年人一般不发生

D. 十二指肠球部溃疡近年来发病率下降

E. 胃溃疡多见于胃角和胃窦

125. 患者，女性，39 岁，外生殖器及口角区见鸡冠状、菜花状赘生物 1 个月。有不洁性交及口交史。首先应考虑哪种疾病

A. 扁平湿疣　　　　　B. 尖锐湿疣

C. 人乳头状瘤　　　　D. 硬下疳

E. 恶性肿瘤

126. 患者，女，18 岁，牙龈自发性出血，牙龈增生肿大，龈缘处有坏死，骨髓象见大量异常白细胞。诊断可能是
    A. 白血病
    B. 再生障碍性贫血
    C. 血小板减少性紫癜
    D. 血友病
    E. 粒细胞减少症

127. 患者，女性，47 岁，全身皮肤瘙痒 2 年，家人发现其巩膜及皮肤黄染。检查：肝肋下 6cm，质地硬，表面平滑，脾肋下 4cm。尿色加深、粪色变浅，血清胆红素增高，免疫球蛋白 IgM 升高，抗线粒体抗体滴度明显增高。最可能的诊断是
    A. 肝炎后肝硬化
    B. 血色病肝硬化
    C. 肝豆状核变性
    D. 淤血性肝硬化
    E. 胆汁性肝硬化

128. 预防 Rh 血型不合引起的新生儿溶血症的方法是
    A. 给胎儿输母亲的红细胞
    B. 用抗 Rh 血清给新生儿注射
    C. 用过量的抗原中和母亲的抗 Rh 抗体
    D. 用免疫抑制剂抑制母亲产生抗 Rh 抗体
    E. 分娩 72 小时内给产妇注射抗 Rh 免疫血清

129. 某患者表现巩膜和皮肤黄染，诊断为溶血性黄疸，那么其血中胆红素变化情况为
    A. 直接胆红素升高，间接胆红素改变不大
    B. 间接胆红素升高，直接胆红素改变不大
    C. 间接胆红素和直接胆红素两者都不升高
    D. 间接胆红素和直接胆红素两者都升高
    E. 不一定

130. 月经血量过多会导致贫血，其主要原因是
    A. 糖代谢紊乱
    B. 肝功能异常
    C. 蛋白质营养不足
    D. 铁缺乏
    E. 细胞色素合成不足

131. 某 6 个月女婴，母乳喂养未添加辅食，面色苍黄、嗜睡，诊断巨幼细胞贫血，主要原因是缺乏
    A. 铁
    B. 蛋白质
    C. 维生素 A
    D. 维生素 B_2
    E. 维生素 B_{12}

132. 患者，男性，48 岁，2 年前曾患乙型病毒性肝炎，近 3 个月血清丙氨酸氨基转移酶（ALT）反复波动 100U/L 左右。因发热 3 天伴右上腹隐痛入院，体温 38.5℃。血白细胞计数 11.2×10^9/L、中性 0.8、ALT 1190U/L。体检：皮肤、巩膜无黄染，颈部数个蜘蛛痣，肝肋下 2cm、轻触痛，墨菲征（+）。此患者首先考虑是
    A. 慢性肝炎合并急性胃炎
    B. 慢性肝炎合并腹腔感染
    C. 慢性肝炎合并肝脓肿
    D. 胆道感染，胆结石
    E. 慢性活动性肝炎合并胆道感染

133. 患者，女性，46 岁，糖尿病病史 3 年，经饮食治疗并服二甲双胍，病情控制良好。近日受凉后发热、咳嗽，咳黄色痰，X 线检查为右下肺炎。血糖 18.6mmol/L，尿糖（＋＋＋＋）。对该患者除治疗肺炎外，糖尿病的处理应
    A. 用胰岛素治疗
    B. 增加二甲双胍剂量
    C. 加用格列吡嗪
    D. 改用格列吡嗪
    E. 加用 α - 葡萄糖苷酶抑制剂

134. 患者，女性，50 岁，两颊黏膜黑色素沉着就诊，并伴有体重减轻、衰弱无力和血压下降，诊断可能是
    A. Albright 综合征
    B. 慢性肾上腺皮质功能减退症
    C. Paget 病
    D. 库欣综合征
    E. 甲状旁腺功能减退症

135. 患者，男性，72 岁，有慢性支气管炎、阻塞性肺气肿病史 20 年。胸闷、气短加重 1 周。血气检查：pH 7.29，$PaCO_2$ 78mmHg，PaO_2 58mmHg，HCO_3^- 32mmol/L，BE 5mmol/L。据此结果该患者酸碱失衡的类型最可能是
    A. 代谢性酸中毒
    B. 失代偿性呼吸性碱中毒
    C. 失代偿性呼吸性酸中毒
    D. 代偿性呼吸性酸中毒
    E. 代偿性呼吸性碱中毒

136. 乙型病毒性肝炎和艾滋病是传染性强、危害性大的两大疾病，其病毒的特点各不相同，它们是
    A. HBV 耐热，HIV 不耐热
    B. HIV 耐热，HBV 不耐热
    C. HIV 和 HBV 都不耐热
    D. HBV 和 HIV 都耐热
    E. HBV 在 95℃是需要 4 分钟才能被杀灭

137. 患儿，男，10 岁，近 8 天来食欲不振、恶心、呕吐、乏力，尿色黄来院就诊，病前 2 周曾注射丙种球蛋白 1 支。检查：巩膜黄染，肝肋下 1cm，脾未触及。化验：ALT 500U/L，胆红素 85.5μmol/L，抗 HAV - IgM（＋），抗 HAV - IgG（＋），HBsAg（＋），抗 HBc - IgM（＋）。应诊断为
    A. 急性甲型病毒性肝炎，乙型病毒性肝炎病毒携带者
    B. 急性乙型病毒性肝炎，既往感染过甲型病毒性肝炎
    C. 急性甲型病毒性肝炎、乙型病毒性肝炎
    D. 被动获得甲型病毒性肝炎抗体，急性甲型病毒性肝炎，乙肝病毒携带者
    E. 被动获得甲型病毒性肝炎抗体，急性乙型病毒性肝炎

138. 患者，女性，72 岁，原无恙，近消瘦，嗜睡，神态淡漠。胃镜、肠镜检查无阳性，肝、肾功能正常，心电图示房颤，该患者诊断最大可能是
    A. 冠心病房颤
    B. 抑郁症
    C. 甲状腺功能减退症
    D. 淡漠型甲亢
    E. 老年痴呆症

139. 患者，女性，46 岁，反复发生尿急、尿频、尿痛 6 年。多次尿检白细胞 0 ~ 2/HP，尿细菌定量培养（－），最可能的诊断是
    A. 慢性膀胱炎　　　　　　　B. 慢性肾盂肾炎
    C. 尿路感染复发　　　　　　D. 尿道综合征
    E. 神经官能症

140. 患者，女性，45 岁，有慢性尿路感染反复发作 10 年，现血尿素氮 9mmol/L，血肌酐 186μmol/L，尿中红细胞 5 ~ 10/HP。其肾功能属于
    A. 肾功能正常期　　　　　　B. 肾功能代偿期
    C. 肾功能失代偿期　　　　　D. 肾衰竭期
    E. 肾衰竭加重期

141. 患者，男，14 岁，患者血尿伴黑便 2 天，无既往史，体检肝、脾不大，上腹无压痛。血红蛋白 70g/L，白细胞 12.0 × 10⁹/L，血小板 20 × 10⁹/L。骨髓象示：增生活跃，巨核细胞数量增多，伴成熟障碍。其最可能的诊断是
    A. 急性特发性血小板减少性紫癜
    B. 慢性再生障碍性贫血
    C. 缺铁性贫血
    D. 慢性特发性血小板减少性紫癜合并缺铁性贫血
    E. 溶血性贫血

142. 患者，男性，43 岁，5 年前曾患肝炎，腹胀 2 个月，加重 1 周。体检：面色黝黑，颈部见散在分布的蜘蛛痣，蛙状腹，腹围 100cm，移动性浊音（＋），肝肋下 2cm 质地硬，脾肋下 4cm。拟诊肝硬化伴腹水。下述治疗措施哪项不妥
    A. 低盐饮食
    B. 限制进水量，每日给予 1000ml 左右
    C. 强化利尿，致每周体重减轻 2 ~ 3kg
    D. 间歇输注血浆或白蛋白
    E. 利尿效果不佳时做腹水浓缩回输

143. 患者，男性，40 岁，上腹不适 5 年伴嗳气，胃镜检查见胃窦黏膜苍白，皱襞变细而平坦，活检发现中度不典型增生。最重要的措施是
    A. 外科手术切除
    B. 定期作胃酸分泌功能测定
    C. 定期复查胃肠钡餐检查
    D. 防止幽门梗阻发生
    E. 定期胃镜检查追踪观察

144. 患者，女性，30 岁，突发高热、畏寒。左颊黏膜、咽喉部各有一坏死性溃疡，阴道亦出现坏死性溃疡，外周血中性粒细胞绝对数为 1.6 × 10⁹/L。最可能的诊断是
    A. 再生障碍性贫血　　　　　B. 粒细胞缺乏症
    C. 白血病　　　　　　　　　D. 粒细胞减少症
    E. 血小板减少性紫癜

145. 患者，女性，27 岁。主诉：牙龈长肿物 5 个月，并慢慢增大，影响进食。在确诊前，最应该询问的病史是
    A. 刷牙史　　　　　　　　　B. 使用牙签史
    C. 家族史　　　　　　　　　D. 妊娠史
    E. 服避孕药史

146. 患者，女性，32 岁，近 2 周来持续低热、皮肤苍白，且有散在出血点。以前曾有肝炎病史。血常规示：血红蛋白 65g/L，红细胞 2.3 × 10¹²/L，白细胞 1.3 × 10⁹/L；分类：中性 0.18，淋巴 0.76，单核 0.03，网织红细胞 0.001。骨髓涂片：红系、粒系、巨核系均显著减少，淋巴 0.74。本病最可能的诊断是
    A. 粒细胞缺乏症　　　　　　B. 慢性白血病
    C. 肝炎后再生障碍性贫血　　D. 脾功能亢进
    E. ITP

147. 患者，男性，42 岁，呕吐、腹泻 2 天，意识模糊、烦躁不安半天急诊入院。查体：BP 110/70mmHg，神志恍惚，巩膜中度黄染，颈部可见数枚蜘蛛痣；心肺未见异常，腹软，肝肋下未触及，脾肋下 3cm；双上肢散在出血点；Hb 90g/L，WBC 3.2 × 10⁹/L，血糖 7.0mmol/L，尿糖（＋），尿酮体（－），尿镜检（－）。最可能的诊断是
    A. 肝性脑病
    B. 糖尿病酮症酸中毒
    C. 尿毒症
    D. 高渗性非酮症糖尿病昏迷
    E. 脑血管病

148. 患者，女性，22 岁，突然发热，腰痛，卧床不起，尿蛋白（－），红细胞 10/HP，白细胞 20 ~ 30/HP。下列哪项不符合急性肾盂肾炎
    A. 尿白细胞管型　　　　　　B. 发热
    C. 高血压　　　　　　　　　D. 膀胱刺激征
    E. 肾区叩痛

149. 患者，女性，20 岁，1 型糖尿病患者，出现恶心、厌食 2 天，神志不清 1 小时。查体：面色潮红，呼吸深快，意识障碍。诊断方面最可能是
    A. 糖尿病酮症酸中毒
    B. 糖尿病高渗性昏迷
    C. 糖尿病合并尿毒症酸中毒
    D. 乳酸性酸中毒
    E. 低血糖昏迷

150. 患者，男性，38 岁，近 3 周来乏力、纳差。近 3 天发热、呕吐、尿黄，血 ALT 800U/L，总胆红素 248μmol/L。体检：精神差，巩膜、皮肤明显黄染，腹部胀气明显，肝、脾肋下未及，下肢皮肤可见散在瘀点；HBV－M 示 HBsAg（＋），HBeAg（＋），抗 HBc－IgM（＋），AFP（－），血清胆固醇 1.9mmol/L，凝血酶原时间 ＜20％。诊断应考虑为
    A. 急性乙型病毒性肝炎　　　B. 急性重型肝炎
    C. 亚急性重型肝炎　　　　　D. 慢性重型肝炎
    E. 慢性乙型病毒性肝炎急性发作

151. 患者，女性，35 岁，明显的黄疸和瘙痒 1 个月余，伴轻度乏力和食欲减退。血清丙氨酸氨基转移酶（ALT）轻度异常，AKP、GGT、血清胆固醇均明显升高，应

考虑为

A. 黄疸型肝炎　　　　　B. 淤胆型肝炎
C. 原发性肝癌　　　　　D. 钩端螺旋体病
E. 胆汁型肝硬化

152. 患者，男性，68岁，近2周来多饮，多尿，食欲减退，精神差，软弱无力。今晨被发现神志不清而就诊。血压80/60mmHg，血糖38.1mmol/L，尿糖（＋＋＋＋），尿酮体（±）。最可能的诊断是

A. 脑出血
B. 脑血栓形成
C. 糖尿病酮症酸中毒昏迷
D. 高渗性非酮症性糖尿病昏迷
E. 乳酸性酸中毒昏迷

153. 患者，女性，16岁。心慌、多汗、手颤2个月。无明显突眼，甲状腺I度弥漫性肿大。血游离T_3、T_4增高，SH降低。肝、肾功能正常，血WBC 6.8×10^9/L。诊为甲状腺功能亢进，既往无甲状腺功能亢进病史。治疗选择

A. 核素 ^{131}I治疗
B. 甲状腺部分切除术
C. 抗甲状腺药物治疗
D. 抗甲状腺药物治疗后手术治疗
E. 抗甲状腺药物治疗后核素 ^{131}I治疗

154. 某老年患者，常于夜间发作呼吸困难，伴频繁咳嗽，咳出粉红泡沫痰，有时带血丝，双肺底闻及湿啰音。以下哪种疾病可能性大

A. 支气管哮喘　　　　　B. 心源性哮喘
C. 喘息性支气管炎　　　D. 肺癌
E. 过敏性肺炎

155. 患者，男性，69岁，患糖尿病7年，无心悸、胸痛史。早餐前1小时，突然烦躁、面色苍白、出汗、恐惧感、胸闷，无胸痛。心率100次/分，血压86/70mmHg。首先应该考虑

A. 急性心肌梗死　　　　B. 不典型心绞痛
C. 低血糖反应　　　　　D. 变异型心绞痛
E. 糖尿病酮症酸中毒

156. 患者，女性，47岁，因精神障碍服用氯丙嗪，近日出现全身黄染，尿色深黄，伴瘙痒，考虑为

A. 中毒性肝炎　　　　　B. 肝细胞性黄疸
C. 肝外阻塞性黄疸　　　D. 肝内胆汁淤积
E. 自身免疫性溶血性黄疸

157. 患者，男性，70岁，余留牙影响义齿修复要求拔除。患者曾患过脑栓塞，长期服用阿司匹林。为防止拔牙术后出血应查

A. 血常规检查　　　　　B. X线片检查
C. 血小板计数　　　　　D. 凝血酶原时间
E. 心电图检查

158. 患者，男性，60岁，腹痛伴发热和黄疸3天。烦躁，有上腹压痛、反跳痛和肌紧张不明显。血常规检查WBC 3.5×10^9/L，N 0.85，血尿淀粉酶正常。经抗菌

治疗第2天症状不缓解，患者神志淡漠，血压75/60mmHg，尿量减少。此时患者合并有

A. 心源性休克　　　　　B. 低血容量性休克
C. 过敏性休克　　　　　D. 神经源性休克
E. 感染性休克

159. 患者，男性，36岁，慢性肾炎多年。近来出现恶心，呕吐，呼吸深而快。血尿素氮20mmol/L（55mg/dl），肌酐450μmol/L（5mg/dl），血pH 7.25，血HCO_3^- 20mmol/L。该肾功能处于

A. 正常期　　　　　　　B. 代偿期
C. 失代偿期　　　　　　D. 衰竭期
E. 终末期

160. 患者，男性，17岁，近10天来食欲不振、恶心、呕吐，伴乏力、尿黄来医院就诊。病前两周曾注射过丙种球蛋白1支。检查：巩膜黄染，肝肋下1.0cm，有轻度触痛，脾肋下未触及。化验：肝功ALT 980U/L，AST 560U/L，T－Bil 116.5μmol/L，anti－HAV－IgM 阳性，HBsAg 阳性，anti－HBe 阳性，anti－HBc 阳性。其母亲为HBV携带者。应诊断为

A. 急性乙型病毒性肝炎，甲型病毒性肝炎病毒携带者
B. 急性甲型病毒性肝炎，慢性乙型病毒性肝炎
C. 被动获得甲型病毒性肝炎抗体，急性甲型病毒性肝炎，乙型病毒性肝炎病毒携带者
D. 急性甲型病毒性肝炎、急性乙型病毒性肝炎
E. 被动获得甲型病毒性肝炎抗体，急性乙型病毒性肝炎

161. 患者，女性，70岁。体检时发现RBC 3.0×10^{12}/L，WBC 8.0×10^9/L，PLT 124×10^9/L，IgA 3465mg/L，呈现单峰，其他的检验尚未有结果。患者本人无特殊不适，也未有明显的异常体征。则最有可能的是

A. MDS　　　　　　　　B. 白血病
C. 淋巴瘤　　　　　　　D. 骨髓纤维化
E. 克隆性免疫球蛋白增多

162. 患者，女性，29岁，贫血病史1年，浅表淋巴结不肿大，肝、脾未触及，血常规检查呈现全血细胞减少，若诊断再生障碍性贫血，哪项意义最大

A. 网织红细胞减少
B. 骨髓增生低下，造血细胞减少
C. 铁粒幼细胞消失
D. 骨髓非造血细胞增多，NAP增加
E. 巨核细胞增多

163. 下列关于Graves病的描述中不正确的是

A. 为一种自身免疫病
B. 为一种II型超敏反应性疾病
C. 自身抗原为TSH受体
D. 自身抗体又称为LATS
E. 抗体与TSH受体结合，导致甲状腺细胞被破坏

164. 患者，男性，50岁，无"三多一少"症状，空腹血糖6.5mmol/L，有糖尿病家族史，疑糖尿病就诊，下列哪项试验最具诊断意义

A. 尿糖定性

B. 24 小时尿糖定量

C. 餐后血糖

D. 葡萄糖耐量 + 胰岛素释放试验

E. 糖化血红蛋白

165. 患者，男性，45 岁，查体发现肝硬化 5 年。3 天前与朋友聚餐时出现呕血，鲜红色，量约 1000ml，患者出现头晕、心慌、出冷汗等，经输血、补液和应用止血药物治疗后病情好转，血压和心率恢复正常。1 天前出现睡眠障碍，并出现幻听和言语不清。实验室检查示：血氨 130μg/dl，血糖 5.6mmol/L，尿素氮 7.2mmol/L，该患者最可能的诊断是

A. 尿毒症　　　　　　 B. 脑血管意外

C. 流行性乙型脑炎　　 D. 糖尿病酮症酸中毒

E. 肝性脑病

166. 患者，男性，24 岁，发热、咳脓痰 2 周，体温波动于 38 ~ 39℃。X 线片示右肺下叶大片致密影，右胸膜腔积液。最常见的致病菌是

A. 厌氧菌　　　　　　 B. 链球菌

C. 葡萄球菌　　　　　 D. 大肠埃希菌

E. 肺炎球菌

167. 患者，男性，50 岁，在洗浴时昏倒，被人发现送来急诊。体检：昏迷状，血压 170/100mmHg，口唇呈樱桃红色，两肺满布湿啰音，双侧巴氏征（+）。该患者最可能是

A. 脑出血　　　　　　 B. 心肌梗死

C. 糖尿病酮症酸中毒　 D. 低血糖昏迷

E. 一氧化碳中毒

168. 患者，男性，52 岁，因反复癫痫小发作 6 个月就诊。体检：肝肋下 2cm，脾肋下 4cm。血常规示嗜酸性粒细胞增多，三系下降。肝脏 B 超提示肝纤维化。头颅 CT 示顶叶和枕叶有结节状等密度灶。应当考虑的诊断为

A. 脑囊虫病　　　　　 B. 脑血吸虫病

C. 肝细胞肝癌伴颅内转移　 D. 肝硬化

E. 脑梗死

169. 患者，女性，36 岁，2 年前确诊为慢性粒细胞性白血病。近感乏力，头晕，胸骨轻微疼痛。查 Hb 60g/L，PLT 145 × 10⁹/L；骨髓原始细胞占 15%，Ph 染色体阳性。患者处于慢性粒细胞白血病的哪一阶段

A. 稳定期　　　　　　 B. 急变期

C. 缓解期　　　　　　 D. 初发期

E. 加速期

170. 患者，女性，24 岁，有明显基础代谢增高及交感神经兴奋症状，突眼，甲状腺肿大、质软、无压痛，可闻及血管杂音。其最可能的诊断是

A. 毒性弥漫性甲状腺肿

B. 地方性甲状腺肿

C. 慢性淋巴细胞性甲状腺炎

D. 亚急性甲状腺炎

E. 碘甲亢

171. 患者，女，7 岁，持续发热 1 周，体温可达 39.6 ~ 40.2℃，每天最低温度为 37.8℃左右。此热型属于

A. 波浪热　　　　　　 B. 间歇热

C. 稽留热　　　　　　 D. 弛张热

E. 不规则热

172. 患者，男性，35 岁，因发热，咳嗽、头痛、腰痛 4 天，体温 39 ~ 40℃。查体：面部潮红，眼球结膜水肿，软腭有网状充血和出血点。化验：血常规 WBC 12 × 10⁹/L，中性 0.89，血小板 50 × 10⁹/L；尿常规除蛋白（+++）外余无异常。医生首先考虑的诊断是

A. 急性上呼吸道感染　 B. 流行性感冒

C. 急性肾炎　　　　　 D. 肾综合征出血热

E. 急性支气管炎

173. 鉴别中心型肺癌和周围型肺癌最有价值的检查是

A. 血肿瘤标志物　　　 B. 胸部正侧位 X 线片

C. 胸部 CT　　　　　 D. 胸部磁共振

E. 痰细胞学

174. 男，60 岁。突发喘憋 1 小时。查体：BP 160/70mmHg，双肺满布湿啰音，心率 105 次/分，该患者最适宜的治疗措施是

A. 口服氨苯蝶啶

B. 静脉滴注小剂量多巴胺

C. 静脉推注呋塞米

D. 口服螺内酯

E. 口服氢氯噻嗪

175. 男，21 岁。畏寒，高热，咳嗽伴左胸痛 5 天。查体：BP 80/50mmHg，心率 120 次/分。胸部 X 线片见左肺下叶大片状致密影。实验室检查：血 WBC 12.2 × 10⁹/L，N 0.87。该患者最可能感染的病原体是

A. 肺炎支原体　　　　 B. 肺炎链球菌

C. 军团菌　　　　　　 D. 金黄色葡萄球菌

E. 结核分枝杆菌

176. 男，34 岁。四肢广泛挤压伤后 3 小时急诊入院。查体：BP 85/65mmHg，呼吸急促，口唇发绀，双肺可闻及湿啰音，心率 140 次/分。血气分析（未吸氧）：PaO₂ 50mmHg，PaCO₂ 30mmHg，除扩容治疗外，此时应首选的治疗措施为

A. 应用糖皮质激素　　 B. 持续高浓度吸氧

C. 持续低浓度吸氧　　 D. 静脉应用抗生素

E. 机械通气

177. 发生应激性溃疡最常见的部位是

A. 十二指肠降部　　　 B. 食管

C. 口腔　　　　　　　 D. 空肠

E. 胃

178. 对疑有腹腔内空腔脏器破裂的腹部闭合损伤患者，在观察期内处理错误的是

A. 使用广谱抗生素　　 B. 注射止痛剂

C. 禁饮食   D. 胃肠减压

E. 补充血容量

179. 肝硬化最常见的并发症是

  A. 门静脉血栓形成   B. 原发性肝癌

  C. 肝性脑病   D. 上消化道大出血

  E. 自发性腹膜炎

180. 细菌性肝脓肿最主要的原因是

  A. 膈下脓肿蔓延   B. 开放性肝脏损伤

  C. 化脓性门静脉炎   D. 脓毒症

  E. 胆管结石并感染

181. 下列根除幽门螺杆菌的方案中首选的是

  A. 质子泵抑制剂 + 克拉霉素 + 铋剂，治疗 2 周

  B. H_2 受体拮抗剂 + 阿莫西林 + 甲硝唑，治疗 1 周

  C. 质子泵抑制剂 + 克拉霉素 + 铋剂 + 阿莫西林，治疗 10 天

  D. 铋剂 + 克拉霉素 + 法莫替丁，治疗 10 天

  E. 质子泵抑制剂 + 克拉霉素 + 阿莫西林 + 硫糖铝，治疗 1 个月

182. 腹膜返折以上直肠癌早期淋巴转移的主要途径是

  A. 向直肠上动脉旁淋巴结转移

  B. 向腹股沟淋巴结转移

  C. 向髂内淋巴结转移

  D. 向直肠下动脉旁淋巴结转移

  E. 向侧方淋巴结转移

183. 根除幽门螺杆菌治疗后，不宜选用的复查方法是

  A. ^{13}C 或 ^{14}C 尿素呼气试验

  B. 血清幽门螺杆菌抗体检查

  C. 组织学检查

  D. 快速尿素酶试验

  E. 幽门螺杆菌培养

184. 用于胃食管反流诊断性治疗的药物是

  A. 多潘立酮   B. 枸橼酸铋钾

  C. 奥美拉唑   D. 铝碳酸镁

  E. 雷尼替丁

185. 胃大部切除术后病人，发生早期倾倒综合征的最晚时间是餐后

  A. 20 分钟   B. 50 分钟

  C. 40 分钟   D. 30 分钟

  E. 10 分钟

186. 上消化道大出血最常见的病因是

  A. 门静脉高压   B. 胆道出血

  C. 胃癌   D. 胃淋巴瘤

  E. 消化性溃疡

187. 采用高选择性迷走神经切断术治疗十二指肠溃疡，主要依据是

  A. 溃疡很少恶变

  B. 能够减少胃酸分泌

  C. 患者年龄大于 70 岁

  D. 能防治幽门螺杆菌感染

E. 溃疡病灶小

188. 慢性骨髓炎的治疗原则不包括

  A. 摘除死骨   B. 清除瘢痕和肉芽

  C. 消灭无效腔   D. 改善局部血液循环

  E. 切除新生包壳

189. 对肱骨外上髁炎有诊断意义的检查是

  A. Mills 征   B. Thomas 征

  C. Spurling 试验   D. Dugas 征

  E. "4" 字试验

190. 肱骨髁上骨折后出现手指不能内收、外展，夹纸试验阳性，最可能损伤的神经是

  A. 腋神经   B. 正中神经

  C. 桡神经   D. 肌皮神经

  E. 尺神经

191. 骨折愈合过程中，属于血肿机化演进期表现的是

  A. 多出现软骨内化骨

  B. 出现无菌性炎症反应

  C. 可形成环状骨痂、髓内骨痂

  D. 可形成内骨痂、外骨痂

  E. 出现膜内化骨

192. 胫骨中下段多段闭合性骨折功能复位后发生骨不愈合，最可能的原因是

  A. 骨折端血液供应差   B. 未用促骨折愈合药物

  C. 未达到解剖复位   D. 功能锻炼不够

  E. 骨折端软组织嵌入

193. 骨关节炎镇痛治疗首选

  A. 口服阿司匹林   B. 口服氨基葡萄糖

  C. 关节内注射透明质酸钠   D. 关节内注射激素

  E. 口服对乙酰氨基酚

194. Allen 试验主要用于检查

  A. 手部肌腱损伤情况

  B. 手指末端血运情况

  C. 神经损伤后的恢复情况

  D. 手部神经损伤程度

  E. 桡尺动脉的通畅和相互吻合情况

195. 软组织挫伤早期正确的处理是

  A. 应用镇痛药   B. 热敷

  C. 冷敷   D. 局部使用抗生素

  E. 理疗

196. 行胃高选择性迷走神经切断术时，作为保留分支标志的是其

  A. 胃前支   B. 胃后支

  C. 肝胆支   D. "鸦爪" 支

  E. 腹腔支

197. 符合继发性腹膜炎腹痛特点的是

  A. 阵发性全腹绞痛

  B. 剧烈、持续性全腹痛

  C. 逐渐加重的阵发性腹痛

D. 疼痛与进食有关

E. 高热后全腹痛

198. 单纯机械性肠梗阻腹痛最主要的特点是

A. 持续性隐痛　　　　　　B. 持续性绞痛

C. 间歇性隐痛　　　　　　D. 持续性胀痛

E. 阵发性绞痛

199. 伤口附近出现"红线"的是

A. 深层静脉炎　　　　　　B. 浅层静脉炎

C. 网状淋巴管炎　　　　　D. 浅层管状淋巴管炎

E. 深层管状淋巴管炎

200. 外科疾病五大类中下列哪项是错误的

A. 损伤　　　　　　　　　B. 感染

C. 外伤　　　　　　　　　D. 肿瘤

E. 其他性质的疾病

201. 决定心肌微循环灌注量的主要因素是

A. 动脉收缩压　　　　　　B. 动脉舒张压

C. 外周血管阻力　　　　　D. 心脏每搏量

E. 心肌收缩力

202. 损伤性血胸，胸腔内积血不凝固的原因是

A. 多种凝血因子的减少　　B. 胸腔内渗出液稀释

C. 主要是凝血酶原减少　　D. 腔静脉出血

E. 肺、心脏、膈活动去纤维蛋白作用

203. 引起输血发热反应，最常见的原因是

A. 细菌污染　　　　　　　B. 致热原

C. 血型不合　　　　　　　D. 红细胞破坏

E. 过敏物质

204. 等渗性缺水短期内出现血容量明显不足时，揭示体液丧失达体重的

A. 3.5%　　　　　　　　　B. 3%

C. 4%　　　　　　　　　　D. 4.5%

E. 5%

205. 下述甲状腺疾病中哪一种必须手术

A. 结节性甲状腺肿，继发甲亢

B. 轻度原发性甲状腺功能亢进

C. 青春期甲状腺肿

D. 妊娠早期甲状腺肿

E. 青少年甲亢

206. 麻醉中的手术患者输入几十毫升血后即出现手术区渗血和低血压，应考虑

A. 变态反应　　　　　　　B. 出血倾向

C. 过敏反应　　　　　　　D. 细菌污染反应

E. 溶血反应

207. 诊断休克的主要依据是

A. 临床表现　　　　　　　B. 脉率变快

C. 动脉血氧分压 <60mmHg　D. 血压下降

E. 尿少

208. 休克患者经补液后，血压仍低，中心静脉压不高，5～10 分钟内经静脉注入等渗盐水 250ml。如血压升高，

而中心静脉压不变，提示

A. 血容量过多　　　　　　B. 心功能不全

C. 血容量不足　　　　　　D. 血管张力过高

E. 以上均不是

209. 预防甲状腺功能亢进术后甲状腺危象的关键是

A. 防止术中损伤，操作粗暴

B. 术后加强护理

C. 术时尽量选用全身麻醉

D. 术后应用镇静剂

E. 术前使基础代谢率降至正常

210. 甲状腺功能亢进症的诊断主要依据

A. 临床表现　　　　　　　B. 基础代谢率测定

C. 甲状腺扫描　　　　　　D. 放射性碘摄试验

E. PBI 测定（血清蛋白结合碘）

211. 化脓性感染形成脓肿后，外科治疗的基本原则是

A. 改用其他抗生素　　　　B. 全身加大抗生素剂量

C. 加用肾上腺皮质激素　　D. 配合局部物理疗法

E. 立即切开引流

212. 高渗性缺水时，血清钠高于

A. 150mmol/L　　　　　　B. 155mmol/L

C. 160mmol/L　　　　　　D. 165mmol/L

E. 170mmol/L

213. 哪一种病理类型的甲状腺癌预后最差

A. 滤泡状腺癌　　　　　　B. 乳头状腺癌

C. 未分化癌　　　　　　　D. 髓样癌

E. 甲状腺癌恶变

214. 诊断丹毒最有意义的临床表现是

A. 头前畏寒、高热　　　　B. 好发部位

C. 色鲜红界限清楚　　　　D. 局部发生水疱

E. 所属淋巴结肿大

215. 鉴别甲状腺单发结节为良性或恶性时，下述哪项最重要

A. 详细的病史　　　　　　B. 确切的体检

C. ^{131}I 核素扫描　　　　D. 同侧扪到肿大淋巴结

E. 穿刺细胞学检查

216. 等渗性缺水患者，大量输入生理盐水治疗可导致

A. 高钾血症　　　　　　　B. 低钾血症

C. 低氯血症　　　　　　　D. 高钙血症

E. 高氯血症

217. 患者，男性，17 岁，右侧甲状腺有单发冷结节，最好的疗法是

A. 抗甲状腺药物　　　　　B. 镇静药及碘剂

C. 放射碘治疗　　　　　　D. 手术治疗

E. 多吃海带、紫菜

218. 创伤感染后的营养代谢变化，下列描述哪项是错误的

A. 能量代谢增大

B. 能量需求增加

C. 可导致水、电解质及酸碱失衡

D. 蛋白质分解与合成代谢减少

E. 脂肪分解加大

219. 在诊断闭合性腹部外伤合并内出血中以下哪项最重要

  A. 血红蛋白 80g/L，红细胞 2.5×10^{12}/L

  B. 左季肋部挫伤合并肋骨骨折

  C. 左上腹明显压痛及肌紧张

  D. 腹腔穿刺抽出不凝固血液

  E. 血压 80/60mmHg，脉搏 110 次/分

220. 高钾血症时，血清钾高于

  A. 5mmol/L   B. 4.5mmol/L

  C. 4mmol/L   D. 5.5mmol/L

  E. 3.5mmol/L

221. 成分输血的优点不包括

  A. 减少各种免疫抗体的产生

  B. 减轻输注全血所致的血液循环负担

  C. 减少感染肝炎的机会

  D. 减少肺梗死的发生率

  E. 节约用血，避免浪费

222. 破伤风最初出现典型的肌肉强烈收缩是

  A. 咬肌   B. 面肌

  C. 颈项肌   D. 前腹肌

  E. 四肢肌

223. 术前常规禁食的时间是

  A. 禁食 4 小时，禁饮 2 小时

  B. 禁食 6 小时，禁饮 2 小时

  C. 禁食 10 小时，禁饮 3 小时

  D. 禁食 10 小时，禁饮 3 小时

  E. 禁食 12 小时，禁饮 4 小时

224. 循环骤停的临界时间是

  A. 1 分钟   B. 2 分钟

  C. 4 分钟   D. 8 分钟

  E. 10 分钟

225. ARDS 最早期的症状是

  A. 呼吸加快、窘迫感   B. 明显的呼吸困难

  C. 患者发绀   D. 呼吸道分泌物增多

  E. 肺部听诊有啰音

226. 库存枸橼酸钠血，一般超过几周不宜再用

  A. 3 周   B. 4 周

  C. 6 周   D. 8 周

  E. 12 周

227. 低渗性缺水引起体液容量的变化为

  A. 血浆、组织间液都减少，以血浆减少为主

  B. 只有血浆减少

  C. 血浆、组织间液都减少，以组织间液减少为主

  D. 只有组织间液减少

  E. 以血液浓缩为主

228. 在全国通用的烧伤补液公式中，下列正确的是

  A. 胶体液首选是全血

B. 面积是 Ⅰ、Ⅱ、Ⅲ度烧伤面积之和

C. 第一个 8 小时应输入总量的 1/3

D. 基础水分量是 2500ml

E. 胶体液和电解质溶液的比例是 0.5:1，重者 1:1

229. 用九分法计算成人烧伤面积，下列错误的是

  A. 双上肢 18%   B. 头颈部 9%

  C. 躯干 27%   D. 两臀部 9%

  E. 双下肢 46%

230. 因钝物打击所致皮肤、软组织撕裂，伤口周围组织有明显挫伤，应属

  A. 冲击伤   B. 挤压伤

  C. 撕脱伤   D. 撕裂伤

  E. 多处伤

231. 破伤风最先出现的症状是

  A. 颈项强直   B. 苦笑面容

  C. 张口困难   D. 角弓反张

  E. 手足抽搐

232. 诊断代谢性酸中毒的主要依据是

  A. 呼吸浅而慢，血浆二氧化碳结合力下降

  B. 呼吸深而快，血浆二氧化碳结合力上升

  C. 呼吸深而快，有酮味，血浆碳酸氢根值下降

  D. 呼吸困难，血浆碳酸氢根值上升

  E. 呼吸慢，心律慢，血压高，神志不清

233. 有效循环血量一般不依赖下列哪项

  A. 充足的血容量   B. 通畅的微循环

  C. 良好的周围血管张力   D. 有效的心排血量

  E. 正常的心功能

234. 低钾血症患者，经补充钾治疗后，病情仍无改善时，应考虑有

  A. 低钠血症   B. 低镁血症

  C. 高钙血症   D. 代谢性酸中毒

  E. 低氯血症

235. 幽门梗阻所致持续呕吐可造成

  A. 缺钾性酸中毒   B. 低氯高钾性碱中毒

  C. 低氯低钾性酸中毒   D. 低氯高钠性碱中毒

  E. 低氯低钾性碱中毒

236. 浅 Ⅱ 度烧伤的局部损害深度达

  A. 表浅层，生发层健在

  B. 真皮深层，有皮肤附属器残留

  C. 真皮浅层，部分生发层存在

  D. 皮肤全层

  E. 皮肤下脂肪

237. 胸部损伤外科治疗原则是

  A. 纠正酸碱平衡失调   B. 纠正电解质紊乱

  C. 给予脱水利尿剂   D. 给予止痛、输血

  E. 纠正循环、呼吸功能障碍

238. 休克失代偿期的微循环变化主要为

  A. 微循环收缩期   B. 微循环扩张期

C. 微循环衰竭期 D. 直接信道开放

E. 动静脉短路开放

239. 破伤风患者的治疗原则是

A. 预防和抢救休克 B. 早期行气管切开术

C. 高压氧治疗 D. 应用破伤风类毒素

E. 清除毒素来源，中和毒素，控制和解除痉挛

240. 贯通伤是指

A. 创伤后深部体腔与外界相通

B. 开放性创伤

C. 投射物击中人体，造成一个入口和一个出口

D. 一般是指开放性颅脑外伤

E. 可等同于穿透伤

241. 下列叙述正确的是

A. 等渗性脱水主要是细胞脱水

B. 高渗性脱水常有细胞内水肿

C. 低渗性脱水易发生休克

D. 重度低渗性脱水口渴极明显

E. 重度高渗性脱水易出现神经系统症状

242. 正常人血中 HCO_3^- 与 H_2CO_3 之比为

A. 15∶1 B. 10∶1

C. 20∶1 D. 25∶1

E. 30∶1

243. 烧伤患者在早期口渴，最适饮下列哪种液体

A. 大量冷开水 B. 大量糖水

C. 少量多次饮盐水 D. 大量茶水

E. 大量橘子水

244. 有关甲状腺手术后导致呼吸困难的原因，不包括下列哪一项

A. 伤口内出血、压迫气管

B. 双侧喉上神经损伤

C. 双侧喉返神经损伤

D. 急性喉头水肿

E. 气管软化、塌陷

245. 以下哪项不是输血的禁忌证

A. 充血性心力衰竭 B. 急性肺水肿

C. 恶性高血压 D. 严重感染

E. 肾衰竭

246. 下列最易致低钾血症的是

A. 大量出汗 B. 严重肠瘘

C. 感染性休克 D. 大面积烧伤

E. 大量输血

247. 低钾血症是

A. 机体总钾量总是减少

B. 临床上常表现为精神亢奋、肢体抽搐

C. 心电图表现为 T 波高尖、呈帐篷样

D. 常伴有代谢性酸中毒

E. 严重时可发生室性心动过速，甚至室颤

248. 急性肾衰竭无尿或少尿期早期，发生水中毒的常见原

因是

A. 内生水过多 B. 低蛋白血症

C. 抗利尿激素增加 D. 钠潴留

E. 不适当输入过多水分

249. 深Ⅱ度烧伤的临床表现，下列错误的是

A. 有时在大腿可见树枝状栓塞血管

B. 创面多有水疱

C. 如无感染，创面 3～4 周愈合患者

D. 创面痛觉迟钝

E. 愈合后多有增生性瘢痕

250. 低渗性缺水，血清尚未出现缺钠之前，尿中氯化钠

A. 略高 B. 正常

C. 时高时低 D. 减少或缺乏

E. 由低升高

251. 腹腔穿刺抽出凝固的血液提示

A. 出血性胰腺炎 B. 腹膜后血肿

C. 肝、脾破裂 D. 腹腔内积血

E. 抽出为血管内血液

252. 凡有创伤史者，遇有下列情况均应疑有腹内脏器损伤，除外

A. 伤后有明显腹膜刺激征

B. 伤后早期出现休克征象

C. Grey Turner 征

D. 有气腹表现

E. 腹部出现移动性浊音

253. 下列烧伤急救原则中，正确的是

A. 凡有烧伤者，一律用哌替啶止痛

B. 凡有呼吸道烧伤，一律作气管切开

C. 热液烫伤者，不能用较干净冷水浸泡

D. 应就地给予清创

E. 立即消除烧伤原因

254. 复合性创伤患者出现下列情况，应首先抢救

A. 休克 B. 开放性气胸

C. 昏迷 D. 四肢开放性伤口

E. 肾挫裂伤

255. 预防破伤风最有效、最可靠的方法是

A. 应用青霉素

B. 彻底清创

C. 注射 TAT

D. 注射破伤风人免疫球蛋白

E. 注射破伤风类毒素

256. 创伤、感染后的神经－内分泌反应，导致下列何种激素分泌减少

A. 胰岛素 B. 肾上腺素

C. 去甲肾上腺素 D. 胰高糖素

E. 抗利尿激素

257. 所谓有效循环血量是指

A. 全身总血量

B. 在微循环内的总血量

C. 单位时间内通过心血管系统进行循环的血量

D. 在动脉内的血量

E. 在静脉内的血量

258. 下列哪种成分最适合需要多次输血而有发热的贫血

 A. 全血   B. 浓缩红细胞

 C. 冷冻红细胞   D. 少浆血

 E. 洗涤红细胞

259. 关于机体水钠代谢失调，下列叙述正确的是

 A. 脱水就是指水分的减少

 B. 低渗性脱水时尿钠可以消失

 C. 各种原因引起的脱水都使体重减轻

 D. 高渗性脱水的治疗应以补盐为主

 E. 重度等渗性脱水需大量补液时以生理盐水为宜

260. 下列结节性甲状腺肿的手术适应证，错误的是

 A. 伴有甲亢   B. 有压迫症状

 C. 疑有癌变   D. 病史较长者

 E. 胸骨后甲状腺肿

261. 一车祸伤员送至急诊时，诉呼吸困难，腹部剧痛。检查发现左胸有一伤口，有气泡与血液从伤口涌出，右上腹皮肤有伤痕，神志清楚，血压 60/30mmHg，心率 110 次/分，呼吸 40 次/分，B 超发现有肝破裂。此伤员应属于

 A. 多发伤   B. 联合伤

 C. 胸腹伤   D. 复合伤

 E. 混合伤

262. 患者，男性，46 岁，因急性肠梗阻 3 天入院，患者诉口渴，全身乏力，不能坐起。查：脉搏 120 次/分，血压 75/60mmHg，眼窝凹陷，皮肤弹性差，尿比重 1.025，血清 Na^+ 134mmol/L。最可能的诊断是

 A. 高渗性缺水   B. 等渗性缺水

 C. 低渗性缺水   D. 缺钠性休克

 E. 继发性缺水

263. 患者，男性，45 岁，因交通事故，双股骨干粉碎骨折并肌肉损伤第 2 日，24 小时尿量 200ml，下列化验结果不符合急性肾衰竭的是

 A. 尿素氮 14.2mmol/L

 B. 血钾 5.3mmol/L

 C. 血镁 1.3mmol/L

 D. 血磷 0.89mmol/L、血钙 2.86mmol/L

 E. 血肌酐 106μmol/L

264. 一外伤昏迷患者运送时不应采取的措施是

 A. 采取俯卧位

 B. 采取侧卧位

 C. 额部垫高

 D. 随时观察伤情变化，防止窒息和休克的发生

 E. 疑有颈椎损伤的患者，颈下应放置小枕，头部左右两侧用小枕固定

265. 患者，女性，30 岁，颈前肿块多年。近 1 个月来，肿块生长迅速，并出现声音嘶哑，颈前可触及 2cm×3cm 肿块，质地较硬，表面欠光滑。诊断首先考虑

 A. 甲状舌骨囊肿

 B. 结节性甲状腺肿单发结节

 C. 甲状腺癌

 D. 甲状腺腺瘤囊内出血

 E. 慢性甲状腺炎

266. 患者，男性，60 岁，外伤后测得中心静脉压为 0.29kPa（3cmH₂O），外周动脉血压在正常范围，该患者可能是以下哪种情况

 A. 心功能不全   B. 血容量不足

 C. 血容量过多   D. 容量血管过度收缩

 E. 容量血管过度扩张

267. 一患者面颊大面积损伤，创口感染，以下处理措施错误的是

 A. 严密缝合

 B. 定向拉拢缝合

 C. 应用广谱抗生素控制感染

 D. 全身支持疗法

 E. 用高渗生理盐水湿敷

268. 患者，男性，28 岁，无意中发现甲状腺肿块 15 天，近 3 天来似有增大。锝 99m 扫描示"冷结节"，硒甲状腺扫描示冷结节处有放射性浓聚，甲状腺 B 超结果为实质性肿块。最可能的诊断是

 A. 青春期甲状腺肿   B. 单纯性甲状腺肿

 C. 甲状腺腺瘤并囊内出血   D. 结节性甲状腺肿

 E. 甲状腺癌

269. 患者，女性，45 岁。颌面部损伤，上颌骨骨折，出血 700ml，烦躁，面色苍白，皮肤湿冷，血压 110/94mmHg（14.7/12.5kPa），脉搏 100 次/分。此时患者病情处在哪种情况

 A. 无休克   B. 休克代偿期

 C. 中度休克   D. 重度休克

 E. 虚脱

270. 一肠梗阻术后患者，血清 Na^+ 130mmol/L，K^+ 3mmol/L，Cl^- 98mmol/L，BUN 8mmol/L。应考虑与下列哪项因素有关

 A. 水分补充不足   B. 补充了大量等渗盐水

 C. 补充了大量等渗糖水   D. 补充了足量的钾盐

 E. 肾功能不全

271. 患者，女性，38 岁，剑突下阵发性绞痛。起病急骤，伴有寒战高热并出现黄疸，右上腹压痛。首先考虑

 A. 急性胰腺炎   B. 急性胆囊炎

 C. 胆囊结石   D. 胆道蛔虫

 E. 胆总管结石

272. 患者，男性，42 岁，腹腔手术后 5 天，切口疼痛，发热 38.5℃，无其他不适症状。主要是因为发生

 A. 外科手术吸收热   B. 腹部切口感染

 C. 血肿吸收热   D. 盆腔脓肿

 E. 肺部感染

273. 患者，男性，30 岁，因心脏骤停经抢救后心跳恢复，而后出现呼吸困难，换气无力。患者不会出现下列哪项情况
    A. 血 pH 低于 7.35　　　　　B. 肺换气功能不足
    C. 血 $PaCO_2$ 增高　　　　　D. 血 HCO_3^- 下降
    E. 血 HCO_3^- 正常

274. 患者，男性，80 岁，2 型糖尿病 16 年，平素服用格列本脲或格列齐特，每日 3 次，每次 1 片。近日少食，不愿意运动，表情淡漠，家人依然按时给予服用上述药物，现昏迷急诊。此患者的诊断可能为
    A. 高渗性非酮症昏迷　　　　B. 低血糖性昏迷
    C. 脑出血　　　　　　　　　D. 脑梗死
    E. 老年痴呆症

275. 患者，女性，36 岁，腹痛伴频繁呕吐 2 天。查体：脉搏 120 次/分，呼吸 32 次/分，血压 90/60mmHg，呼吸深，似可闻及烂苹果气味。最好应进行下列哪种检查
    A. 血清钙测定　　　　　　　B. 血清钾测定
    C. 血气分析　　　　　　　　D. 血清钠测定
    E. 血 CO_2CP 测定

276. 患者，女性，70 岁，急性心梗。查血压 83/60mmHg，中心静脉压 1.96kPa（20cmH$_2$O），应首先采取哪项措施
    A. 应用毛花苷丙　　　　　　B. 应用呋塞米
    C. 应用激素　　　　　　　　D. 适当补液
    E. 继续观察

277. 一患者头面部外伤，昏迷约 5 分钟后清醒，对当时情况不能回忆。主述头痛、头晕，检查无神经系统阳性体征，其诊断应该是
    A. 脑挫裂伤　　　　　　　　B. 脑震荡
    C. 颅底骨折　　　　　　　　D. 硬膜外血肿
    E. 脑膜炎

278. 患者，女性，26 岁，首次妊娠 2 个月余伴甲亢。查体：甲状腺肿大，有轻度压迫症状，最合适的治疗是
    A. 抗甲状腺药物治疗
    B. 手术（甲状腺大部切除）治疗
    C. 终止妊娠加抗甲状腺药物治疗
    D. 终止妊娠加手术治疗
    E. 终止妊娠加 ^{131}I 治疗

279. 患者，男性，24 岁，因外科疾患入院，腹痛甚。查体：体温 38.5℃，血压 90/60mmHg，呼吸 30 次/分，血 HCO_3^- 14mmol/L。产生上述改变的常见原因不包括
    A. 感染性休克
    B. 急性弥漫性腹膜炎
    C. 长期不能进食
    D. 持续大量呕吐胃内容物
    E. 急性肾衰竭少尿期

280. 患者，男性，26 岁，十二指肠残端瘘 20 天。目前进

食少，全身乏力，直立时晕倒。血清 K^+ 3mmol/L，Na^+ 125mmol/L。其水电解质代谢失调应为
    A. 高钾血症，重度低渗性缺水
    B. 低钾血症，高渗性缺水
    C. 低钾血症，等渗性缺水
    D. 低钾血症，中度低渗性缺水
    E. 低渗性缺水

281. 脓毒症早期典型的临床表现是
    A. 呼吸困难　　　　　　　　B. 休克
    C. 少尿　　　　　　　　　　D. 昏迷
    E. 寒战、高热

282. 下列切口不宜放置纱条引流的是
    A. 腹壁切口感染　　　　　　B. 脓性指头炎切开
    C. 掌中间隙脓肿切开　　　　D. 体表脓肿切开
    E. 乳腺癌改良根治术

283. 蛛网膜下隙麻醉术后 12 小时内应采取的体位是
    A. 半卧位　　　　　　　　　B. 俯卧位
    C. 头高脚低位　　　　　　　D. 平卧位
    E. 侧卧位

284. 男，14 岁。午餐进食海鱼后，即出现头痛、头晕、胸闷。心跳呼吸加快，伴有眼结膜充血，颜面部及全身潮红。测体温正常，无呕吐、腹泻等症状。患者最可能是
    A. 河豚中毒　　　　　　　　B. 组胺中毒
    C. 肉毒梭菌毒素中毒　　　　D. 麻痹性贝类中毒
    E. 副溶血性弧菌中毒

285. 女，35 岁。与家人吵架后服美曲膦酯（敌百虫）100ml，30 分钟后被急送医院。查体：昏迷状态，呼吸困难，皮肤湿冷，双瞳孔如针尖大小。正确的紧急处理是
    A. 气管插管气道保护后硫酸铜溶液洗胃＋导泻
    B. 直接应用大量生理盐水洗胃＋导泻
    C. 直接应用硫酸铜溶液洗胃＋导泻
    D. 气管插管气道保护后 2% 碳酸氢钠溶液洗胃
    E. 气管插管气道保护后应用大量温水洗胃＋导泻

286. 男，28 岁。右大腿清创缝合术后 6 天，发热，局部伤口红肿，范围较大，疼痛明显。伤口局部见稀薄脓液，淡红色，量多，无异味。最可能感染的致病菌是
    A. 大肠埃希菌　　　　　　　B. 铜绿假单胞菌
    C. 溶血性链球菌　　　　　　D. 金黄色葡萄球菌
    E. 无芽孢厌氧菌

287. 女，60 岁。被家人发现其昏迷在浴室内，浴室使用的是燃气热水器，急诊入院。查体：皮肤潮红，瞳孔大小正常，口唇樱桃红色。最可能的诊断是
    A. 阿托品中毒　　　　　　　B. 一氧化碳中毒
    C. 乙醇中毒　　　　　　　　D. 有机磷杀虫药中毒
    E. 安眠药中毒

288. 妊娠期母体循环系统的变化，错误的是
    A. 血容量至妊娠末期增加 30% ~40%
    B. 心率从妊娠早期至末期每分钟增加 10 ~15 次

C. 心搏出量至妊娠 32 ~ 34 周达高峰

D. 妊娠后期心脏向左、向上、向前移位

E. 第二产程期间，心搏出量略减少

289. 妊娠晚期心血管系统生理功能变化，错误的是

A. 心率增快而有心悸

B. 心脏容量增加 10% 左右

C. 叩诊心浊音界稍扩大

D. 心尖部可闻及柔和吹风样收缩期杂音

E. 增大的子宫压迫下腔静脉使血液回流受阻，心搏量减少

290. 妊娠早期羊水的主要来源是

A. 母血清经胎膜进入羊膜腔的透析液

B. 胎儿尿液

C. 胎儿皮肤

D. 胎儿肺

E. 胎膜

291. 胎盘的组成为

A. 羊膜、叶状绒毛膜和底蜕膜

B. 羊膜、平滑绒毛膜和包蜕膜

C. 羊膜、叶状绒毛膜和包蜕膜

D. 羊膜、平滑绒毛膜和底蜕膜

E. 羊膜、平滑绒毛膜和真蜕膜

292. 胎盘附着部位的子宫内膜完全修复需到产后

A. 3 周　　　　　　　　　B. 4 周

C. 5 周　　　　　　　　　D. 6 周

E. 8 周

293. 我国现阶段采用的围生期规定为

A. 从胚胎形成至产后 1 周

B. 从妊娠满 20 周至产后 4 周

C. 从妊娠满 24 周至产后 1 周

D. 从妊娠满 28 周至产后 1 周

E. 从妊娠满 28 周至产后 4 周

294. 心脏病产妇胎儿娩出后应立即

A. 腹部放置沙袋　　　B. 静脉注射麦角新碱

C. 鼓励下床活动　　　D. 抗感染

E. 行绝育手术

295. 心脏病孕妇最容易发生心力衰竭的时期是

A. 妊娠 20 ~ 22 周　　B. 妊娠 24 ~ 26 周

C. 妊娠 28 ~ 30 周　　D. 妊娠 32 ~ 34 周

E. 妊娠 36 ~ 38 周

296. 月经周期长短取决于

A. 黄体退化为白体时间　B. 白体寿命长短

C. 增生期长短　　　　　D. 分泌期长短

E. 月经期长短

297. 月经周期规则，末次月经 **2012 年 1 月 28 日**，预产期应是

A. 2012 年 11 月 1 日　　B. 2012 年 11 月 2 日

C. 2012 年 11 月 3 日　　D. 2012 年 11 月 4 日

E. 2012 年 11 月 5 日

298. 月经周期为 28 天有排卵的妇女，于月经周期第 11 天刮宫，镜检子宫内膜应为

A. 增生期中期　　　　　B. 增生期晚期

C. 分泌期早期　　　　　D. 分泌期中期

E. 分泌期晚期

299. 月经周期中期能够起正反馈作用下丘脑 – 垂体的激素为

A. 孕激素　　　　　　　B. 雄激素

C. 雌激素　　　　　　　D. 甲状腺素

E. 促性腺激素

300. 孕产妇首先发生右心衰竭的疾病是

A. 妊娠合并二尖瓣狭窄　B. 子痫

C. 羊水栓塞　　　　　　D. 重型胎盘早剥

E. 产褥感染

301. 孕妇尿中与胎儿胎盘功能关系密切的激素是

A. 雌二醇　　　　　　　B. 雌酮

C. 雌三醇　　　　　　　D. 孕酮

E. 睾酮

302. 孕妇血清绒毛膜促性腺激素（HCG）浓度达高峰是在妊娠

A. 5 ~ 7 周　　　　　　B. 8 ~ 10 周

C. 11 ~ 13 周　　　　　D. 14 ~ 16 周

E. 17 ~ 19 周

303. 孕妇于妊娠早期患重型肝炎，正确的处理应是

A. 药物治疗重型肝炎

B. 肝炎好转后继续妊娠

C. 先行人工流产术

D. 治疗肝炎的同时行人工流产术

E. 治疗肝炎待病情好转行人工流产术

304. 在孕妇腹壁上听诊，与母体心率相一致的音响是

A. 胎心音　　　　　　　B. 子宫杂音

C. 脐带杂音　　　　　　D. 胎动音

E. 肠蠕动音

305. 早期妊娠诊断，错误的是

A. 阴道壁和子宫颈呈紫蓝色

B. 黑加征阳性

C. 子宫增大变软呈球形

D. 检测尿 HCG 阳性

E. 黄体酮试验阳性

306. 正常脐带内含有

A. 一条脐动脉，一条脐静脉

B. 两条脐动脉，一条脐静脉

C. 两条脐动脉，两条脐静脉

D. 一条脐动脉，两条脐静脉

E. 两条脐动脉

307. 正常妊娠 38 周时的羊水量约为

A. 500ml　　　　　　　B. 800ml

C. 1000ml　　　　　　D. 1200ml

E. 1500ml

308. 正常阴道中的优势菌群是
- A. 乳酸杆菌
- B. 棒状杆菌
- C. 大肠埃希菌
- D. 类杆菌
- E. 梭状杆菌

309. 重型肝炎产妇产后出血的常见原因是
- A. 子宫收缩乏力
- B. 软产道裂伤
- C. 胎盘粘连
- D. 胎盘残留
- E. 凝血功能障碍

310. 属于雌激素作用的是
- A. 宫颈黏液减少
- B. 阴道上皮细胞脱落加快
- C. 促进乳腺腺泡发育成熟
- D. 促进水钠潴留
- E. 抑制输卵管肌收缩的振幅

311. 属于胎盘功能检查的是
- A. 测定孕妇尿雌二醇值
- B. 测定孕妇血清游离雌三醇值
- C. 测定孕妇尿胎盘生乳素值
- D. 测定孕妇尿催产素酶值
- E. 以上都不是

312. 属于孕激素的生理作用是
- A. 使阴道上皮细胞脱落加快
- B. 使宫颈黏液变稀薄
- C. 使子宫肌层增厚
- D. 使子宫内膜增生
- E. 使血循环中胆固醇水平降低

313. 子宫动脉来自
- A. 腹主动脉
- B. 髂总动脉
- C. 髂内动脉
- D. 髂外动脉
- E. 肾动脉

314. 子宫内膜腺上皮细胞的核下开始出现含糖原小泡，相当于月经周期的
- A. 增生期早期
- B. 分泌期早期
- C. 增生期中期
- D. 分泌期中期
- E. 增生期晚期

315. 25 岁，初孕妇。末次月经 2012 年 3 月 10 日。于 2012 年 10 月 13 日就诊，检查宫底在脐上 2 横指，枕右前位，胎心率正常。现在应是
- A. 妊娠满 30 周，宫底高度符合正常情况
- B. 妊娠满 30 周，宫底高度低于正常
- C. 妊娠满 31 周，宫底高度符合正常情况
- D. 妊娠满 31 周，宫底高度低于正常
- E. 妊娠满 32 周，宫底高度低于正常

316. 女性，45 岁。血性白带 2 个月，妇检阴道未受肿瘤侵犯，宫颈菜花样，宫体正常大小，宫旁明显增厚，未达盆腔，宫颈活检为鳞癌。其分期是
- A. Ⅰb 期
- B. Ⅱc 期
- C. Ⅱa 期
- D. Ⅱb 期
- E. Ⅲa 期

317. 卵巢性激素以胆固醇为原料的合成途径，正确的是
- A. 雄激素→雌激素→孕激素
- B. 雌激素→孕激素→雄激素
- C. 孕激素→雄激素→雌激素
- D. 雌激素→雄激素→孕激素
- E. 孕激素→雌激素→雄激素

318. 黄体萎缩不全患者月经 5～6 天刮宫的病理表现是
- A. 增殖期与分泌期并存
- B. 复杂型增生
- C. 分泌期内膜
- D. 单纯型内膜
- E. 增殖期内膜

319. 前置胎盘的常见致病因素不包括
- A. 受精卵滋养层发育迟缓
- B. 子宫内膜炎
- C. 双胎妊娠
- D. 多次刮宫史
- E. 初孕妇

320. 我国关于孕产妇管理正确的说法是
- A. 出院时保健手册应交给产妇
- B. 确保婴儿安全的基础上保证孕妇安全
- C. 产后 3 个月结束系统管理
- D. 城市开展三级分工，农村开展二级分工
- E. 妊娠 3 个月开始系统管理

321. 复发性外阴阴道假丝酵母菌病（RVVC）的维持治疗应持续
- A. 1 个月
- B. 3 天
- C. 3 个月
- D. 6 个月
- E. 7～14 天

322. 发生子痫前期的高危因素不包括
- A. 双胎妊娠
- B. 糖尿病
- C. 羊水过多
- D. 前置胎盘
- E. 营养不良

323. 急性胎儿窘迫的重要临床征象不包括
- A. 胎心率异常
- B. 胎动减少
- C. 羊水胎粪污染
- D. 胎盘功能减退
- E. 胎儿头皮血 pH < 7.35

324. 关于妊娠期生殖系统的变化，正确的是
- A. 卵泡发育及排卵活跃，可见多个黄体形成
- B. 子宫各部均匀增大
- C. 子宫峡部在妊娠晚期开始变软并延长
- D. 阴道皱襞增多并伸展性增加
- E. 宫颈管内的腺体肥大增生并黏液减少

325. 1 周岁小儿的胸围应约为
- A. 34cm
- B. 38cm
- C. 42cm
- D. 46cm
- E. 50cm

326. 3～6 个月婴儿维生素 D 缺乏病激期骨骼改变最常见的表现为
- A. 颅骨软化
- B. 方颅
- C. 前囟增大
- D. 腕踝部膨大

E. 肋骨串珠和肋膈沟

327. 5 岁小儿每日每千克体重所需总热量是
 A. 400kJ（100kcal） B. 460kJ（110kcal）
 C. 500kJ（120kcal） D. 540kJ（130kcal）
 E. 580kJ（140kcal）

328. 不符合小儿生长发育的一般规律的是
 A. 由上到下   B. 由远到近
 C. 由粗到细   D. 由低级到高级
 E. 由简单到复杂

329. 蛋白质－热能营养不良常见并发的维生素缺乏是
 A. 维生素 A   B. 维生素 B_1
 C. 维生素 C   D. 维生素 D
 E. 维生素 E

330. 蛋白质－热能营养不良患儿临床上最先出现的症状是
 A. 反应呆滞   B. 肌张力低下
 C. 肌肉萎缩   D. 体重不增
 E. 身高不长

331. 蛋白质－热能营养不良患儿皮下脂肪逐渐减少或消失，首先累及的部位是
 A. 四肢   B. 臀部
 C. 腹部   D. 胸部
 E. 面颊部

332. 对能量的需要，为小儿特有的所需是
 A. 基础代谢   B. 活动
 C. 食物特殊动力作用 D. 排泄损失能量
 E. 生长发育

333. 每 100kcal 热量的混合膳食产生的内生水是
 A. 8ml   B. 10ml
 C. 12ml   D. 14ml
 E. 16ml

334. 母乳喂养儿粪便中主要的细菌是
 A. 大肠埃希菌   B. 肠链球菌
 C. 副大肠埃希菌   D. 变形杆菌
 E. 乳酸杆菌

335. 母乳喂养优于牛乳在于
 A. 含蛋白质总量高
 B. 含饱和脂肪酸的脂肪较多
 C. 含铁量多
 D. 含乳糖量多
 E. 含钙、磷高

336. 1 岁半男孩，基础代谢所需热量占总热量的比例为
 A. 30% 以下   B. 30% ~40%
 C. 50% ~60%   D. 70% ~80%
 E. 80% 以上

337. 牛奶制品中，不宜作为婴儿主食的是
 A. 全脂奶粉   B. 蒸发乳
 C. 酸奶   D. 甜炼乳
 E. 配方奶粉

338. 判断小儿体格发育最常用的指标是
 A. 动作发育能力   B. 语言发育程度
 C. 智能发育水平   D. 神经反射发育
 E. 体重、身高、头围

339. 胚胎期指的是受孕后的
 A. 8 周以内   B. 9 周以内
 C. 10 周以内   D. 11 周以内
 E. 12 周以内

340. 配置 2∶1 等张含钠液 120ml 需
 A. 0.9% NaCl 80ml，5% NaHCO₃ 40ml
 B. 0.9% NaCl 80ml，1.8% NaHCO₃ 40ml
 C. 0.9% NaCl 80ml，10% GS 40ml
 D. 0.9% NaCl 40ml，5% NaHCO₃ 80ml
 E. 0.9% NaCl 80ml，1.4% NaHCO₃ 40ml

341. 乳儿每日水的需要量是
 A. 170ml/kg   B. 150ml/kg
 C. 120ml/kg   D. 100ml/kg
 E. 80ml/kg

342. 生后第 1 年身高增长约
 A. 35cm   B. 32cm
 C. 30cm   D. 21cm
 E. 25cm

343. 食物中每克碳水化合物（糖类）、脂肪和蛋白质可供给能量（kcal）分别为
 A. 4，4，9   B. 9，4，4
 C. 4，9，4   D. 4，9，9
 E. 9，9，4

344. 维生素 D 缺乏病发生颅骨软化的年龄多见于
 A. 1 ~2 个月   B. 3 ~6 个月
 C. 7 ~9 个月   D. 10 ~12 个月
 E. 1 ~2 岁

345. 维生素 D 缺乏病患儿最早出现的骨骼改变是
 A. 方颅   B. 颅骨软化
 C. 肋骨串珠   D. 鸡胸或漏斗胸
 E. 手镯或脚镯

346. 维生素 D 缺乏病激期血生化的特点是
 A. 血清钙正常，血清磷降低，碱性磷酸酶降低
 B. 血清钙降低，血清磷降低，碱性磷酸酶增高
 C. 血清钙降低，血清磷正常，碱性磷酸酶增高
 D. 血清钙降低，血清磷增高，碱性磷酸酶降低
 E. 血清钙正常，血清磷降低，碱性磷酸酶增高

347. 维生素 D 缺乏病可靠的早期诊断指标是
 A. 血钙降低
 B. 血磷降低
 C. 血镁降低
 D. 血 1，25 －（OH）₂ － D₃ 降低
 E. 血碱性磷酸酶增高

348. 维生素 D 缺乏病时由骨样组织增生所致的骨骼改变为

A. 方颅

B. 肋膈沟（赫氏沟）

C. 鸡胸或漏斗胸

D. "O" 形腿或 "X" 形腿

E. 脊椎后突或侧弯

349. 维生素 D 缺乏性手足搐搦症的隐性体征是

A. 喉痉挛　　　　　　　B. Kernig 征阳性

C. Brudzinski 征阳性　　D. Trousseau 征阳性

E. Babinski 征阳性

350. 维生素 D 缺乏性手足搐搦症发生惊厥是由于

A. 血钾浓度降低　　　　B. 血钠浓度降低

C. 血钙浓度降低　　　　D. 血磷浓度降低

E. 血镁浓度降低

351. 我国颁布的"母婴保健法"规定在新生儿期进行筛查的遗传代谢内分泌疾病是

A. 21 - 三体综合征，苯丙酮尿症

B. 先天性甲状腺功能减退症，苯丙酮尿症

C. 先天性甲状腺功能减退症，21 - 三体综合征

D. 先天性甲状腺功能减退症，半乳糖血症

E. 21 - 三体综合征，半乳糖血症

352. 我国规定 1 岁内必须完成的计划免疫是

A. 麻疹疫苗　　　　　　B. 流行性乙型脑炎疫苗

C. 流行性脑脊髓膜炎疫苗　D. 流行性感冒疫苗

E. 甲型病毒性肝炎疫苗

353. 我国新生儿败血症多见的病菌是

A. 肠球菌　　　　　　　B. 链球菌

C. 葡萄球菌　　　　　　D. 大肠埃希菌

E. 铜绿假单胞菌

354. 小儿末梢血中性粒细胞和淋巴细胞的比例相等的时间分别是

A. 1 ~ 3 天和 1 ~ 3 岁

B. 4 ~ 6 天和 4 ~ 6 岁

C. 7 ~ 9 天和 7 ~ 9 岁

D. 10 ~ 12 天和 10 ~ 12 岁

E. 13 ~ 15 天和 13 ~ 15 岁

355. 小儿前囟闭合的时间是

A. 4 ~ 18 个月　　　　　B. 9 ~ 11 个月

C. 12 ~ 18 个月　　　　　D. 19 ~ 24 个月

E. 25 ~ 30 个月

356. 小儿生长发育的规律正确的是

A. 生长发育没有一定的规律

B. 各系统发育的速度不一致

C. 生长发育是量先增加后有质的变化

D. 小儿体格的发育青春期最快

E. 体格发育有绝对的正常值

357. 小儿生长发育最迅速的时期是

A. 婴儿期　　　　　　　B. 幼儿期

C. 学龄前期　　　　　　D. 学龄期

E. 青春期

358. 小儿特异性体液免疫的正确认识是

A. B 细胞免疫的发育较 T 细胞免疫早

B. IgG 类抗体应答需在出生 1 年后才出现

C. IgM 类抗体在胎儿期即可产生

D. 足月新生儿 B 细胞量低于成人

E. 免疫球蛋白均不能通过胎盘

359. 小儿体格发育的两个高峰期是

A. 青春期，学龄期　　　B. 学龄期，学龄前期

C. 青春期，幼儿期　　　D. 青春期，婴儿期

E. 学龄期，新生儿期

360. 小儿头围与胸围大致相等的年龄是

A. 6 个月　　　　　　　B. 1 岁

C. 1.5 岁　　　　　　　D. 2 岁

E. 2.5 岁

361. 小儿有牙 18 个，会用汤匙吃饭，能说 2 ~ 3 字拼成的短语，其年龄为

A. 1 岁　　　　　　　　B. 1 岁半

C. 2 岁　　　　　　　　D. 2 岁半

E. 3 岁

362. 小儿语言发育三个阶段的顺序是

A. 发音、理解、表达

B. 理解、表达、发音

C. 表达、理解、发音

D. 听觉、发音、理解

E. 模仿、表达、理解

363. 小儿重度脱水有明显周围循环障碍，扩容液输注时间为

A. 10 ~ 20 分钟　　　　　B. 30 ~ 60 分钟

C. 70 ~ 90 分钟　　　　　D. 100 ~ 120 分钟

E. 130 ~ 150 分钟

364. 小儿重症肺炎最常见的酸碱平衡紊乱是

A. 呼吸性酸中毒　　　　B. 代谢性酸中毒

C. 呼吸性碱中毒　　　　D. 代谢性碱中毒

E. 混合性酸中毒

365. 婴儿从母体获得的抗体开始消失的月龄是

A. 1 ~ 2 个月以后　　　　B. 3 ~ 4 个月以后

C. 5 ~ 6 个月以后　　　　D. 7 ~ 8 个月以后

E. 9 ~ 10 个月以后

B1 型题

1. （共用备选答案）

A. 胃镜检查　　　　　　B. 钡餐造影

C. 腹部 CT　　　　　　　D. 腹部 B 超

E. 胃液分析

（1）诊断急性胃炎主要依据

（2）了解溃疡病患者胃酸分泌情况依据

2. （共用备选答案）

A. anti - HEV 阳性

B. 抗核抗体（ANA）阳性

C. anti－HCV 阳性

D. HBsAg 阳性

E. anti－HAV IgM 阳性

（1）甲型病毒性肝炎患者，血清学检查表现为

（2）乙型病毒性肝炎患者，血清学检查表现为

（3）丙型病毒性肝炎患者，血清学检查表现为

3.（共用备选答案）

 A. 水肿、血尿、高血压

 B. 血尿、贫血、肾衰竭

 C. 发作性肉眼血尿，无水肿与高血压

 D. 水肿、蛋白尿、高血脂、低蛋白血症

 E. 水肿、血尿、蛋白尿、高血压

（1）急性肾小球肾炎表现为

（2）肾病综合征表现为

4.（共用备选答案）

 A. 抑制甲状腺激素生物合成

 B. 首先抑制甲状腺激素释放，也抑制其合成

 C. 抑制甲状腺激素生物合成，并阻抑外周组织 T_4 转换成 T_3

 D. 阻抑 T_4 转换成 T_3

 E. 破坏甲状腺腺泡上皮细胞及使甲状腺内淋巴细胞产生抗体减少

（1）普萘洛尔（心得安）

（2）抗甲状腺药物

（3）放射性 ^{131}I

5.（共用备选答案）

 A. 支气管哮喘   B. 支气管扩张

 C. 慢性支气管炎、肺气肿 D. 支气管肺癌

 E. 特发性肺间质纤维化

（1）有固定性湿啰音的是

（2）有散在湿性啰音，伴有哮鸣音呼气相延长的是

6.（共用备选答案）

 A. 空气传播   B. 接触传播

 C. 血液传播   D. 蚊虫叮咬传播

 E. 消化道传播

（1）梅毒通过

（2）流感通过

（3）结核病通过

（4）艾滋病通过

7.（共用备选答案）

 A. HBsAg、HBeAg、anti－HBc 阳性

 B. anti－HBs、anti－HBe、anti－HBc 阳性，HBV－DNA 阴性

 C. anti－HBs 阳性

 D. anti－HAV IgM 阴性，anti－HAVIgG 阳性

 E. HBsAg、anti－HBc 阳性，anti－HCV 阳性

（1）接种过乙型病毒性肝炎疫苗

（2）既往感染甲型病毒性肝炎，获得了特异性免疫力

（3）乙型病毒性肝炎患者或病毒携带者

（4）乙型病毒性肝炎与丙型病毒性肝炎病毒重叠感染，可能为现症感染，也可能为病毒携带者

8.（共用备选答案）

 A. 结核性溃疡   B. 创伤性溃疡

 C. 癌性溃疡   D. 腺周口疮

 E. 梅毒下疳

（1）溃疡形态不规则，边缘隆起，溃疡形态与刺激物相吻合的是

（2）溃疡深大，呈菜花状，基底及边缘硬有浸润，疼痛不明显的是

（3）溃疡边缘不规整，基底有桑葚状小结节，疼痛明显的是

（4）溃疡深大，边缘隆起，呈弹坑样，表面有灰黄色假膜，基底软的是

9.（共用备选答案）

 A. 水、钠潴留   B. 促红细胞生成素减少

 C. 活性维生素 D_3 减少 D. 出血倾向

 E. 含氮代谢产物潴留

（1）肾性骨病最常见的原因是

（2）尿毒症患者发生贫血的主要原因是

10.（共用备选答案）

 A. Kussmaul 呼吸 B. Biots 呼吸

 C. 端坐呼吸   D. 呼气时间延长

 E. 病理性呼吸音

以下疾病可出现哪种异常呼吸类型

（1）脑炎

（2）肺气肿

11.（共用备选答案）

 A. 腹水比重 <1.016，蛋白20g/L

 B. 腹水比重 >1.018，李凡他（Rivalta）试验阳性

 C. 乳糜样腹水

 D. 腹水细胞总数 $>1000 \times 10^6/L$，分类以中性粒细胞为主

 E. 腹水细胞总数为 $100 \times 10^6/L$，分类以间皮细胞为主

（1）最可能为肝硬化腹水的是

（2）最可能为结核性腹膜炎腹水的是

12.（共用备选答案）

 A. 肌内注射破伤风抗毒素 1500U

 B. 肌内注射破伤风抗毒素 3000U

 C. 肌内注射破伤风抗毒素 1000U

 D. 肌内注射破伤风抗毒素 1ml

 E. 肌内注射破伤风抗毒素 750U

（1）5 岁儿童下肢皮肤撕裂伤后应

（2）伤口污染严重者，受伤已超过 12 小时应

13.（共用备选答案）

 A. 急性肠梗阻   B. 感染性休克

 C. 肺炎高热   D. 慢性十二指肠瘘

 E. 挤压综合征

（1）低渗性缺水的常见病因是

（2）代谢性酸中毒最易发生于

14.（共用备选答案）
　　A. 中心静脉压很低，尿量多
　　B. 中心静脉压偏低，尿量少
　　C. 中心静脉压偏低，尿量多
　　D. 中心静脉压偏高，尿量多
　　E. 中心静脉压很高，尿量少
（1）提示血容量不足的是
（2）说明液体量已补充足的是
（3）可能有心功能不全存在的是

15.（共用备选答案）
　　A. 多在 1~2 周内发生　　B. 通常 24 小时内发生
　　C. 早期有出血症状　　D. 引流管有鲜血外溢
　　E. 血红蛋白及血压偏低
（1）手术后早期出血的含义是指
（2）手术后继发性出血的含义是指

16.（共用备选答案）
　　A. 低渗性缺水　　B. 等渗性缺水
　　C. 高渗性缺水　　D. 低钾血症
　　E. 高钾血症
（1）慢性肠瘘，四肢无力，引起
（2）急性大量丧失消化液后，脉搏细速、肢端湿冷、血压下降，引起
（3）高热大汗，患者诉口渴、烦躁，引起

17.（共用备选答案）
　　A. 清创及一期缝合　　B. 清创后不予缝合
　　C. 清创及植皮　　D. 清创后缝合
　　E. 清创后不植皮
（1）大面积皮肤剥脱伤需
（2）受伤 6~8 小时内的战地伤口应

18.（共用备选答案）
　　A. HCO_3^- 降低，pH 降低，$PaCO_2$ 正常
　　B. HCO_3^- 升高，pH 降低，$PaCO_2$ 正常
　　C. HCO_3^- 正常，pH 降低，$PaCO_2$ 升高
　　D. HCO_3^- 正常，pH 降低，$PaCO_2$ 降低
　　E. HCO_3^- 降低，pH 升高，$PaCO_2$ 降低
（1）呼吸性碱中毒的临床表现是
（2）代谢性碱中毒的临床表现是

19.（共用备选答案）
　　A. 单层高柱状上皮　　B. 有纤毛的高柱状上皮
　　C. 复层鳞状上皮　　D. 鳞状上皮化生
　　E. 表面上皮
（1）阴道黏膜上皮为
（2）宫颈黏膜上皮为

20.（共用备选答案）
　　A. 淋巴转移和种植
　　B. 血行转移和淋巴转移
　　C. 直接蔓延和种植
　　D. 直接蔓延和淋巴转移
　　E. 血行转移
（1）子宫颈癌主要播散的方式是

（2）绒毛膜癌主要播散的方式是

21.（共用备选答案）
　　A. 使阴道上皮细胞增生角化
　　B. 使阴道上皮细胞脱落加快
　　C. 能直接调控卵巢的周期性变化
　　D. 促进阴毛与腋毛生长
　　E. 抑制腺垂体尿促卵泡素分泌
（1）雄激素
（2）孕激素

22.（共用备选答案）
　　A. 胎方位　　B. 胎先露
　　C. 骨盆轴　　D. 胎势
　　E. 胎产式
（1）胎体纵轴与母体纵轴的关系是
（2）胎儿先露部的指示点与母体骨盆的关系是

23.（共用备选答案）
　　A. 36cm　　B. 40cm
　　C. 46cm　　D. 50cm
　　E. 56cm
（1）出生时新生儿身长平均是
（2）1 岁时小儿的头围约是

24.（共用备选答案）
　　A. 5 周　　B. 10 周
　　C. 20 周　　D. 30 周
　　E. 40 周
（1）T 细胞具备对各种抗原的特异性细胞免疫应答能力的胎龄是
（2）淋巴结发育起始的胎龄是

25.（共用备选答案）
　　A. 10 个月　　B. 1 岁半
　　C. 1 岁 8 个月　　D. 2 岁半
　　E. 3 岁
（1）正常小儿乳牙出齐最晚的年龄是
（2）正常小儿前囟闭合最晚的年龄是

26.（共用备选答案）
　　A. 乙型病毒性肝炎疫苗
　　B. 流感疫苗
　　C. 麻疹疫苗
　　D. 脊髓灰质炎疫苗
　　E. 百白破疫苗
（1）新生儿期接种的疫苗应是
（2）生后 2 个月时应接种的疫苗是

27.（共用备选答案）
　　A. 36cm　　B. 40cm
　　C. 46cm　　D. 50cm
　　E. 56cm
（1）5 岁儿童的头围约是
（2）3 个月龄婴儿的头围约是

28.（共用备选答案）

    A. 110 次/分   B. 90 次/分
    C. 70 次/分   D. 50 次/分
    E. 30 次/分

（1）足月儿生后第 1 小时内呼吸频率约是

（2）足月儿生后 1 小时后呼吸频率约是

A3/A4 型题

1. （共用题干）患者，女性，35 岁，牙龈自发性出血半年就诊。检查：舌缘、两颊黏膜多处瘀斑，患者自诉平时轻微碰撞皮肤即会出现瘀斑。血常规检查：血小板计数 $30 \times 10^9/L$。

（1）最可能的诊断是

    A. 再生障碍性贫血   B. 白血病
    C. 血小板减少性紫癜   D. 粒细胞减少症
    E. 血友病

（2）治疗该病的首选药物是

    A. 青霉素   B. 红霉素
    C. 干扰素   D. 泼尼松
    E. 肾上腺素

（3）下列哪种措施也可用于治疗该病

    A. 脾切除   B. 免疫增强剂
    C. 补充铁剂   D. 维生素 B_{12}、叶酸
    E. 维生素 C

2. （共用题干）患者，女性，74 岁，2 年前诊断肺心病，近 1 周来咳嗽、咳痰、喘息加重，双下肢水肿。体检：肺内多量湿啰音，心率 100 次/分，肝肋下 2.5cm，双下肢水肿。白细胞计数及中性粒细胞分类均增高，血气分析：pH 7.335，PaO_2 50mmHg，$PaCO_2$ 78mmHg，HCO_3^- 34mmol/L。

（1）该患者目前不存在下列哪种并发症

    A. 肺部感染   B. 心力衰竭
    C. 呼吸衰竭   D. 呼吸性酸中毒
    E. 呼吸性酸中毒合并代谢性酸中毒

（2）关于该患者的治疗，下列哪项不恰当

    A. 控制感染   B. 保持呼吸道通畅
    C. 氨溴索祛痰   D. 持续低流量吸氧
    E. 5% 碳酸氢钠纠正酸中毒

（3）根据上述血气分析结果，本患者应属于下列哪种酸碱平衡失调

    A. 呼吸性酸中毒合并代谢性碱中毒
    B. 代谢性酸中毒合并呼吸性碱中毒
    C. 呼吸性酸中毒代偿
    D. 呼吸性酸中毒失代偿
    E. 代谢性碱中毒

（4）根据上述结果，最首要的治疗是下列哪项

    A. 氧疗   B. 呼吸兴奋剂
    C. 人工通气   D. 积极控制感染
    E. 应用利尿剂

3. （共用题干）患者，男性，24 岁，冬春季节上腹痛发作已有 4 年。近半个月来上腹痛加重，伴反酸及饥饿痛，并有半夜痛，痛醒后进食使疼痛缓解。1 小时前突然发作上腹部刀割样剧痛，大汗淋漓，面色苍白，腹痛迅速蔓延至全腹而来院急诊。

（1）该患者在体检时最可能出现的体征是

    A. 肠鸣音亢进   B. 振水音阳性
    C. 腹部板状强直   D. 皮肤、巩膜黄染
    E. 移动性浊音阳性

（2）首选用哪项检查来协助作出诊断

    A. 血白细胞分类、计数   B. 血清淀粉酶
    C. B 型超声   D. 腹部平片
    E. 急诊胃镜检查

4. （共用题干）患者，女性，50 岁，反复咳嗽、咳痰 6 年，每逢冬季加重。近 2 周来上述症状加重，并咳脓痰，体检双肺底可闻及湿性啰音。

（1）此患者最可能的诊断是

    A. 支气管哮喘
    B. 支气管扩张
    C. 慢性喘息性支气管炎
    D. 慢性支气管炎急性发作期
    E. 慢性阻塞性肺气肿

（2）此患者 5 年后逐渐出现呼吸困难，活动后加重，下列哪项检查所见，对判断呼吸困难的原因最有意义

    A. 桶状胸，叩诊过清音，肺肝界下移
    B. X 线透亮度增加，心影狭小
    C. 呼吸音减弱，呼气延长
    D. 心电图示肢体导联低电压
    E. 肺功能检查残气/肺总量 >40%

5. （共用题干）患者，女性，45 岁。发热、咳脓痰 1 周，胸片右下背段浸润阴影。用青霉素治疗体温稍下降，但痰量增多，为脓血痰，有臭味。胸片大片浸润阴影中出现空腔。

（1）治疗中需加用

    A. 祛痰药   B. 甲硝唑
    C. 阿米卡星   D. 红霉素
    E. 卡巴克洛（安络血）

（2）治疗 2 周后，患者临床症状明显改善，胸片空腔缩小，抗生素总疗程一般宜持续

    A. 2 周   B. 3 周
    C. 4 周   D. 6 周
    E. 8 周

6. （共用题干）患儿，女，10 岁，阵发性腹痛，黑便 2 天，双下肢散在出血点，双膝关节肿胀，腹软，双下腹压痛。白细胞 $12.5 \times 10^9/L$，血小板 $200 \times 10^9/L$，血红蛋白 110g/L；尿常规：蛋白质（+），红细胞（+），颗粒管型 0~3 个/HP。

（1）诊断可能是

    A. 急性阑尾炎   B. 肠套叠
    C. 风湿性关节炎   D. 过敏性紫癜
    E. 急性肾小球肾炎

（2）哪项是不常见的病因

  A. 细菌病毒   B. 食物，如鱼、牛奶

  C. 某些药物   D. 寒冷因素

  E. 放射性物质

（3）首选治疗措施是

  A. 急诊手术   B. 肾上腺皮质激素

  C. 抗生素   D. 氯苯那敏

  E. 雷尼替丁

7.（共用题干）患者，女，15 岁，发现贫血、黄疸 5 年。脾肋下 2 ~ 5cm，质中；血红蛋白 90g/L，网织红细胞 0.05，白细胞和血小板数均正常；红细胞渗透脆性试验：0.7% 盐水溶液开始溶血。其父也有轻度黄疸。

（1）下列哪种贫血最有可能

  A. 缺铁性贫血

  B. 海洋性贫血

  C. 遗传性球形细胞增多症

  D. 遗传性铁粒幼细胞贫血

  E. 巨幼细胞贫血

（2）要明确诊断，最有价值的实验室检查是

  A. 周围血片   B. 骨髓象

  C. 血清铁总铁结合力 D. 血红蛋白电泳

  E. 肝功能试验

8.（共用题干）患者，男性，27 岁，发现室间隔缺损 20 年。近 1 个月来出现不规则发热，体温 37.5℃ 左右，入院前已经不规则使用抗生素 2 周。查体：皮肤、结膜下有瘀点，胸骨左缘 3、4 肋间 4/6 级收缩期杂音，脾大，杵状指。化验：血红蛋白 75g/L。

（1）初步诊断为

  A. 慢性白血病

  B. 贫血性心脏病

  C. 系统性红斑狼疮

  D. 室间隔缺损，心力衰竭

  E. 亚急性感染性心内膜炎

（2）该患者可能的致病菌是

  A. 真菌   B. 肠球菌

  C. 肺炎双球菌   D. 草绿色链球菌

  E. 金黄色葡萄球菌

9.（共用题干）一患者车祸后 2 小时送至医院，诉咳嗽、胸部疼痛。查体：T 36.5℃，P 130 次/分，R 30 次/分，BP 90/60mmHg。神清，右胸部压痛明显，右肺呼吸音低，右下肢骨折征。胸片示右侧液气胸。

（1）拟诊为

  A. 联合伤   B. 混合伤

  C. 多发伤   D. 多处伤

  E. 复合伤

（2）首先应采取的处理是

  A. 止痛   B. 骨折固定

  C. 镇静   D. 胸腔闭式引流

  E. 吸氧

10.（共用题干）患者，男性，28 岁，风湿性心瓣膜病 3 年，曾经诊断为"二尖瓣狭窄并关闭不全"。近半个月来发热，37 ~ 38℃，心力衰竭症状加重。查体：端坐位，贫血貌，皮肤无瘀点。颈静脉怒张，心界扩大，心尖部舒张期隆隆样杂音，主动脉瓣区舒张期叹气样杂音，脾大，下肢不肿。

（1）该患者的初步诊断是

  A. 风湿性心肌炎   B. 贫血性心脏病

  C. 风心病，心力衰竭 D. 先天性主动脉瓣病变

  E. 风湿性瓣膜病合并亚急性感染性心内膜炎

（2）此时首先需要做的是

  A. 超声心动图

  B. 立即使用抗生素

  C. 准备急诊瓣膜置换术

  D. 抽血培养后使用抗生素

  E. 查血常规后使用抗生素

（3）该患者最常见的并发症是

  A. 心力衰竭   B. 肾小球肾炎

  C. 迁移性脓肿   D. 细菌性动脉瘤

  E. 脑栓塞与脑脓肿

11.（共用题干）患者，男性，25 岁，背部刀伤，伤口流血 2 小时。查体：神志尚清楚，诉口渴，皮肤苍白，稍冷，脉搏 110 次/分，血压 90/70mmHg，脉压小，表浅静脉塌陷，尿少。

（1）此患者休克属于

  A. 中度   B. 轻度

  C. 重度   D. 晚期

  E. 代偿期

（2）估计此患者失血量约占全身血容量的多少

  A. <20%   B. 20%

  C. 20% ~40%   D. 40%

  E. 50%

（3）应采取哪种措施

  A. 门诊观察   B. 胸部 X 线片

  C. 全血细胞计数   D. 收住院手术治疗

  E. 输血

12.（共用题干）患者，女性，52 岁，有胆管结石病史。近 2 天来右上腹痛，体温 37.8℃。2 小时前突然畏寒、寒战，体温达 40℃；精神紧张兴奋，口渴，面色苍白，脉搏 98 次/分，动脉搏动有力，血压 110/96mmHg，尿量每小时 26ml。

（1）患者处于何种情况

  A. 急性胆管炎，无休克 B. 休克代偿期

  C. 中度休克   D. 重度休克

  E. 高排低阻型休克

（2）下列哪一项不是其微循环变化的特征

  A. 微动脉、微静脉收缩 B. 动静脉短路开放

  C. 直捷通路开放   D. 组织灌流减少

  E. 静脉回心血量减少

(3) 为排除发生弥散性血管内凝血的可能做了多项检查，下列哪项监测检查结果是无意义的

A. 血小板计数低于 80×10^9/L

B. 纤维蛋白原少于 1.5g/L

C. 凝血酶原时间较正常延长 3 秒以上

D. 副凝固试验阳性

E. 凝血时间明显缩短

(4) 下列哪项治疗原则是错误的

A. 积极补充血容量　　　　B. 联合应用抗菌药物

C. 尽早作胆管引流　　　　D. 纠正酸中毒

E. 静脉滴注间羟胺

13. （共用题干）患者，男性，46 岁，体重 60kg。因急性肠梗阻 3 天入院，诉口渴，全身乏力，不能起坐。查：脉搏 100 次/分，血压 100/60mmHg，眼窝凹陷，皮肤弹性差，发病后未进食，24 小时尿量 1000ml。

(1) 最可能的诊断是

A. 高渗性脱水　　　　B. 等渗性脱水

C. 低渗性脱水　　　　D. 继发性脱水

E. 缺钠性休克

(2) 入院后查：血红蛋白 170g/L，红细胞比容 53%，血清钠 134mmol/L，血清钾 3.6mmol/L，尿比重 1.025。动脉血气分析：pH 7.166，$PaCO_2$ 3.33kPa，HCO_3^- 8.7mmol/L。当日液体治疗宜用

A. 平衡液 1500ml，5% 葡萄糖 2000ml，10% 氯化钾 40ml，5% 碳酸氢钠 150ml

B. 平衡液 1500ml，5% 葡萄糖 2000ml，10% 氯化钾 30ml，5% 碳酸氢钠 500ml

C. 平衡液 2000ml，5% 葡萄糖 2000ml，10% 氯化钾 40ml，5% 糖盐水 500ml

D. 平衡液 1000ml，5% 葡萄糖 3000ml，5% 糖盐水 500ml，5% 碳酸氢钠 150ml

E. 生理盐水 1500ml，5% 葡萄糖 2000ml，10% 氯化钾 40ml，5% 碳酸氢钠 150ml

14. （共用题干）患者，男性，76 岁，高血压 30 余年，平时血压（150～180）/（90～110）mmHg，不规则服用降压药。近 2 周来胸闷、气促，贫血貌，颈静脉怒张；心界向左下扩大，心率 104 次/分；两肺底有细小湿性啰音，肝肋下 2 指；下肢水肿（＋＋），尿蛋白（＋），血肌酐 884μmol/L（10mg/dl）。

(1) 肾衰竭最可能的病因是

A. 慢性肾小球肾炎致肾性高血压

B. 肾小动脉硬化

C. 慢性肾盂肾炎

D. 老年性肾硬化

E. 心力衰竭致肾功能减退

(2) 最适宜的治疗为

A. 洋地黄制剂　　　　B. 大剂量的利尿剂

C. 扩张血管药　　　　D. ACEI 制剂

E. 透析疗法

(3) 若血钾增高时，降压治疗不宜使用

A. β 受体阻断剂　　　　B. 袢利尿剂

C. 钙拮抗剂　　　　D. 血管扩张剂

E. 血管紧张素转换酶抑制剂

15. （共用题干）患儿，男，10 岁，头面部、四肢及会阴部火焰烧伤 4 小时，烧伤总面积 50%BSA，深 II 度 20%，III 度 30%，烦躁不安，手足湿冷，心率 160 次/分，呼吸 25 次/分，伤后无尿。

(1) 首选的诊断是

A. 火焰烧伤　　　　B. 烧伤休克

C. 急性肾衰竭　　　　D. 呼吸道吸入性损伤

E. 大面积特重度烧伤

(2) 选择的紧急处理是

A. 立即吸氧　　　　B. 迅速建立静脉输液通路

C. 气管切开　　　　D. 无痛下清创

E. 及时使用抗生素

16. （共用题干）患者，男性，30 岁，右侧甲状腺单发结节，质硬，生长迅速；近 1 周伴声音嘶哑，ECT 示右甲状腺冷结节。

(1) 为明确诊断下列哪项检查最有意义

A. 确切的体检　　　　B. 颈部 X 线片

C. 穿刺细胞学检查　　　　D. 甲状腺 B 超

E. 甲状腺 CT

(2) 如未能确诊，拟行手术，应采用哪种术式

A. 结节切除术

B. 患侧腺体全切

C. 颈部淋巴结清除术

D. 患侧腺体大部切除加冷冻切片检查

E. 患侧全切，峡部切除，对侧大部切除

(3) 如病理报告为甲状腺乳头癌，又无远处转移表现，应采用哪种术式

A. 患侧全切加颈淋巴结清除

B. 患侧全切，峡部切除，对侧大部切除

C. 双侧甲状腺全部切除

D. 患侧腺体大部切除，峡部切除

E. 患侧腺体大部切除加颈淋巴结清除

17. （共用题干）患者，女性，25 岁。尿频、尿急、尿痛，血尿伴发热 39℃，1 天入院；无呕吐，无腰痛；尿蛋白（＋），红细胞 30～40/HP，白细胞满视野。

(1) 患者最可能的诊断为

A. 急性膀胱炎　　　　B. 急性肾盂肾炎

C. 急性肾小球肾炎　　　　D. 肾结核

E. 急性间质性肾炎

(2) 最适宜的进一步诊断方法是

A. 肾功能检查

B. 尿细胞学检查

C. 尿比重和尿渗透压检查

D. 尿细菌学检查

E. 尿路影像学检查

(3) 对本例患者最重要的治疗是

A. 抗菌药物　　　　　B. 饮水

C. 中西药联合应用　　D. 碱化尿液

E. 卧床休息

18.（共用题干）患者，男性，45 岁，因上吐下泻住某医院，每天静脉途径给庆大霉素 24 万 U，共 9 天。近 5 天来无尿，眼结膜水肿，腹水，下肢水肿。实验室检查：BUN 42mmol/L，血清肌酐 1.04mmol/L，血清钾 6.8mmol/L。

（1）应诊断为

A. 庆大霉素过敏反应

B. 庆大霉素肾中毒，导致急性肾衰竭

C. 双输尿管结石梗阻

D. 前列腺肥大

E. 原发病导致失水

（2）最好的治疗方法是

A. 5% 碳酸氢钠溶液静脉注射

B. 10% 葡萄糖酸钙溶液静脉注射

C. 离子交换树脂及山梨醇保留灌肠

D. 大剂量呋塞米静脉注射

E. 透析疗法

第十三章　牙体牙髓病学

A1/A2 型题

1. 叩诊的注意事项之一是

A. 先叩正常牙，后叩患病牙齿

B. 用器械的尖头工作端做叩诊

C. 力量按从大到小的顺序进行

D. 方向和牙长轴垂直查根尖部

E. 方向与牙长轴一致查根周部

2. 窝沟龋中最多的菌是

A. 乳酸杆菌　　　　　B. 变形链球菌

C. 放线菌　　　　　　D. 棒状杆菌

E. 范永菌

3. 第一恒磨牙最适宜做窝沟封闭的年龄是

A. 6～7 岁　　　　　B. 8～9 岁

C. 10～11 岁　　　　D. 12～13 岁

E. 14～15 岁

4. 急性根尖周炎在浆液期初起时，患牙

A. 自发性阵发痛　　　B. 放散痛不能定位

C. 牙根发胀，咬紧舒服　D. 剧烈胀跳痛

E. 热痛冷缓解

5. 牙隐裂患牙不适用的治疗方法是

A. 调磨牙尖　　　　　B. 降低咬合

C. 干髓治疗　　　　　D. 根管治疗

E. 全冠修复

6. 牙本质敏感症主要表现为

A. 自发痛　　　　　　B. 阵发痛

C. 夜间痛　　　　　　D. 激发痛

E. 放射痛

7. 龋病的好发牙面依次是

A. 颊面、邻面、咬合面　B. 颊面、咬合面、邻面

C. 咬合面、邻面、颊面　D. 咬合面、颊面、邻面

E. 邻面、咬合面、颊面

8. 龋病分类最适用于临床的是

A. 按进展情况分类　　B. 按发病情况分类

C. 按损害解剖部位分类　D. 按病变深度分类

E. 其他分类

9. 食物是引起龋病的因素之一，以下观点错误的是

A. 食物在牙面滞留会引起龋

B. 吃糖量比吃糖次数对于龋的发生更重要

C. 食物物理性状与龋病发生密切相关

D. 食物糖含量与龋发生有关

E. 蔗糖必须通过细菌作用才能致龋

10. 下列根尖周病治疗原则中，不正确的是

A. 彻底清除根管系统中的感染

B. 阻止根管内感染进入根尖周区

C. 防止再感染

D. 严密堵塞根管，调动根尖周组织修复能力

E. 彻底清除主根管和根管壁中的感染物

11. 窝洞外形线需制成圆缓曲线，其目的是

A. 防止充填体折断　　B. 防止充填体脱落

C. 防止继发龋的出现　D. 达到良好的美观效果

E. 防止牙体折裂

12. 龋齿的治疗方法包括

A. 修复治疗 + 磨除法

B. 充填术 + 再矿化疗法

C. 充填术 + 窝沟封闭

D. 充填术 + 药物疗法 + 磨除法

E. 药物治疗 + 充填术 + 拔除术

13. 有关四环素对牙着色及釉质发育不全的影响，不正确的是

A. 四环素因结合部位深浅而使牙本质着色的程度有所不同，当着色带越靠近牙本质界时，越易着色

B. 着色与四环素族的药物本身的颜色有关

C. 婴儿早期，形成外层牙本质时，用药影响最大

D. 四环素可通过胎盘引起乳牙着色

E. 与釉质本身的结构有关，如果轻度釉质发育不全，釉质丧失透明度而呈白垩色时，着色牙本质外露明显

14. 对畸形中央尖的描述，不正确的是

A. 圆锥形中央尖萌出后不久与对颌牙接触，可致折断，

使牙髓感染坏死，影响根尖发育

B. 中央尖折断或磨损后，临床上表现为圆形或椭圆形黑环，中央有浅黄色或褐色的牙本质轴

C. 牙本质轴中央有时可见黑色小点，此点即髓角，可用探针探入

D. 无髓角深入型牙髓常有活力，牙根可继续发育

E. 多位于殆面中央窝处，常对称性发生

15. 关于牙萌出异常的描述错误的是
A. 早萌多见于下颌恒切牙
B. 早萌的牙根发育不全，甚至无牙根
C. 全口牙迟萌多为系统性疾病或遗传因素影响
D. 恒牙迟萌或异位常常是由于乳牙滞留
E. 一般乳牙很少有异位或萌出困难

16. 不属于楔状缺损致病因素的是
A. 横刷牙 　　　　　　B. 酸蚀
C. 应力疲劳 　　　　　D. 牙龈退缩
E. 牙颈部结构薄弱

17. 不能判断患牙是位于上颌还是下颌时，采用哪种辅助诊断手段
A. 染色法 　　　　　　B. 咬诊
C. 透照法 　　　　　　D. 选择性麻醉
E. 视诊

18. 牙髓活力电测验时探头应放置于
A. 釉牙骨质界 　　　　B. 牙骨质
C. 唇面颈 1/3 釉质处 　D. 舌面颈 1/3 釉质处
E. 唇面切 1/3 釉质处

19. 牙本质暴露但未露髓的冠折牙，形成足够修复性牙本质的时间是
A. 冠折后 4～6 周 　　　B. 冠折后 2～4 周
C. 冠折后 6～8 周 　　　D. 冠折后 8～10 周
E. 冠折后 10～12 周

20. 可复性牙髓炎与不可复性牙髓炎的鉴别要点为
A. 冷热刺激后疼痛是否持续
B. 是否有叩痛
C. X 线片上根尖区是否有暗影
D. 牙体是否有缺损
E. 患牙是否松动

21. 在组织病理学上，属于慢性牙髓炎的是
A. 病理性牙髓充血 　　B. 慢性浆液性牙髓炎
C. 慢性溃疡性牙髓炎 　D. 牙髓退变
E. 牙内吸收

22. 关于牙齿感觉过敏症，正确的是
A. 并不是所有牙本质暴露的牙齿都出现敏感症状
B. 是一种独立的疾病
C. 涂局部麻醉药于牙本质表面能减轻症状
D. 症状不受健康和气候的影响
E. 刺激去除后仍痛

23. 下列对楔状缺损的描述，错误的是
A. 为慢性缺损

B. 多发生在颊侧牙颈部
C. 多见于青少年牙的唇、颊面
D. 前磨牙多见
E. 一般有牙龈退缩

24. 不能用于根尖诱导成形术的根管糊剂是
A. 碘仿糊剂 　　　　　B. 抗生素糊剂
C. 牙胶糊剂 　　　　　D. 氧化锌丁香油酚糊剂
E. 氢氧化钙糊剂

25. 不常发生牙内吸收的牙是
A. 做过盖髓术的牙齿
B. 做过活髓切断术的牙齿
C. 受过外伤的牙齿
D. 再植牙
E. 做过贴面的牙齿

26. 引起根尖周病化学因素的下列叙述中，最全面的一项是
A. 主要是根管内用药不当的刺激
B. 化学性刺激均为医源性刺激
C. 超出根尖孔的塑化剂刺激
D. 主要是牙髓失活剂超过用药期限的刺激
E. 根管治疗超填物的刺激

27. 关于着色牙，以下说法不正确的是
A. 内源性着色牙常伴有牙发育的异常，活髓牙和死髓牙均可受累
B. 外源性着色牙一般采用常规口腔卫生清洁措施包括超声波洁牙、喷沙洁牙可去除
C. 内源性着色牙内部组织结构完好，不影响牙的功能
D. 外源性着色牙有多种原因可造成，包括附着在牙表面的菌斑、产色素细菌、外伤、食物等
E. 内源性着色牙的治疗方法主要包括：树脂修复、牙漂白、烤瓷冠修复等

28. 根管充填的目的是
A. 严密封闭主根管及侧支根管，防止再感染
B. 提高牙齿防御能力
C. 防止牙齿变色
D. 防止根折
E. 使根尖病变愈合

29. 釉质成形术系指釉质表面的再成形，磨去的釉质部分应少于釉质厚度的
A. 2/3 　　　　　　　　B. 1/2
C. 1/3 　　　　　　　　D. 1/4
E. 1/5

30. 有关活髓切断术的叙述中，不必要的是
A. 术前口服抗生素
B. 局部麻醉，橡皮障隔湿
C. 去净髓室顶，切除冠髓
D. 去净腐质，消毒窝洞
E. 止血、放盖髓剂、氧化锌丁香油暂封窝洞

31. 在乳牙列中，患龋率最高的是
A. 下颌第一乳磨牙 　　B. 下颌第二乳磨牙

C. 上颌第二乳磨牙　　　　D. 上颌第一乳磨牙

E. 乳上颌前牙

32. 活髓切断术的原理是利用牙髓组织的哪项功能

A. 免疫功能　　　　　　　B. 形成牙本质功能

C. 营养功能　　　　　　　D. 感觉功能

E. 以上各项均是

33. 牙髓活力电测验出现假阴性的原因不包括

A. 根尖尚未完全发育　　　B. 事先用过镇痛剂

C. 过度钙化　　　　　　　D. 刚受过外伤

E. 未充分隔湿患牙

34. 牙完全脱位离体后，应急处理方法为

A. 彻底刮净根面

B. 用纱布包好后去医院

C. 牙槽窝止血

D. 体外完成根管治疗术后再植

E. 就地用自来水冲洗牙齿再放入原位

35. 诊断深龋时的注意事项错误的是

A. 探龋洞的深度和感觉　　B. 问自觉症状及其时间

C. 叩诊是否有异常反应　　D. 探清楚穿髓孔的有无

E. 温度测验必须进入龋洞

36. 引起根尖周病的免疫因素不包括

A. 坏死牙髓及分解产物

B. 根管内的细菌及其毒素

C. 变性牙髓

D. 酚类根管治疗药物

E. 激素类药物

37. 根管治疗术后疗效评估观察时间为

A. 1 年　　　　　　　　　B. 半年

C. 2 年　　　　　　　　　D. 3 ~ 5 年

E. 5 年以上

38. FR 酚醛树脂的重要成分是

A. 乙醇和甲醛　　　　　　B. 甘油和乙醇

C. 氢氧化钠和间苯二酚　　D. 氢氧化钠和甲醛

E. 甲醛和间苯二酚

39. 逆行性牙髓炎的诊断要点包括

A. 有牙髓治疗史

B. 长期牙周炎病史

C. X 线片显示髓腔内有局限性不规则的膨大区域

D. 无自觉症状

E. X 线片显示髓腔内有阻射的钙化物

40. 关于酸蚀症，正确的是

A. 仅有牙本质感觉过敏症状

B. 多见于喜食酸性食物者

C. 由于酸雾或酸酐作用于牙齿而造成

D. 无牙体实质缺损

E. 可引起楔状缺损

41. 牙齿纵折后最明显的症状是

A. 牙伸长感　　　　　　　B. 咀嚼痛

C. 冷刺激痛　　　　　　　D. 牙周袋溢脓

E. 热刺激痛

42. 年轻恒牙在根管治疗时应注意

A. 避免刺激性强的药物应用

B. 避免损伤根尖周围组织

C. 保留根尖部的部分根髓

D. 避免充填材料超出根尖孔

E. 避免用牙胶充填根管

43. 获得性膜功能不包括

A. 为釉质提供有选择的渗透性

B. 修复或保护釉质表面

C. 影响特异性口腔微生物对牙面的附着

D. 作为菌斑微生物的底物和营养

E. 是牙齿防御系统的组成部分

44. 根尖诱导成形术的工作长度为切缘距根尖

A. 0. 5 ~ 1mm　　　　　　B. 小于 0. 5mm

C. 2mm　　　　　　　　　D. 2 ~ 3mm

E. 3mm 以上

45. 由充填体高点引起咀嚼痛的处理为

A. 定期观察　　　　　　　B. 调去高点

C. 间接盖髓　　　　　　　D. 去充填体

E. 牙髓治疗

46. 根据龋坏部位的分类不包括

A. 原发龋和继发龋　　　　B. 咬合面龋和邻面龋

C. 釉质龋和牙本质龋　　　D. 颈部龋和根面龋

E. 窝沟龋和平滑面龋

47. 局部用药治疗龋病的适应证是

A. 大而浅的乳牙龋　　　　B. 小而浅的乳牙龋

C. 大而深的乳牙龋　　　　D. 乳前牙邻面浅龋

E. 乳磨牙邻面龋

48. 目前认为人类主要的致龋菌是

A. 唾液链球菌　　　　　　B. 乳酸杆菌

C. 血链球菌　　　　　　　D. 变形链球菌

E. 轻链球菌

49. 鉴别深龋和牙髓炎时，用冷水做温度测验应避免

A. 干燥牙面　　　　　　　B. 隔离唾液

C. 先测上牙　　　　　　　D. 冷水入洞

E. 选对照牙

50. 四环素牙着色程度与以下因素无关的是

A. 用药方式　　　　　　　B. 用药剂量

C. 用药种类　　　　　　　D. 用药次数

E. 用药时间

51. 上颌第一磨牙面易患龋病的顺序为

A. 𬌗面，近中面，腭面，颊面，远中面

B. 𬌗面，腭面，近中面，颊面，远中面

C. 𬌗面，近中面，颊面，腭面，远中面

D. 𬌗面，颊面，腭面，近中面，远中面

E. 𬌗面，远中面，近中面，颊面，腭面

52. 制备 V 类洞时，要求
- A. 有严格的抗力形
- B. 有适当的固位形
- C. 底平壁直
- D. 与牙面外形一致
- E. 做鸠尾

53. 导致根尖周炎的主要感染途径是
- A. 牙髓感染
- B. 牙周袋
- C. 血源感染
- D. 邻牙根尖周病波及
- E. 包括以上各项

54. 金属砷行牙髓失活时，恒牙封药时间为
- A. 7～10 天
- B. 2 周
- C. 3～5 天
- D. 1～2 天
- E. 5～7 天

55. 融合牙最常见于
- A. 下颌乳切牙
- B. 上颌侧切牙
- C. 额外牙
- D. 上颌第三磨牙
- E. 下颌前磨牙

56. 龋病的定义是
- A. 牙齿在多种因素的影响下，其组织发生的一种慢性进行性破坏性疾病
- B. 在多种生物因素共同作用下，牙齿硬组织发生急性严重性破坏的一种病变
- C. 在以细菌为主的多种因素的影响下，牙齿硬组织发生慢性进行性破坏的一种疾病
- D. 在多种内在因素的影响下，牙齿硬组织发生慢性进行性破坏的一种疾病
- E. 在细菌影响下，牙齿硬组织发生慢性进行性破坏的一种疾病

57. Miller 化学细菌学说的优点是
- A. 解释了龋病为何从牙平滑面开始
- B. 解释了龋病的特异性部位
- C. 提出了牙菌斑附着的概念
- D. 提出了局部细菌酶活性的概念
- E. 提出了口腔微生物发酵产酸的作用

58. 制备倒凹是为了
- A. 获得良好的抗力形
- B. 便于垫底
- C. 便于充填
- D. 获得良好的固位形
- E. 便于放置盖髓剂

59. 充填完好的根管如果牙冠部分没有暂封，则
- A. 因有根管充填物的保护，根管不会再污染
- B. 微生物在 1～3 天内即会渗透至整个根管
- C. 微生物在 2～6 周左右会渗透至整个根管
- D. 微生物需要数月才会渗透至整个根管
- E. 微生物在 3 个月即会渗透至整个根管

60. 龋病的药物治疗最适用于
- A. 静止龋
- B. 猖獗龋
- C. 牙本质浅龋
- D. 未成洞的浅龋
- E. 乳牙龋

61. 随着龋病的发生，牙菌斑中细菌比例可以不断发生变化，下列叙述正确的是
- A. 变形链球菌不断增加
- B. 血链球菌不断增加
- C. 乳杆菌不断减少
- D. 放线菌不断减少
- E. 酵母菌不断减少

62. 下列根尖周病的治疗要求中，说法不对的是
- A. 要求无菌操作技术
- B. 根管内应为无菌环境
- C. 严密封闭根管系统
- D. 炎症渗出物应得到引流
- E. 彻底清除主根管感染

63. 下列不属于龋病病因范畴的是
- A. 细菌和牙菌斑
- B. 食物
- C. 宿主
- D. 时间
- E. 创伤

64. 变形链球菌组细菌可以分类为
- A. 7 种血清型亚型 a～g
- B. 8 种血清型亚型 a～h
- C. 4 种生物型 Ⅰ～Ⅳ
- D. 6 种生物型 Ⅰ～Ⅵ
- E. 以上都不是

65. 口腔内主要的致龋链球菌是
- A. 轻链球菌
- B. 血链球菌
- C. 变形链球菌
- D. 唾液链球菌
- E. 米勒链球菌

66. 冷诊法检测牙髓活力时，冷刺激源不包括
- A. 小冰棒
- B. 冷牙胶
- C. 氯乙烷
- D. 二氧化碳
- E. 雪

67. 在下列直接盖髓术的操作注意事项中，最重要的是
- A. 无痛术
- B. 无菌操作术
- C. 动作轻巧
- D. 生理盐水冲洗
- E. 去净腐质

68. 下列哪项操作的后果无法达到良好的抗力形
- A. 洞底要平洞底轴壁与髓壁相交形成的轴髓线角不应过于锋锐
- B. 洞底洞形要有一定的深度
- C. 邻𬌗洞应制成阶梯
- D. 邻𬌗洞邻面部分龈壁应做成斜向龈方的斜面
- E. 去除薄壁弱尖

69. 根管充填的终止点应位于
- A. 解剖性根尖孔
- B. 生理性根尖孔
- C. 距根尖 2mm
- D. X 线片上根尖的位置
- E. 根尖分歧

70. 对嵌入性脱位的年轻恒牙，下列处理中哪项不正确
- A. 对症处理
- B. 观察
- C. 任其自然萌出
- D. 强行拉出复位
- E. 拍 X 线片定期复查

71. 可复性牙髓炎行盖髓术治疗后复诊的时间应为
- A. 1～2 周
- B. 1～2 天
- C. 2～3 个月
- D. 3～4 天
- E. 5～6 天

72. 塑化液导入根管后覆盖根管口的材料是
　A. 氧化锌丁香油粘固剂　　　B. 磷酸锌粘固剂
　C. 氢氧化钙糊剂　　　　　　D. 碘仿糊剂
　E. 无特殊要求

73. 管型根管内视镜与光导纤维管内视镜相比的优点是
　A. 尖端较细　　　　　　　　B. 使用方便灵活
　C. 分辨率较高　　　　　　　D. 光纤维数目少
　E. 具有可曲性

74. 下列哪一项不是根管预备的目的
　A. 消除感染源
　B. 扩大根管便于根管消毒
　C. 扩大根尖孔以利引流
　D. 减少弯曲根管的弯曲度
　E. 预备根管形态以利充填

75. 影响根管治疗预后较重要的因素是
　A. 患者的年龄
　B. 患者患有艾滋病
　C. 治疗前有无疼痛症状
　D. 术前是否有根尖周组织破坏（根尖放射线透射区）
　E. 患牙是否松动

76. 若条件允许，下列情况可用一次法完成根管治疗的是
　A. 急性根尖周炎患牙
　B. 再治疗患牙
　C. 局部肿胀患牙
　D. X 线片表现为根尖阴影大的患牙
　E. 根管无感染的牙齿

77. 根尖诱导成形术进行永久充填的指征不包括
　A. 瘘管闭合
　B. 患牙无明显松动和疼痛
　C. 牙根继续发育
　D. 根尖有明显硬组织形成
　E. 根尖透射区缩小

78. 根管治疗中器械落入口腔中应立即首先采取的措施是
　A. 使不能闭口头部前倾　　　B. 使闭口不动
　C. 嘱屏住呼吸　　　　　　　D. 嘱不能吞咽
　E. 使安静平卧

79. 用于盖髓剂的氢氧化钙制剂的 pH 为
　A. 9 ~ 12　　　　　　　　　B. 7 ~ 8
　C. 12.3 ~ 14　　　　　　　 D. 14.1 ~ 15
　E. 6.5 ~ 6.9

80. 下列哪项不属于慢性根尖周炎的临床病理类型
　A. 根周膜炎　　　　　　　　B. 根尖周肉芽肿
　C. 慢性根尖脓肿　　　　　　D. 根尖周囊肿
　E. 根尖周致密性骨炎

81. 化学性根尖周炎的主要病因是
　A. 感染因素　　　　　　　　B. 温度因素
　C. 创伤因素　　　　　　　　D. 医源因素
　E. 免疫因素

82. 当细菌侵入牙本质，牙本质的厚度为多少时，牙髓内可找到细菌
　A. ≤2mm　　　　　　　　　 B. ≤1.1mm
　C. ≤0.3mm　　　　　　　　 D. ≤0.2mm
　E. ≤0.1mm

83. 急性牙髓炎的临床特点不包括
　A. 自发性疼痛
　B. 冷刺激去除后，疼痛立即消失
　C. 夜间疼
　D. 疼痛不能自行定位
　E. 温度刺激加剧疼痛

84. 怀疑左下第一磨牙有可复性牙髓炎进行牙髓活力测验时，应先检查的牙是
　A. 左下第一磨牙　　　　　　B. 左下第二磨牙
　C. 右下第一磨牙　　　　　　D. 右下第二磨牙
　E. 左下第一前磨牙

85. 可复性牙髓炎选用的盖髓剂为
　A. 抗生素 + 激素　　　　　 B. 聚羧酸锌水门汀
　C. 氧化锌丁香油糊剂　　　　D. 碘仿糊剂
　E. 磷酸锌水门汀

86. 测量根管工作长度，方法错误的是
　A. 患者感觉法　　　　　　　B. 根管器械探测法
　C. X 线片根管测量法　　　　D. 根管长度电测量仪
　E. X 线数字成像技术

87. 具有牙髓失活功能的药物是
　A. 樟脑酚　　　　　　　　　B. 甲醛甲酚
　C. 多聚甲醛　　　　　　　　D. 对苯二酚
　E. 丁卡因

88. 不属于慢性龋的临床表现的是
　A. 只见于成年人
　B. 病变进展慢
　C. 色素渗透超过细菌入侵层
　D. 病变组织色深而干硬
　E. 去腐时不易大块去除

89. 牙再植后，X 线片显示牙根炎症性吸收的时间是
　A. 伤后 2 ~ 4 周　　　　　　B. 伤后 1 ~ 4 个月
　C. 伤后半年　　　　　　　　D. 伤后 5 个月
　E. 伤后半年以上

90. 无痛技术的局部麻醉方法主要包括
　A. 局部浸润麻醉和阻滞麻醉
　B. 局部浸润麻醉和牙周膜内注射
　C. 牙周膜内注射和牙髓内注射
　D. 阻滞麻醉和牙髓内注射
　E. 牙周膜内注射和骨内注射

91. 引起龋病发生的病源因素为
　A. 致龋细菌　　　　　　　　B. 易感牙面
　C. 一定时间　　　　　　　　D. 糖类食物
　E. 唾液变化

92. 不是定居人口腔的常见链球菌为

　　A. 血链球菌　　　　　　　　B. 变形链球菌
　　C. 轻链球菌　　　　　　　　D. 米勒链球菌
　　E. 鼠链球菌

93. 龈上菌斑定义正确的是

　　A. 矿化的细菌性沉积物，牢固黏附于牙面和修复体表面，由黏性基质和嵌入其中的细菌构成
　　B. 未矿化的细菌性沉积物，牢固地黏附于牙面和修复体表面，由细菌构成
　　C. 部分矿化的细菌性沉积物，牢固黏附于牙面和修复体表面，由黏性基质和嵌入其中的细菌构成
　　D. 未矿化的细菌性沉积物，牢固黏附于牙面和修复体表面，由黏性基质和嵌入其中的细菌构成
　　E. 以上均不对

94. 检查牙本质敏感症的主要方法是

　　A. 温度刺激　　　　　　　　B. 化学刺激
　　C. 探针检查　　　　　　　　D. 视诊叩诊
　　E. 碘酊染色

95. 不属于根尖切除术的适应证的是

　　A. 根尖周病变广泛
　　B. 根尖周囊肿
　　C. 牙髓牙周联合病
　　D. 根管内治疗器械折断出根尖孔
　　E. 根管充填完善而根尖周病变久治不愈

96. 下列哪种发育异常的牙是由两个正常的牙胚融合而成的

　　A. 融合牙　　　　　　　　　B. 双生牙
　　C. 结合牙　　　　　　　　　D. 额外牙
　　E. 牙中牙

97. 属于开髓器械的是

　　A. G 钻　　　　　　　　　　B. 长柄球钻
　　C. P 钻　　　　　　　　　　D. Endo－Z 钻
　　E. K 型扩孔钻

98. FR 酚醛树脂配方中氢氧化钠的作用是

　　A. 减缓树脂聚合
　　B. 加速树脂聚合
　　C. 调节树脂聚合后的体积
　　D. 与甲醛反应形成树脂
　　E. 与间苯二酚反应形成树脂

99. 根管充填时紧密的充填材料应位于

　　A. 根尖孔
　　B. 根尖
　　C. 根尖牙骨质牙本质交界
　　D. 根尖分歧
　　E. 以上均不是

100. 备洞时意外穿髓，应采用下列哪种方法治疗

　　A. 直接盖髓术　　　　　　　B. 间接盖髓术
　　C. 活髓切断术　　　　　　　D. 根管治疗
　　E. 根尖诱导成形术

101. 急性根尖周炎应急处理的主要原则是

　　A. 消炎止痛　　　　　　　　B. 安抚治疗
　　C. 调𬌗止痛　　　　　　　　D. 建立引流
　　E. 局部麻醉下开髓

102. 标准化扩孔钻和锉的刃部长度为

　　A. 16mm　　　　　　　　　　B. 18mm
　　C. 21mm　　　　　　　　　　D. 25mm
　　E. 28mm

103. 导入塑化液时，器械进入的深度为

　　A. 不进入根管　　　　　　　B. 达根尖 1/3
　　C. 达根尖 1/2　　　　　　　D. 达根尖孔
　　E. 超出根尖孔

104. 布莱克窝洞分类是根据

　　A. 牙的解剖形态　　　　　　B. 窝洞所在的部位
　　C. 龋洞发生的部位　　　　　D. 不同牙面的功能
　　E. 龋损发生的深度

105. 急性牙髓炎需要与以下哪种情况进行鉴别诊断

　　A. 慢性溃疡性牙髓炎　　　　B. 慢性闭锁性牙髓炎
　　C. 急性上颌窦炎　　　　　　D. 慢性增生性牙髓炎
　　E. 牙周脓肿

106. 根管口是指

　　A. 髓腔的开口处　　　　　　B. 根管末端的开口处
　　C. 髓腔中根分叉的位置　　　D. 髓室和根管交界处
　　E. 根管最细的地方

107. 下列哪项不是牙磨损的并发症

　　A. 牙隐裂　　　　　　　　　B. 颞下颌关节紊乱病
　　C. 食物嵌塞　　　　　　　　D. 牙髓病
　　E. 创伤性溃疡

108. 不适合应用间接盖髓的是

　　A. 外伤冠折未露髓
　　B. 慢性闭锁性牙髓炎
　　C. 深龋引起的可复性牙髓炎
　　D. 深龋
　　E. 活髓牙全冠预备后

109. 慢性根尖周炎的主要病变类型为

　　A. 致密性骨炎　　　　　　　B. 根尖周肉芽肿
　　C. 根尖周囊肿　　　　　　　D. 根尖周脓肿
　　E. 有窦性根尖周脓肿

110. 引起根尖周炎的物理因素不包括

　　A. 咬合创伤　　　　　　　　B. 急性外伤
　　C. 根充超填　　　　　　　　D. 根管器械出根尖孔
　　E. 药物使用不当

111. 窝沟龋中最多的致龋菌为

　　A. 放线菌　　　　　　　　　B. 酵母菌
　　C. 乳酸杆菌　　　　　　　　D. 血链球菌
　　E. 变形链球菌

112. 根尖周囊肿最重要的诊断依据是

　　A. 根尖周 X 线透射区周边有白线围绕
　　B. 根管内有浅黄透明囊液

C. 囊液可见胆固醇结晶

D. 牙髓无活力

E. 包括以上各项

113. 疼痛的发作方式属于病史中的

A. 系统病史   B. 主诉

C. 个人史   D. 现病史

E. 患病史

114. 根管成形的目的不包括

A. 建立根尖病灶的引流通道

B. 清除感染物

C. 便于封药

D. 便于充填

E. 便于玷污层去除

115. 患牙牙髓活力测验的结果为无反应，不可能的原因是

A. 近期受外伤的牙   B. 牙髓坏死

C. 根尖尚未发育完全   D. 可复性牙髓炎

E. 牙髓过度钙化

116. 关于磨牙症，正确的是

A. 不会影响牙周组织

B. 仅见于睡眠时有磨牙习惯者

C. 是咀嚼系统的一种功能异常运动

D. 见于有咀嚼槟榔习惯者

E. 仅见于白天有无意识地磨牙习惯者

117. 完全脱位牙再植的最佳时机为

A. 70 分钟内   B. 60 分钟内

C. 30 分钟内   D. 40 分钟内

E. 50 分钟内

118. 遗传性乳光牙本质属于牙本质发育不全分型中的

A. Ⅰ型   B. Ⅱ型

C. Ⅱ型＋Ⅲ型   D. Ⅲ型

E. Ⅰ型＋Ⅱ型

119. 四环素牙的发病机制中，下列哪项错误

A. 四环素能与牙组织形成稳固的复合物

B. 着色与四环素族药物本身的颜色无关

C. 四环素可通过胎盘引起乳牙着色

D. 四环素牙可在紫外线下变色

E. 四环素牙着色主要在牙本质

120. 中龋的临床表现为

A. 遭受外界的物理化学刺激无明显反应

B. 龋洞形成，酸甜冷热刺激痛，刺激去除后症状立即消失

C. 龋洞形成，冷热刺激、放射痛

D. 龋洞形成，冷热刺激痛、自发痛

E. 龋洞形成，食物嵌入痛、夜间痛

121. 釉质发育不全与浅龋的区别为

A. 色素沉着斑   B. 患者无症状

C. 探诊粗糙感   D. 病损硬而光滑

E. 釉质表面缺损

122. 塑化治疗不宜用于

A. 成人前磨牙   B. 成人磨牙

C. 成人上颌磨牙   D. 老年人下前牙

E. 年轻恒牙和乳牙

123. 消毒窝洞理想的药物应该是

A. 消毒力弱、刺激性小、不损伤深层牙髓活力

B. 刺激性小、渗透性小、向深层组织侵袭

C. 刺激性大、消毒力强、足以杀死细菌

D. 消毒力强、刺激性小、渗透性小、不使牙体组织变色

E. 消毒力适中、刺激性小、渗透性强、不使牙体组织变色

124. 形成四环素牙的原因是

A. 服用四环素过量

B. 用金霉素液漱口

C. 根管冲洗时使用了金霉素液

D. 牙齿发育矿化期间服用了四环素类药物

E. 8 岁以后服用四环素类药物

125. 对畸形中央尖描述错误的是

A. 对圆钝而无妨碍的中央尖可不予处理

B. 可以多次少量调磨中央尖

C. 畸形中央尖内无牙髓组织

D. 畸形中央尖高度约为 1～3mm

E. 畸形中央尖常对称发生

126. 手机的灭菌最常用的方法是

A. 高温高压灭菌   B. 干热灭菌

C. 化学消毒剂擦拭灭菌   D. 戊二醛溶液灭菌

E. 氧乙烯气体灭菌

127. 牙震荡主要表现为

A. 牙周膜损伤，牙齿硬组织及牙龈无损伤

B. 牙周膜及牙龈组织损伤，牙体硬组织无损伤

C. 牙龈组织、牙周膜、牙体硬组织损伤

D. 牙龈组织及牙体硬组织损伤，牙周膜无损伤

E. 牙周膜、牙体硬组织、牙槽骨损伤

128. 10 号标准化扩孔钻和锉的尖端直径和刃部末端直径为

A. 0.01mm 和 0.40mm   B. 0.10mm 和 0.42mm

C. 0.15mm 和 0.47mm   D. 0.15mm 和 0.32mm

E. 0.10mm 和 0.32mm

129. 下列哪项不是根管治疗的适应证

A. 慢性根尖周炎

B. 急性牙髓炎

C. 牙槽骨破坏超过根长 2/3 的牙周病牙

D. 因义齿修复需要

E. 隐裂牙

130. 根管治疗完成后，牙齿强度降低的主要原因是

A. 牙质缺少水分而脱水

B. 缺乏营养的供给而脆弱

C. 牙冠结构的缺损

D. 咬合力量太大

E. 充填物过高

131. 蔗糖致龋的必要条件是
- A. 菌斑存在
- B. 多次食用
- C. 黏附牙面
- D. 加工精细
- E. 溶解于水

132. 有关浅龋的描述，不正确的是
- A. 位于牙冠的浅龋可分为窝沟龋和平滑面龋
- B. 浅龋仅发生于釉质内
- C. 窝沟龋的浅龋早期表现为龋损部位色泽变黑
- D. 平滑面浅龋一般呈白垩色斑点
- E. X 线片有助于早期诊断

133. 发生意外穿髓后首选的处理方法是
- A. 扩大穿髓孔
- B. 用碘酊消毒
- C. 直接盖髓术
- D. 封快失活剂
- E. 麻醉下拔髓

134. 备洞过程中，保护牙髓的措施为
- A. 高速涡轮手机钻须有冷却水伴随
- B. 慢速手机去腐不必保持窝洞干燥
- C. 切削牙体组织应采用持续磨除法
- D. 深龋制备窝洞不能在局部麻醉下操作
- E. 机械去除腐质时应用较大的压力

135. 目前效果肯定、易于推广应用的防龋方法是
- A. 酶防龋
- B. 中药牙膏刷牙
- C. 防龋涂料防龋
- D. 氟化物防龋
- E. 糖代用品防龋

136. 复合树脂最大的优点是
- A. 可塑性强
- B. 耐磨
- C. 溶解度低
- D. 美观
- E. 体积变化小

137. 中龋的临床表现是
- A. 龋洞形成在牙釉质层，患者主观症状不明显
- B. 龋洞形成，患者对酸甜食物敏感
- C. 龋洞形成，食物嵌入洞内疼痛明显
- D. 龋洞形成，对温度变化的刺激敏感
- E. 龋洞形成，患者出现自发性疼痛

138. 中龋为病损发展到
- A. 牙釉质全层
- B. 釉牙本质界
- C. 牙本质浅层
- D. 牙本质中层
- E. 牙本质深层

139. 传播变形链球菌给儿童的主要来源是
- A. 母亲
- B. 父亲
- C. 幼儿园小朋友
- D. 老师
- E. 医院

140. 理想的根管充填应达到的标准为
- A. 充填物与根尖平齐
- B. 充填物距根尖 0.5 ~ 1mm
- C. 牙胶尖可少量超出根尖
- D. 根管糊剂可超出根尖

E. 充填物距根尖 1 ~ 2mm

141. 有关盖髓剂应具备的性质，叙述不正确的是
- A. 能促进牙髓组织再修复能力
- B. 有较好的组织相容性
- C. 对牙髓组织无毒性、无渗透性
- D. 有杀菌或抑菌作用
- E. 有消炎作用，药效持久稳定

142. 急性根尖周炎按其发展进程可分为
- A. 化脓性根尖周炎和根尖周致密性骨炎
- B. 浆液性根尖周炎和根尖周囊肿
- C. 浆液性根尖周炎和化脓性根尖周炎
- D. 根尖周脓肿和根尖周肉芽肿
- E. 根尖周脓肿和根尖周囊肿

143. 根管扩大的标准是
- A. 至少比原来根管直径扩大 1 个器械号
- B. 至少比原来根管直径扩大 2 个器械号
- C. 至少比原来根管直径扩大 3 个器械号
- D. 按照医师个人习惯
- E. 只要牙胶尖能进入根管即可

144. 下列关于 FR 酚醛树脂渗透作用的叙述最确切的是
- A. 仅渗入主根管
- B. 渗透性弱
- C. 仅渗入主根管和侧根管
- D. 可渗入主根管和侧根管及牙本质小管
- E. 能渗入主根管的颈中 1/3

145. 下列溶液中不用于根管冲洗的是
- A. 3% 过氧化氢溶液
- B. 5.25% 次氯酸钠
- C. 2% 氯胺 – T
- D. 30% 尿素
- E. 10% 葡萄糖酸钙

146. 使用次氯酸钠作为根管冲洗剂，下列错误的是
- A. 有杀菌作用
- B. 可润滑根管器械
- C. 可溶解坏死组织
- D. 有止血作用
- E. 浓度为 2% ~ 5.25%

147. 根管治疗中器械折断于根管中未超过根尖孔，不易取出，可采用
- A. 根尖切除术
- B. 牙髓塑化疗法
- C. 干尸术
- D. 空管疗法
- E. 复合树脂充填法

148. 根尖周脓肿切开引流应注意
- A. 局部应有明显波动感
- B. 可用表面麻醉剂
- C. 脓肿位置深，可放置引流条
- D. 患牙髓腔开放引流
- E. 以上各项

149. 牙本质敏感症不是一种
- A. 常见的症状
- B. 独立的疾病
- C. 龋病的症状
- D. 磨损的症状
- E. 牙外伤症状

150. 有激发痛的深龋，治疗方法应选择
  A. 双层垫底，一次完成充填治疗
  B. 局部麻醉后开髓失活，行牙髓治疗
  C. 先做安抚疗法，待 1 ~ 2 周复诊时症状消除后，再以双层垫底充填
  D. 施行活髓切除术
  E. 间接盖髓、双层垫底一次完成充填治疗

151. 恒牙列中，牙齿患龋率最高的是
  A. 上颌第一磨牙
  B. 上颌第二磨牙
  C. 前磨牙
  D. 下颌第一磨牙
  E. 下颌第二磨牙

152. 牙面获得性膜形成后，最初附着于牙面的细菌主要是
  A. 黏性放线菌
  B. 变形链球菌
  C. 唾液链球菌
  D. 血链球菌
  E. 轻链球菌

153. 有关龋病病因学说中最为公认的是
  A. 内源性理论
  B. 外源性学说
  C. 蛋白溶解学说
  D. Miller 化学细菌学说
  E. 四联因素理论

154. 布莱克分类窝洞考虑的充填材料是
  A. 复合体
  B. 银汞合金
  C. 复合树脂
  D. 磷酸锌粘固剂
  E. 玻璃离子粘固剂

155. Ⅱ类洞形咬合面鸠尾形设计根据
  A. 邻面龋的深浅
  B. 邻面洞的位置
  C. 邻面龋的牙体
  D. 邻面龋的类型
  E. 邻面洞的大小

156. 根尖诱导成形术复查时间为治疗后
  A. 1 周
  B. 2 周
  C. 1 个月
  D. 1.5 ~ 2 个月
  E. 3 ~ 6 个月

157. 复合树脂充填洞形制备特点是
  A. 底平壁直，洞形必须达到一定的深度
  B. 点线角应圆滑，洞缘角应制备短斜面
  C. 应制备典型的箱状洞，并设计良好的固位形
  D. 洞缘角应呈直角，不宜在洞缘角制备短斜面，需去净无基釉
  E. 无须去净无基釉，但要有良好的抗力形

158. 下列哪项不是牙髓病根尖周病致病的物理因素
  A. 温度
  B. 电流刺激
  C. 创伤
  D. 充填材料
  E. 激光

159. 临床检查牙齿敏感症的主要方法是
  A. 冷刺激
  B. 热刺激
  C. 酸、甜刺激
  D. 尖锐探针探查
  E. 叩诊

160. 炎症牙髓中可以分离到的细菌不包括
  A. 链球菌
  B. 放线菌
  C. 乳杆菌
  D. G⁻杆菌
  E. 葡萄球菌

161. 以下不是氟牙症临床表现的是
  A. 常分为白垩型、着色型和缺损型 3 种类型
  B. 同一时期萌出牙的釉质上有白垩色到褐色的斑块，严重者还并发釉质的实质缺损
  C. 多见于恒牙，发生在乳牙者甚少，程度也较轻
  D. 白垩色斑的边界比较明确，其纹线与釉质的生长发育线平行吻合
  E. 对摩擦的耐受性差，但对酸的抵抗力强

162. 牙内陷最轻的一种类型为
  A. 畸形舌侧窝
  B. 畸形根面沟
  C. 畸形舌侧沟
  D. 牙中牙
  E. 畸形中央尖

163. 下列哪项不是先天性梅毒牙的临床表现
  A. 主要见于恒牙，乳牙很少见
  B. 半月形切牙
  C. 桑葚状磨牙
  D. 蕾状磨牙
  E. 锥形牙

164. 残髓炎的诊断要点是
  A. 有牙髓治疗史
  B. 长期牙周炎病史
  C. 无自觉症状
  D. X 线片显示髓腔内有局限性不规则的膨大区域
  E. X 线片显示髓腔内有阻射的钙化物

165. 临床常用的酸蚀剂是
  A. 10% ~ 30% 枸橼酸
  B. 10% ~ 15% 磷酸
  C. 30% ~ 50% 磷酸
  D. 30% ~ 50% 醋酸
  E. 10% ~ 15% 醋酸

166. 牙髓活力温度测验中热刺激的温度范围是
  A. 低于 45℃
  B. 45 ~ 50℃
  C. 50 ~ 55℃
  D. 55 ~ 60℃
  E. 高于 60℃

167. 下列哪项与牙咀嚼磨损的程度无关
  A. 牙齿的硬度
  B. 食物的硬度
  C. 咀嚼习惯
  D. 咀嚼肌张力
  E. 夜磨牙

168. 患者，女性，37 岁，因 3 天来右上后牙肿痛就诊。查右上第一前磨牙龋深及髓，无探痛，Ⅲ度松动，叩痛（＋＋＋），龈红肿，扪痛。有波动感，右面颊部轻度水肿，体温 38℃，诊断最可能为
  A. 慢性根尖周脓肿
  B. 急性牙槽脓肿
  C. 急性化脓性牙髓炎
  D. 急性蜂窝织炎
  E. 急性颌骨骨髓炎

169. 患牙遇冷热刺激痛，刺激去除后疼痛仍然持续一段时间，食物碎片嵌入龋洞时出现剧烈疼痛。镜下见患牙有较大穿髓孔，表面覆盖食物残渣和炎性渗出物，其下方为炎性肉芽组织和新生的胶原纤维，深部有活力

牙髓组织表现为血管扩张及慢性炎细胞浸润，可见不规则钙化物沉积。该疾病是

- A. 急性化脓性牙髓炎
- B. 牙髓钙化
- C. 慢性增生型牙髓炎
- D. 慢性溃疡性牙髓炎
- E. 牙髓坏死

170. 患者上前牙龋充填后 3 天，出现自发痛、咬合痛。查：1̲远中充填体，叩痛（＋＋），松动 I 度，牙龈轻微红肿，冷、热测无反应，该牙 3 天前处理中的问题最可能是

- A. 牙髓情况误判
- B. 材料选择不当
- C. 洞形制备不当
- D. 充填时未垫底
- E. 腐质没有去尽

171. 患者，男性，30 岁。左上后牙自发性、持续性跳痛 3 天。口腔检查：5̲叩痛（＋＋＋），松动 I 度，牙周检查（－）；温度刺激试验无反应；左侧下颌下淋巴结肿大。可诊断为

- A. 急性浆液性根尖周炎
- B. 急性浆液性牙髓炎
- C. 急性化脓性根尖周炎
- D. 急性化脓性牙髓炎
- E. 急性牙周膜炎

172. 患者，男性，76 岁，左下第一前磨牙叩痛。X 线片示患牙根尖有暗影，根管细且影像模糊，根管预备过程中可选用的理想的化学预备药物为

- A. 次氯酸钠
- B. 过氧化氢溶液
- C. EDTA
- D. 氯胺－T
- E. 三氯甲烷

173. 患者，男性，23 岁，1̲慢性根尖周脓肿，行根管充填后 2 天又复肿痛，唇侧窦道有脓液渗出。X 线示1̲根尖周骨质破坏区内有大量超填物，此时宜采用的治疗方案是

- A. 抗炎、止痛
- B. 重新根管治疗
- C. 抗炎处理后行根尖手术
- D. 抗炎处理后行空管治疗
- E. 拔除患牙

174. 患者，男性，25 岁，右上后牙半年前曾有明显的冷热刺激史，无自发病史。现此牙无明显疼痛，食物嵌塞明显，求诊要求直接补牙。查见右上第二磨牙近中颈部龋，探痛（＋），未及穿髓孔，冷热测（±），叩痛（－）。诊断为

- A. 可复性牙髓炎
- B. 慢性牙髓炎
- C. 深龋
- D. 龈乳头炎
- E. 牙髓坏死

175. 患者因右侧牙冷热痛就诊。查：6̲重度磨损不均匀，未探及穿髓孔，热测引起疼痛并持续 2 分钟，叩痛（－）。该患牙处理原则为

- A. 嘱患者少食硬食
- B. 脱敏
- C. 调𬌗
- D. 牙髓治疗
- E. 全冠修复

176. 患者，男性，29 岁，因牙色灰暗影响美观就诊。查：全口牙色灰暗，前牙明显，伴部分釉质缺损。无家族遗传史。最可能的诊断为

- A. 死髓牙
- B. 乳光牙
- C. 梅毒牙
- D. 氟牙症
- E. 四环素牙伴釉质发育不全

177. 患者，女性，55 岁，左上后牙进食冷热饮食时疼痛明显 1 周。近 2 个月来，左上后牙刷牙、进食、饮冷热水时酸痛，近 1 周进食冷热饮食时疼痛明显增加。无自发痛和夜间痛。口腔检查：左上第一磨牙远中邻面牙体少许变色。第一次就诊确定诊断前还应进行的检查是

- A. 进行牙髓活力温度试验
- B. X 线片检查
- C. 探诊确定是否有深龋洞
- D. 去除无基釉质后再进行探诊
- E. 以上均是

178. 患者右上后牙因龋充填后 2 周自发钝痛，与温度无关，咬合痛。检查：6̲近中邻𬌗面充填物完好，无高点。可能原因是

- A. 药物烧伤
- B. 充填体悬突
- C. 意外穿髓
- D. 流电作用
- E. 充填材料刺激

179. 患者，男性，24 岁。因刷牙出血 1 年多，全口牙齿松动半年余，来院就诊。患者 1 年多以来时常出现刷牙出血现象，半年来自觉全口牙齿均有松动。询问病史时需询问哪方面情况

- A. 吸烟史
- B. 家族史
- C. 系统疾病史
- D. 口腔卫生习惯
- E. 以上都需要

180. 患者，女性，37 岁，因左上面颊部肿胀 1 日就诊。检查：左上面颊肿胀，口内检查发现左上颊黏膜转折处红肿，压痛，无波动感。6̲近中邻𬌗面龋，探痛（－），叩痛（＋＋＋），温度诊（－）。应采取的应急处理为

- A. 开髓引流＋切开排脓
- B. 开髓引流＋消炎止痛
- C. 开髓引流＋切开排脓＋消炎止痛
- D. 切开排脓＋消炎止痛
- E. 消炎止痛

181. 患者，女性，37 岁，近 3 周来下前牙遇冷热痛。检查见下侧切牙近中舌面龋深近髓，未探及穿髓孔，冷测一过性敏感。其处理是

- A. 定期观察
- B. 服药治疗
- C. 充填治疗
- D. 间接盖髓
- E. 根管治疗

182. 实习医生准备为患者进行牙髓活力电测验，但其带教老师却否定了他的建议，原因可能为

- A. 患者为女性
- B. 患者年龄大
- C. 患者年龄小
- D. 患者经济状况差
- E. 患者带有心脏起搏器

183. 患者因楔状缺损，复合树脂充填后，冷热刺激疼痛，不敢咬合。查：|456 复合树脂充填，|46 冷测疼痛，去除后可缓解；|5 叩痛（＋），冷、热测疼痛明显，去除后持续一段时间。|5 的处理原则应为
    A. 脱敏治疗
    B. 不治疗，观察
    C. 去除旧充填体，重新充填
    D. 去除旧充填体，氧化锌丁香油糊剂安抚
    E. 牙髓治疗

184. 患者因右下颌磨牙突发剧烈疼痛就诊，疼痛呈放射性，不能定位。镜下见龋损下方牙髓血管扩张充血，血管通透性增加，液体渗出，组织水肿，沿血管壁周围大量中性粒细胞浸润。该疾病是
    A. 牙髓充血
    B. 急性化脓性牙髓炎
    C. 急性牙髓炎
    D. 牙髓网状萎缩
    E. 牙髓坏死

185. 老年患者，左下第一前磨牙根管治疗时，发现根管内钙化物阻挡，根管预备时可选择的药物是
    A. 2%氯胺-T
    B. 15%EDTA
    C. 2%次氯酸钠
    D. 3%过氧化氢溶液
    E. 生理盐水

186. 镜下观察，患牙釉质呈三角形病损，三角形的顶部向着釉牙本质界，底部向着釉质表面，由深层至表层病变可分为透明层、暗层、病损体部和表层。该病变是
    A. 釉质浑浊症
    B. 平滑面釉质龋
    C. 窝沟釉质龋
    D. Turner牙
    E. 牙本质龋

187. 患者因右下颌磨牙反复自发痛，近日疼痛突然加剧。镜下见牙髓组织液化坏死，中性粒细胞广泛浸润至整个牙髓组织，形成多处小脓肿。该疾病是
    A. 牙髓充血
    B. 急性化脓性牙髓炎
    C. 牙髓网状萎缩
    D. 急性牙髓炎
    E. 牙髓坏死

188. 患牙咀嚼乏力，偶伴疼痛。X线示根尖区界限清楚的圆形透射影。镜下见根尖周组织破坏，代之以炎性肉芽组织。肉芽组织内见泡沫细胞呈灶性分布，以及含铁血黄素和胆固醇结晶沉着。该疾病是
    A. 慢性根尖周囊肿
    B. 慢性根尖周肉芽肿
    C. 致密性骨炎
    D. 慢性根尖周脓肿
    E. 慢性牙髓炎

189. 光镜下表现为牙髓血管扩张充血呈树枝状，血管通透性增加，血浆渗出、组织水肿，血管周围少量红细胞外渗。上述描述可诊断为
    A. 慢性牙髓炎
    B. 急性牙髓炎
    C. 牙髓充血
    D. 牙内吸收
    E. 牙髓纤维样变

190. 患牙可见较深的龋洞，牙冠变色，无自觉症状。镜下见牙髓结构消失，牙髓细胞核固缩碎裂，整个牙髓呈无结构的红染颗粒。该疾病是
    A. 牙髓钙化
    B. 慢性溃疡性牙髓炎
    C. 成牙本质细胞空泡变性
    D. 牙髓纤维性变
    E. 牙髓坏死

191. 患牙冷热刺激痛，刺激去除后疼痛消失，一般无自发痛。肉眼见牙呈红色，镜下表现为牙髓血管扩张呈树枝状，管周少量红细胞外渗。该疾病是
    A. 急性牙髓炎
    B. 急性化脓性牙髓炎
    C. 牙髓充血
    D. 牙髓网状萎缩
    E. 牙髓坏死

192. 患牙釉质上出现不规则的凹陷，呈黄色改变。镜下见釉质发育不良，但釉质表层过度矿化，釉柱方向不规则，釉牙本质界的弧形结构较正常牙更加明显。该疾病是
    A. 氟牙症
    B. 四环素牙
    C. Tumer牙
    D. 先天性梅毒牙
    E. 釉质浑浊症

193. 镜下见牙髓血管扩张充血，血管通透性增加，液体渗出，组织水肿，沿血管壁周围有纤维蛋白渗出，炎症进一步加重可见中性粒细胞广泛浸润至整个牙髓组织，形成多处小脓肿。以上所述可诊断为
    A. 成牙本质细胞空泡性变
    B. 牙髓纤维样变
    C. 慢性牙髓炎
    D. 牙髓网状萎缩
    E. 牙髓钙化

194. 疼痛不明显，进食时易出血或有轻微疼痛。镜下见增生的炎性肉芽组织充填于龋洞中，表面为炎性渗出物和坏死组织被覆，深层为新生的毛细血管、成纤维细胞和散在的淋巴细胞、浆细胞、巨噬细胞、中性粒细胞浸润。这是
    A. 急性牙髓炎
    B. 牙髓纤维性变
    C. 慢性闭锁性牙髓炎
    D. 上皮型慢性增生性牙髓炎
    E. 溃疡型慢性增生性牙髓炎

195. 患者，女性，46岁，自诉左下磨牙不能咀嚼食物，并诉该牙3个月前曾行根管治疗，经医生检查，诊断为牙折。以下哪些原因易引起牙折
    A. 根管充填时侧向或垂直向压力过大
    B. 治疗过程中过度切削牙本质
    C. 髓腔预备时多去除牙本质
    D. 牙冠有隐裂
    E. 包括以上各项

196. 患者，男性，16岁，左下第一磨牙龋洞食物嵌塞要求补牙。查见此牙远中邻𬌗面深龋洞，探痛（－），叩痛（±），松动（－），冷测（±），颊侧牙龈包块，则此牙应诊断为
    A. 慢性牙髓炎
    B. 慢性根尖周炎
    C. 可复性牙髓炎
    D. 牙髓坏死
    E. 以上均有可能

197. 患者，女性，20 岁。因左侧后牙进食时嵌塞食物疼痛就诊。检查：6̄探洞底敏感，叩痛（−），冷刺激入洞后疼痛，去除刺激立即消失，热测同对照牙。该牙诊断可能为
A. 中龋　　　　　　　B. 浅龋
C. 深龋　　　　　　　D. 慢性牙髓炎
E. 急性牙髓炎

198. 某患者因右下第一磨牙咬合面黑洞，食冷、酸物痛，无其他明显自觉不适。医师诊断其为深龋，应选用的充填材料是
A. 氢氧化钙　　　　　B. 银汞合金
C. 复合树脂　　　　　D. 磷酸锌粘固粉
E. 聚羧酸锌粘固粉 + 银汞合金

199. 患者 34 岁，因右侧下后牙反复肿痛就诊。查：5̄无龋，𬌗面磨损可见牙本质暴露，探痛（−），叩痛（+）。X 线片示根尖透射影，根尖孔呈喇叭口状。造成该牙症状的原因可能为
A. 牙隐裂　　　　　　B. 磨损
C. 畸形中央尖　　　　D. 𬌗创伤
E. 釉质发育不全

200. 患者因龋坏牙充填后 5 年出现冷热痛偶有自发钝痛就诊。查：6̄近中邻面充填体，颊侧龈壁发黑，可探入，叩痛（±），冷、热测疼痛。其原因为
A. 充填物早接触　　　B. 充填时没垫底
C. 继发龋　　　　　　D. 备洞时操作不当
E. 充填体的化学性刺激

201. 镜下可见：牙髓组织出现大小不等的空泡状间隙，其中充满液体。牙髓细胞减少，成牙本质细胞、血管和神经消失，牙髓整体呈现纤维网状结构。该病理诊断为
A. 成牙本质细胞空泡性变　B. 牙髓网状萎缩
C. 慢性牙髓炎　　　　　　D. 急性牙髓炎
E. 牙髓钙化

202. 患者，女性，18 岁，检查时发现左下第一磨牙穿髓孔，用尖锐探诊探查时剧痛伴有少量暗色血液渗出，牙面堆积大量牙石，最可能诊断为
A. 慢性闭锁性牙髓炎　B. 急性牙髓炎
C. 慢性溃疡性牙髓炎　D. 慢性增生性牙髓炎
E. 残髓炎

203. 制备窝洞时，腐质去尽未发现露髓，在修整洞形后，髓角处有一红点，轻探剧痛。应判断为
A. 腐质未去尽　　　　B. 意外穿髓孔
C. 龋坏穿髓孔　　　　D. 有色素沉着
E. 以上都不是

204. 患者，男性，24 岁，1 年前运动时上前牙碰伤，当时有咬物疼痛，无其他不适，未治疗。后发现牙冠变色，原因是
A. 牙髓充血　　　　　B. 色素沉着
C. 牙髓变性　　　　　D. 牙髓坏死

205. 患者因上前牙充填体脱落就诊，洞深达牙本质深层，一次完成充填治疗。充填后感冷热刺激痛，不敢咀嚼食物，1 周后再次就诊。查：6̄充填体，叩痛（−），无松动，冷热刺激明显疼痛，刺激去除后 1 ~ 2 秒疼痛消失，该患牙 1 周前处理中的问题最可能是
A. 充填材料选择不当　B. 诊断失误
C. 充填时未垫底　　　D. 洞形制备不当
E. 腐质未去尽

206. 患者，男性，48 岁，诉右上后牙咬物痛 3 个月，咬在某一特定位置可引起较明显疼痛。查：右上第一磨牙咬合面磨损，牙本质暴露，颊尖高陡，近中边缘嵴至舌尖方向似有隐裂。进一步检查方法是
A. 叩诊　　　　　　　B. 温度测验
C. 碘酊染色　　　　　D. 电活力测验
E. X 线片检查

207. 牙髓结构消失，牙髓细胞核固缩、碎裂、溶解，整个牙髓呈现为无结构的红染颗粒。上述描述为
A. 牙髓坏死　　　　　B. 牙髓纤维样变
C. 慢性牙髓炎　　　　D. 急性牙髓炎
E. 牙髓钙化

208. 患牙有较大的穿髓孔并且根尖孔粗大，炎性牙髓组织呈息肉状经穿髓孔突出，探之不易出血。镜下见息肉由大量成纤维细胞和胶原纤维构成，伴散在的慢性炎细胞浸润，其表面被覆复层扁平上皮。该疾病是
A. 慢性溃疡性牙髓炎
B. 牙髓钙化
C. 溃疡型慢性增生性牙髓炎
D. 上皮型慢性增生性牙髓炎
E. 牙髓纤维性变

209. 一位患者右上后牙冷刺激痛 3 天，无其他不适。检查 5̄楔状缺损深，冷测一过性敏感，4̄楔状缺损浅，冷测正常。主诉牙的诊断是
A. 中楔状缺损　　　　B. 浅楔状缺损
C. 深楔状缺损　　　　D. 急性牙髓炎
E. 可复性牙髓炎

210. 患者，女性，25 岁，因牙面斑点要求进行前牙美观治疗，自诉从牙齿萌出后，牙面即有黄色斑块。查：全口牙均可见不同程度散在黄褐色及白垩状斑。该患牙最可能的诊断为
A. 釉质发育不全症　　B. 氟牙症
C. 四环素牙　　　　　D. 浅龋
E. 遗传性乳牙本质

211. 患者左上第一前磨牙深龋洞，热测引起剧烈疼痛，刺激去除后持续一段时间，诊断应为
A. 可复性牙髓炎　　　B. 急性牙髓炎
C. 根尖周炎　　　　　D. 慢性牙髓炎
E. 逆行性牙髓炎

212. 患者，男性，36 岁，近半年来右上后牙牙龈反复出现

小脓包，曾两次肿痛，流出少许成味液体。检查时最可能见到

A. 右上后龋齿和龈瘘　　　B. 多个牙齿松动

C. 多个龋坏牙齿　　　　　D. 牙龈处多处口腔溃疡

E. 变色牙和口腔溃疡

213. 患者因左下后牙遇甜食痛求诊。检查：6远中邻面龋，探敏感，冷、热测同对照牙；7颊面色素沉着，可卡住探针，冷测同对照牙。诊断为

A. 6中龋，7浅龋　　　　　B. 6、7中龋

C. 6深龋，7浅龋　　　　　D. 6深龋，7中龋

E. 以上诊断均不正确

214. 一患者，自诉左下后牙冷热刺激痛、夜间痛，放射状疼痛3天。检查：见6牙龈探诊出血，PD：6~9mm，GR：1~2mm，TM：Ⅱ度，X线检查示牙槽骨吸收达根长2/3。6最合适的诊断是

A. 牙周－牙髓联合病变　　　B. 慢性牙周炎

C. 侵袭性牙周炎　　　　　D. 快速进展型牙周炎

E. 成人牙周炎

215. 患者，女性，51岁，右下后牙咬合无力半年，无自发性疼痛。检查：6牙周袋深6mm，牙龈明显退缩，根分叉区完全暴露。X线片：根分叉区呈完全透射区域。最可能的诊断是

A. 根尖周炎　　　　　　B. Ⅰ度根分叉病变

C. Ⅱ度根分叉病变　　　D. Ⅲ度根分叉病变

E. Ⅳ度根分叉病变

216. 患者上前牙1龋充填后3天出现自发痛，咬合痛。查：1叩痛（＋＋），松动Ⅰ度，充填体完整，牙龈轻红肿，冷、热测无反应。该患牙3天前处理中的问题最可能是

A. 牙髓情况误判　　　　　B. 材料选择不当

C. 洞形制备不当　　　　　D. 充填时未垫底

E. 腐质没有去尽

217. 患者，男性，30岁，右面部弥漫性疼痛3天，鉴别是否为牙源性疼痛最有价值的检查手段是

A. 拍摄曲面体层片

B. 叩诊和牙髓电活力检查

C. 选择性麻醉

D. 问诊和探诊

E. 牙齿松动度检查

218. 患者，16岁，右下后牙夜间痛1天。查见右下第一前磨牙咬合面畸形中央尖折断痕迹，冷测引起剧痛，叩痛（－）。最可能的诊断为

A. 急性龋　　　　　　　B. 可复性牙髓炎

C. 急性牙髓炎　　　　　D. 慢性牙髓炎

E. 急性根尖周炎

219. 患者，女性，14岁，5畸形中央尖，颊侧瘘管，叩痛（＋），X线示5根尖孔呈喇叭口状，治疗方案应选择

　　A. 根尖诱导成形术，每隔3~6个月复查1次，至X线观察到根尖有明显硬组织形成后，改做根管充填

B. 根尖诱导成形术，每隔12个月复查1次，至X线观察到根尖有明显硬组织形成后，改做根管充填

C. 盖髓术，每隔3~6个月复查1次，直至钙桥形成

D. 盖髓术，不需复查

E. 直接行根管治疗术，每隔半年复查1次，连续观察3年

220. 患者半年来因右侧后牙咬合痛、冷热痛要求治疗。查：6无龋，近中可疑隐裂，冷、热测引起疼痛，刺激去除后，持续数秒，叩痛（±）。右侧后牙不同程度磨损，探敏。该患者主诉牙治疗原则为

A. 不治疗　　　　　　　B. 调𬌗

C. 脱敏　　　　　　　　D. 牙髓治疗后全冠修复

E. 备洞充填

221. 患者，女性，36岁，2天来上颌后牙出现自发痛，夜间加重，牙髓活力温度测验结果最可能是

A. 冷测缓解，热测缓解　　　B. 无反应

C. 冷测缓解，热测加重　　　D. 冷测加重，热测缓解

E. 冷测加重，热测加重

222. 患者，男性，67岁，患牙6因重度磨耗露髓，拟行根管治疗，常规根管治疗的步骤为

A. 根管清创、预备和充填

B. 根管封药和充填

C. 根管清创和充填

D. 根管预备、封药和充填

E. 根管清创、封药和充填

223. 患者，女性，25岁，因右上后牙冷热刺激痛2日就诊，检查发现5远中邻面深龋，探痛（＋），叩痛（－），冷诊（＋＋），X线示龋坏近髓，最先考虑的治疗方法是

A. 直接充填治疗　　　　　B. 盖髓术

C. 塑化治疗　　　　　　　D. 根管治疗

E. 根尖诱导成形术

224. 患者，女性，25岁，因全口牙自幼呈黄色，逐渐加重为黄褐色要求治疗。查：全口牙均为黄褐色，表面光滑无缺损。医师应做的重点询问是

A. 牙病治疗史　　　　　B. 幼时患病史

C. 母亲妊娠期用药史　　　D. 幼时居住地

E. 幼时患病用药史

225. 某患者，因左侧牙痛，伴冷热刺激痛、夜间痛来急诊治疗。经检查，诊断为急性牙髓炎，经开髓开放后，疼痛立刻减轻。有关这段病程，下列说法哪一个是错误的

A. 牙髓发炎时，不易建立适宜的引流，致使牙髓腔内压力增高，引起疼痛

B. 当牙髓发炎时，由于血管充血扩张，渗出液聚集增多，周围又为无弹性的组织，所以引起髓腔内压力增高

C. 髓腔内的神经组织，对炎症物质的敏感程度比身体其他部位要高

D. 开髓后，髓腔内压力减低，所以疼痛也会马上缓解

E. 经医生治疗后，患者的情绪有所好转，所以疼痛会
缓解

226. 患者，男性，25 岁，左上后牙肿痛 2 天，口服消炎药治疗无效。检查：7┐颊侧牙周脓肿形成，波动感（＋），水平叩痛（＋），冷测（－），牙周袋深 6mm。应急处理应是
   A. 局部麻醉下开髓   B. 龈上洁治
   C. 龈下刮治   D. 脓肿切开排脓
   E. 药物治疗

227. 患者，女性，30 岁，近 3 个月来自觉两侧咬肌、颞肌酸疼，上下颌牙齿找不到合适的咬合位置。3 个月前因┌6慢性牙髓炎做根管治疗及充填治疗。临床检查示：两侧咬肌、颞肌有触压痛，两侧 TMJ 无弹响、无压痛，┌6叩痛（±）。其原因最可能是
   A. 根尖周炎   B. 牙周炎
   C. 充填物造成的早接触点   D. 磨牙症
   E. 精神紧张

228. 患者，男性，50 岁，因下颌不能闭合来口腔急诊就诊。患者在晚间打哈欠时（大张口）感到两侧 TMJ 区疼痛，随后不能闭口。临床检查可见前牙呈开𬌗、反𬌗。下颌前伸，两颊变平，耳屏前方触诊有凹陷。患者为何种类型的 TMJ 脱位，髁突位于何处
   A. 前脱位，髁突位于关节结节的前上方
   B. 前脱位，髁突位于关节结节的下方
   C. 后脱位，髁突位于关节结节的后上方
   D. 后脱位，髁突位于关节窝的后方
   E. 后脱位，髁突位于关节窝的后下方

229. 患者，男性，30 岁，因右侧牙痛，伴冷热刺激痛、放射痛、夜间加重，来院治疗，检查后确定为右下第二前磨牙急性牙髓炎。但检查未见右下第二前磨牙有楔状缺损，深龋洞及深牙周袋，只见其𬌗面中央有一环形黄色结构。这时可考虑下列哪种原因可能引起牙髓炎
   A. 逆行性牙髓炎
   B. 咬合创伤
   C. 下颌第二前磨牙的畸形中央尖磨穿，引起牙髓感染
   D. 无法确定病因
   E. 以上都不是

230. 有关口腔致龋菌描述正确的是
   A. 乳杆菌是牙本质龋的初级致龋菌
   B. 轻链球菌是牙菌斑中最常分离到的细菌
   C. 变异链球菌代谢的终末产物是葡萄糖
   D. 丝状菌是最早定居在牙面上的细菌
   E. 放线菌合成的多糖有高度致龋性

231. 根管预备器械中旋转易折断的是
   A. 拔髓针   B. H 锉
   C. C⁺锉   D. K 型扩大针
   E. K 锉

232. 内源性酸蚀症主要引起的牙体缺损的部位是

   A. 舌侧尖   B. 前牙唇面
   C. 边缘嵴   D. 中央窝
   E. 颊侧尖

233. 有关牙酸蚀症，描述不正确的是
   A. 用含氟牙膏刷牙可以预防
   B. 一种多因素疾病
   C. 有细菌参与
   D. 增强牙对酸的抵抗力可以预防
   E. 慢性病理性的牙体硬组织丧失

A3/A4 型题

1. （共用题干）患者，女性，30 岁，下颌第一恒磨牙咬合不适 1 周，感患牙伸长，初时紧咬牙可缓解不适，日前开始不敢咬牙并出现自发痛，无放射痛。查下颌第一恒磨牙远中𬌗面深龋及髓，探痛（－），可疑叩痛，牙齿不松动，龈（－），根尖区压痛（＋）。

（1）根据上述材料，最可能的诊断为
   A. 急性牙髓炎   B. 急性根尖周炎
   C. 急性牙周炎   D. 急性牙龈炎
   E. 材料不足，无法作出任何诊断

（2）为明确诊断，以下最有意义的检查是
   A. 根尖 X 线片检查   B. 冷、热测
   C. 电活力测   D. 牙周袋探测
   E. 外周血白细胞计数

（3）应急处理首选
   A. 服用消炎镇痛药
   B. 根尖区牙龈切开引流
   C. 针刺镇痛，并用氢氧化钙直接盖髓安抚
   D. 去腐、开髓，置氧化锌丁香油棉球安抚镇痛
   E. 去除病髓后开放引流

（4）3 天后患者复诊，诉症状明显缓解，此时的处理应当是
   A. 封失活剂，嘱再次复诊
   B. 去除引流条，继续服消炎药，条件许可应做洁治术，并嘱 3 个月后复查
   C. 清理髓腔，根管预备，下次复诊时完成根管充填
   D. 停药，观察，如无不适，留底，完成充填术
   E. 拔除患牙，常规医嘱考虑 3 个月后义齿修复

（5）依照前面一系列处理，如无意外情况，自患者初次起病的 6 个月后，相当于下颌第一恒磨牙的位置，应当是
   A. 活动桥修复
   B. 下颌第一恒磨牙活髓，远中面见金属充填物
   C. 下颌第一恒磨牙死髓，已完成牙髓治疗，并充填
   D. 以上情况都有可能
   E. 以上情况都不可能发生

2. （共用题干）患者，男性，28 岁，下前牙剧烈肿痛 3 天就诊。检查，2┐1┌1 叩痛（＋＋＋），相应前庭沟红肿，压痛（＋＋＋），未探及牙周袋，未受外伤，牙体未发现龋病或非龋性疾病。

（1）其诊断是

    A. 急性牙髓炎　　　　　　B. 急性根尖周炎

    C. 急性龈乳头炎　　　　　D. 慢性根尖周炎

    E. 以上都不是

（2）应急处理方法是

    A. 开髓引流　　　　　　　B. 拔髓引流

    C. 药物止痛　　　　　　　D. 理疗

    E. 针灸止痛

（3）应急处理后永久性的治理方法是

    A. 干髓治疗　　　　　　　B. 塑化治疗

    C. 空管治疗　　　　　　　D. 根管充填

    E. 以上均不对

（4）如果开髓后，根管狭窄，最小号的扩孔钻（锉）均不能进入根管内，根尖周骨质广泛破坏，应采用哪项治疗

    A. 根管治疗　　　　　　　B. 根管塑化治疗

    C. 根尖周刮治术　　　　　D. 根尖倒封闭术

    E. 拔除

3.（共用题干）患者，男性，46岁，右上后牙3天来持续胀痛，近1日加重，有跳痛，不能咬物：近2个月以来，该部位一直食物嵌塞严重。

（1）最有可能的诊断是

    A. 牙龈乳头炎　　　　　　B. 三叉神经痛

    C. 急性上颌窦类　　　　　D. 急性根尖周炎

    E. 急性牙髓炎

（2）首次就诊时最有效的处理方法是

    A. 开髓引流

    B. 治疗龋齿，龈乳头上药

    C. X线片决定存留

    D. 口服消炎镇痛药

    E. 洁治、冲洗、上药

4.（共用题干）患者，男性，32岁，右侧上颌第一恒磨牙咬合疼痛1周，近2日疼痛明显加重，感患牙伸长，并出现自发痛，无放射。口检：6远中邻𬌗面树脂充填物完好，叩痛，牙齿Ⅰ度松动，龈（-），根尖区轻度压痛。

（1）6最可能的诊断为

    A. 急性牙髓炎　　　　　　B. 急性根尖周炎

    C. 急性牙周炎　　　　　　D. 急性牙龈炎

    E. 材料不足，无法作出正确诊断

（2）对诊断最有帮助的一项检查是

    A. X线片　　　　　　　　B. 冷、热测

    C. 电活力测　　　　　　　D. 阿苦里紫牙面染色

    E. 外周血白细胞计数

（3）如果X线片显示6已进行根管治疗，且根管适充，仅近中根根尖周间隙增宽，引起患牙病变的最可能原因是

    A. 继发龋　　　　　　　　B. 咬合创伤

    C. 牙隐裂　　　　　　　　D. 根尖微渗漏

    E. 根管治疗时遗漏近颊第二根管

（4）应急处理应为

    A. 服用消炎止痛药

    B. 根尖区牙龈切开引流

    C. 针刺止痛，去除树脂充填物后用氧化锌丁香油粘固剂安抚

    D. 去除病髓后开放引流

    E. 去除旧充填物和根充物，重新根管治疗

（5）2天后患者复诊，疼痛明显缓解，此时的处理应当是

    A. 重新根管充填

    B. 去除引流条，继续服消炎药3天，并嘱3个月复查

    C. 清理和预备病变根管，并冲洗，封入氢氧化钙，嘱复诊

    D. 停药，观察

    E. 拔除患牙，常规医嘱考虑3个月后义齿修复

5.（共用题干）患儿，10岁，半小时前不慎摔倒，3牙松动渗血。

（1）临床检查时应特别注意的是

    A. 牙折线的方向及位置　　B. 叩痛

    C. 冷热诊　　　　　　　　D. 电活力测定

    E. 牙齿颜色

（2）对确诊最有帮助的检查是

    A. CT　　　　　　　　　　B. 华特位片

    C. 上颌前部咬合片　　　　D. 根尖片

    E. 曲面体层片

（3）若诊断为冠折露髓，最佳治疗方案是

    A. 拔除牙冠断片　　　　　B. 拔除牙冠及牙根

    C. 拔除断冠及牙髓　　　　D. 黏接断冠于原位

    E. 拔除断冠，行活髓切断术

（4）若诊断为冠折，经治疗后牙根得以保留，当患者提出冠修复时，其最佳时机是

    A. 11岁　　　　　　　　　B. 11岁半

    C. 12岁　　　　　　　　　D. 治疗后无叩痛时

    E. X线片示根尖已发育完善时

6.（共用题干）患者，女性，36岁。因右侧后牙遇甜食酸软不适就诊。6近中𬌗面有一墨浸状、直径约3mm的龋洞，探诊该洞深约3mm，有软感和酸痛感，去净腐质后达牙本质浅层。

（1）该牙的诊断为

    A. 浅龋　　　　　　　　　B. 中龋

    C. 深龋　　　　　　　　　D. 猖獗龋

    E. 釉质发育不全

（2）治疗方法为

    A. 光固化树脂直接充填　　B. 间接盖髓，垫底充填

    C. 双层垫底充填　　　　　D. 玻璃离子充填

    E. 氧化锌粘固粉安抚

7.（共用题干）患者，男性，38岁，因右上后牙剧烈疼痛夜不能眠就诊。查，6牙体完好，叩痛（+），龈

（－），冷刺激反应不明显，牙龈位置正常，牙周探诊可探入至颊侧根分叉中部，探深 7mm，问及洁牙史，同侧下颌见 $\overline{8}$ 近中倾斜中位阻生，近中邻殆面龋洞，探敏感，冷刺激痛，刺激去除后疼痛消失。

（1）为明确诊断应做的检查为
　　A. 冷诊　　　　　　　B. 热诊
　　C. 电活力测验　　　　D. 拍 X 线片
　　E. 牙面染色

（2）X 线片示 $6\rfloor$ 根分叉处透射影像，$\overline{8}$ 近中殆面深龋；以牙胶进行温度测试时，$6\rfloor\overline{8}$ 均出现疼痛，$6\rfloor$ 刺激去除后，疼痛持续较久，$\overline{8}$ 疼痛消失。则引起患者剧痛的牙为
　　A. $6\rfloor$　　　　　　　B. $\overline{7}$
　　C. $\overline{8}$　　　　　　　D. $6\rfloor$ 和 $\overline{8}$
　　E. $6\rfloor$、$\overline{7}$ 和 $\overline{8}$

（3）对 $\overline{8}$ 的诊断是
　　A. 急性牙髓炎　　　　B. 慢性牙髓炎急性发作
　　C. 可复性牙髓炎　　　D. 冠周炎
　　E. 急性根尖周炎

（4）引起剧痛的牙应诊断为
　　A. 急性牙髓炎
　　B. 慢性牙髓炎急性发作
　　C. 逆行性牙髓炎
　　D. 冠周炎
　　E. 急性根尖周炎

（5）该牙正确的处理方案为
　　A. $6\rfloor$ 塑化治疗、牙周治疗
　　B. $\overline{8}$ 拔除
　　C. $\overline{8}$ 去龋、充填
　　D. $6\rfloor$ 拔髓、根备、根管充填、牙周治疗
　　E. 以上都对

8.（共用题干）患儿，男，8 岁，上前牙外伤折断 1 小时。局部检查：$\underline{1}$ 冠斜折，切角缺损，牙髓暴露，触痛明显，松动（－）。

（1）哪项检查对确定患牙治疗方案最有帮助
　　A. 牙髓活力电测定　　B. 根尖 X 线片
　　C. 全口曲面断层片　　D. 咬合关系检查
　　E. 冷、热测

（2）检查中最有可能发现的情况是
　　A. 冷、热测反应敏感
　　B. 牙髓坏死，探触牙髓无反应，电活力测试（－）
　　C. 咬合关系紊乱
　　D. X 线片示根尖孔呈喇叭口状
　　E. 牙周袋很深，唇侧牙龈瘘管

（3）首选的治疗是
　　A. 盖髓术
　　B. 根管治疗＋桩冠修复
　　C. 牙髓摘除术
　　D. 根尖诱导成形术

　　E. 活髓切断术

（4）若治疗成功，家长要求修复缺损的牙，应予
　　A. 嵌体修复
　　B. 局部麻醉备牙，全冠修复
　　C. 备洞，银汞充填
　　D. 支架固位、光敏树脂修复
　　E. 解释病情，待患儿成年后再做修复

9.（共用题干）患者，男性，45 岁，因右侧后牙进食常有嵌塞，伴疼痛不时就诊。检查：$\overline{7}\lfloor$ 近中邻面深龋洞，洞内大量腐质，探诊洞底酸痛明显，机械去腐敏感，腐质不能全部去净，叩痛（－），冷热测同对照牙，冷刺激进入龋洞时，有明显激发痛，刺激去除后激发痛立即消失。

（1）该牙的诊断为
　　A. 中龋　　　　　　　　B. 深龋
　　C. 浆液性牙髓炎　　　　D. 慢性牙髓炎
　　E. 牙本质过敏

（2）治疗方法为
　　A. 开髓引流
　　B. 间接盖髓，垫底充填
　　C. 双层垫底充填
　　D. 磷酸锌粘固粉充填
　　E. 氧化锌粘固粉安抚，垫底充填

10.（共用题干）患者，女，12 岁，右下后牙区肿痛 3 天，伴同侧面部肿胀。查：$\overline{4}\lfloor$ 相对应的牙槽黏膜红肿，隆起有波动感，牙体未发现龋，亦未探及牙周袋，殆面中央可见直径约 2mm 的圆形黑环，中央有一黑色小点，叩痛（＋＋＋）

（1）该病例诊断是
　　A. 急性牙髓炎
　　B. 急性化脓性根尖周炎（根尖周脓肿）
　　C. 急性化脓性根尖周炎（骨膜下脓肿）
　　D. 急性化脓性根尖周炎（黏膜下脓肿）
　　E. 慢性根尖周炎

（2）其病因是
　　A. 血源性感染
　　B. 化学刺激
　　C. 畸形中央尖导致的感染
　　D. 隐裂牙导致的感染
　　E. 以上均不是

（3）治疗前需作进一步检查是
　　A. 咬合诊　　　　　　B. 牙投照检查
　　C. X 线检查　　　　　D. 牙胶尖示踪法
　　E. 不需要作检查

（4）治疗前进一步检查的目的是
　　A. 有无牙裂　　　　　B. 检查邻牙是否患龋
　　C. 检查牙髓有无活力　D. 根尖是否发育完成
　　E. 不需要作进一步检查

（5）首次就诊的处理方法是

A. 开髓减压

B. 拔髓引流

C. 拔髓引流，脓肿切开排脓

D. 脓肿切排

E. 单纯给予抗生素

C. 银汞合金　　　　　　D. 磷酸锌粘固剂

E. 玻璃离子粘固剂

（4）该患牙制备的窝洞为

A. Ⅰ类洞　　　　　　　B. Ⅱ类洞

C. Ⅲ类洞　　　　　　　D. Ⅳ类洞

E. Ⅴ类洞

11.（共用题干）患者，女性，42 岁，近 2 个月来右上后牙遇冷水及吃甜酸食痛，咬硬物酸软无力，无自发痛史。检查见：釉质磨损，浅黄牙本质外露，硬而光滑，探针探划时有一点酸痛难忍。

（1）该患者的主诉问题是

A. 浅龋　　　　　　　　B. 牙隐裂

C. 牙髓炎　　　　　　　D. 釉质发育不全

E. 牙本质敏感症

（2）应做的处理是

A. 调磨观察　　　　　　B. 脱敏治疗

C. 充填治疗　　　　　　D. 牙髓治疗

E. 全冠修复

12.（共用题干）患者，男性，32 岁，因左上牙痛 3 日就诊。

（1）首先应对患者进行

A. 问诊　　　　　　　　B. 视诊

C. 探诊　　　　　　　　D. 叩诊

E. X 线检查

（2）若患者诊断为急性牙髓炎，最好进行哪种治疗

A. 活髓切断术　　　　　B. 干髓治疗

C. 塑化治疗　　　　　　D. 根管治疗

E. 根尖刮治术

（3）开髓时易出现哪个方向的侧穿

A. 唇向　　　　　　　　B. 腭向

C. 近中　　　　　　　　D. 远中

E. 颈缘

（4）对该患者应采取哪种应急处理

A. 静脉滴注消炎药物　　B. 口服消炎药物

C. 局部麻醉下拔髓　　　D. 牙髓失活术

E. 开放引流

13.（共用题干）患者，女性，30 岁，近 1 个月来右侧上后牙食物嵌塞，嵌塞后引起疼痛不能咀嚼食物，要求治疗。查：龋深，去腐质后未探及穿髓孔，叩痛（－），冷测同对照牙，探远中龈乳头出血。

（1）该患牙应诊断为

A. 中龋　　　　　　　　B. 深龋

C. 慢性牙髓炎　　　　　D. 急性牙髓炎

E. 可复性牙髓炎

（2）其治疗应选用

A. 磨除法　　　　　　　B. 再矿化法

C. 药物治疗　　　　　　D. 垫底后充填

E. 安抚后充填

（3）充填材料应选用

A. 复合体　　　　　　　B. 复合树脂

14.（共用题干）患者，男性，41 岁，左侧后牙遇冷热刺激痛 5 个月，近 1 周来出现自发性痛，昨夜疼痛加重，但不能确定患牙位置。

（1）检查时最可能发现

A. 叩痛（＋＋）

B. 牙龈红肿

C. 深龋，温度测验引起剧痛

D. 中龋，温度测验引起剧痛

E. 磨耗严重

（2）诊断应该为

A. 中龋　　　　　　　　B. 深龋

C. 慢性牙髓炎急性发作　D. 慢性牙髓炎

E. 急性牙髓炎

（3）主诉牙进行温度测验的结果为

A. 无反应

B. （＋）

C. 出现疼痛，但刺激去除后即刻消失

D. 出现疼痛，刺激去除后持续一段时间

E. 短暂的轻度或中度不适

15.（共用题干）患者，女性，38 岁，近 3 个月来右侧后牙咬物不适，喝热水时有引起疼痛。近 3 日来，夜痛影响睡眠，并引起半侧耳后部痛，服止痛片无效。检查时见右下第一、第二磨牙均有充填体，叩痛（＋）。

（1）应进行的主要检查是

A. 叩诊　　　　　　　　B. 探诊

C. 扪诊　　　　　　　　D. 温度测验

E. X 线检查

（2）主诉牙应考虑的诊断是

A. 急性牙髓炎

B. 急性根尖周炎

C. 慢性牙髓炎

D. 慢性根尖周炎急性发作

E. 慢性牙髓炎急性发作

（3）应考虑的鉴别诊断不包括

A. 慢性牙髓炎　　　　　B. 三叉神经痛

C. 急性根尖周炎　　　　D. 急性中耳炎

E. 急性上颌窦炎

（4）对主诉牙的第一次处理最好应是

A. 开髓、封失活剂

B. 局部封闭、观察

C. 服消炎、止痛药

D. 针灸并服中草药

E. 一次性根管治疗

16.（共用题干）患者，男性，38 岁，自觉右下第一磨牙咀嚼时咬到某一处时明显酸痛，不咬合时无疼痛，今晨咬硬物时又出现同样症状，进冷热食时，无明显痛感。

（1）采集病史时应特别注意询问
A. 有无自发痛　　　　　　　B. 有无夜间痛
C. 有无扳机点　　　　　　　D. 有无牙病治疗史
E. 酸痛是否在食物嵌入牙面龋洞时引起

（2）检查的重点是
A. 叩诊　　　　　　　　　　B. 探诊
C. 视诊　　　　　　　　　　D. 牙齿松动度
E. 冷热诊

（3）对鉴别诊断最有帮助的辅助检查是
A. $\overline{6|}$根尖片　　　　　　B. 下颌骨侧位片
C. 曲面体层片　　　　　　　D. 电活力测验
E. 神经系统检查

（4）若确诊为 $\overline{6|}$ 牙齿敏感症，最先采用的治疗方案是
A. 备洞，银汞合金充填
B. 备洞，光敏树脂充填
C. 窝沟封闭
D. 脱敏
E. 全冠修复

（5）若经上述检查不能确定为 $\overline{6|}$ 牙齿敏感症，诊断时尚需考虑
A. $\overline{6|}$慢性牙髓炎　　　B. $\overline{6|}$急性牙髓炎
C. $\overline{6|}$牙隐裂　　　　　D. $\overline{6|}$四环素牙
E. $\overline{6|}$邻面龋

17.（共用题干）患者，女，7 岁，右上颌中切牙外伤冠折、切角缺损，即刻就诊。口腔检查发现：$\underline{1|}$穿髓孔大，探痛明显，可疑叩痛。

（1）治疗首选
A. 直接盖髓术　　　　　　　B. 活髓切断术
C. 拔髓术　　　　　　　　　D. 根管治疗术
E. 塑化疗法

（2）进行这种治疗成功的关键是
A. 保证患者无痛　　　　　　B. 保持无菌操作
C. 止血彻底　　　　　　　　D. 盖髓剂的选择
E. 拔髓彻底

（3）若治疗成功、家长要求修复缺损的牙冠，应
A. 局部麻醉备牙，全冠修复
B. 桩冠修复
C. 打固位钉，复合树脂充填
D. 切角嵌体
E. 解释病情，待患儿成年后再做修复

18.（共用题干）患者左下后牙夜间痛 1 周，冷热刺激加剧疼痛。患侧长期咀嚼无力伴食物嵌塞。$\overline{4|7}$，$\overline{4|6}$，$\overline{4|5}$，$\overline{4|4}$未见明显龋坏，松动Ⅱ度，叩痛（±），X 线片示牙槽骨水平吸收至根尖 1/3。$\overline{4|7}$，$\overline{4|6}$ 𬌗面轻度磨损。

（1）确定主诉牙最有意义的检查是

A. 牙周袋探诊
B. 牙髓电活力测试
C. 咬合检查
D. CBCT
E. 牙髓活力温度测试

（2）主诉可能的病因是
A. 食物嵌塞　　　　　　　　B. 理化刺激
C. 咬合创伤　　　　　　　　D. 牙周感染
E. 𬌗面磨耗

B1 型题

1.（共用备选答案）
A. 四环素　　　　　　　　　B. 螺旋霉素
C. 甲硝唑　　　　　　　　　D. 青霉素
E. 罗红霉素
下列疾病治疗时，如用抗菌药治疗，应首选的药物是
（1）急性坏死性溃疡性龈炎
（2）急性牙周脓肿

2.（共用备选答案）
A. 牙齿结构异常　　　　　　B. 牙齿形态异常
C. 牙齿数目异常　　　　　　D. 牙齿萌出异常
E. 牙齿结构形态均异常
（1）牙釉质发育不全症
（2）氟牙症
（3）畸形中央尖

3.（共用备选答案）
A. 意外露髓　　　　　　　　B. 充填体脱落
C. 继发龋　　　　　　　　　D. 乳牙内吸收
E. 充填体过高
（1）充填后咀嚼时疼痛是因为
（2）直接盖髓术的适应证是
（3）制备洞形过浅，没有足够的固位形，易发生
（4）制备洞形时，感染的软化牙本质未去净，预防性扩展不够，易导致
（5）充填后并发牙髓炎而疼痛，最可能的原因是

4.（共用备选答案）
A. 牙龈增生常覆盖牙冠的 2/3 以上
B. 牙龈乳头红肿
C. 牙龈线性红斑
D. 牙龈鲜红肿大，松软脆弱，表面呈结节或分叶状
E. 龈乳头和边缘龈的坏死
下列疾病牙龈的特征病损是
（1）艾滋病
（2）浆细胞龈炎
（3）急性坏死性溃疡性龈炎
（4）遗传性牙龈纤维瘤病

5.（共用备选答案）
A. 干髓术　　　　　　　　　B. 根管充填术
C. 塑化治疗　　　　　　　　D. 根尖诱导成形术
E. 活髓切断术

（1）需拔除根管内 2/3 的牙髓的治疗是

（2）保留根管内的全部健康牙髓的治疗是

（3）去除根管内全部牙髓的治疗是

（4）保留根管内的全部已经失活的牙髓的治疗是

（5）不宜用拔髓针拔髓，而用边冲洗边扩锉的方法清除坏死的牙髓残片，保护根尖部的活组织不受损伤的治疗是

6.（共用备选答案）

　　A. 窝洞的点线角太锐

　　B. 洞的边缘制备于深窝沟处

　　C. 银汞合金修复体厚度不够

　　D. 悬突

　　E. 垫底材料选择不当

　　下列情况的出现可能是由于

（1）牙体折裂

（2）龋齿一次性充填后的激发痛

（3）充填物折断

7.（共用备选答案）

　　A. 631|136　631|136　　　　B. 2|2

　　C. 54|45　　　　　　　　　D. 631|136　6321|1236

　　E. 61|16　61|16

　　下列疾病常累及的牙齿为

（1）釉质发育障碍在 1 岁以内而累及的牙齿为

（2）畸形中央尖多见于

（3）畸形舌侧尖多见于

（4）釉质发育障碍发生在 1～2 岁之间而累及的牙齿为

（5）先天缺失多见于

8.（共用备选答案）

　　A. 调𬌗安抚

　　B. 充填治疗

　　C. 安抚后无症状时充填治疗

　　D. 活髓切断术治疗

　　E. 牙髓治疗

（1）牙冠 1/2 折断，露髓，牙根正常，不松动时应

（2）切角部分折断，牙本质暴露，牙根正常，不松动时应

9.（共用备选答案）

　　A. 牙齿发育异常　　　　　B. 牙齿形态异常

　　C. 牙齿结构异常　　　　　D. 牙齿萌出异常

　　E. 牙齿排列异常

（1）釉质发育不全属于

（2）畸形舌窝属于

10.（共用备选答案）

　　A. 调𬌗观察

　　B. 盖髓治疗

　　C. 安抚后无症状时充填治疗

　　D. 活髓切断术治疗

　　E. 牙髓治疗

　　成年人牙冠外伤时，下列情况各应选上述哪种治疗

（1）釉质部分折断，牙根正常，不松

（2）切角部分折断，牙本质暴露，牙根正常，不松动

第十四章　牙周病学

A1／A2 型题

1. 导致药物性牙龈增生的药物为

　　A. 苯巴比妥　　　　　　　B. 四环素

　　C. 替硝唑　　　　　　　　D. 螺旋霉素

　　E. 硝苯地平

2. 龈炎患者菌斑内优势菌是

　　A. 普氏菌　　　　　　　　B. 梭形杆菌

　　C. 弯曲菌　　　　　　　　D. 放线菌

　　E. 链球菌

3. 根分歧感染的病例中，有 1/3 来源于

　　A. 髓底穿通　　　　　　　B. 牙周袋

　　C. 根尖孔　　　　　　　　D. 根壁牙骨质

　　E. 侧支根管

4. 妊娠期龈炎的直接病因是

　　A. 妊娠　　　　　　　　　B. 牙石

　　C. 不良卫生习惯　　　　　D. 牙菌斑

　　E. 不良修复体

5. 下述哪种方法不能有效清除牙齿邻面的菌斑

　　A. 使用牙线　　　　　　　B. 使用牙签

　　C. 使用牙间隙刷　　　　　D. 使用一般牙刷

　　E. 使用锥形橡皮夹

6. ANUG 是哪一年由 Vincent（奋森）首次报告

　　A. 1888 年　　　　　　　B. 1898 年

　　C. 1918 年　　　　　　　D. 1788 年

　　E. 1909 年

7. 下列关于牙龈炎的临床表现，说法正确的是

　　A. 探诊后出血多出现于牙龈颜色改变之后

　　B. 在炎症明显的部位，牙周探诊的深度常小于组织学上的龈沟深度

　　C. 可以点彩的有无来判断牙龈有无炎症

　　D. 重症龈炎可有上皮附着的降低

　　E. 若炎症局限于龈沟（袋）壁内侧时，牙龈表面仍可保持相当致密

8. 下列关于遗传性牙龈纤维瘤的说法，正确的是

　　A. 牙龈增生广泛

　　B. 患者可有家族史

　　C. 一般开始于恒牙萌出后

　　D. 可累及全口牙的龈缘、龈乳头和附着龈，甚至到膜龈联合处

E. 以上都是

9. 药物性牙龈增生首先选用的治疗方法是
A. 牙周洁治
B. 停止使用引起牙龈增生的药物
C. 口腔卫生指导
D. 手术治疗
E. 以上都是

10. Papillon – Lefèvre 综合征病变一般不涉及
A. 手掌　　　　　　　B. 足底
C. 膝部　　　　　　　D. 躯干
E. 牙周组织

11. 急性多发性龈脓肿与牙周脓肿的不同点是
A. 可发生于非牙周炎患者
B. 脓肿位于龈乳头
C. 全口多个牙泛发
D. 治愈后牙龈恢复正常
E. 以上都对

12. 白血病牙龈病损的主要病因是
A. 牙石
B. 末梢血中的幼稚白细胞在牙龈组织内大量浸润积聚
C. 牙菌斑
D. 不良卫生习惯
E. 不良修复体

13. 下列关于青春期龈炎的治疗原则不正确的是
A. 去除局部刺激因素是关键
B. 可配合局部药物治疗
C. 治疗完成后不用定期复查
D. 对于过度增生的牙龈可以行手术切除
E. 自我口腔卫生维护很重要

14. 下列哪一项不是牙龈增生的原因
A. 感染　　　　　　　B. 内分泌失调
C. 药物性　　　　　　D. 创伤性
E. 特发性

15. 增生性龈炎的临床表现是
A. 探诊出血
B. 龈缘肥厚
C. 多发生于前牙的唇侧牙龈
D. 可形成假性牙周袋
E. 以上都是

16. 下列关于急性白血病的牙龈病损的治疗说法正确的是
A. 首诊时一般进行彻底的牙周洁治
B. 及时与血液内科医师配合治疗
C. 2%氯己定含漱
D. 牙周手术切除增生的牙龈
E. 以上都不是

17. 下列哪一项不是妊娠期龈瘤的临床特点
A. 牙龈质地松软
B. 同时发生于多个牙的牙间乳头
C. 牙龈易出血

D. 分娩后能逐渐缩小
E. 开始于妊娠第 3 个月

18. 黏性放线菌损伤牙周组织的机制不包括
A. 影响成纤维细胞功能
B. 合成中性粒细胞趋化物
C. 抗原刺激宿主产生过敏反应
D. 刺激破骨细胞，造成骨吸收
E. 分泌白细胞毒素

19. 下面关于牙龈瘤的说法错误的是
A. 发生在牙龈的炎症反应性瘤样增生物
B. 主要见于牙龈乳头部位
C. 来源于牙周膜和牙龈的结缔组织
D. 属于良性肿瘤
E. 容易复发

20. 慢性坏死性龈炎的主要表现是
A. 牙间乳头消失　　　B. 牙龈增生
C. 牙龈水肿　　　　　D. 附着龈增生
E. 游离龈消失

21. ANUG 好发于哪个年龄段
A. 婴幼儿　　　　　　B. 儿童
C. 青壮年　　　　　　D. 老年
E. 中老年

22. 白血病患者牙龈组织内浸润的细胞主要是
A. 幼稚白细胞　　　　B. 正常的中性粒白细胞
C. 淋巴细胞　　　　　D. 浆细胞
E. 以上都不是

23. 妊娠期龈炎的临床特点是
A. 牙龈显著的炎性肿胀、肥大
B. 牙龈出血
C. 严重时伴有轻度疼痛
D. 以前牙区为重
E. 以上都是

24. 造成牙龈炎的最主要因素是
A. 遗传　　　　　　　B. 龈上菌斑
C. 病毒感染　　　　　D. 全身性疾病
E. 龈下菌斑和龈下牙石

25. 关于药物性牙龈增生的临床表现，说法正确的是
A. 严重者波及附着龈，甚至覆盖大部分或整个牙冠
B. 牙龈增生起始于牙龈乳头
C. 增生的牙龈一般呈淡粉红色，合并牙龈炎症时可呈深红色或紫红色
D. 增生的牙龈表面可呈分叶状或桑葚状
E. 以上全是

26. 上颌磨牙邻面的根分叉区病变，应用弯探针从哪一面进入，探测近中腭分叉及远中腭分叉为佳
A. 颊侧　　　　　　　B. 腭侧
C. 远中　　　　　　　D. 近中
E. 以上皆可

27. 下列哪一项不是牙根敏感的原因
    A. 牙龈退缩   B. 牙颈部牙骨质薄
    C. 牙骨质中有神经分布   D. 牙颈部缺乏牙骨质
    E. 牙周刮治破坏牙骨质

28. 目前治疗口腔专性厌氧菌感染的首选药物为
    A. 阿莫西林   B. 甲硝唑
    C. 四环素   D. 螺旋霉素
    E. 红霉素

29. 使用超声波洗牙机时，工作头应
    A. 与牙面平行或小于 20° 角
    B. 与牙面平行或小于 15° 角
    C. 与牙面呈 25° 角左右
    D. 与牙面平行或小于 30° 角
    E. 与牙面呈 80° 角左右

30. 不属于自我控制菌斑的方法是
    A. 漱口   B. 刷牙
    C. 牙线的使用   D. 洁治术
    E. 牙签的使用

31. 药物性牙龈增生的特点是
    A. 只发生于有牙区
    B. 苯妥英钠引起的药物性牙龈增生一般开始于服药后第 1~6 个月
    C. 最根本的治疗是停药或换药
    D. 上下前牙区较重
    E. 以上全是

32. 不属于牙龈切除术适应证的是
    A. 骨上袋的慢性牙周脓肿
    B. 牙龈组织增生肥大，形成假性牙周袋，经治疗未能消除者
    C. 较深的牙周袋超过膜龈联合
    D. 中等深度的骨上袋，袋底不超过膜龈联合，附着龈有足够宽度者
    E. 龈瘤

33. 下列关于 ANUG 的主要临床表现，说法错误的是
    A. 病程较短，一般为数天至 1~2 周
    B. 主要特征性损害为龈乳头和边缘龈的坏死
    C. 病变往往仅累及附着龈
    D. 疼痛明显
    E. 有腐败性口臭

34. 关于急性多发性龈脓肿的治疗，下面说法错误的是
    A. 单纯全身使用抗生素疗效显著
    B. 全身支持治疗、休息有助于本病康复
    C. 脓肿形成后及时切开引流
    D. 急性期，局部去除牙石，药物冲洗龈袋
    E. 急性症状控制后，及时进行彻底的局部治疗，以消除炎症，防止复发

35. 关于急性龈乳头炎的临床表现，哪一项不正确
    A. 病变局限于个别牙间乳头
    B. 牙间乳头发红肿胀

    C. 有自发的胀痛和明显的探触痛
    D. 牙间乳头易出血
    E. X 线片检查见牙槽骨吸收

36. 关于牙龈瘤组织病理学，说法错误的是
    A. 不属于真性肿瘤
    B. 发生在牙龈的炎症反应性瘤样增生物
    C. 病理学上分为三型：纤维型、肉芽肿型和血管型
    D. 来源于邻近的骨膜组织，所以容易复发
    E. 肿块可有蒂如息肉状，也可无蒂

37. 下列哪一项不是慢性龈缘炎的临床表现
    A. 牙龈充血   B. 前牙区为主
    C. 结缔组织附着丧失   D. 龈沟深度超过 3mm
    E. 无牙槽骨吸收

38. 下列哪一项不是遗传性牙龈纤维瘤的临床特点
    A. 牙龈增生广泛
    B. 上颌磨牙颊侧最重
    C. 可累及全口牙的龈缘、龈乳头和附着龈，甚至到膜龈联合处
    D. 一般开始于恒牙萌出后
    E. 增生的牙龈颜色正常，组织坚韧，表面光滑，有时呈小结节状

39. 妊娠期龈炎患者的龈下菌斑中优势菌为
    A. 变形链球菌   B. 伴放线放线杆菌
    C. 中间普氏菌   D. 牙龈卟啉单胞菌
    E. 金黄色葡萄球菌

40. 下列哪一项检查便于白血病的牙龈病损的临床诊断
    A. 全口曲面体层片   B. 根尖片
    C. 血常规   D. 牙周探诊
    E. 以上都不正确

41. GTR 膜放置时，应超过骨缺损边缘至少
    A. 2~3mm   B. 3~4mm
    C. 6mm   D. 5mm
    E. 1mm

42. 急性龈乳头炎的主要临床特征是
    A. 伴有全身症状
    B. 口臭
    C. 牙齿松动
    D. 牙间乳头发红肿胀，探诊和吸吮时出血
    E. 累及附着龈

43. 青春期龈炎的治疗关键是
    A. 药物治疗
    B. 去除局部刺激因素
    C. 不用治疗
    D. 控制体内性激素的变化
    E. 手术切除

44. 下列不属于白血病引起的牙龈肿胀的特点是
    A. 牙龈颜色暗红发绀或苍白
    B. 牙龈组织松软或中等硬度
    C. 牙龈肿大局限于前牙区

D. 表面光亮

E. 牙龈肿大可覆盖于部分牙面

45. 妊娠期龈炎患者龈袋冲洗常用的药物是

A. 碘甘油

B. 碘酚

C. 四环素

D. 含有青霉素的 1% 过氧化氢液

E. 1% 过氧化氢液

46. 下面关于急性多发性龈脓肿的发病特点错误的是

A. 多发于春、秋两季

B. 多数病例起病急骤

C. 大多有前驱症状

D. 主要发生于青壮年女性

E. 患病前多有全口性的慢性牙龈炎症

47. 下列哪一项不是青春期龈炎的临床表现

A. 好发于前牙舌侧的牙间乳头和龈缘

B. 女性患者稍多于男性

C. 探诊出血明显

D. 有龈袋形成

E. 牙龈颜色暗红或鲜红

48. 下面关于急性龈乳头炎的治疗哪一项不正确

A. 全身应用抗生素

B. 去除局部刺激因素

C. 局部使用抗菌消炎药物冲洗

D. 急性炎症过后，彻底去除病因，如邻面龋、不良修复体等

E. 去除邻面的菌斑、牙石，以缓解急性炎症

49. 牙周炎的临床特征不包括

A. 牙周袋形成 B. 牙齿松动

C. 牙槽骨吸收 D. 牙龈炎症

E. 根尖病损

50. 已妨碍进食的体积较大的妊娠期龈瘤的手术切除可选

A. 妊娠期的 1 ~ 3 个月 B. 妊娠期的 4 ~ 6 个月

C. 临近分娩时 D. 妊娠期的 7 ~ 9 个月

E. 以上都不对

51. 下列关于 ANUG 的治疗，说法不正确的是

A. 首次就诊时，要彻底洁治

B. 局部使用氧化剂冲洗

C. 口服抗生素和支持治疗

D. 对全身性因素进行矫正和治疗

E. 口腔卫生指导

52. 影响根分叉区病变治疗效果的主要因素是

A. 根分叉区牙石多 B. 细菌毒力强

C. 根分叉区的解剖特点 D. 磨牙承受的咬合力大

E. 牙根数量多

53. 下列哪一项不是牙龈瘤的临床表现

A. 男性好发

B. 多见于唇颊侧的牙龈乳头

C. 一般累及单个牙

D. 肿块可有蒂如息肉状，也可无蒂

E. 长时间存在的肿块可发生牙槽骨的破坏

54. 下面关于牙龈瘤的治疗，说法正确的是

A. 主要是手术切除

B. 容易复发

C. 手术时应在肿块基底部，周围正常的组织上切口

D. 将瘤体组织连同骨膜完全切除

E. 以上都是

55. 下列哪一项不是急性龈乳头炎的病因

A. 食物嵌塞 B. 不恰当使用牙签

C. 充填体的悬突 D. 不良修复体的边缘

E. 根纵裂

56. 如欲刮治磨牙和前磨牙的远中面，最好选用哪一种 Gracey 匙形器

A. #5/6 B. #7/8

C. #11/12 D. #13/14

E. #9/10

57. 牙周病治疗的正确程序始于

A. 基础治疗 B. 牙周手术治疗

C. 修复治疗 D. 松牙固定术

E. 牙周支持治疗

58. 一般的刷牙方法能清除牙面菌斑的百分比为

A. 65% B. 70%

C. 80% D. 75%

E. 85%

59. 关于牙周炎预后的影响因素，下列哪项不正确

A. 牙齿松动情况 B. 牙槽骨吸收程度

C. 牙周炎类型 D. 牙龈退缩程度

E. 患者依从性

60. 下面哪一个不是 ANUG 的主要致病微生物

A. 中型螺旋体 B. 梭形杆菌

C. 大型螺旋体 D. 伴放线放线杆菌

E. 中间普氏菌

61. 非附着性龈下菌斑中最主要的细菌为

A. 革兰阳性兼性菌 B. 革兰阳性需氧菌

C. 变形链球菌 D. 革兰阴性厌氧菌

E. 唾液链球菌

62. 对根分叉区病变治疗效果影响最小的因素是

A. 根的数量 B. 根分叉的位置

C. 患牙的龋坏程度 D. 根面凹槽

E. 骨破坏程度

63. 下列哪一项不属于牙周塞治剂的主要作用

A. 保护作用 B. 抗菌消炎作用

C. 止痛作用 D. 止血作用

E. 固定作用

64. 下列关于急性龈乳头炎，说法错误的是

A. 不恰当使用牙签剔牙，过尖食物的刺伤可引起

B. 局限于个别牙间乳头的急性非特异性炎症

C. 牙菌斑是其直接的病因

D. 牙间乳头发红肿胀

E. 牙间乳头探痛，易出血

65. 使用斧形切龈刀作牙龈切除术时，刀刃应距所测标记线即牙周袋底的根方距离为

A. 1 ~ 2mm　　　　　　　　B. 2 ~ 3mm

C. 2mm　　　　　　　　　　D. 3 ~ 4mm

E. 3mm

66. 根尖周的感染急性发作形成牙槽脓肿，脓液向牙周引流的途径有

A. 沿牙周膜间隙向龈沟排脓

B. 沿牙周膜间隙向龈袋排脓

C. 多根牙在根分歧处形成窄而深的牙周袋排脓

D. 根尖周病变通过骨膜下向龈沟排脓

E. 以上皆可能

67. Papillon – Lefevre 综合征是指

A. Down 综合征

B. 掌跖角化 – 牙周破坏综合征

C. 白细胞功能异常

D. 艾滋病

E. 坏死性溃疡性牙周炎

68. 匙形刮治器的真正工作端是刃部

A. 上 1/3　　　　　　　　　B. 中 1/3

C. 下 1/3　　　　　　　　　D. 上 1/2

E. 下 1/2

69. 关于氯己定溶液，下列叙述错误的是

A. 它是一种广谱抗菌剂

B. 使用浓度为 0.12% ~ 0.2%

C. 长期使用会使牙面、舌背着色

D. 化学结构稳定、毒性小

E. 主要缺点为长期使用可形成耐药菌株或造成人体损害

70. 常用的菌斑显示剂是

A. 中性红溶液　　　　　　　B. 亚甲蓝

C. 碘酚溶液　　　　　　　　D. 甲紫溶液

E. 荧光素钠

71. 重度牙周炎患牙附着丧失达

A. ≥6mm　　　　　　　　　B. ≤5mm

C. ≤6mm　　　　　　　　　D. <4mm

E. ≥5mm

72. 关于急性多发性龈脓肿，说法错误的是

A. 全身症状明显

B. 形成较深的牙周袋和骨下袋

C. 脓肿位于龈乳头内，可同时波及颊舌侧龈乳头

D. 全口多个牙泛发

E. 治愈后牙龈恢复正常

73. 根分叉区病变发生频率最低的牙位是

A. 上颌第一磨牙　　　　　　B. 下颌第一磨牙

C. 上颌前磨牙　　　　　　　D. 上颌第二磨牙

E. 下颌第二磨牙

74. 截根术前必须进行

A. 根管治疗　　　　　　　　B. 牙髓活力测定

C. 口服消炎药物　　　　　　D. 牙龈切除

E. 局部用药

75. 在菌斑成熟过程中，首先吸附到牙面的是

A. 唾液链球菌　　　　　　　B. 变形链球菌

C. 革兰阳性球菌　　　　　　D. 革兰阴性杆菌

E. 革兰阴性厌氧菌

76. 使用龈下刮治器时，刀刃与牙面应呈

A. 95°角左右　　　　　　　B. 90°角左右

C. 80°角左右　　　　　　　D. 15°角左右

E. 100°角左右

77. 关于牙周炎治疗的基本目标，下列哪项错误

A. 消除炎症

B. 消除牙周炎所导致的不适、出血、疼痛等症状

C. 使牙周破坏停止

D. 使松动牙重新变牢

E. 促使牙周组织修复再生

78. 牙周病复查的时间一般为

A. 1 ~ 2 个月复查 1 次　　　B. 3 ~ 6 个月复查 1 次

C. 9 个月复查 1 次　　　　　D. 10 个月复查 1 次

E. 12 个月复查 1 次

79. 中度牙周炎患牙牙周袋深度是

A. ≤5mm　　　　　　　　　B. ≥6mm

C. ≤6mm　　　　　　　　　D. <5mm

E. ≥5mm

80. 下列哪一项不是牙龈瘤的病因

A. 食物嵌塞

B. 局部菌斑和牙石的刺激

C. 不良修复体的刺激

D. 妊娠妇女的内分泌改变

E. 口呼吸

81. 下面关于 ANUG 的组织病理学表现，说法正确的是

A. 病变的表层为坏死区

B. 主要表现为牙龈的非特异性急性坏死性炎症

C. 坏死区下方为结缔组织区

D. 病变的最里层为慢性炎症浸润区

E. 以上都是

82. 急性多发性龈脓肿的主要临床表现是

A. 随即多个牙间乳头肿胀跳痛，龈乳头内形成脓肿

B. 开始时牙龈乳头鲜红肿胀，发亮

C. 病程常迁延 1 ~ 2 周，甚至更长

D. 患者体温升高，全身不适

E. 以上都是

83. 长期口服苯妥英钠引起的药物性牙龈增生的程度与下列哪一个因素有关

A. 服药剂量

B. 服药时间
C. 血清中、唾液中的药物浓度
D. 服药的种类
E. 口腔的卫生状况

84. 关于吸烟与牙周炎治疗、预后，下列哪项说法错误
    A. 可减低局部和全身的免疫功能
    B. 可增加局部刺激因素
    C. 吸烟者牙周炎的疗效差
    D. 吸烟者牙周炎手术效果差
    E. 对牙周炎的预后无影响

85. 对于牙周病患者，以哪种方法刷牙较适宜
    A. 横刷法   B. 竖转动法
    C. 水平颤动法   D. 竖颤动法
    E. 水平转动法

86. 关于遗传性牙龈纤维瘤的治疗，说法正确的是
    A. 以牙龈成形术为主
    B. 术后易复发
    C. 手术最好在青春期后进行
    D. 一般不主张拔牙
    E. 以上都是

87. 对于牙周病患者，清除菌斑的重点为
    A. 邻间隙   B. 龈沟附近
    C. 牙的左侧面   D. 牙的右侧面
    E. 龈沟附近和邻间隙

88. 当菌斑染色阳性百分率为多少时，属于菌斑被基本控制
    A. 15%以下   B. 10%以下
    C. 20%以下   D. 25%以下
    E. 30%以下

89. 急性多发性龈脓肿多发生于
    A. 夏季   B. 春季
    C. 秋季   D. 春、秋季
    E. 夏、秋季

90. NUP 与下列哪种疾病有关
    A. 掌跖角化－牙周破坏综合征
    B. Down 综合征
    C. 白细胞功能异常
    D. 艾滋病
    E. 急性肾炎

91. 根分叉区病变发生的主要原因是
    A. 咬合创伤   B. 坏死的牙髓
    C. 菌斑   D. 外伤
    E. 釉突

92. 关于牙龈瘤和牙龈癌的鉴别诊断，关键依据是
    A. 多见于唇、颊侧的牙龈乳头
    B. 伴有牙槽骨吸收及牙周膜间隙增宽
    C. 牙龈表面溃疡，易出血
    D. 组织病理学确诊
    E. 累及的牙齿可能松动或移位

93. 下列哪一项与 ANUG 无关
    A. 极度营养不良   B. 吸烟
    C. 心身因素   D. 全身消耗性疾病
    E. 精神病

94. 关于妊娠期龈炎的治疗原则，说法不正确的是
    A. 去除局部刺激因素是关键
    B. 无须治疗，分娩后牙龈炎症会自行消退
    C. 治疗完成后定期复查
    D. 对于过度增生的牙龈可以行手术切除
    E. 自我口腔卫生维护很重要

95. 下列关于白血病的牙龈病损的临床表现，描述正确的是
    A. 牙龈肿胀
    B. 牙龈有明显的出血倾向
    C. 严重时出现口腔黏膜的坏死或牙痛
    D. 有时伴有发热、局部淋巴结肿大
    E. 以上都是

96. 下列关于白血病牙龈病损的治疗原则，说法错误的是
    A. 出血时局部可用压迫或药物止血
    B. 牙周治疗以保守治疗为主
    C. 肿大的牙龈可进行手术或活组织检查
    D. 急性白血病可以做轻柔牙周洁治
    E. 可用 3% 过氧化氢液清洗龈缘，消除炎症

97. 下列哪一项不是药物性牙龈增生的发病特点
    A. 前牙区较重
    B. 牙龈增生常发生于全口牙龈
    C. 无牙区的牙龈增生更加严重
    D. 拔牙后增生的牙龈组织可以自行消退
    E. 增生的牙龈表面可呈分叶状或桑葚状

98. 关于口腔正常菌群，说法错误的是
    A. 营养功能
    B. 刺激宿主免疫系统
    C. 作为生物屏障，抑制外源微生物
    D. 一般对宿主无益，甚至有害
    E. 维持口腔或全身微生物的生态平衡

99. 一般来说，下列哪一种疾病的牙龈增生最为严重
    A. 妊娠性龈炎   B. 青春性牙龈炎
    C. 遗传性牙龈纤维瘤 D. 增生性牙龈炎
    E. 药物性牙龈增生

100. 关于牙龈瘤诊断的叙述，不正确的是
    A. 常发生于中、青年人
    B. 多见于唇、颊侧和舌、腭侧的牙龈乳头
    C. 可伴有牙槽骨吸收及牙周膜间隙增宽
    D. 肿块呈圆球形或椭圆形，大小不一
    E. 累及的牙齿可能松动或移位

101. 防止牙周疾病复发的关键在于患者
    A. 能否坚持在医院就诊
    B. 能否坚持使用全身性药物
    C. 能否坚持使用局部抗炎药物
    D. 能否遵照医嘱，以正确的方法持之以恒进行自我控

制菌斑

E. 能否坚持作牙周病系统治疗

102. 对牙周预后影响较小的因素是

A. 骨吸收程度　　　　　B. 牙周袋深度

C. 附着丧失程度　　　　D. 根分叉是否受累

E. 治疗过程中使用的药物类型

103. 牙周病基础治疗的重点是

A. 龈上洁治术　　　　　B. 龈下刮治术

C. 菌斑控制　　　　　　D. 根面平整

E. 治疗食物嵌塞

104. 区别牙龈炎和牙周炎的重要标志是

A. 牙周探诊深度是否超过 3mm

B. 有无龈下结石

C. 结合上皮是否从釉牙骨质界向根方增殖和迁移形成牙周袋

D. 有无牙槽骨吸收

E. 患牙是否松动

105. 龈沟液最常用的采集方法是

A. 龈沟冲洗法　　　　　B. 微吸管法

C. 滤纸条法　　　　　　D. 龈沟液测定仪

E. 称重法

106. 与异常的宿主反应有关的牙周炎是

A. 侵袭性牙周炎　　　　B. 顽固性牙周炎

C. 慢性牙周炎　　　　　D. 复合性牙周炎

E. 成人性牙周炎

107. 一般在牙周基础治疗后多长时间根据牙周病变情况考虑牙周手术治疗

A. 1 个月　　　　　　　B. 3 ~ 6 个月

C. 1 ~ 3 个月　　　　　D. 4 个月

E. 2 个月

108. 线型牙龈红斑与下列哪一疾病有关

A. Down 综合征

B. 掌跖角化 – 牙周破坏综合征

C. 白细胞功能异常

D. 艾滋病

E. 坏死性溃疡性牙周炎

109. 增生性龈炎的直接病因是

A. 牙石　　　　　　　　B. 龋洞

C. 不良卫生习惯　　　　D. 牙菌斑

E. 不良修复体

110. 以下哪一项不是青春期龈炎的特点

A. 与内分泌改变有关

B. 舌侧牙龈较少发生

C. 牙龈肥大发炎程度超过局部刺激的程度

D. 青春期后, 龈炎能完全自愈

E. 女性较男性多见

111. 妊娠期龈瘤通常开始于

A. 妊娠第 8 个月　　　　B. 妊娠第 4 个月

C. 妊娠第 3 个月　　　　D. 妊娠第 6 个月

E. 妊娠第 5 个月

112. 白血病牙龈病损的特点是

A. 可波及牙间乳头、边缘龈和附着龈

B. 牙龈暗红发绀或苍白色

C. 自发性出血

D. 牙龈坏死、疼痛

E. 以上全是

113. 下列不是慢性龈缘炎自觉症状的是

A. 刷牙或咬硬物时牙龈出血

B. 牙龈局部发痒

C. 牙龈经常出现自发性出血

D. 牙龈肿胀感

E. 口腔异味

114. 侵袭性牙周炎的临床特征不包括

A. 家族聚集性

B. 一般年龄较小

C. 牙周组织破坏程度与局部刺激物的量不成比例

D. 好发于磨牙区

E. 病程进展很快

115. 临床诊断牙龈有无炎症的首选方法是

A. 观察牙龈颜色　　　　B. 观察牙龈外形

C. 观察牙龈质地　　　　D. 探诊有无出血

E. 探测龈沟深度

116. 常见的使牙龈增生的药物是

A. 苯妥英钠　　　　　　B. 硝苯地平

C. 环孢素　　　　　　　D. 维拉帕米

E. 以上全是

117. 掌跖角化 – 牙周破坏综合征的牙周病损可最早始于

A. 青少年　　　　　　　B. 青春期

C. 中年　　　　　　　　D. 乳牙萌出后不久

E. 恒牙萌出后不久

118. 增生性龈炎多发生于

A. 儿童　　　　　　　　B. 青少年

C. 老年人　　　　　　　D. 中年人

E. 新生儿

119. 牙龈炎发展的确立期病损阶段, 其主要临床病理特征之一是

A. 结合上皮开始增殖

B. 结缔组织中浸润的炎症细胞以淋巴细胞为主

C. 结缔组织中浸润的炎症细胞以浆细胞为主

D. 上皮附着的位置开始降低

E. 炎症浸润区的胶原纤维减少

120. 牙龈炎最主要的致病细菌是

A. 变形链球菌　　　　　B. 伴放线放线杆菌

C. 牙龈卟啉单胞菌　　　D. 黏性放线菌

E. 金黄色葡萄球菌

121. 患者, 女性, 21 岁, 主诉: 近 2 年来, 晨起时口中有

血丝。若诊断为慢性龈缘炎，下列哪项不是其治疗的原则

A. 去除病因　　　　　　B. 牙周洁治

C. 局部药物治疗　　　　D. 全身应用抗生素

E. 定期复查，防止复发

122. 患者，男性，24 岁，左下后牙突然自发疼痛 1 天，否认咬硬物史。临床检查：局部牙龈乳头充血水肿，牙间有食物嵌塞，探痛明显。其最可能的诊断是

A. 妊娠期龈炎　　　　　B. 急性牙龈乳头炎

C. 牙根折裂　　　　　　D. 急性坏死性龈炎

E. 逆行性牙髓炎

123. 患者，男性，28 岁，右下后牙牙龈反复肿胀、牙齿松动 2 年，每次发作经牙周康口服治疗，症状好转。检查：6̄牙体完整，牙龈肿胀，近中可探及 7mm 深的牙周袋，松动 II 度，可探及龈下牙石。X 线检查示牙槽骨吸收达根长 1/2，最可能的诊断是

A. 慢性根尖周炎　　　　B. 急性牙周脓肿

C. 慢性牙周脓肿　　　　D. 牙龈脓肿

E. 牙髓炎

124. 患者，女性，20 岁，上切牙远中移位，间隙增宽，影响美观，求治。检查：上前牙周袋深 5mm，第一恒磨牙松动 I 度，牙周袋深 6mm。X 线片显示：上前牙区牙槽骨水平吸收，第一磨牙牙槽骨弧形吸收。诊断为

A. 青少年后期牙周炎　　B. 慢性牙周炎

C. 侵袭性牙周炎　　　　D. 快速进展型牙周炎

E. 成人牙周炎

125. 患者，男性，26 岁，右上后牙突然自发性疼痛 3 天，否认咬硬物史。临床检查：未见龋齿及深牙周袋，X 线示牙体未见异常。如果诊断为急性龈乳头炎，口腔检查最可能的发现是

A. 牙龈表面溃疡　　　　B. 牙隐裂

C. 牙龈乳头坏死　　　　D. 牙龈乳头充血水肿

E. 龈裂

126. 患儿，女，7 岁，主诉全口牙龈增生 2 年余，一侧已经妨碍咀嚼。诊断为遗传性牙龈纤维瘤病，患者不会出现下列哪一体征

A. 牙齿松动移位

B. 增生牙龈不影响牙萌出

C. 增生的牙龈呈结节状

D. 牙龈增生

E. 增生可达膜龈联合

127. 一患者，3 天前左上磨牙颊侧牙龈突然肿起，接诊医生诊断为急性牙周脓肿。脓肿可触及波动感，如需在脓肿表面切开引流，则切口是

A. 与牙龈缘平行的水平切口

B. 与牙龈缘垂直的纵向切口，但不破坏龈缘连续性

C. 与牙龈缘平行的水平切口，直至龈乳头

D. 与牙龈缘垂直的纵向切口，直至龈缘

E. 以上都不对

128. 患者，男性，21 岁，因牙齿松动半年就诊。无全身疾病，无青霉素过敏史。接诊医生诊断为广泛型侵袭性牙周炎，经牙周系统治疗后，复查的间隔期开始应为

A. 每 2 ~ 4 个月 1 次　　B. 每 2 ~ 3 个月 1 次

C. 每 1 ~ 2 个月 1 次　　D. 每 3 ~ 4 个月 1 次

E. 每 3 ~ 6 个月 1 次

129. 患者，男，8 岁，右上颌前磨牙萌出，颊尖釉质发育不全，之前乳磨牙曾严重破坏，未做治疗，过早脱落，X 线检查根部刚开始发育，根管粗大。不可能的诊断是

A. 乳牙早失　　　　　　B. 釉质发育不全

C. 恒牙早萌　　　　　　D. 乳牙根尖周炎

E. Turner 牙

130. 患者，男，9 岁，左上第二磨牙因患根尖周炎而行根管治疗，充填后 2 天即发生疼痛，不可能的原因是

A. 残髓未去净

B. 制备洞形时机械切削、振动

C. 根尖周组织对根尖糊剂的反应

D. 充填体过高

E. 充填体悬突

131. 患者，男性，43 岁，左上后牙补牙后咀嚼疼痛 1 周。无冷、热刺激痛，无自发痛。检查：原银汞合金充填物无折裂，见咬合亮点。叩痛（-），探痛（-），无松动。温度刺激试验（-）。引起疼痛的原因最可能是

A. 备洞时对牙髓刺激过强

B. 未垫底或垫底材料选择不当

C. 充填物过高，引起牙周性疼痛

D. 接触点恢复不良，形成食物嵌塞

E. 小的穿髓孔未被发现

132. 患者，男性，25 岁，主诉：近 1 年来，刷牙时牙龈出血。检查发现：全口牙牙周探诊深度为 2 ~ 3mm，未探及釉骨质界，此患者最可能的诊断是

A. 妊娠期龈炎　　　　　B. 急性坏死性龈炎

C. 慢性牙周炎　　　　　D. 慢性龈缘炎

E. 急性龈乳头炎

133. 患者，女性，26 岁，主诉：近 1 年来，咀嚼硬物或刷牙时牙龈出血，若诊断为慢性龈缘炎，应该不会出现下列哪一种临床表现

A. 严重时波及附着龈

B. 牙龈炎症一般局限于游离龈和龈乳头

C. 炎症以前牙区为主，也可波及全口牙

D. 牙龈松软光亮

E. 牙龈炎症以上前牙区最为显著

134. 患者，男，因牙齿松动半年就诊。无全身疾病，未接受过牙科治疗。如诊断为广泛型侵袭性牙周炎，年龄通常在

A. 20 岁左右　　　　　　B. 20 岁以下

C. 20 岁以上　　　　　　D. 30 岁以下

E. 35 岁以下

135. 患者，女性，32 岁，主诉：左下后牙颊侧牙龈长一个肿物 4 个月，并慢慢增大，影响进食。如果临床诊断为牙龈瘤，关于该患者的治疗原则，下列哪一项说法错误

A. 必须手术彻底，否则容易复发

B. 主要治疗方法为手术切除

C. 多次复发时，需拔除波及的患牙

D. 手术时需切除瘤体组织，尽可能保留骨膜

E. 手术切口在瘤体底部周围正常的组织上

136. 患者，女性，19 岁，1 年以来自觉前牙咬合无力，松动移位。检查：前牙区仅见少量龈上、龈下牙石，牙龈轻度充血，上、下前牙松动 Ⅱ ~ Ⅲ度，牙周袋深 6 ~ 7mm，X 线片示切牙区为水平型骨吸收达根长 1/2 ~ 2/3。本病最突出的表现为

A. 女性多于男性

B. 牙周组织破坏程度与局部刺激物的量不成正比

C. 切牙区多为水平型骨吸收

D. 好发部位为上下切牙

E. 病程进展快

137. 某患者前牙唇侧龈乳头增大表面呈颗粒结节样改变，该患者有癫痫病史，长期服用苯妥英钠。镜下观：纤维结缔组织增生，粗大的胶原束类似瘢痕组织结构，炎症不明显。该疾病可诊断为

A. 慢性龈炎　　　　　　B. 慢性牙周炎

C. 龈增生　　　　　　　D. 浆细胞龈炎

E. 急性坏死性溃疡性龈炎

138. 患者牙龈缘红肿光亮，松软，探针易出血，无疼痛感。牙龈沟内上皮下方可见中性粒细胞浸润，其下方为大量的淋巴细胞。病理诊断为

A. 慢性牙周炎　　　　　B. 慢性龈炎

C. 浆细胞龈炎　　　　　D. 龈增生

E. 急性坏死性溃疡性龈炎

139. 患者，男性，55 岁，左下后牙床肿痛 3 天。检查：左下第一磨牙颊侧牙龈处有局限性肿胀、隆起，扪及波动感，该牙未见龋坏，温度测验有感觉，反应与对照牙相同，颊侧近中及中央处探诊深度 7mm。最可能的诊断为

A. 急性牙龈脓肿　　　　B. 急性坏死性龈炎

C. 急性牙周脓肿　　　　D. 急性根尖周脓肿

E. 急性龈乳头炎

140. 牙槽骨硬骨板消失，骨小梁改建，改建后的骨小梁分布与受力方向一致，牙周膜间隙增宽，固有牙槽骨明显吸收，张力侧受牵引的硬骨板出现成层的增生，受压侧的牙周膜组织可有变性、坏死及钙化发生。此种病理改变可出现在下列哪种疾病中

A. 活动期牙周炎　　　　B. 静止期牙周炎

C. 牙周变性　　　　　　D. 牙周萎缩

E. 牙周创伤

141. 患者，女性，20 岁，主诉：近半年来刷牙时牙龈出血，伴有牙龈反复肿痛。采集病史时，一般不需询问

A. 使用牙签史　　　　　B. 吸烟史

C. 长期服用药物史　　　D. 妊娠史

E. 以上都需要询问

142. 病变多见于女性，牙龈部位呈颗粒状肉芽状。镜下见结缔组织内浆细胞密集浸润，呈片状或灶性聚集。上皮多为完整。该疾病可能是

A. 急性坏死溃疡性龈炎　B. 浆细胞龈炎

C. 牙龈浆细胞肉芽肿　　D. 剥脱性龈病损

E. 药物性龈炎

143. 患者，女性，22 岁，上前牙唇侧龈缘及龈乳头增生肥大覆盖牙冠的 1/3，质地坚韧。最可能的诊断是

A. 急性坏死性溃疡性龈炎

B. 疱疹性龈口炎

C. 慢性牙周炎

D. 慢性龈缘炎

E. 增生性龈炎

144. 患者，女，14 岁，检查发现：上前牙唇侧龈缘及龈乳头肿胀明显，龈缘有大量软垢，乳头呈球状突起，颜色暗红，质地软，探诊易出血。X 线检查牙槽骨无明显吸收。其最可能的诊断是

A. 慢性牙周炎

B. 急性坏死性溃疡性龈炎

C. 青春期龈炎

D. 侵袭性牙周炎

E. 增生性龈炎

145. 患者，女性，37 岁，主诉：左上后牙颊侧牙龈长一个肿物 6 个月，并慢慢增大，影响进食。否认妊娠。临床检查见 5 颊侧牙龈一肿物，1cm × 2cm 大小，有蒂。X 线片显示 5 牙周膜间隙增宽。最有可能的诊断是

A. 慢性牙周炎　　　　　B. 牙龈瘤

C. 遗传性牙龈纤维瘤病　D. 增生性龈炎

E. 药物性牙龈增生

146. 患者，男性，36 岁，患乙型病毒性肝炎 1 年，现正在服用药物治疗，全身症状好转。1 个月来刷牙及哨硬物时牙龈易出血，可自行止住，近 10 天该症状加重，自觉部分牙齿松动。检查：牙龈红肿，探诊易出血，CI－S：2，部分牙齿松动Ⅰ~Ⅱ度，牙周袋 4 ~ 5mm。该患者做牙周治疗前，首先应做的辅助检查是

A. 血液检查　　　　　　B. 微生物学检查

C. 龈沟液检查　　　　　D. 摄全口曲面断层片

E. 基因检测

147. 患者，女性，39 岁，近 1 年来感觉牙齿松动，咬合无力。检查：CI－S：2，牙龈充血，松动Ⅰ~Ⅱ度，牙周袋 3 ~ 5mm，X 线片示牙槽骨水平型吸收达根长 1/3 ~ 1/2。该患者的牙周病史主要应通过以下哪种方式收集

A. 触诊　　　　　　　　B. 探诊

C. 问诊　　　　　　　　D. 叩诊

E. 视诊

148. 某种唇炎，镜下表现为：上皮下结缔组织内弥漫性或灶性炎症细胞浸润，血管周围为上皮样细胞、淋巴细胞及浆细胞呈结节样聚集，有时结节内有多核巨细胞，结节中心无干酪样坏死。据此可诊断为
    A. 腺性唇炎　　　　　　B. 肉芽肿性唇炎
    C. 接触性唇炎　　　　　D. 剥脱性唇炎
    E. 浆细胞性唇炎

149. 某疾病的镜下表现为：牙周袋壁上皮周围的炎症明显减少，在牙周袋与牙槽骨之间可见大量新生的纤维结缔组织伴少量慢性炎症细胞浸润，根面被吸收的牙骨质出现新生现象。该疾病可能是
    A. 静止期牙周炎　　　　B. 活动期牙周炎
    C. 牙周变性　　　　　　D. 牙周萎缩
    E. 牙周创伤

150. 患儿，女，出生10天，下颌前牙区牙龈肿物。镜下见细胞呈片块状，排列紧密，细胞体大，细胞质丰富，含嗜酸性颗粒，核呈圆形，大小一致。病理诊断应为
    A. 颗粒细胞瘤　　　　　B. 颗粒细胞肌母细胞瘤
    C. 先天性畸胎瘤　　　　D. 先天性牙龈瘤
    E. 婴儿龈囊肿

151. 牙龈缘肿胀坚实，呈炎性增生。镜下见上皮下纤维结缔组织增生成束，束间可见淋巴细胞和浆细胞浸润，毛细血管增生不明显。该疾病是
    A. 炎症水肿型慢性龈炎
    B. 纤维增生型慢性龈炎
    C. 剥脱性龈病损
    D. 牙急性坏死溃疡性龈炎
    E. 药物性龈炎

152. 患者，男性，34岁，因左下第一磨牙Ⅱ度根分叉病变，拟行GTR术，下列哪一因素不会影响术后疗效
    A. 口腔卫生习惯　　　　B. 吸烟习惯
    C. 饮酒习惯　　　　　　D. 根分叉形态
    E. 糖尿病病史

153. 患者，男性，23岁，刷牙时牙龈出血半年。检查：全口牙牙石（+）~（++），牙面有色素，牙龈缘及龈乳头轻度水肿，色略红，探诊后牙龈出血，探诊深度3mm，未探查到附着丧失。最可能的诊断是
    A. 慢性牙周炎　　　　　B. 增生性龈炎
    C. 坏死性龈炎　　　　　D. 边缘性龈炎
    E. 侵袭性牙周炎

154. 患者，女，14岁，无长期服药史。临床检查见全口牙牙龈增生覆盖牙冠的2/3以上，增生的牙龈颜色正常，质地坚韧。牙龈增生累及龈缘、龈乳头、附着龈，甚至达到膜龈联合，以上颌磨牙腭侧最为严重。最可能的诊断是
    A. 牙龈瘤　　　　　　　B. 慢性牙周炎
    C. 遗传性牙龈纤维瘤病　D. 增生性龈炎
    E. 药物性牙龈增生

155. 患者，女，13岁，上颌骨无痛性膨胀半年，X线见病

变区呈境界不清楚的不透光区。肉眼见病变区与正常骨无明显分界。镜下见纤维组织代替了正常骨组织，其中骨小梁形态不一，呈"W"或"C"形。骨小梁的周围大多数无成排的成骨细胞。病理诊断应为
    A. 纤维异常增殖症　　　B. 家族性巨颌症
    C. 骨纤维异常增殖症　　D. 骨化纤维瘤
    E. 牙骨质-骨化纤维瘤

156. 患者，男性，22岁，主诉：前牙牙龈增生3年余。检查：前牙牙周探诊深度2~3mm，如果诊断为增生性龈炎，与局限型轻度慢性牙周炎鉴别的最主要指标为
    A. 现病史　　　　　　　B. 牙齿松动
    C. 细菌学检查　　　　　D. 牙龈炎症程度
    E. 有无附着丧失

157. 患者，女性，32岁，1年前做过肾移植手术。检查：全口牙龈增生，以上下前牙腭侧最为严重。增生牙龈覆盖牙冠的1/3以上，增生的牙龈颜色正常，质地坚韧。最可能的诊断是
    A. 牙龈瘤　　　　　　　B. 慢性牙周炎
    C. 增生性龈炎　　　　　D. 遗传性牙龈纤维瘤病
    E. 药物性牙龈增生

158. 一患者，6经医生诊断为Ⅱ度根分叉病变，此牙预后受哪一因素影响
    A. 根分叉角度　　　　　B. 根柱长短
    C. 根面外形　　　　　　D. 根分叉开口区宽度
    E. 以上都是影响因素

159. 患者，女性，36岁，因半年来右上后牙龈发现小包，反复肿痛数次，要求诊治，必要的一项检查是
    A. 叩诊　　　　　　　　B. 探诊
    C. 扪诊　　　　　　　　D. 牙齿松动度
    E. X线检查

160. 患者，女性，28岁，主诉：牙龈肿胀疼痛4天。如果诊断为急性多发性龈脓肿，最不可能的临床表现是
    A. 多数龈乳头有脓肿形成
    B. 脓肿波及颊舌侧
    C. 叩诊敏感
    D. 脓肿可波及附着龈
    E. 局部淋巴结肿大

161. 患者，女性，25岁，主诉：牙龈肿胀疼痛3天。检查：多数牙齿的牙龈乳头有脓肿形成，未探及深牙周袋。最有可能的诊断是
    A. 慢性牙周炎　　　　　B. 急性坏死性龈炎
    C. 急性龈乳头炎　　　　D. 急性多发性龈脓肿
    E. 急性多发性牙周脓肿

162. 患者，女性，50岁，因自觉牙龈增生半年余就诊。自诉有高血压病史，诊断为药物性牙龈增生。该患者的治疗方案，说法错误的是
    A. 牙周基础治疗
    B. 必须大剂量应用抗生素
    C. 口腔卫生宣教

D. 更换降压药物

E. 必要时，行牙龈成形手术

163. 一患者，主诉左下后牙牙龈肿痛 4 天。检查见$\overline{7|}$颊侧牙龈卵圆形肿胀，触诊可查及波动感，牙体组织完整，牙周袋深 8mm，探诊溢脓。X 线示牙槽骨吸收达根长 1/2，根尖区无骨吸收暗影，则最可能的诊断是

A. 急性牙周脓肿　　　B. 急性牙龈脓肿

C. 急性根尖脓肿　　　D. 急性牙槽脓肿

E. 以上都不是

164. 患者，男性，28 岁，近 5 天来牙龈出血，晨起发现枕头有血迹，口臭，牙龈红肿，呈火山口状，龈缘如虫蚀状。最可能的诊断是

A. 牙龈炎　　　　　　B. 慢性牙周炎

C. 侵袭性牙周炎　　　D. 天疱疮

E. 坏死性龈口炎

165. 患牙浮起、松动，局部黏膜明显红肿，伴全身不适、发热及淋巴结肿大。X 线示根尖周透射影。镜下见根尖周牙周膜坏死、液化形成大脓肿。周围牙槽骨骨髓腔中较多中性粒细胞浸润。这是

A. 急性根尖周炎　　　B. 慢性根尖周肉芽肿

C. 慢性根尖周脓肿　　D. 致密性骨炎

E. 牙周脓肿

166. 前牙区牙龈肿物镜下见由纤维结缔组织构成，其中见大量成纤维细胞、纤维细胞和多核巨细胞，有出血灶并见巨噬细胞和炎症细胞。最可能的病理诊断是

A. 增生性牙龈炎　　　B. 先天性牙龈瘤

C. 纤维性牙龈瘤　　　D. 巨细胞性牙龈瘤

E. 肉芽肿性牙龈瘤

167. 患者，女性，31 岁。主诉：全口牙龈增生，影响进食 1 个月。1 个月前咽痛，发热 4 天，近 2 个月乏力，体重减轻 5kg。若怀疑白血病，诊断前需做的一项检查是

A. 测量血压　　　　　B. 测量体温

C. 检查血常规　　　　D. X 线检查

E. 活检

168. 患者，女性，12 岁，牙龈出血 2 个月，无明显疼痛。检查：$\underline{3|}$和$|4$间颊侧龈乳头见一椭圆形增生物，探诊易出血，未探及龈下牙石。X 线片示$\underline{3|}$和$|4$间骨密度减低。最可能的诊断为

A. 牙龈炎　　　　　　B. 牙龈瘤

C. 牙龈增生　　　　　D. 龈乳头炎

E. 青春期龈炎

169. 患者，男性，12 岁，检查发现前牙牙间乳头呈球状突起，松软光亮。如果诊断为青春期龈炎，其病变程度一般不受下列哪一因素影响

A. 口呼吸习惯　　　　B. 牙齿排列不齐

C. 乳恒牙更替　　　　D. 磨牙症

E. 戴矫治器

170. 患儿，女，5 岁，牙龈出血，牙齿松动半年。检查：全口牙齿多数松动，左上第一乳磨牙、双侧下颌第二乳磨牙缺失，牙龈充血红肿，手掌、足底、膝部及肘部可见局限性过角化、鳞屑。可初步诊断为

A. 掌跖角化 – 牙周破坏综合征

B. Down 综合征

C. 艾滋病

D. 急性肾炎

E. 糖尿病

171. 患者，男性，40 岁，刷牙出血 2 年，冷热刺激酸痛，无自发痛，下前牙咬合无力半年。检查：CI – S 为 3，牙龈充血肿胀，下前牙松动 I 度，牙龈萎缩 2mm，上、下磨牙牙周袋深 4 ~ 5mm。初步诊断为

A. 牙龈炎　　　　　　B. 慢性牙周炎

C. 侵袭性牙周炎　　　D. 牙髓炎

E. 青少年后期牙周炎

172. 患者，男性，26 岁。主诉：近 1 年来，刷牙时牙龈出血。若诊断为慢性龈缘炎，不会出现以下哪项临床体征

A. 牙龈局部发痒　　　B. 牙齿松动

C. 牙龈松软　　　　　D. 龈沟探诊出血

E. 龈沟深度 3mm 以上

173. 龈上洁治的最主要目的是

A. 清除食物残渣　　　B. 漂白牙齿

C. 清除龈上牙石和菌斑　D. 牙齿美容

E. 使根面平整

174. 牙周炎中最常见的类型是

A. 青春前期牙周炎　　B. 青少年牙周炎

C. 快速进展性牙周炎　D. 慢性牙周炎

E. 难治性牙周炎

175. 能产生白细胞毒素的牙周致病微生物是

A. 牙龈卟啉单胞菌　　B. 伴放线放线杆菌

C. 具核梭杆菌　　　　D. 福赛拟杆菌

E. 中间普氏菌

176. 诊断牙周炎的关键指标是

A. 牙龈出血　　　　　B. 牙龈红肿

C. 真性牙周袋形成　　D. 龈袋形成

E. 牙齿遇冷热疼痛

177. 慢性龈炎时牙龈的炎症表现为

A. 牙龈粉红色　　　　B. 牙龈质地坚韧

C. 探诊后出血　　　　D. 附着丧失

E. 牙齿松动

178. 龈上牙石易沉积于

A. 上前牙唇面

B. 上颌双尖牙颊面

C. 上颌第一磨牙颊面和下前牙舌面

D. 上前牙邻面

E. 下前牙唇面

179. 非附着性龈下菌斑中，与牙周炎发病密切相关的细菌是

A. 福赛坦氏菌　　　　B. 容齿放线菌

C. 变形链球菌　　　　D. 韦荣球菌

E. 白色念珠菌

180. 药物性牙龈肥大的临床特征是

A. 牙龈肿胀增生以后牙区为重

B. 牙龈肿胀增生始于龈缘

C. 牙龈肿胀增生可发生于无牙区

D. 严重增生的牙龈可将牙挤压移位

E. 牙龈肿胀增生只发生于前牙区

181. 牙龈炎患者基础治疗后，采用的菌斑控制措施中，错误的是

A. 使用电动牙刷刷牙

B. 使用牙间隙刷

C. 使用软毛牙刷刷牙

D. 使用冲牙器清除软垢

E. 使用牙线

182. 患者在牙周基础治疗后，牙周袋深度仍在 5mm 以上，行牙周手术的时间最早在

A. 1 年　　　　　　　B. 1 周

C. 2 周　　　　　　　D. 4 周

E. 3 月

A3/A4 型题

1. （共用题干）患者，男，因牙龈出血半年就诊。

（1）如该患者为 4 岁儿童，全口乳牙松动，首先应警惕下列哪一类疾病的发生

A. 心肌炎

B. 掌跖角化 – 牙周破坏综合征

C. 糖尿病

D. 艾滋病

E. 急性肾炎

（2）如该患者为 35 岁，临床检查见全口牙牙龈缘处有明显的鲜红的宽约 3mm 的红边，在附着龈上呈瘀斑状，极易出血。则应警惕下列哪一类疾病的发生

A. 掌跖角化 – 牙周破坏综合征

B. Down 综合征

C. 艾滋病

D. 急性肾炎

E. 糖尿病

（3）若诊断为急性坏死性溃疡性牙周炎，下列哪一项不是该患者应出现的体征

A. 牙龈增生　　　　B. 牙龈乳头和龈缘坏死

C. 晨起时枕头上有血迹　D. 口腔腐败性恶臭

E. 下颌下淋巴结肿大

（4）如果该患者左下第一磨牙为种植体修复，该种植牙的探诊深度为 5mm，有脓液溢出，最佳的治疗方法是

A. Gracey 刮治器清除种植牙周围的菌斑、牙石即可

B. 选择合适的器械清除种植牙周围的菌斑、牙石外，还应使用氯己定治疗

C. 必须先进行机械治疗和应用氯己定，并全身使用抗

生素

D. 牙龈切除

E. 引导性骨再生术治疗

2. （共用题干）患者，男性，62 岁，自觉牙龈出血、牙齿松动半年余。检查：CI – S：3，多个牙齿松动度在Ⅰ～Ⅱ度之间，牙龈红肿，探诊易出血，牙周袋深 3～5mm。

（1）如该患者口腔内有种植体修复，则种植牙定期洁治的间隔时间最好为

A. 12 个月　　　　　B. 15 个月

C. 8 个月　　　　　　D. 7 个月

E. 6 个月

（2）如果该患者有人工心脏瓣膜，则最佳的治疗方法是

A. 直接作牙周基础治疗即可

B. 在接受牙周治疗的当天应服用抗生素

C. 在接受牙周治疗后的第 2 天应服用抗生素

D. 只服用抗生素即可

E. 只使用氯己定含漱

（3）如果患者曾经发生心肌梗死，不应在几个月内作牙周治疗

A. 12 个月　　　　　B. 7 个月

C. 8 个月　　　　　　D. 9 个月

E. 6 个月

3. （共用题干）患者，男性，24 岁，主诉晨起时枕头上有血迹，牙龈有自发性出血、疼痛及腐败性口臭 2 天。

（1）最可能的初步诊断是

A. 疱疹性龈口炎

B. 急性坏死性溃疡性龈炎

C. 慢性牙周炎

D. 青春期龈炎

E. 急性龈乳头炎

（2）确诊之前，不需做下列哪一项口腔检查或辅助检查

A. 牙龈的色、形、质的变化

B. 量体温

C. 测血压

D. 唇颊黏膜

E. 血常规

（3）此患者最有价值的辅助检查是

A. 免疫趋化功能检测　B. X 线片

C. 龈下菌斑涂片　　　D. GCF 的分析

E. 血常规

（4）患者首诊时，最佳处理措施是

A. 牙周彻底洁治后，3% 过氧化氢冲洗

B. 去除大块的牙石及坏死物，3% 过氧化氢冲洗

C. 口服抗生素及维生素 C

D. 保守治疗，查血确诊

E. 1% 过氧化氢含漱 1 周

4. （共用题干）女，56 岁，近 1～2 年来自觉口内多个牙齿松动，咬合无力。检查：6|6 缺失，754|57 松动Ⅱ度。X 线片示全口牙牙槽骨水平型骨吸收达根长 1/3～1/2。

（1）该患者初步诊断为
    A. 青少年后期牙周炎　　　B. 慢性牙周炎
    C. 侵袭性牙周炎　　　　　D. 快速进展型牙周炎
    E. 成人牙周炎

（2）影响该患者牙齿松动的最主要因素是
    A. 相邻牙是否缺失　　　　B. 牙根的形态
    C. 牙根的数目　　　　　　D. 牙槽骨吸收程度
    E. 相邻牙缺失时间的长短

（3）若此患者前牙唇向移位，牙间隙增大，引起牙移位的最主要的因素是
    A. 女性激素水平变化　　　B. 外伤
    C. 牙周翻瓣手术后　　　　D. 牙周膜的急性炎症
    E. 牙周支持组织的破坏与咬合力的改变

（4）根据牙齿松动的幅度，Ⅱ度牙松动为
    A. 牙松动超过生理动度，幅度在1mm以内
    B. 牙松动超过生理动度，幅度在1~2mm以内
    C. 牙松动超过生理动度，幅度在2mm以上
    D. 牙松动超过生理动度，幅度在0.5mm以内
    E. 牙松动超过生理动度，幅度在1cm以内

5.（共用题干）女，36岁，主诉牙龈胀痛。检查：5̄与4̄之间牙龈乳头发红肿胀，探诊出血，未探及釉牙骨质界；4̄近中邻面的银汞充填体有悬突。

（1）此患者最可能的诊断是
    A. 牙龈瘤
    B. 慢性牙周炎
    C. 增生性龈炎
    D. 急性坏死性溃疡性龈炎
    E. 急性龈乳头炎

（2）就此患者而言，最可能的直接病因是
    A. 咬合创伤
    B. 不恰当地使用牙签
    C. 4̄近中邻面的银汞充填体有悬突
    D. 食物嵌塞
    E. 牙菌斑

（3）关于此病的临床疼痛，下面说法哪一项是正确的
    A. 与冷热刺激无关　　　　B. 月经期可感疼痛加重
    C. 夜间痛明显　　　　　　D. 无叩痛
    E. 无明显的探触痛

（4）关于此患者的临床治疗，下列哪一项不正确
    A. 全身应用抗生素
    B. 去除局部刺激因素——充填体的悬突
    C. 局部使用抗菌消炎药物冲洗
    D. 急性炎症过后，彻底去除病因
    E. 去除邻面的菌斑，牙石以缓解急性炎症

6.（共用题干）患者，女性，26岁，主诉：近半年来全口牙龈逐渐肿大，刷牙易出血，有自发性出血史。

（1）为了鉴别诊断，此患者采集病史时，应注意询问以下哪一项
    A. 家族史　　　　　　　　B. 近来全身状况

C. 乙型病毒性肝炎病史　　D. 长期用药史
    E. 以上都需要

（2）确诊前不需要做哪一项检查
    A. 牙龈色、形、质　　　　B. 牙周探诊
    C. 血常规　　　　　　　　D. 白细胞的趋化功能
    E. 不良修复体

（3）若诊断为妊娠期龈炎，临床检查最可能的发现是
    A. 牙龈鲜红，表面呈分叶状，无疼痛
    B. 牙龈疼痛，出血，有恶臭
    C. 牙龈出血及牙齿松动
    D. 化脓，恶臭和牙龈疼痛
    E. 牙龈乳头出现溃疡

7.（共用题干）患者，女，12岁，主诉：戴矫治器半年后，经常刷牙时牙龈出血。临床检查：前牙唇侧牙龈充血肿胀明显，龈乳头呈球状突起，探诊易出血。

（1）最合适的诊断为
    A. 单纯性龈炎
    B. 慢性龈缘炎
    C. 青春期龈炎
    D. 急性坏死性溃疡性龈炎
    E. 急性龈乳头炎

（2）该病的直接病因是
    A. 牙菌斑
    B. 正畸治疗
    C. 青春期体内激素的变化
    D. 龋洞
    E. 不良口腔卫生习惯

（3）下列选项中，哪一项是该病治疗的关键所在
    A. 药物治疗
    B. 手术切除
    C. 控制体内性激素的变化
    D. 不用治疗
    E. 去除局部刺激因素

8.（共用题干）患者，43岁，经检查初步印象是慢性牙周炎。

（1）确诊之前应做的检查不包括
    A. X线检查　　　　　　　B. 牙周探查
    C. 口腔卫生状况检查　　　D. 牙体检查
    E. 体温检查

（2）若其主治医生考虑实施GTR术，可能是鉴于
    A. Ⅱ度根分叉病变　　　　B. 水平型骨吸收
    C. 牙髓炎　　　　　　　　D. Ⅲ度根分叉病变
    E. 牙周脓肿

（3）下列哪些全身疾病会影响牙周治疗效果
    A. 胆结石　　　　　　　　B. 肝炎
    C. 高血脂　　　　　　　　D. 急性肾炎
    E. 糖尿病

9.（共用题干）患者，女性，21岁，诉咀嚼无力，牙齿松动。口腔检查见CI-S：1，4颗第一恒磨牙牙周袋深约

6mm，松动Ⅱ度，上前牙呈扇形排列。

（1）拟诊断为
A. 青少年后期牙周炎　B. 慢性牙周炎
C. 侵袭性牙周炎　D. 快速进展型牙周炎
E. 成人牙周炎

（2）该病的主要致病菌为
A. 牙龈卟啉单胞菌　B. 中间普氏菌
C. 伴放线放线杆菌　D. 福赛坦菌
E. 具核梭杆菌

（3）如左下后牙诊断为根分叉病变，其主要病因是
A. 咬合创伤　B. 牙菌斑
C. 牙根的解剖形态　D. 牙颈部的釉质突起
E. 牙髓的感染

（4）对于牙周脓肿反复发作且疗效差者，应作
A. 血糖及尿糖检查　B. 活体组织检查
C. X线片检查　D. 龈沟液检查
E. 细菌学涂片检查

10.（共用题干）患者，女性，28岁，妊娠5个月。主诉近3个月来刷牙出血严重。

（1）如果诊断为妊娠期龈炎，这种疾病的发生与下列哪一因素最密切相关
A. 年龄　B. 体重
C. 全身健康状况　D. 口腔卫生状况
E. 妊娠时间长短

（2）下面哪一项不是该病的临床表现
A. 妊娠8个月达高峰
B. 以下前牙区唇面龈乳头多见
C. 色鲜红光亮或暗紫色
D. 分娩后龈炎即可完全自愈
E. 极易出血

（3）分离培养妊娠期龈炎患者的龈下菌斑中的细菌，优势菌为
A. 变形链球菌　B. 伴放线放线杆菌
C. 牙龈卟啉单胞菌　D. 中间普氏菌
E. 金黄色葡萄球菌

（4）关于妊娠期龈炎的治疗原则，说法不正确的是
A. 去除局部刺激因素是关键
B. 妊娠8个月时，对于过度增生的牙龈可以行手术切除
C. 局部可应用1%过氧化氢液冲洗
D. 治疗完成后定期复查
E. 自我口腔卫生维护很重要

11.（共用题干）患者，男性，22岁，因刷牙出血，牙齿松动半年就诊。无全身疾病。牙周龈上、龈下洁治后，临床检查见左下颌第一磨牙颊侧中央仍有7mm深牙周袋，探诊出血。

（1）最可能的诊断是
A. 青少年后期牙周炎　B. 慢性牙周炎
C. 侵袭性牙周炎　D. 快速进展型牙周炎

E. 成人牙周炎

（2）牙周龈上、龈下洁治后，深牙周袋存在的原因是
A. 牙周洁治不彻底　B. 自我菌斑控制不良
C. 不良修复体　D. 釉突
E. 以上都可能

（3）相应治疗方案应是
A. 牙周翻瓣术　B. GTR
C. 半牙切除术　D. 调𬌗
E. 以上都可能

（4）如右下后牙咬合不适半个月。检查：探针可进入6根分叉区，且探诊后出血。诊断为根分叉病变。该病变程度的判断，主要依据是
A. 牙齿松动度　B. 叩诊
C. 探诊和X线片检查　D. 扪诊
E. 视诊

12.（共用题干）患者，男性，22岁，刷牙时牙龈出血2周，可以自行止住。

（1）如果诊断为慢性龈缘炎，其主要的直接病因是
A. 牙石　B. 龋洞
C. 不良卫生习惯　D. 牙菌斑
E. 不良修复体

（2）如果诊断为慢性龈缘炎，该患者临床上不会有哪些临床表现
A. 探诊出血　B. 龈缘肥厚
C. 多发生于前牙　D. 可形成假性牙周袋
E. X线检查可发现牙槽骨垂直型吸收

（3）下面关于该患者的治疗，说法错误的是
A. 牙周洁治去除菌斑和牙石
B. 可配合局部药物治疗
C. 必须口服抗生素
D. 治疗完成后定期复查
E. 自我口腔卫生维护很重要

13.（共用题干）患者，女性，45岁，慢性牙周炎史多年，昨日起右下后牙自发性阵发性疼痛，夜间加重，手持冷水瓶就诊。检查：右下第一磨牙Ⅱ度松动，叩痛（+），颊侧牙周袋6mm。

（1）为了进一步确诊，还需要进行哪一项检查
A. 麻醉测验　B. 冷测验
C. 热测验　D. 染色法测验
E. 咬诊法测验

（2）右下第一磨牙的诊断应该为
A. 慢性根尖周脓肿　B. 慢性根尖周囊肿
C. 慢性根尖周肉芽肿　D. 逆行性牙髓炎
E. 急性牙髓炎

（3）主诉牙进行温度测验的结果为
A. 无反应
B. 短暂的轻度或中度不适
C. 出现疼痛，但刺激去除后即刻消失
D. 出现疼痛，刺激去除后持续一段时间

E. 酸痛不适

14. （共用题干）患者，男，25 岁。左下后牙戴冠后出现咬合痛数日。检查见 3|6 烤瓷全冠修复，边缘密合，近远中边缘嵴平齐于邻牙边缘嵴，3|6 和 3|7 间可见大量纤维状食物，接触点松，未见咬合高点，叩痛（±），无松动，牙龈红肿，X 线片示 3|6 根管恰填，无根尖病变。

(1) 患者咬合痛的原因是
 A. 咬合高　　　　　　B. 初戴不适
 C. 残髓炎　　　　　　D. 根尖周炎
 E. 牙龈乳头炎

(2) 处理方法是
 A. 调磨左下 67　　　　B. 拔除左下 7
 C. 树脂加接触　　　　D. 调磨对颌牙牙尖
 E. 拆除全冠重做

B1 型题

1. （共用备选答案）
 A. 高速手机　　　　　B. K 锉
 C. 侧压充填器　　　　D. 牙胶尖
 E. 成形片
(1) 属于根管预备器械的是
(2) 属于根管充填器械的是

2. （共用备选答案）
 A. 牙菌斑　　　　　　B. 服用药物
 C. 内分泌导致的激素变化　　D. 遗传因素

E. 全身疾病
下列疾病的直接病因是
(1) 慢性龈缘炎
(2) 增生性龈炎
(3) 妊娠期龈炎

3. （共用备选答案）
 A. 牙周袋　　　　　　B. 坏死牙髓
 C. 接近龈缘　　　　　D. 接近龈颊沟
 E. 牙龈炎
(1) 牙周脓肿多源于
(2) 牙槽脓肿多源于
(3) 牙周脓肿发生的部位一般
(4) 牙槽脓肿发生的部位一般

4. （共用备选答案）
 A. 以前牙区为主，尤其是下前牙区最为显著，也可波及全口牙的牙龈
 B. 前牙区的唇侧牙龈
 C. 可发生于少数牙或全口牙牙龈，以前牙区为重
 D. 单个的牙间乳头瘤状增生物
 E. 全口牙龈，以前牙区较重，只发生于有牙区
下列疾病的主要累及病变区是
(1) 慢性龈缘炎
(2) 增生性龈炎多发生于
(3) 妊娠期龈炎
(4) 妊娠期龈瘤主要表现为
(5) 药物性牙龈增生发生于

第十五章　儿童口腔医学

A1/A2 型题

1. 年轻恒牙的牙根形成一般在牙萌出后的
 A. 4～6 个月　　　　　B. 8～10 个月
 C. 1 年　　　　　　　D. 2～3 年
 E. 6～7 年

2. 乳牙根尖周病治疗成功的标准不包括
 A. 无异常松动　　　　B. 无龈瘘
 C. 牙齿无变色　　　　D. 无肿胀
 E. X 线片示根尖周无病变

3. 临床诊断乳牙根尖周病不依赖于
 A. 疼痛　　　　　　　B. 肿胀
 C. 松动　　　　　　　D. 龋洞深度
 E. X 线检查

4. 年轻恒牙牙髓坏死较晚，牙根停止发育晚，根端形态可能是
 A. B 型　　　　　　　B. A 型
 C. C 型　　　　　　　D. D 型
 E. A 型或 B 型

5. 额外牙的临床表现不正确的是

 A. 一个或几个多生　　B. 牙齿数目过多
 C. 多见于乳牙列　　　D. 发生率在 1%～3%
 E. 好发于上颌中切牙之间

6. 乳牙慢性牙髓炎的症状是
 A. 症状轻重不一　　　B. 深龋
 C. 松动　　　　　　　D. 牙髓坏死
 E. 瘘管

7. 根尖诱导成形术后根尖孔封闭的时间是
 A. 3 个月～2 年　　　B. 3～6 个月
 C. 6 个月～1 年　　　D. 6 个月～2 年
 E. 1～2 年

8. 恒尖牙萌出困难多与哪种情形有关
 A. 牙瘤　　　　　　　B. 额外牙
 C. 先行的乳牙过早脱落　　D. 含牙囊肿
 E. 牙龈坚韧肥厚

9. 乳牙龋病对于全身的不良影响，不包括
 A. 机体其他组织发生病灶感染
 B. 影响儿童的营养摄入
 C. 影响正确发音

D. 影响恒牙列

E. 影响美观和儿童心理

10. 金属成品冠修复乳牙窝洞的错误操作是

A. 颊面近颈部 1/3 隆起，不应较多地切削

B. 颊舌面与邻面相交处制成圆钝状移行

C. 殆面去除 1.0mm 的牙体表面较好

D. 殆面制备时着重切割殆面嵴

E. 牙颈部不能有台阶

11. 治疗年轻恒牙的操作中不恰当的是

A. 考虑年轻恒牙的形态、组织结构和生理特点

B. 宜用金刚砂车针高速切削，减少牙质发生裂纹

C. 挖匙去除深部软化牙本质，避免不必要的露髓

D. 用龋蚀显示液

E. 选用对牙髓无刺激的材料垫底

12. 乳牙急性根尖周炎不可能的临床表现是

A. 肿胀　　　　　　　　B. 叩痛

C. 瘘管　　　　　　　　D. 松动

E. 咬合痛

13. 下列哪一项不是根尖诱导成形术的适应证

A. 牙髓病波及根髓的年轻恒牙

B. 牙髓全部坏死的年轻恒牙

C. 根尖周炎症的年轻恒牙

D. 根近冠 1/3 折断的年轻恒牙

E. 深龋意外露髓的年轻恒牙

14. 额外牙的萌出部位不正确的是

A. 在颌骨的某些特定部位萌出

B. 萌出于口腔

C. 阻生于颌骨内

D. 牙弓外

E. 鼻腔、上颌窦内

15. 乳牙龋病好发的牙是

A. 下颌乳切牙　　　　　B. 下颌乳尖牙

C. 上颌乳尖牙　　　　　D. 上颌乳磨牙

E. 下颌乳磨牙

16. 乳牙的嵌体修复法适用于

A. 乳磨牙 I 类复合洞形和 II 类复合洞形

B. 乳磨牙 II 类复合洞形和 III 类复合洞形

C. 乳磨牙 III 类复合洞形和 IV 类复合洞形

D. 乳磨牙 IV 类复合洞形和 V 类复合洞形

E. 乳磨牙 V 类复合洞形和 I 类复合洞形

17. 银汞合金充填修复年轻恒牙龋，不适用于

A. 后牙 I 类简单洞　　　B. 后牙 I 类复杂洞

C. II 类洞　　　　　　　D. III 类洞

E. V 类洞

18. 乳牙急性牙髓炎的重要症状是

A. 自觉症状不明显　　　B. 肿胀

C. 疼痛　　　　　　　　D. 松动

E. X 线片显示根尖周正常

19. 牙髓保存治疗主要是指

A. 间接盖髓术　　　　　B. 直接盖髓术

C. 盖髓术　　　　　　　D. 切断术

E. 盖髓术和切髓术

20. 关于牙齿发育异常的原因不正确的是

A. 病因目前已明确　　　B. 遗传影响

C. 家族性因素　　　　　D. 环境影响

E. 局部性因素

21. 恒切牙助萌术应在什么情况下施行

A. 牙根弯曲　　　　　　B. 牙轴方向异常

C. 额外牙阻碍　　　　　D. 囊肿阻碍

E. 增厚的龈片组织阻碍

22. 乳牙环状龋多位于

A. 牙冠切 1/3 处

B. 牙冠切 1/3 ~ 中 1/3 处

C. 牙冠中 1/3 ~ 颈 1/3 处

D. 牙冠颈 1/3 处

E. 牙冠殆 1/3 ~ 中 1/3 处

23. 乳牙龋病充填后疼痛的因素可能性不大的是

A. 制备洞形时机械切削、振动、压力、温度等刺激牙髓

B. 意外穿髓未发觉

C. 龋蚀穿髓未及时处理

D. 牙髓已坏死

E. 充填体过高

24. 对根尖敞开、牙根未发育完全的死髓牙，应采用

A. 牙髓切断术　　　　　B. 盖髓术

C. 牙髓摘除术　　　　　D. 根尖诱导成形术

E. 根管治疗术

25. 嵌体修复乳牙窝洞的优点，不正确的是

A. 很好地恢复牙的解剖形态

B. 牙体制备时去除的牙质较充填法少

C. 修复体保持率高

D. 恢复理想的牙间接触点

E. 修复后继发龋少

26. 根尖诱导成形术后每隔多长时间复查一次

A. 1 ~ 3 个月　　　　　B. 3 ~ 6 个月

C. 9 ~ 12 个月　　　　 D. 6 ~ 9 个月

E. 12 个月

27. 哪种类型年轻恒牙根端形态治疗较为困难

A. A 型　　　　　　　　B. B 型

C. D 型　　　　　　　　D. C 型

E. 以上都不是

28. 下列哪一项不会引起病理性根吸收

A. 乳牙根尖周炎症

B. 乳牙牙髓炎

C. 牙外伤

D. 活髓切断术、盖髓术治疗

E. 牙萌出

国家医师资格考试用书

口腔执业医师资格考试
通关3000题

通关试题答案和精选解析

中国健康传媒集团

中国医药科技出版社

目　录

通关试题答案和精选解析

第一章　口腔组织病理学

【答案】

A1／A2 型题

1. B	2. B	3. C	4. E	5. C	6. E	7. C
8. D	9. D	10. E	11. C	12. D	13. C	14. E
15. B	16. B	17. D	18. A	19. D	20. B	21. D
22. E	23. C	24. C	25. C	26. A	27. E	28. A
29. C	30. B	31. D	32. B	33. E	34. A	35. A
36. C	37. A	38. A	39. C	40. C	41. A	42. D
43. D	44. B	45. C	46. C	47. A	48. D	49. C
50. E	51. B	52. E	53. B	54. A	55. E	56. B
57. D	58. B	59. D	60. C	61. A	62. E	63. C
64. D	65. C	66. D	67. B	68. E	69. D	70. A
71. B	72. A	73. C	74. C	75. D	76. D	77. B
78. C	79. B	80. C	81. B	82. B	83. C	84. C
85. D	86. B	87. D	88. D	89. D	90. E	91. B
92. E	93. A	94. E	95. C	96. D	97. E	98. D
99. B	100. D	101. B	102. C	103. A	104. C	105. D
106. D	107. E	108. B	109. D	110. D	111. D	112. D
113. A	114. C	115. A	116. C	117. C	118. E	119. B
120. C	121. D	122. D	123. D	124. C	125. D	126. D
127. D	128. B	129. D	130. E	131. B	132. C	133. B
134. C	135. D	136. C	137. C	138. B	139. C	140. A
141. D	142. E	143. D	144. D	145. B	146. D	147. D
148. C	149. B	150. D	151. C	152. D	153. D	154. D
155. B	156. D	157. E	158. D	159. B	160. D	161. C
162. A	163. C	164. E	165. A	166. B	167. E	168. E
169. C	170. C	171. D	172. C	173. C	174. E	175. D
176. E	177. E	178. C	179. E	180. B	181. C	182. C
183. B	184. B	185. D	186. B	187. D	188. C	189. D
190. C	191. E	192. C	193. D	194. D	195. B	196. B
197. B	198. B	199. A	200. C	201. A	202. C	203. C
204. D	205. C	206. C	207. D	208. A	209. B	210. D
211. D	212. D	213. C	214. C	215. B	216. C	217. A
218. A	219. B	220. B	221. D	222. A	223. A	224. E
225. E						

B1 型题

1.（1）A（2）B（3）C（4）E（5）D
2.（1）A（2）D（3）B（4）E（5）C
3.（1）B（2）C（3）E（4）A（5）D
4.（1）A（2）C
5.（1）A（2）D（3）B（4）C（5）E
6.（1）D（2）A（3）E（4）B（5）C
7.（1）B（2）D（3）C（4）A（5）E
8.（1）B（2）C（3）A（4）E（5）D
9.（1）B（2）E（3）D（4）C（5）A
10.（1）A（2）D
11.（1）C（2）E（3）B（4）D（5）A
12.（1）B（2）E（3）A（4）C（5）D
13.（1）A（2）C（3）B（4）E（5）D
14.（1）E（2）B（3）D（4）C（5）A
15.（1）B（2）C
16.（1）D（2）A（3）C
17.（1）B（2）C
18.（1）E（2）C（3）D

【解析】

A1／A2 型题

1. 牙周炎的发展是一个连续过程。

（1）始发期：龈沟区的沟内上皮与结合上皮周围表现为急性渗出性炎症反应。

（2）早期病变：结合上皮周围白细胞增多，上皮下结缔组织内出现大量淋巴细胞浸润，主要为 T 细胞。结合上皮开始增殖。

（3）病损确立期：结合上皮及袋壁上皮内仍有较多的中性粒细胞，上皮下可见大量淋巴细胞浸润，主要为 B 淋巴细胞。结合上皮继续向根方增殖，形成牙周袋。此期间无明显的牙槽骨吸收破坏，是临床治疗的关键时期。

（4）进展期：结合上皮继续加深，形成深牙周袋。牙槽骨吸收破坏明显，破骨细胞极为活跃。临床出现典型的牙周溢脓、牙齿松动等牙周炎症状。

- 1 -

2. 上皮异常增生可发生以下变化：①上皮基底细胞极性消失；②出现一层以上基底样细胞；③核浆比例增加；④上皮钉突呈滴状；⑤上皮层次紊乱；⑥有丝分裂象增加；⑦上皮浅表1/2出现有丝分裂；⑧细胞多形性；⑨细胞核浓染；⑩核仁增大；细胞黏着力下降；在棘细胞层出现单个或成团细胞角化。

3. 朗格汉斯细胞组织细胞增生症又称朗格汉斯细胞病、组织细胞增生症X或嗜酸性肉芽肿等，是朗格汉斯细胞的肿瘤性增生。本组疾病包括嗜酸性肉芽肿、汉－许－克病及勒－雪病3种类型。

（1）嗜酸性肉芽肿：临床上为慢性局限型，好发于儿童及青少年，男性多见。口腔病变常侵犯颌骨及牙龈。X线显示溶骨性破坏或穿凿性破坏。以颌骨中心破坏为主或以牙槽骨破坏为主，也可发生广泛性破坏。临床易误诊为恶性肿物、坏死性龈炎、牙周病、骨髓炎、颌骨肿瘤或囊肿。单骨病变一般预后良好，多发性病变治疗后易复发。

（2）汉－许－克病：临床上为慢性播散型，易发生于3岁以上的儿童，男性多见。一般发病迟缓，病程较长，常为多骨性病变及骨外病变。本病可出现3大特征：颅骨病变、突眼和尿崩症。X线可见颅底呈不规则的穿凿性破坏。

（3）勒－雪病：临床上为急性播散型，发病为3岁以内的婴幼儿。病程为急性或亚急性，有广泛的内脏器官受累。X线可见颅骨及长骨有明显的骨质破坏。

病理变化：由增生的朗格汉斯细胞及浸润的嗜酸性粒细胞和其他炎症细胞组成。嗜酸性肉芽肿中有大量嗜酸性粒细胞；汉－许－克病中可见大量泡沫细胞；勒－雪病中，朗格汉斯细胞大量增生，出现较多异形核及核分裂象，但无泡沫细胞。电镜下，可见特征性的朗格汉斯颗粒，又称Birbeck颗粒。

4. 非牙源性囊肿包括如下。

（1）鼻腭管囊肿：又称切牙管囊肿，来源于鼻腭管上皮剩余。临床表现：在腭中线前部出现肿胀。X线囊肿位于上颌骨中线，呈卵圆形或心形的放射透射区。组织病理学：鼻腭管囊肿的衬里上皮为复层鳞状上皮，或含黏液细胞的假复层纤毛柱状上皮。特征为结缔组织囊壁内含有较大的血管和神经束。

（2）鼻唇囊肿：又称鼻牙槽囊肿，是牙槽突表面近鼻孔基部的软组织囊肿。临床表现：鼻唇沟消失，鼻翼抬高，鼻孔变形。此囊肿可双侧发生。X线不易发现。组织病理学：囊肿衬里上皮为无纤毛的假复层柱状上皮，可见复层鳞状上皮。

（3）球状上颌囊肿：位于上颌恒侧切牙和单尖牙牙根之间。X线表现为边界清楚的倒置的梨形放射透光区。组织病理学：囊肿的衬里上皮不一，多为复层鳞状上皮和（或）纤毛柱状上皮。

（4）鳃裂囊肿：又称颈部淋巴上皮囊肿。临床表现：位于颈上部下颌角附近，胸锁乳突肌上1/3前缘。组织病理学：囊壁内衬复层鳞状上皮，可含一些假复层柱状上皮，特征为纤维囊壁内含有大量淋巴样组织，并形成淋巴滤泡。鳃裂囊肿上皮可癌变。

（5）甲状舌管囊肿：由甲状舌导管残余上皮发生。临床表现：发生于舌盲孔与甲状腺之间的任何部位，以甲状舌骨区发生者最多见。组织病理学：囊肿内含清亮黏液样物，如继发感染则为脓性内容物。衬里上皮为假复层柱状上皮，特征为纤维囊壁含甲状腺滤泡。

（6）黏液囊肿：是黏液外渗性囊肿和黏液潴留囊肿的统称，由小涎腺导管阻塞或破裂所致。临床表现：下唇黏膜多见，大小不等。浅表者为淡蓝色，透明易破裂；深在者与周围口腔黏膜颜色一致。组织病理学：外渗性黏液囊肿为肉芽组织和结缔组织包绕的黏液湖，无上皮衬里；潴留性黏液囊肿内含有浓稠液，衬里导管上皮。

5. 鳞状细胞癌是口腔中最常见的恶性肿瘤。

肉眼观察：肿瘤呈菜花状，边缘外翻，可形成溃疡。

镜下观察：鳞状上皮细胞呈异型性和多形性，巢状排列，有明显的细胞间桥，出现角化倾向，形成角化珠。肿瘤细胞浸润性生长，侵入结缔组织内呈蟹足状。

口腔鳞状细胞癌分为如下3级：

Ⅰ级：角化珠多，细胞间桥明显，核分裂少见，细胞核多形性不明显。

Ⅱ级：角化珠少见，细胞间桥不显著，核分裂象可见，细胞核多形性较明显。

Ⅲ级：角化珠罕见，无细胞间桥，核分裂象较多，细胞及细胞核多形性明显，可见多核瘤巨细胞。

6. 牙周膜主纤维分布在整个牙周间隙内，

一端埋入牙骨质，另一端埋入牙槽骨，仅在牙颈部游离分布在牙龈固有层中。由于主纤维所在的部位和功能不同，其排列方向也不同。自牙颈部向根尖可分为下列5组。

（1）牙槽嵴组：起于牙槽嵴顶，呈放射状向牙冠方向走行，止于牙颈部的牙骨质。邻面无此纤维。其功能是将牙齿向牙槽窝内牵引，对抗侧向力，保持牙齿直立。

（2）水平组：呈水平方向分布，一端埋入牙骨质，另一端埋入牙槽骨，是维持牙齿直立的主要力量，并与牙槽嵴组共同对抗侧向力。

（3）斜行组：是牙周膜中数量最多、力量最强的一组纤维。向根方倾斜45°，埋入牙槽骨的一端近牙颈部，附着牙骨质一端近根尖部，将牙悬吊在牙槽窝内。

（4）根尖组：起于根尖区牙骨质，呈放射状止于根尖周围的牙槽骨。固定牙根尖，保护进出根尖孔的血管和神经。

（5）根间组：只存在于多根牙，起自根分叉处的牙根间骨隔顶，止于根分叉区牙骨质。

7. 牙周膜细胞包括如下。

（1）成纤维细胞：是数量最多，功能上最重要的细胞。与胶原纤维的合成及吸收有关。

（2）成牙骨质细胞：分布在临近牙骨质的牙周膜中，功能是合成牙骨质。

（3）上皮剩余（Malassez上皮剩余）：在牙周膜中，邻近牙根表面的纤维间隙中可见到小的上皮条索或上皮团，与牙齿表面平行排列。是上皮根鞘残留下来的上皮细胞。光镜下细胞较小，立方或卵圆形，胞质少，嗜碱染色。受炎症刺激可形成颌骨囊肿和牙源性肿瘤。

（4）成骨细胞和破骨细胞。①成骨细胞：形态立方状，胞核大，核仁明显，胞质嗜碱性，静止期为梭形。②破骨细胞：是多核巨细胞，胞核数目不等，胞质嗜酸性，位于骨吸收陷窝内。当骨吸收停止时，破骨细胞消失。

（5）未分化间充质细胞：可分化为成骨细胞、成牙骨质细胞和成纤维细胞，在牙周膜的更新中起重要作用。

8. 特殊黏膜即舌背黏膜。上皮为复层鳞状上皮，无黏膜下层，有许多舌肌纤维分布于固有层，舌黏膜表面有丝状乳头、菌状乳头、轮廓乳头和叶状乳头。

（1）丝状乳头：数量最多，遍布于舌背，舌尖部最多；丝状乳头体积较小，尖端多向后方倾斜，末端具有毛刷样突起。

（2）菌状乳头：数量较少，分散于丝状乳头之间，位于舌尖和舌侧缘，色泽较红，呈圆形头大颈细的突起状，上皮较薄，表层无角化，固有层血管丰富，因而呈红色。有的菌状乳头的上皮内可见少数味蕾，有味觉感受作用。

（3）轮廓乳头：体积最大，数目最少，为8～12个，沿界沟前方排成一列。呈矮柱状，每个乳头的四周均有深沟（轮廓沟）环绕。此乳头表面有角化，但乳头的侧壁即轮廓沟壁上皮无角化，其上皮有许多染色浅的卵圆形小体，称味蕾。在轮廓沟底附近的舌肌纤维束间有较多的纯浆液腺，即味腺。味腺导管开口于轮廓乳头沟底，其分泌物的冲洗可清除食物残屑，溶解食物，有助于味觉发挥味觉感觉功能。

（4）叶状乳头：位于舌侧缘后部，在人类此乳头为退化器官，呈5～8条平行排列的皱襞。

（5）味蕾：是味觉感受器，为位于上皮内的卵圆形小体。主要分布于轮廓乳头靠近轮廓沟附近的侧壁上皮，其他处如菌状乳头、软腭、会厌等上皮内亦可见味蕾分布。

9. 牙本质龋由病损深部向表面可分为四层。

（1）透明层又称硬化层，为牙本质龋最早出现的改变。由于变性的牙本质小管内矿物盐沉着，管壁被封闭，呈透明状。

（2）脱矿层位于透明层表层，细菌入侵之前，酸扩散引起脱矿。此层小管形态仍然比较完整，可有色素沉着。

（3）细菌侵入层位于脱矿层表面，细菌侵入小管并繁殖，使小管扩张呈串珠状。小管破坏形成裂隙。

（4）坏死崩解层是牙本质龋损的最表层，牙本质完全破坏崩解，覆盖坏死崩解组织和细菌等。

10. 慢性增生性牙髓炎多见于儿童及青少年，根尖孔粗大，牙髓血运丰富。慢性炎症性的牙龈组织过度增生，又称牙髓息肉。

病理变化：增生的炎性肉芽组织充填龋洞。表面为炎性渗出物和坏死组织，深部为新生的毛细血管、成纤维细胞和散在的淋巴细胞、浆细胞、巨噬细胞、中性粒细胞浸润。表面可覆盖上皮。

11. 年轻恒牙的牙根形成一般在牙萌出后的2～3年。

15. 氟牙症又称斑釉。由于牙发育期间，饮水中氟含量高于百万分之一，或经其他途径摄入过多氟，导致釉质形成不全或矿化不全。临床上釉质轻者呈白色斑点、中等者呈棕黄色、重者呈窝状凹陷或牙形态异常。组织学观察发现釉柱不规则、釉牙本质界明显。

20. 重型复发性阿弗他口炎的溃疡可发生在口腔黏膜的任何部位，但好发于口腔的后部，颊、咽旁、硬腭或软腭交界处。

25. 胚胎第 4 周时，第一、二鳃弓在中线处联合。同时下颌突的原始口腔侧，内部的间充质不断增生，形成 3 个突起，两侧两个较大的侧舌隆突和侧舌隆突稍下方中线处一个较小的奇结节。第 6 周，两个侧舌隆突生长迅速并越过奇结节，在中线联合，形成舌的前 2/3 即舌体。奇结节由于被侧舌隆突所覆盖，仅形成盲孔前舌体的一小部分或退化消失，不形成任何结构。第 4 周同时，第二、三、四鳃弓的口咽侧，奇结节后方，间充质增生形成一个联合突。主要由第三鳃弓形成。以后，联合突向前生长并越过第二鳃弓与舌前 2/3 联合形成舌的后 1/3 即舌根。联合线处形成一个浅沟称界沟。

26. 本题考查的知识点是单囊型成釉细胞瘤 I 型的组织学特点，即 V-G 标准。A 是正确答案。V-G 标准是描述基底细胞特点的，因此 C、D 选项易排除。基底细胞核应远离基底膜，故 B 错误，E 不准确。

27. 腺泡细胞癌肉眼观察：肿瘤圆形，有包膜，不完整。剖面实性，分叶状，有囊腔和坏死。镜下观察：肿瘤细胞有腺泡样细胞、空泡细胞、闰管样细胞和透明细胞。腺泡样细胞含有特征的嗜碱性酶原颗粒。肿瘤细胞排成片状或腺泡状，可形成乳头状结构。

32. 口腔白斑是指发生在黏膜表面的白色斑块，不能被擦掉，也不能确诊为其他疾病者。白斑分为均质型（斑块状、皱纹纸状）、非均质型（颗粒状、疣状、溃疡状）两大类。病理变化：表现为上皮增生，棘层增生，粒层明显。上皮表面过度角化。疣状白斑，上皮表面高低不平，呈刺状或乳头状增生，棘层增生，粒层明显。白斑伴上皮异常增生，上皮基底细胞极性消失，出现一层以上基底样细胞，细胞核浓染。上皮钉突呈滴状，有丝分裂象增加，上皮层次紊乱。重度异常增生即原位癌。

33. 牙本质的形成是一个有序的过程，即成牙本质细胞分泌基质并进一步矿化。由于牙本质一生中始终在形成，因此，在成牙本质细胞层和矿化牙本质之间总有一层有机基质。该题只能选 E。

35. 本题知识点是牙源性肿瘤的分类，其中 B、C、D、E 均为牙源性上皮性肿瘤，无诱导作用。A 牙源性钙化囊肿属于牙源性上皮性和外间充质性肿瘤，存在诱导作用，可形成发育不良的牙本质。此外，另一大类由单纯性牙源性外间充质形成的牙源性肿瘤，如牙源性纤维瘤等也无诱导现象。

36. 牙体组织是由釉质、牙本质、牙骨质 3 种硬组织和一种软组织——牙髓构成。釉质覆盖在牙冠的表面，牙本质构成牙的主体，牙骨质覆盖在牙根的表面。牙中央的腔隙称为髓腔，充满疏松的结缔组织即牙髓组织。

48. 牙胚由 3 部分组成：①成釉器，起源于口腔外胚层，形成釉质；②牙乳头，起源于外胚间叶组织，形成牙髓和牙本质；③牙囊，起源于外胚间叶组织，形成牙骨质、牙周膜和固有牙槽骨，牙胚的发生是口腔上皮和外胚间叶组织互相作用的结果。

49. 一般情况下，牙周膜中唯一的上皮成分就是上皮剩余，也称 Malassez 上皮剩余，来自于牙发育中的上皮根鞘。根尖部发生肉芽肿性炎症时，牙周膜中的上皮剩余受炎症刺激而增生，形成上皮性根尖肉芽肿。有时根尖囊肿的内衬上皮来自于口腔黏膜上皮，一般是由于发生了慢性根尖脓肿并形成开口于口腔黏膜的窦道后，由窦道开口处上皮长入脓肿所致，但此种情况很少见。缩余釉上皮和牙板上皮是牙发育相关的上皮，不存在于牙周膜。

50. 牙髓间质内主要是胶原纤维和嗜银纤维，其中胶原纤维主要为 I 型和 III 型。嗜银纤维即网状纤维，通常的 HE 染色中不能显示，只能在银染色时才能显示黑色。

52. 结合上皮：牙龈上皮附着在牙表面的一条带状上皮，始于龈沟底，向根尖方向附着在釉质或牙骨质的表面。为复层鳞状上皮，无角化，无上皮钉突，但如受到刺激时可产生上皮钉突。电镜下，结合上皮细胞含有丰富的高尔基复合体，粗面内质网和线粒体，细胞间的桥粒比其他区域少，细胞外间隙大。结合上皮细胞在牙齿表面产生一种基板样物质（包括透明板和密板两部分），并能通过半桥粒附着在这些物质上，从而使结合上皮紧密附着在牙面上。结合上皮在牙面上的位置因年龄而异，随年龄增长而向根方移动。

54. 在成釉细胞的诱导下，牙乳头的间充质细胞分化为成牙本质细胞。随后，成牙本质细胞分泌牙本质基质，并合成Ⅰ型胶原。牙本质的矿化形态是球形矿化，形成钙质小球。

55. 光镜下舍格伦综合征的病变从小叶中心开始，严重时小叶内腺泡消失，但仍保留小叶外形轮廓。因此E为错误性描述。

57. 唇癌临床表现：①多数为鳞癌。②多发生于下唇，尤其是下唇中外1/3间的唇红缘部黏膜。③早期是疱疹状结痂的肿块，或局部黏膜增厚，随后出现火山口状溃疡或菜花状肿块。④生长较慢，一般无自觉症状。⑤晚期可波及口腔前庭或颌骨。⑥转移较其他口腔癌少见且发生得晚。

67. 口腔黏膜恶性黑色素瘤分为原位恶性黑色素瘤及侵袭性恶性黑色素瘤。其中原位恶性黑色素瘤的瘤体局限于上皮内，不穿过基底膜。因此B为错误的说法。其他答案均为正确描述。

68. 被覆黏膜表层无角化，粒层不明显，上皮与结缔组织交界比较平坦，结缔组织乳头较短粗。有较疏松的黏膜下组织。E选项与被覆黏膜的特点不符。

70. 成熟釉质中的蛋白质主要有釉原蛋白、非釉原蛋白和蛋白酶等三大类，非釉原蛋白包括釉蛋白、成釉蛋白和釉丛蛋白等。这些蛋白质的主要作用是引导牙釉质晶体的生长，也可能具有黏结晶体和釉柱的作用。

71. 牙乳头细胞为成釉器包围的未分化的间充质细胞。在内釉上皮细胞的诱导下，牙乳头外层细胞分化为高柱状的成牙本质细胞，进而形成牙本质。牙乳头是决定牙形态的重要因素。

74. 萌出囊肿是指一个正在萌出的乳牙或恒牙的牙冠部，缩余釉上皮与釉质之间液体潴留而成的囊肿。

76. 胚胎第4周末，咽底中央形成一个较小的隆起，称奇结节或正中舌芽，在奇结节前方两侧各形成一个较大的隆起，称侧舌膨大或远侧舌芽。这3个隆起均由第Ⅰ对鳃弓的间充质增生而成。两个侧舌膨大生长迅速，越过奇结节并在中线融合，形成舌的前2/3即舌体。因此，选D。

77. 牙釉质龋透明层是由于釉质少量脱矿造成的，其空隙容积约为1%。与正常釉质相比，透明层镁和碳酸盐含量降低。矿物溶解主要从釉柱和釉柱间隙的结合处、横纹和生长线处开始。

78. 头面部的大部分结缔组织都来自神经嵴细胞，由于它们起源于外胚层的神经嵴细胞，所以这些结缔组织又称为外胚间叶组织或外间充质。

87. 牙周炎始发期：龈沟区的沟内上皮与结合上皮周围表现为急性渗出性炎症反应，主要为中性粒细胞。

98. 肌上皮细胞：位于腺泡和小导管的腺上皮与基膜之间。光镜下，细胞体积小，扁平状，发出4~8个分支状突起，呈放射状包绕着腺泡表面，形似篮子，所以又称篮细胞。其胞核较大呈扁圆形，几乎占据整个细胞。肌上皮细胞内含肌动蛋白和肌球蛋白，有收缩功能，协助腺泡或导管排出分泌物。该细胞位于腺上皮细胞和基底膜之间，借桥粒与腺上皮相连接，细胞内含角蛋白，提示其可能为上皮性来源。

105. 本题除了D以外都是正确的说法。疣状癌虽生长缓慢，但仍有侵袭性，其生长方式是局部推进。转移发生在后期或不转移，预后较一般的鳞状细胞癌好。

106. 一般情况下，牙周膜中唯一的上皮成分就是上皮剩余，也称Malassez上皮剩余，来自于牙发育中的上皮根鞘。根尖部发生肉芽肿性炎症时，牙周膜中的上皮剩余受炎症刺激而增生，形成上皮性根尖肉芽肿。有时根尖囊肿的内衬上皮来自于口腔黏膜上皮，一般是由于发生了慢性根尖脓肿并形成开口于口腔黏膜的窦道后，由窦道开口处上皮长入脓肿所致，但此种情况很少见。缩余釉上皮和牙板上皮是牙发育相关的上皮，不存在于牙周膜。

107. 牙板的结局：在帽状期牙板与成釉器有广泛的联系，到钟状期末牙板被间充质侵入而断裂，并逐渐退化和消失，成釉器与上皮失去联系。有时有些残留的牙板上皮以上皮岛或上皮团的形式存在于颌骨或牙龈中。由于这些上皮类似于腺体，又称 Serre 上皮剩余。婴儿出生后不久，偶尔牙龈上出现针头大小的白色突起，即为上皮珠，俗称马牙，可自行脱落。在某些情况下，残留的牙板上皮，可成为牙源性上皮性肿瘤或囊肿的起源。

108. 基底细胞液化变性与上皮异常增生都属于口腔黏膜基本病理变化，是并列关系，而 A、C、D、E 都是上皮异常增生的具体表现，是从属关系，因此选 B。

109. 侧舌隆突生长迅速在中线联合，形成舌前 2/3（舌体），在第 2、3、4 鳃弓口咽侧，其结节后方间充质增生形成联合突，联合突向前生长并越过第 2 鳃弓与舌体联合形成舌根。该题选项中 D 为最佳。

113. S－100 蛋白最初认为它是一种神经组织特异性蛋白，现在发现广泛存在于其他组织，如皮肤的黑色素细胞、朗格汉斯细胞、唾液腺肌上皮细胞、间叶组织的软骨细胞等，所以该题只有选项 A 符合。

116. 牙周炎病损确立期上皮下结缔组织内出现大量的淋巴细胞，除了 T 淋巴细胞以外，B 淋巴细胞不断增多，可见较多浆细胞。结合上皮继续向根方增殖，形成较浅的牙周袋。此时炎症仅限于软组织中，尚未见明显的牙槽骨吸收。此期大部分病损还处于静止状态。

119. 牙体组织是由釉质、牙本质、牙骨质 3 种硬组织和一种软组织（牙髓）构成。釉质覆盖在牙冠的表面，牙本质构成牙的主体，牙骨质覆盖在牙根的表面。牙中央的腔隙称为髓腔，充满疏松的结缔组织即牙髓组织。

121. 多形性腺瘤的主要构成细胞是导管上皮细胞及变异的肌上皮细胞两种，排列成多种结构，如腺管样、上皮团或条索、软骨样、黏液样区等。现在研究证明软骨样、黏液样区的细胞是肌上皮细胞的，因此肿瘤结构上的多形性是该病的特点，而不是细胞学的多形性。

126. 牙胚由 3 部分组成：①成釉器，起源于口腔外胚层，形成釉质；②牙乳头，起源于外胚间叶组织，形成牙髓和牙本质；③牙囊，起源于外胚间叶组织，形成牙骨质、牙周膜和固有牙槽骨，牙胚的发生是口腔上皮和外胚间叶组织互相作用的结果。

128. McCune－Albright 综合征属于多发性骨纤维异常增殖症的一种类型。其特征主要是多见于年轻女性，多数骨骼受侵，皮肤色素沉着和女性性早熟等内分泌异常。

134. 生理情况下，牙骨质不像骨组织可以不断地改建和重塑。牙骨质可通过不断的增生沉积而形成继发性牙骨质。

138. 勒－雪病中，朗格汉斯细胞大量增生，出现较多异形核及核分裂象，但无泡沫细胞。电镜下，可见特征性的朗格汉斯颗粒，又称 Birbeck 颗粒。

141. 肌上皮细胞位于腺泡和小导管的腺上皮与基膜之间。电镜下有肌微丝，类似平滑肌细胞。免疫组化等证实该细胞内含肌动蛋白和肌球蛋白，刺激肌上皮细胞可使导管内压力发生变化，均提示它有收缩功能。但又因该细胞位于腺上皮细胞与基膜之间，借桥粒与腺上皮细胞相连接并含角蛋白等上皮细胞的特征性结构与免疫组化反应，提示为上皮性。

142. 牙本质由于矿化不均匀而有着特定的名称，因此在磨片下能观察到这些结构。但脱钙后均为有机质，这种矿化差异不存在，所以该题最佳选项应为 E。

144. 细菌脂多糖是一种细菌内毒素，对牙周组织具有较强的毒性，主要损伤细胞成分。它首先与细胞膜上的蛋白质结合，使其营养代谢障碍，可抑制成纤维细胞的生长繁殖；还能活化破骨细胞，促进骨的吸收破坏；可增强吞噬细胞释放溶酶体酶，引起组织损伤促进炎症反应。因此脂多糖可作为检测牙周病损中细菌作用的一项重要标志。

149. 釉质的形成包括两个阶段：即细胞分泌有机基质，并立即部分矿化，矿化程度达 30%；釉质进一步矿化，与此同时有机基质和水被吸收。

150. 甲状腺始基下行过程中带有中空的管即甲状舌导管。胚胎第 6 周时此管开始退化，第 10 周时此管消失。如甲状舌导管不消失或发育异常可导致各种病损。

151. T 淋巴细胞主要与细胞免疫有关，B 淋巴细胞主要与体液免疫有关，而自然杀伤细胞（NK）则主要执行机体的天然免疫功能。NK 是一类可非特异性直接杀伤肿瘤和病毒感染靶细胞的固有免疫淋巴细胞。

157. 牙髓的间质主要是胶原纤维和嗜银纤维，其中胶原纤维主要为Ⅰ型和Ⅲ型。嗜银纤维即网状纤维，通常的 HE 染色中不能显示，只能在银染色时才能显示黑色。

165. 生理情况下，牙骨质不像骨组织可以不断地改建和重塑。牙骨质可通过不断的增生、沉积而形成继发性牙骨质。

173. 口腔白斑（leukoplakia）：是在黏膜表面的白色斑块，不能被擦掉，也不能确诊为其他疾病。

177. 牙源性纤维瘤是一个广义的概念，包含不同的类型：牙源性龈上皮错构瘤、周边性牙源性纤维瘤、牙源性颗粒细胞瘤、非肿瘤性牙滤泡增生及 WHO 型牙源性纤维瘤。

189. 题干中"细胞质含嗜碱性颗粒，瘤细胞排列成片块或腺泡状，导管系统不明显"是答题关键，是腺泡细胞癌的特殊组织学特点。亦可用排除法，题干的组织学描述缺乏其他四个选项的特征性结构。

198. 基底细胞腺瘤肉眼观察：肿瘤圆形，包膜完整。剖面实性，部分呈囊性，内含褐色液体。镜下观察：肿瘤细胞为基底样细胞，排列成实性、梁状、管状和膜性结构，周边的细胞呈栅栏状排列，基底部存在肌上皮细胞。

201. 黏液表皮样癌肉眼观察：高分化肿瘤与多形性腺瘤相似，常无包膜，剖面灰白色，有散在的小囊腔。低分化肿瘤无包膜，剖面实性，有出血坏死，与周围组织分界不清。镜下观察：肿瘤由黏液细胞、表皮样细胞和中间细胞组成。高分化肿瘤黏液细胞占 50% 以上，形成囊腔或腺腔，周围是表皮样细胞和中间细胞。低分化肿瘤黏液细胞低于 10%，散在于表皮样细胞之间，排列成片状或团块状。

202. 慢性盘状红斑狼疮为一种结缔组织病，临床表现为皮肤的角质栓塞；口腔黏膜的红斑、糜烂、出血；唇红部出现白色放射状条纹。病理变化：上皮表面角质栓塞；棘层萎缩，基底细胞液化变性；结缔组织内淋巴细胞浸润，毛细血管扩张，血管周围有 PSA 阳性类纤维蛋白沉积；胶原纤维水肿、断裂。免疫荧光显示基底膜有免疫球蛋白沉积（狼疮带）。

213. 黏液表皮样癌肉眼观察：高分化肿瘤与多形性腺瘤相似，常无包膜，剖面灰白色，有

散在的小囊腔。低分化肿瘤无包膜，剖面实性，有出血坏死，与周围组织分界不清。镜下观察：肿瘤由黏液细胞、表皮样细胞和中间细胞组成。高分化肿瘤黏液细胞占 50% 以上，形成囊腔或腺腔，周围是表皮样细胞和中间细胞。低分化肿瘤黏液细胞低于 10%，散在于表皮样细胞之间，排列成片状或团块状。

224. 甲状舌管囊肿：纤维性囊壁内偶见甲状腺或黏液腺组织（E 对）。

225. 滤泡型：上皮岛周边围绕一层立方状或柱状细胞，类似于成釉细胞或前成釉细胞，细胞核呈栅栏状排列并远离基底膜，即极性倒置（A 错）。丛状型：肿瘤上皮增殖呈网状连结的上皮条索，其周边部位是一层立方或柱状细胞，被周边细胞包围的中心部细胞类似于星网状层细胞，但其含量较滤泡型者少（B 错）。颗粒细胞型：肿瘤上皮细胞有时还可发生颗粒样变性，颗粒细胞可部分或全部取代肿瘤的星网状细胞（C 错）。基底细胞型：肿瘤上皮密集成团或呈树枝状，细胞小而一致，缺乏星网状细胞分化，较少见（D 错）。棘皮瘤型：是指肿瘤上皮岛内呈现广泛的鳞状化生，有时见角化珠形成（E 对）。

B1 型题

14. 来自闰管储备细胞的如基底细胞腺瘤、多形性腺瘤等。来自导管上皮细胞的如嗜酸性腺瘤、乳头状囊腺瘤等。来自纹管细胞的如 Warthin 瘤，来自排泄管储备细胞的如管状腺瘤等。

15. ①黑色素细胞。在口腔黏膜中，牙龈、腭、舌等黏膜可出现较明显的色素沉着。黑色素细胞可成为口腔黏膜色素痣和黑色素瘤的来源。②朗格汉斯细胞。是一种抗原呈递细胞，与黏膜的免疫功能有关。③梅克尔细胞。与上皮内的神经末梢关系密切，可能起触觉受体的作用。④成纤维细胞是牙髓中的主要细胞，故又称为牙髓细胞。⑤角质细胞角化的鳞状上皮主要由角质细胞构成，由表层至深层共分为四层：角化层、颗粒层、棘细胞层、基底层。

16. 血管扩张充血，通透性增加，液体成分渗出，组织水肿，水肿液集聚于微血管周围和结缔组织间，沿着血管壁有炎症细胞游出和纤维蛋白渗出，此时称急性浆液性牙髓炎。炎症过程可迅速扩展到全部牙髓，中性粒细胞充满整个牙髓

腔，形成多数小脓肿，使整个牙髓组织迅速液化坏死，称为急性化脓性牙髓炎。慢性闭锁性牙髓炎牙髓缓慢充血，髓角可有脓肿形成，脓肿周围常有肉芽组织包绕，而其余牙髓组织正常，有时有成束的胶原纤维将炎症区和尚好的牙髓隔开。慢性溃疡性牙髓炎镜下观察，溃疡表面有食物残屑、炎性渗出物及坏死组织覆盖，有时可见钙化物沉积，其下方为炎性肉芽组织和一些新生的胶原纤维。慢性增生性牙髓炎主要表现为慢性炎症性的牙髓组织增生呈息肉状经露髓孔突出，又称为牙髓息肉。

17. 含牙囊肿镜下见纤维结缔组织囊壁内衬较薄的复层鳞状上皮，仅由2~5列扁平细胞或矮立方细胞构成，无角化，没有上皮钉突，类似于缩余釉上皮。慢性根尖周炎是指因根管内长期存在感染及病原刺激物而导致的根尖周围组织呈现慢性炎症反应。病变类型有四种：根尖周肉芽肿、慢性根尖周脓肿、根尖周囊肿和根尖周致密性骨炎。

18. 颊黏膜的口角后部的区域，有时可出现成簇的粟粒状淡黄色小颗粒，即异位增生的皮脂腺，称为福代斯斑。而断裂的上皮根鞘细胞进一步离开根面，大部分被吸收，部分可遗留在发育中的牙周膜中，称上皮剩余，也称为马拉瑟上皮剩余。此上皮遇刺激可形成牙源性囊肿或牙源性肿瘤。在牙根发育过程中，如上皮根鞘的连续性受到破坏，或在根分叉处上皮隔的舌侧突起融合不全，则不能在该处诱导出成牙本质细胞，引起该处牙本质的缺损，牙髓和牙周膜直接相通，即侧支根管。如上皮根鞘在牙本质形成后仍不断裂并附着在牙根部牙本质表面，则牙囊的间充质细胞不能与根部牙本质接触，也就不能分化出成牙骨质细胞，这样在牙根表面形成牙骨质缺乏，易引起牙本质敏感。上皮根鞘残留在牙周膜中称上皮剩余。上皮根鞘连续性遭到破坏可形成侧支根管。上皮根鞘在牙本质形成后，如不断裂可引起牙颈部牙本质敏感症。

第二章　口腔解剖生理学

【答案】

A1／A2 型题

1. C　2. B　3. B　4. B　5. C　6. E　7. E
8. A　9. E　10. E　11. C　12. D　13. C　14. D
15. D　16. C　17. C　18. C　19. D　20. C　21. A
22. E　23. D　24. B　25. B　26. D　27. A　28. C
29. A　30. C　31. A　32. D　33. E　34. A　35. B
36. D　37. E　38. C　39. E　40. E　41. C　42. D
43. A　44. B　45. C　46. A　47. C　48. D　49. A
50. B　51. C　52. D　53. B　54. B　55. E　56. D
57. A　58. C　59. E　60. D　61. C　62. B　63. E
64. B　65. D　66. E　67. E　68. A　69. B　70. B
71. C　72. A　73. B　74. A　75. A　76. C　77. C
78. D　79. B　80. B　81. C　82. E　83. C　84. D
85. A　86. A　87. D　88. B　89. C　90. B　91. C
92. B　93. D　94. D　95. D　96. A　97. B　98. C
99. A　100. C　101. D　102. C　103. E　104. C　105. D
106. C　107. E　108. A　109. E　110. C　111. E　112. A
113. B　114. B　115. D　116. C　117. A　118. D　119. C
120. D　121. E　122. A　123. D　124. C　125. D　126. C
127. A　128. D　129. D　130. B　131. B　132. E　133. C
134. A　135. D　136. A　137. D　138. A　139. A　140. D
141. A　142. B　143. E　144. E　145. E　146. D　147. B
148. A　149. E　150. D　151. C　152. E　153. C　154. B
155. B　156. D　157. B　158. A　159. B　160. D　161. D
162. A　163. A　164. E　165. E　166. A　167. A　168. C
169. A　170. B　171. A　172. C　173. C　174. C　175. D
176. E　177. E　178. E　179. B　180. C　181. E　182. D
183. B　184. E　185. C　186. B　187. B　188. D　189. D
190. C　191. B　192. A　193. D　194. C　195. D　196. C
197. C　198. D　199. C　200. D　201. B　202. C　203. E
204. E　205. B　206. D　207. B　208. D　209. C　210. D
211. B　212. D　213. B　214. C　215. B　216. B　217. B
218. C　219. A

B1 型题

1. (1) B (2) C (3) D
2. (1) E (2) A (3) C (4) B (5) D
3. (1) B (2) A
4. (1) A (2) B (3) C
5. (1) D (2) C
6. (1) E (2) D (3) C (4) B (5) A
7. (1) B (2) A (3) D (4) E (5) C
8. (1) C (2) E (3) D
9. (1) C (2) D (3) E
10. (1) A (2) B (3) E
11. (1) A (2) D
12. (1) A (2) B (3) D
13. (1) C (2) A
14. (1) E (2) C (3) D
15. (1) D (2) E
16. (1) E (2) D (3) A
17. (1) A (2) C (3) E (4) D (5) B
18. (1) D (2) B
19. (1) C (2) A
20. (1) E (2) C
21. (1) B (2) D

【解析】

A1／A2 型题

6. 恒牙髓腔应用解剖。

（1）上前牙开髓部位在舌面窝。

（2）上前牙根管粗，根管治疗效果好，作根管治疗中应避免超充；冠折时可考虑桩冠修复。

（3）活髓牙作针道时应避开牙髓。

（4）下前牙根管细管壁薄，根管治疗时应防止侧穿；根管治疗中应注意双根管。

（5）上颌双尖牙根管治疗中应注意双根管，下颌双尖牙根管治疗时防侧穿。

（6）上颌磨牙近中颊舌侧髓角高应避免意外穿髓。

（7）下颌磨牙髓室顶底相距较近，治疗中应避免底穿。

7. 上颌骨形态不规则，大致可分为一体和四突。

上颌体：分为前、后、上、内四面。前面：有眶下孔，该孔向后、上、外方通入眶下管，尖牙窝。后面：颧牙槽嵴；上颌结节；牙槽孔。上面：眶下沟；眶下管。内面：可见上颌窦裂孔，其后方有向前下的沟与蝶骨翼突和腭骨垂直部相接共同构成翼腭管。管内有腭降动脉及腭神经通过。

四突：①额突：参与泪沟的构成。②颧突：与颧骨相接，在上颌第一磨牙处形成颧牙槽嵴。③腭突：构成硬腭的前3/4，与对侧腭突在中线形成腭中缝，腭中缝与两侧尖牙连线的交点上有切牙孔，鼻腭神经、血管通过。④牙槽突：上颌骨牙槽突与腭骨水平部共同围成腭大孔。牙槽突上的解剖结构：①牙槽窝：为牙槽突容纳牙根的部分。②牙槽嵴：指牙槽窝的游离缘。③牙槽间隔：指两牙之间的牙槽骨。④牙根间隔：指多根牙诸牙根之间的牙槽骨。

8. 舌骨上肌群包括如下。

（1）二腹肌：有前后两腹和中间腱。后腹起自颞骨乳突切迹，止于中间腱。前腹起自下颌骨二腹肌窝，止于中间腱。

（2）下颌舌骨肌：起自内斜线，最后部的肌纤维止于舌骨体。

（3）颏舌骨肌：起自颏棘，向后止于舌骨体。

（4）茎突舌骨肌：起自茎突，止于舌骨体与舌骨大角的连接处。

舌骨上肌群的主要作用：二腹肌牵拉颏部向后下，参与张口运动；下颌舌骨肌收缩时抬高口底，在闭口时，抬高口底可增加舌向上的压力，使之能压迫食物向后由口咽部进入喉咽部。下颌舌骨肌也能降下颌骨。颏舌骨肌牵拉舌骨向前，当舌骨相对固定时也可降下颌骨。

9. 面神经颅外段及分支面神经出茎乳孔后，距皮肤表面2~3cm向前外，进入腮腺分5支。面神经从茎乳孔到开始分支这一段，称为面神经主干，长2cm，直径2.5mm。面神经主要分支如下。

（1）颞支：布于额肌、眼轮匝肌、耳前肌和耳上肌，损伤后可出现同侧额纹消失。

（2）颧支：支配眼轮匝肌、颧肌及提上唇肌。颧支损伤后眼睑不能闭合。

（3）颊支：支配口周围肌上组，颊支损伤可出现鼻唇沟变浅或消失、鼓腮无力、上唇运动

力减弱或偏斜以及食物积存于颊部。

（4）下颌缘支：支配口周围肌下组，损伤可出现患侧口角下垂和流口水。

（5）颈支：分布于颈阔肌。

10. 大脑皮质与言语活动。

（1）运动性言语中枢位于额下回后1/3处，又称Broca回。

（2）视运动性言语中枢（书写中枢）位于额中回后部。

（3）听觉性言语中枢位于颞上回后部。

（4）视觉性言语中枢（阅读中枢）位于顶下小叶的角回。

11. 腮腺浅面覆以皮肤、浅筋膜与部分颈阔肌、耳大神经分支及腮腺浅淋巴结。腮腺实质内及其深面有血管和神经穿行。通常把与腮腺深部相邻的茎突，起于茎突的肌肉，以及颈内动、静脉，舌咽、迷走、副及舌下神经等结构，称为"腮腺床"。

27. 颞下颌关节的功能区是关节结节后斜面和髁突前斜面。即髁突和关节结节相对的斜面。

33. 下颌骨髁突：略成椭圆形，内外径长，前后径短。侧面观，有一横嵴将髁突顶分为前后两个斜面。前斜面较小为功能面，是关节的负重区；后斜面较大。颈部明显变细，其前方有关节翼肌窝，为翼外肌附着。

54. 下颌后静脉：由颞浅静脉和上颌静脉合成，分为两支，前支与面静脉汇合成面总静脉，后支与耳后静脉汇合成颈外静脉。

55. 年轻恒牙比成熟恒牙牙髓组织疏松、细胞成分多而纤维成分少、血管丰富、抗病能力和修复功能强，有利于控制感染和消除炎症。牙乳头对感染的抵抗力强，因此牙髓炎症也容易局限而呈慢性过程。但是其根尖孔大、血运丰富、组织疏松，牙髓感染容易向根尖周扩散。另外，牙乳头属于原始器官，抵抗力强，炎症被及时控制后仍能行使功能（即"髓室内发生感染而致坏死时，部分牙髓或根髓仍有活性"）。

58. 压力感受性反射最重要的感受装置是位于颈动脉窦和主动脉弓血管外膜下的感觉神经末梢，称为动脉压力感受器。

86. 牙的演化规律如下。

（1）牙形：由同形到异形。

（2）牙数：由多到少。

（3）替换次数：由多到少。

（4）牙根：从无到有。

（5）牙的分布：从广泛到集中。

（6）附着方式：由端生至侧生至槽生。

109. 磨牙应用解剖：①第一磨牙萌出早，沟裂点隙多，容易龋坏。②第二乳磨牙形态与第一恒磨牙相似，易误认。③第三磨牙因阻生或错位常发生冠周炎。④上颌磨牙与上颌窦关系密切，下颌磨牙与下颌管接近。⑤腮腺导管口位于上颌第二磨牙牙冠相对颊黏膜上。⑥上颌第三磨牙可作为寻找腭大孔的标志。

118. 胚胎第4周，位于神经嵴处的神经外胚层细胞未进入神经管壁，而是离开神经褶和外胚层进入中胚层，该部分细胞称神经嵴细胞，是特殊的多潜能干细胞。它们分化成颅面部多种组织。D选项为最佳。

120. 固定桥的固位主要取决于固位体的固位力大小、两端固位力是否均衡，以及脱位力的大小和方向。基牙轴面聚合度越小，固位力越大。桥体的强度与固位力无关。固定桥两端基牙数目不等不说明两端固位力不均衡，有些情况下，为了保持固位力的均衡，还需要在固位薄弱的一端增加基牙。而固位力均衡并不是，也不可能要求两端固位力绝对相等。当一端基牙过短时，会造成此基牙上的固位体固位力过小，而且两端固位力不均衡，容易导致固定桥在此端松动。因此正确答案应选D。

124. 颌支内侧隆突位于下颌小舌的前上方。在此区域有颊神经、舌神经、下牙槽神经通过。

128. 畸形中央尖系牙体发育畸形的一种，多见于下颌第二前磨牙，偶见于上颌前磨牙，在颌面颊舌尖中间突出一圆锥状尖锐的额外尖，其内有牙髓伸入，很易折断而继发牙髓和根尖周病。

131. 关节结节有前后两个斜面。前斜面斜度较小，后斜面是功能面。

132. 上颌神经为感觉神经，穿圆孔进入翼腭窝。根据行程分为4段。①颅中窝段：发出脑膜中神经，布于硬脑膜。②翼腭窝段：发出颧神经、翼腭神经和上牙槽后神经。③眶下管段：发出上牙槽中神经和上牙槽前神经。④面段：于眶下孔处发出睑支、鼻支、上唇支。

135. 在正中关系范围内，下颌可以做一定

范围的铰链开闭运动，髁突只在原位只有转动无滑动。而后退接触位（正中关系牙合）则是指下颌处在正中关系时，下牙列与上牙列有咬合接触。因此铰链运动起始于后退接触位。

141. 牙的剖面观为：

（1）牙釉质：构成牙冠表面的半透明的白色硬组织，是人体最坚硬的组织，墨氏硬度7度，牙尖部最厚约2.5mm，颈部最薄。

（2）牙骨质：构成牙根表面的色泽较黄的组织。釉牙骨质界3种连接方式：牙骨质覆盖釉质60%，端端相接30%，不相接10%。

（3）牙本质：牙体主质，墨氏硬度5~6度，牙本质有增龄性变化和反应性变化。

（4）牙髓：蜂窝组织含细胞纤维，基质及血管神经，牙髓神经只接受痛觉且缺乏定位能力。牙髓发炎时，由于血管壁薄，易于扩张充血及渗出，使髓腔内压力增大但四周被坚硬的牙本质所包绕无法扩张，神经受压而产生剧烈疼痛。

149. 下颌阻生第三磨牙拔除术是口腔外科最常见的手术。其中与下颌管解剖位置关系密切的下颌阻生第三磨牙拔除后出现下牙槽神经损伤（包括术中损伤和术后血肿压迫）的风险较高，表现为下唇、颏部等区域感觉异常

150. 副根管是发自髓底至根分叉处的管道。多见于磨牙。

158. 腮腺导管的体表投影为耳垂至鼻翼与口角间中点连线的中1/3段。

170. 上颌体分为前、后、上、内四面。前面：有眶下孔，该孔向后、上、外方通入眶下管；尖牙窝。后面：颧牙槽嵴；上颌结节；牙槽孔。上面：眶下沟；眶下管。内面：可见上颌窦裂孔，其后方有向前下的沟与蝶骨翼突和腭骨垂直部相接共同构成翼腭管。管内有腭降动脉及腭神经通过。

178. 下颌支内侧隆突位于下颌小舌的前上方。在此区域有颊神经、舌神经、下牙槽神经通过。

179. 舌的运动是由舌下神经支配。

202. 颈交感神经受压出现 Horner 综合征。

204. 上颌尖牙与下颌尖牙的鉴别：

（1）上颌尖牙体积较大，牙冠宽大，下颌尖牙体积较小，牙冠窄长。

（2）上颌尖牙轴嵴明显，舌窝深；下颌尖牙上述结构不明显。

（3）上颌尖牙近远中斜缘相交近90°，下颌尖牙成钝角。

（4）上颌尖牙牙根粗壮，下颌尖牙牙根细长。

218. 面神经颅外段的分支：①颈支：分布于颈阔肌，并有分支与颈横神经交通（A错）。②下颌缘支：支配降口角肌、降下唇肌、笑肌及颏肌。下颌缘支损伤，可导致患侧口角下垂及流涎（B错）。③颧支：分布于额肌、眼轮匝肌上份、耳上肌和耳下肌。该支受损，同侧额纹消失（C对）。④颧支：分布于眼轮匝肌、颧肌和提上唇肌。颧支损伤后眼睑不能闭合（D错）。⑤颊支损伤可出现鼻唇沟变浅或消失、鼓腮无力、上唇运动力减弱或偏斜以及食物积存于颊龈沟等症状（E错）。

219. 三条或三条以上发育沟的汇合处，或某些发育沟的末端所形成的点状凹陷称为点隙，此处釉质未完全连接，是龋的好发部位（A对）。

B型题

19. 磨耗是指在咀嚼过程中，由于牙面与牙面之间，或牙面与食物之间的摩擦，使牙齿硬组织缓慢地、渐进性消耗的生理现象。磨损一般指牙齿表面与外物机械性摩擦而产生的牙体组织损耗。龋病是在以细菌为主的多种因素作用下，牙体硬组织发生的慢性、进行性破坏的一种疾病。牙齿颈部硬组织在某些因素长期作用下逐渐丧失，由于这种缺损常呈楔形因而称为楔状缺损。酸蚀症是牙齿受酸侵蚀，硬组织发生进行性丧失的一种疾病。

20.（1）双侧平衡𬌗：根据𬌗位的不同，可分为正中平衡𬌗、前伸平衡𬌗与侧方平衡𬌗。①正中平衡𬌗是指下颌在正中𬌗位时，上下颌后牙间存在着最广泛的均匀的点、线、面接触，前牙间轻轻接触或不接触。②前伸平衡𬌗是指下颌由正中𬌗位依切导向前、下运动至前牙切缘相对时，后牙保持接触关系。③侧方平衡𬌗是指下颌做侧方咀嚼运动时，上、下颌牙列两侧均有接触关系。（2）组牙功能𬌗的特点：下颌前伸咬合时，上、下前牙组切缘接触后牙不接触；做侧方咬合时，工作侧上、下后牙均匀接触，非工作侧上、下后牙不接触。双侧平衡𬌗的工作侧和非工作侧均有接触。

21. 后退接触位从牙尖交错位下颌可以向后移动约1mm。由于下颌侧向咬合运动为一种非对称的运动，两侧髁突运动方式及运动方向并不一致，工作侧髁突以转动为主，向外侧运动幅度约3mm，而非工作侧髁突向前、内、下滑行，其运动轨迹与矢状面形成夹角，称为Bennett角。

第三章　生物化学

A1/A2 型题

1. A	2. A	3. D	4. A	5. A	6. B	7. B
8. A	9. D	10. A	11. E	12. A	13. A	14. E
15. D	16. D	17. D	18. E	19. C	20. C	21. B
22. D	23. B	24. D	25. B	26. E	27. D	28. E
29. B	30. D	31. D	32. D	33. B	34. B	35. C
36. C	37. E	38. A	39. D	40. A	41. A	42. E
43. C	44. D	45. B	46. E	47. C	48. D	49. E
50. A	51. C	52. A	53. C	54. D	55. C	56. B
57. B	58. B	59. B	60. A	61. A	62. A	63. B
64. D	65. A	66. C	67. E	68. A	69. A	70. B
71. C	72. E	73. C	74. B	75. A	76. B	77. B
78. D	79. A	80. C	81. E	82. D	83. E	84. A
85. D	86. E	87. A	88. B	89. B	90. E	91. B
92. C	93. C	94. C	95. C	96. A	97. A	98. C

B1 型题

1.（1）A（2）A（3）C（4）C
2.（1）B（2）A（3）E（4）D
3.（1）A（2）B（3）E（4）B
4.（1）C（2）A（3）E（4）B
5.（1）E（2）A（3）D（4）C
6.（1）B（2）A（3）E（4）D
7.（1）C（2）B（3）D（4）A

【解析】

A1/A2 型题

1. DNA 变性后 260nm 波长吸收增加。

2. 磷酸戊糖途径的主要产物之一是 NADPH。

4. α – 酮酸可转变生成 CO_2 和 H_2O。

5. NADH 氧化呼吸链：ADH – FMN – CoQ – Cyt b – Cyt c1 – Cyt c – Cyt aa3 – O_2。琥珀酸氧化呼吸链：琥珀酸 – FAD – CoQ – Cyt b – Cyt c1 – Cyt c – Cyt aa3 – O_2。琥珀酸氧化呼吸链不含 FMN。

6. 核酸中核苷酸之间的连接方式是 3′, 5′ – 磷酸二酯键。

7. 胰岛素是合成激素，降低血糖而抑制脂肪动员，其他备选激素均属脂解激素，可激活甘油三酯（脂肪）酶。

8. 转氨酶的辅酶是磷酸吡哆醛和磷酸吡哆胺（含有维生素 B_6），起着传递氨基的作用。

10. 信息分子是由细胞分泌的调节靶细胞生命活动的化学物质，信息分子的作用方式包括内分泌、自分泌、旁分泌和突触分泌四种方式，神经递质的信息传递方式为突触分泌，故 A 项符合。

12. 核酸在紫外线区域的最大吸收峰出现在 260nm。

14. DNA 解链酶是 DNA 复制时候需要的酶。

15. 癌基因表达产物的功能包括生长因子、生长因子受体、信号传导途径中的活性蛋白酶和转录因子。故 D 项符合。

17. σ 因子识别原核生物转录的起始点。

18. 合成血红素的原料是琥珀酰 CoA、甘氨酸、Fe^{2+}。

19. RNA 转录的原料是 ATP、GTP、CTP、UTP。

22. 谷胱甘肽参与体内氧化 – 还原反应。

23. DNA 的 Tm 值与 G + C 比例成正比。

24. 酶原激活过程的实质是酶的活性中心形成或暴露的过程。

25. 在糖、脂肪、蛋白质代谢的相互转换中，糖和氨基酸的代谢过程中有多种中间转换物质，而脂肪的转换中间物以乙酰辅酶 A 为主，在代谢通路上的位置过低，很难转变成氨基酸。故 B 项错误。

26. 细胞色素 aa3 将电子传给氧。

27. 成熟 HDL 中含量最多的物质是蛋白质。

28. 呼吸链中能直接将电子传递给氧原子的成分是 Cyt aa3。

29. 真核生物与原核生物的 DNA 复制基本相同，但更复杂。真核生物复制起始点多，即多复制子；而原核生物复制起始点只有一个，属单复制子。真核生物 DNA 聚合酶聚合 DNA 速度慢，约为 100dNTP/s；而原核生物多为 1000dNTP/s。真核生物引物较短，约 10 个核苷酸；而原核生物引物较长，从十几个到几十个核苷酸。真核生物不连续复制链的复制起点到终点的距离，即冈崎片段较短，只有 100～200 个核苷酸；而原核生物多在 1000～2000 个核苷酸。真核生物与原核生物的 DNA 聚合方向均为 $5' \rightarrow 3'$，故 B 项符合。

32. 成熟红细胞没有线粒体，葡萄糖是成熟红细胞的主要能量物质，主要通过糖酵解生成 ATP，维持红细胞的正常生理功能。

33. 细胞色素 P450 在生物转化中催化羟化反应，其使一个氧原子加入到作用物，另一个氧原子生成水，因此又被称为混合功能氧化酶和加单氧酶。细胞色素 P450 在还原状态与 CO 结合后在 450nm 处具有最大吸收峰，它含有血红素辅基，编码基因具有多态性。故 B 项是错误的。

35. 蛋白质分子的二级结构是指多肽链骨架中原子的局部空间构象，并不涉及侧链构象。

36. 密码子具摆动性，即密码子的第三位碱基与反密码子的第一位碱基除 A－U、G－C 外，还可 G－U、A－I、C－I、U－I 配对，也称为不稳定碱基配对。

38. 乙酰 CoA 是合成脂肪酸的主要原料，主要来自葡萄糖。乙酰 CoA 不能自由透过线粒体内膜，主要通过柠檬酸－丙酮酸循环完成，还需 ATP、NADPH、HCO_3^-（CO_2）及 Mn^{2+} 等。脂肪酸的合成所需的氢全部由 NADPH 提供（来自磷酸戊糖通路）。肉碱（即肉毒碱）脂酰转移酶 I 是促使在线粒体内膜外侧活化的脂酰基由肉碱携带转移至线粒体内进行 β 氧化的酶，此反应为单向反应，该酶为脂肪酸氧化过程的限速酶。

39. DNA 双链是反向平行的，而新链的合成方向为 $5' \rightarrow 3'$，故 DNA 复制时，一条链的合成方向与模板解链方向相同，可连续合成，此为前导链；另一条链的合成方向与模板解链方向相反，只能先合成小的 DNA 片段，即冈崎片段，再将片段连接，此为随后链。这种前导链连续合成，随后链不连续合成的方式为半不连续合成。

40. 滚环复制是一些简单低等生物或染色体以外 DNA 的特殊复制方式。复制时，环状双链 DNA 的一条链先打开一个缺口，产生 $3'-OH$ 末端，以此为引物，没有断裂的环状链为模板边滚动边进行连续合成，$5'-$ 末端伸出环外，伸展出的单链作为模板可使新链进行不连续合成。开环与不开环的两股母链，各自作为模板，合成两个环状子代双链 DNA，故 A 项符合。

43. 基因工程中实现目的基因与载体 DNA 共价拼接的酶是 DNA 连接酶。

44. 由 IMP 合成 GMP 需要 NAD^+、ATP 与谷氨酰胺。

45. 多肽链中主链骨架的组成是肽键，所以是—CONHCONHCONH—。

47. 剪接过程是剪接体催化下的二次转酯反应。首先内含子 5'端和前一外显子 3'端间磷酸二酯键断开，与内含子分支点中的腺苷酸的 2－OH 形成磷酸酯键，套索结构形成。后一外显子 5'端和内含子 3'端间磷酸二酯键断开，与前一外显子 3'端形成磷酸二酯键，内含子以套索形式被剪切。故选 C。

48. 存在于生物正常细胞基因组中的癌基因又称为原癌基因或细胞癌基因。在正常情况下，这些基因处于静止或低表达的状态，对维持细胞正常功能具有重要作用。

49. 半胱氨酸脱羧生成牛磺酸。

50. 血糖可由食物消化、吸收的葡萄糖补充，也可由肝糖原分解或由非糖物质在肝异生为糖来补充，因此，肠管吸收的葡萄糖、肝糖原分解成葡萄糖入血液、非糖物质在肝脏异生成糖入血液和乳酸循环中的乳酸在肝成糖后入血液的叙述都是正确的。但是，肌糖原分解不能直接补充血糖，这是因为肌组织缺乏葡萄糖－6－磷酸酶，而是先变成乳酸，经血循环到肝脏异生为葡萄糖。

51. 丙二酸与琥珀酸脱氢酶催化的底物琥珀酸结构相似，因而成为琥珀酸脱氢酶的竞争性抑制剂。竞争性抑制剂不改变酶促反应的最大反应速度（V_{max}），但降低酶与底物的亲和力，使 K_m 增加。故 C 项符合。

52. apo A1 激活血浆中 LCAT。

53. 蛋白质分子中有遗传密码子的氨基酸仅有 20 种，即肽链初合成时其组成氨基酸仅有 20 种。有些蛋白质在其肽链合成后，还需加工才能转变为具有生物活性的蛋白质。胶原蛋白的前体在细胞内合成后，肽链中的脯氨酸和赖氨酸残基分别羟化转变为羟脯氨酸和羟赖氨酸残基，故选 C。

54. 肾上腺素通过蛋白激酶 A 通路发挥作用。

55. 单链 DNA 5′ - CGGTA - 3′ 与 RNA 5′ - UACCG - 3′ 互补。

56. 聚合酶链反应可表示为 PCR。

58. 维系蛋白质分子中 α - 螺旋结构（二级结构）的主要化学键是氢键。

60. 影响氧化磷酸化作用流量的因素中，最主要的因素是 ATP/ADP。

61. 结合胆红素：肝细胞胞浆中，胆红素主要与 Y 蛋白和 Z 蛋白相结合，其中，以 Y 蛋白为主。

62. 增强子是真核生物顺式作用元件之一。它是远离转录起始点能够增强启动子转录活性的 DNA 序列，其可决定基因的时间和空间特异性表达，发挥作用的方式与方向和距离无关。故 A 项符合。

63. 葡萄糖 - 6 - 磷酸脱氢酶缺乏症是一种遗传性疾病，患者体内磷酸戊糖途径不能正常进行，$NADPH + H^+$ 缺乏，使 GSH 合成减少，红细胞，尤其是衰老的红细胞易破裂而溶血。患者常在食用蚕豆后发病，故称为蚕豆病。

64. 在磷酸戊糖途径中，具有重要生理意义的两个代谢产物是 5 - 磷酸核糖和 $NADPH + H^+$。

66. 操纵子是原核生物的基因转录调节单位，由功能相关的一组结构基因和其上游的启动子和操纵基因等组成，故 C 项符合。

68. 氧气与血红蛋白结合后引起血红蛋白的构象变化，这种蛋白质分子在表现功能过程中引起构象改变的现象称为别构效应。小分子的氧气称为别构剂，血红蛋白称为别构蛋白。还有许多重要的别构酶，这些别构酶与它们的作用结合以及血红蛋白与氧气结合均呈特征性的"S"形曲线，故 A 项符合。

69. 非蛋白氮（NPN）主要是蛋白质和核酸代谢的终产物，如尿素、尿酸、肌酐等，其中尿素约占 NPN 的 1/2，故 A 项符合。

74. LDL 受体最丰富的器官是肝脏。LDL 受体结构基因突变引起的家族性高胆固醇血症根本的治疗方法只能是用正常肝脏替代 LDL 受体功能缺陷的肝脏，从根本上降低血胆固醇。

75. 高密度脂蛋白（HDL）的脂质富含磷脂及胆固醇，载脂蛋白以 apo A 为主。生成部位主要在肝脏，故 A 项符合。

78. 患者被影响的心肌区域心肌细胞缺氧，有氧代谢降低，细胞应激状态导致糖酵解加快，乳酸生成增加，故 D 项符合。

79. 着色性干皮病为一种罕见的常染色体隐性遗传病，其发病机制是紫外光引起皮肤细胞胸腺嘧啶二聚体形成，由于编码核苷酸外切修复系统成分的基因发生突变，胸腺嘧啶二聚体不能被切除或正确修复，DNA 损伤且含突变的 DNA 不断复制合成，突变 DNA 致肿瘤形成或通过激活癌基因致肿瘤形成，最终引起皮肤的多发性肿瘤形成，故选 A。

80. 恶性高热症患者不是由神经系统引起的，而是由代谢变化引起的。其中脂肪动员增加，脂肪酸作为信号分子可以增加各种组织的解偶联蛋白，这些蛋白不影响电子传递，但是干扰磷酸化反应，不能生成 ATP，电子传递过程中产生的自由能以热能形式释放，表现为机体发热。故 C 项符合。

82. 遗传密码子的破译是 20 世纪 60 年代利用化学合成的核苷酸聚合物，特别是重复序列中的三联体作为模板，在体外合成肽链中完成的。CAA 重复序列依从不同起始点开始可组合成三种三联体重复序列，分别是 CAA、AAC、ACA。

83. 体内的酪氨酸可从苯丙氨酸经羟化酶催化生成，苯丙酮尿症患者苯丙氨酸羟化酶的活性缺乏或降低，其催化产物酪氨酸的量减少，因而补充酪氨酸是必要的，故 E 项符合。

84. 腺苷脱氨酶（ADA）缺乏症为常染色体隐性遗传病。虽然 ADA 编码基因也发现有缺失突变，但大部分为碱基置换突变。该基因突变导致 ADA 活性及稳定性均降低。ADA 活性降低使腺苷水平升高，反过来又促进脱氧腺苷及 dATP 水平升高。dATP 升高具有毒性，尤其对淋巴细胞。该酶活性下降将使淋巴细胞损伤或死亡，致细胞及体液免疫缺陷。故选 A。

85. 氰化物，叠氮化物，H_2S 及 CO 抑制细胞色素氧化酶，使电子不能传递给氧。作用位点在呼吸链复合体 IV。

87. 蛋白激酶 A 是依赖 cAMP 的蛋白激酶。涉及该通路的激素，如肾上腺素等通过与细胞膜上特异受体结合，活化了位于胞膜浆膜面的一种 G 蛋白——激动型 G 蛋白（Gs），活化的 Gs 激活膜中的腺苷酸环化酶（AC），活化的腺苷酸环化酶催化 ATP 生成 cAMP 和焦磷酸；cAMP 作为第二信使再激活 PKA，PKA 直接或间接使多种蛋白质磷酸化，改变最终效应分子的机能特性，由此发挥调节功能。环核苷酸磷酸二酯酶水解 cAMP 成 5′-AMP，终止细胞内信号。肾上腺素即通过蛋白激酶 A 通路最终激活磷酸化酶，引起糖原分解，使血糖升高。

90. DNA 克隆是指应用酶学的方法，在体外将各种不同来源的 DNA 与载体 DNA 连接成具有自我复制能力的 DNA 分子，进而通过转化或转染宿主细胞，筛选出含有目的基因的转化子，再进行扩增、提取获得大量同序列的 DNA 分子。故 E 项错误。

91. 正常情况下，氨基酸的分解代谢产物氨主要在肝脏转变为尿素并随尿液排出体外。尿素分子中的 C、N 均来自氨基酸，因此在尿排泄物中含 ^{15}N、^{14}C 双标记的化合物主要是尿素。

92. Hb 各亚基以血红素中 Fe^{2+} 与 O_2 结合，结合存在协同效应，α 亚基与 O_2 结合后该亚基构象改变，并触发整个分子构象改变，如盐键断裂、亚基松散。

93. 肝硬化晚期患者，肝细胞的代偿能力几乎完全丧失，肝脏的糖异生作用是维持血糖浓度恒定的主要方式。故 C 项符合。

95. 镰状细胞贫血是因基因突变，导致血红蛋白 β 链第六位氨基酸改变，表现为谷氨酸变为缬氨酸。

96. 细胞色素是一类含铁卟啉辅基的色蛋白，广泛出现于细胞内。细胞色素可分为 a、b、c 三类。体内有两条电子传递链，一条是以 NADH 为起始的，另一条是以 FAD 为起始的电子传递链。两条电子传递链的顺序分别为 NADH→FMN→辅酶 Q→Cyte→Cytc→Cytaa3→O_2 和 $FADH_2$→辅酶Q→Cytb→Cytc→Cytaa3→O_2。

97. 酶是一类生物催化剂，遵守一般催化剂的共同规律。例如，它只能催化热力学上允许进行的反应，而不能催化热力学上不能进行的反应，即不能新生反应；酶的作用只能使反应加速达到平衡点，而不能改变平衡点；反应前后酶的质量不变。这些都是酶与一般催化剂相同之处。但是，酶也具有与一般催化剂不同的特点：①极高的催化效率酶的催化效率。②高度的特异性。③酶促反应具有可调节性。

98. 脂类的消化产物与胆汁酸盐结合，并汇入磷脂等形成直径只有 20μm 的混合微团，利于通过小肠黏膜的表面水层，促进脂类物质的吸收（C 对）。

第四章　医学微生物学

【答案】

A1/A2 型题

1. E	2. A	3. A	4. B	5. D	6. C	7. D
8. C	9. C	10. A	11. C	12. B	13. B	14. D
15. A	16. D	17. C	18. B	19. C	20. C	21. B
22. E	23. B	24. E	25. B	26. C	27. B	28. B
29. C	30. A	31. E	32. E	33. C	34. D	35. A
36. A	37. E	38. C	39. D	40. C	41. B	42. D
43. B	44. C	45. A				

B1 型题

1. (1) C (2) B　　　　2. (1) B (2) D

3. (1) A (2) C　　　　4. (1) B (2) A

5. (1) A (2) B　　　　6. (1) C (2) A

【解析】

A1/A2 型题

1. 病原体的侵袭力是指病原体侵入机体并在机体内生长、繁殖的能力。

4. 淋病奈瑟菌形态、染色和致病物质及所致疾病：

（1）形态与染色：革兰染色呈阴性球菌，多在中性粒细胞内，直径 $0.6 \sim 0.8 \mu m$，呈咖啡豆状（或肾形）成双排列，大多有菌毛，无鞭毛，不形成芽孢（胞），无荚膜，但在菌细胞外有外膜层和黏肽层结构。

（2）致病物质：①菌毛：它与细胞表面受体结合，使淋病奈瑟菌更易附着在人体泌尿生殖道上皮细胞、精子、红细胞及白细胞上。②脂寡糖（LOS）：由外膜的脂质 A 与核心寡糖构成，类似于脂多糖（LPS）的内毒素作用。③IgA 蛋白酶：破坏黏膜细胞表面的特异性 sIgA，使细菌在黏膜上及黏膜下大量增殖，引起泌尿生殖系统感染。④外膜蛋白：具有破坏宿主黏膜上皮细胞膜结构，介导细菌黏附于上皮细胞和阻抑杀菌抗体的作用。

（3）抵抗力：①对理化因素的抵抗力很弱。②对干燥、热力、消毒剂等均敏感。③在室温中 3 小时即死亡。④$55℃$ 5 分钟内被破坏。⑤1% 苯酚（石炭酸）、75% 乙醇或 0.1% 苯扎溴铵均可迅速使之死亡。如在中性粒细胞内发现有革兰阴性双球菌时，有诊断价值。

5. 噬菌体具有病毒的生物学性状，即个体微小，结构简单，只含有一种核酸 DNA 或 RNA，只能在活的细胞内以复制方式进行增殖。

7. 正常血液中无菌。

8. 潜伏感染指显性或隐性感染后，病毒基因存在于组织或细胞内，但并不能产生感染性病毒体，在某些条件下可被激活而出现临床急性发作。病毒仅在临床出现间歇性急性发作时才能被检出，在非发作期，用一般常规方法不能分离出病毒。如单纯疱疹病毒 1 型感染后，在三叉神经节中潜伏，此时既无临床症状也无病毒排出。当机体受物理、化学、或环境等因素影响时，使潜伏的病毒增殖，沿感觉神经到达皮肤，发生唇疱疹。

10. 临床上常应用测定血清抗链球菌溶血素 O（SLO）试验（ASO 试验，简称抗"O"试验），作为风湿热尤其活动期的辅助诊断方法

11. 伤寒慢性带菌者的致病菌检出率高的标本是胆汁。

12. 鼠疫是自然疫源性烈性传染病，人类鼠疫由带菌的鼠蚤叮咬而受染。

14. 变形杆菌与立克次体有共同抗原成分。

15. 目前尚无证据证实 HSV 可直接致癌，一般认为 HSV-2 是宫颈癌发生的协同因素。

16. 脊髓灰质炎病毒主要通过消化道传播；甲型肝炎病毒主要通过粪-口途径传播；轮状病毒感染途径为粪-口途径；流感病毒主要传播途径是带有流感病毒的飞沫，经呼吸道进入体内；HIV 主要传播方式为性接触传播、血液传播和母婴传播。

17

17. 庆大霉素是治疗各种 G⁻ 杆菌感染的主要抗菌药，尤其对沙雷菌属作用更强，为氨基苷类中的首选药。可与青霉素协同治疗严重的肺炎球菌、铜绿假单胞菌、肠球菌、葡萄球菌或草绿色链球菌感染。亦可用于术前预防和术后感染。还可局部用于皮肤、黏膜表面感染和眼、耳、鼻部感染。

18. 噬菌体是侵袭微生物的病毒，只含有一种核酸 DNA 或 RNA，可感染细菌、真菌、螺旋体和枝（支）原体等。

19. 近年来，金黄色葡萄球菌对青霉素 G 的耐药率已高达 90% 左右，因此可选用耐青霉素酶的半合成青霉素或头孢菌素，如苯唑西林钠、氯唑西林、头孢呋辛钠等，联合氨基糖苷类如阿米卡星等，亦有较好疗效。

20. 紫外线灭菌法适用于物体表面和空气消毒。

21. 开放性创伤者应注射破伤风抗毒素，在伤后 12 小时内应用可起到预防破伤风的作用。

23. 结核菌属于分枝杆菌属，具抗酸性，为需氧菌，革兰染色阳性，抗酸染色呈红色。胞壁中脂质多与结核杆菌耐干燥有关。

24. 治疗菌群失调症应使用生态制剂。

25. 消毒是指杀死病原微生物的方法。

27. 心肌炎主要由柯萨奇病毒感染引起。

28. 有毒力的牛型结核杆菌在特殊培养基中传代培养 13 年 230 代后，可成为发生毒力变异的减毒活疫苗。

29. 引起医院内交叉感染最常见的细菌是耐药性金黄色葡萄球菌。

30. 灭菌是指杀灭或清除外环境传播媒介上的所有微生物（包括细菌芽孢）的过程。这里所说的一切微生物包括一切致病菌和非致病菌。

32. AIDS 患者 OT 试验常为阴性。

33. 噬菌体具有病毒的生物学性状，即个体微小，结构简单，只含有一种核酸 DNA 或 RNA，只能在活的细胞内以复制方式进行增殖。

34. 支原体科为无细胞壁的原核细胞型微生物，细胞膜含有胆固醇，可通过除菌滤器，二分裂繁殖，是目前所知能在无生命培养基中生长繁殖的最小微生物（直径 0.2~0.3μm），呈球形、杆状、分枝状等多个形态。无独特的生活周期。

36. 我国卫生细菌学标准是每升饮水中大肠菌群数不得超过 3 个。

38. 细菌通过合成代谢不断合成菌体成分，此外，还合成许多在医学上具有重要意义的代谢产物，如热原质、毒素（包括内毒素和外毒素）、侵袭性酶、色素、细菌素、抗生素和维生素等，前 3 种是细菌的致病物质，与细菌的致病性有关。

39. 腹腔不会有细菌定居。

40. 噬菌体是侵袭微生物的病毒，只含有一种核酸 DNA 或 RNA，可感染细菌、真菌、螺旋体和支原体等。

41. 麻疹是由麻疹病毒引起的急性出疹性传染病。临床上以发热、上呼吸道炎（咳嗽、流涕）、结膜炎、口腔麻疹黏膜斑（Koplik 斑）和全身斑丘疹、疹退后遗留棕色色素沉着并伴糠麸样脱屑为特征。麻疹患者是唯一的传染源，在出疹前、后 5 天均有传染性，如并发肺炎等并发症，则传染性可延至出疹后 10 天。通过患者的呼吸、喷嚏、咳嗽和说话等飞沫传播。病后可产生持久的免疫力，大多可获终身免疫。

43. 肠出血性大肠埃希菌（EHEC）O157:H7 血清型引起以反复出血性腹泻和严重腹痛为特征的出血性结肠炎，表现为大量血样便腹泻。在 5 岁以下的患儿中，易并发溶血性尿毒综合征（HUS），表现为溶血性贫血，继而发展为急性肾衰竭。容易混淆的米泔水样便是霍乱的腹泻特点。

44. HPV 感染是宫颈癌高危因素。与 EBV 感染有关的疾病主要有 4 种：①传染性单核细胞增多症；②非洲儿童恶性淋巴瘤即 Burkitt' 淋巴瘤；③鼻咽癌；④淋巴增生性疾病，如 AIDS 患者极易机会性感染 EBV，导致弥漫性多克隆淋巴瘤等并可致死。

45. 志贺菌属引起细菌性痢疾，俗称痢疾杆菌，属于 G⁻ 杆菌，无鞭毛，有菌毛，无芽孢，无荚膜，所有菌株都有强烈的内毒素，部分可产生外毒素，分 4 个群，多种抗生素可以治疗，但容易耐药。易错选 C。

第五章 医学免疫学

【答案】

A1/A2 型题

1. C	2. B	3. D	4. B	5. E	6. C	7. C
8. D	9. C	10. C	11. B	12. D	13. B	14. D
15. D	16. A	17. B	18. D	19. C	20. B	21. B
22. D	23. D	24. D	25. A	26. B	27. C	28. C
29. B	30. D	31. C	32. D	33. D	34. D	35. A
36. E	37. C	38. B				

B1 型题

1. (1) A (2) D
2. (1) B (2) E
3. (1) D (2) E
4. (1) B (2) B
5. (1) C (2) A
6. (1) B (2) A

【解析】

A1/A2 型题

1. 反复输血的个体进行实体器官移植时易发生的现象是超急性排斥反应。

4. IgA 与黏膜免疫应答密切相关。

5. T 淋巴细胞主要与细胞免疫有关，B 淋巴细胞主要与体液免疫有关，而 NK 细胞则主要执行机体的天然免疫功能。NK 细胞是一类可非特异性直接杀伤肿瘤和病毒感染靶细胞的固有免疫淋巴细胞。

6. 补体在固有免疫和适应性免疫中都发挥作用。

7. CD_{28} 与 APC 上的配体 B_7 结合，转导 T 细胞活化的协同刺激信号或第二信号。CD_3 与 TCR 形成 $TCR - CD_3$ 复合体，转导 TCR 特异性识别抗原所产生的活化信号，促进 T 细胞活化。

8. C_{3a} 是趋化因子。

10. MHC Ⅰ类分子将内源性抗原呈递给 $CD8^+$ T 细胞。MHC Ⅱ类分子将内源性抗原呈递给 $CD4^+$ T 细胞。

12. 免疫监视的功能是清除突变或畸变细胞，免疫监视功能低下易导致肿瘤发生和病毒持续感染。

13. $CD4^+$ T 细胞在 CTL 细胞的活化过程中的作用主要是分泌细胞因子辅助 CTL 完全活化。

14. $TGF - \beta$ 起负性调节作用。

17. B 细胞表位多位于抗原分子表面。

18. 人工主动免疫是用人工接种的方法给机体注射抗原性物质（疫苗），使机体免疫系统因受抗原刺激而产生体液和细胞免疫应答的过程。例如卡介苗。

19. T 细胞活化时只有第一信号，缺乏第二信号，其结果将导致 T 细胞处于克隆无能状态。

21. B 细胞抗原受体（BCR）是表达于 B 细胞表面的膜型免疫球蛋白（mIg），BCR 复合物由 mIg 和传递抗原刺激信号的 CD79a/CD79b 异源二聚体组成。B 细胞通过 BCR 识别抗原，启动体液免疫应答。mIg 是 B 细胞的特征性表面标志。

22. 肥大细胞、嗜碱性粒细胞表达高亲和力的 IgE Fc 受体，引起 I 型超敏反应。

23. 免疫应答过程中产生最早的是 IgM。

24. T 细胞与 B 细胞受抗原作用能增生分化。

25. 胸腺是 T 细胞成熟的场所。

26. 异嗜性抗原是一类与种属特异性无关的，存在于不同种系生物如动物、植物或微生物间的共同抗原，又名 Forssman 抗原。如溶血性链球菌与人肾小球基底膜及心肌组织具有共同抗原，故机体产生的抗链球菌抗体可与具有共同抗原的心、肾组织发生交叉反应，导致肾小球肾炎或心肌炎。

27. 狂犬病为人兽共患的自然疫源性疾病，在野生动物及家畜中传播并流行，主要传染源和储存宿主是狐狸、鼬鼠、犬、猫、狼及吸血蝙蝠等，人偶尔被病兽或带毒动物咬伤或抓伤而被感染。狂犬病潜伏期为 2～16 周（10 日至 1 年）。人发病时的典型临床表现是神经兴奋性增高，吞咽或饮水时喉头肌肉发生痉挛，故又称恐水病。经 3～5 日后，患者转入麻痹期，最后因昏迷、呼吸、循环衰竭而死亡。病死率几近 100%。

28. 3～6 个月婴儿易患呼吸道感染主要是因为 SIgA 不足。

29. Ⅱ型超敏反应是由 IgG 或 IgM 抗体与靶细胞表面相应抗原结合后，在补体、吞噬细胞和 NK 细胞参与作用下，引起的以细胞溶解和组织损伤为主的病理性免疫反应。霉素、磺胺、安替比林、奎尼丁和非那西汀等药物抗原表位能与血细胞膜蛋白或血浆蛋白结合获得免疫原性，刺激机体产生药物抗原表位特异性抗体，与药物结合的红细胞、粒细胞或血小板作用，或与药物结合形成抗原 - 抗体复合物再与具有 Fc 受体的血细胞结合，激活补体可引起药物性溶血性贫血、粒细胞减少症或血小板减少性紫癜。

30. HIV 患者细胞免疫功能日渐受损。表现为 T 淋巴细胞绝对计数下降，CD4⁺T 淋巴细胞计数下降，$CD4^+/CD8^+$ 低于 1.0。

31. 补体 C_3 水平低下时，机体最易患的疾病是感染性疾病。

32. 接触性皮炎属于Ⅳ型超敏反应疾病：接触小分子半抗原物质，如油漆、染料、农药、化妆品和某些药物（磺胺和青霉素）等引起。小分子半抗原与表皮细胞蛋白质结合成完全抗原，经郎格汉斯细胞递呈、活化 T 细胞，皮炎可在接触相应致敏原后 24 小时发生，表现为局部红肿、硬结、水泡，严重者可发生剥脱性皮炎。

34. DiGeorge 综合征是由于先天性胸腺发育不全引起的 T 细胞缺陷病。T 细胞数目降低，B 细胞数目正常，但由于缺乏 T 细胞辅助，体液免疫也受损。

35. 免疫接种后首先产生的抗体是 IgM。

36. 肺出血肾炎综合征、免疫性血小板减少性紫癜都属于抗体介导的自身免疫病。毒性弥漫性甲状腺肿（Graves disease）是由血清中针对促甲状腺激素（TSH）受体的自身抗体所引起的、以甲状腺功能亢进为特征的自身免疫病。重症肌无力是由抗乙酰胆碱受体（AChR）的自身抗体引起，以骨骼肌进行性无力为特征的自身

免疫病。胰岛素依赖性糖尿病（IDDM）患者体内存在的自身反应性 CD8⁺CTL 可持续杀伤胰岛中的 B 细胞，致使胰岛素的分泌严重不足。桥本甲状腺炎既有抗体，又有 T 细胞介导，所以最佳选择是胰岛素依赖性糖尿病（1 型糖尿病）。

37. AIDS 是由 HIV 感染所致，以损害全身免疫系统为特征，流行于全球的致死性传染病。HIV 原发感染细胞是嗜巨噬细胞，其后主要侵染 CD4⁺T 细胞并使之溶解破坏，而引起 T 细胞数量进行性减少和丧失功能，导致免疫严重缺陷和多种病原体的机会性感染。

38. 再生障碍性贫血（AA，简称再障）通常指原发性骨髓造血功能衰竭综合征，病因不明。主要表现为骨髓造血功能低下、全血细胞减少和贫血、出血、感染。免疫抑制治疗有效。AA 患者外周血及骨髓淋巴细胞比例增高，T 细胞亚群失衡，T 辅助细胞Ⅰ型（Th1）、CD8⁺T 抑制细胞、CD25⁺T 细胞和 $γδTCR^+$T 细胞比例增高。T 细胞分泌的造血负调控因子（IFN - γ、TNF）明显增多，髓系细胞凋亡亢进。

B1 型题

6. 临床常见的Ⅰ型超敏反应性疾病如下。①药物过敏性休克：以青霉素最为常见。青霉素的降解产物青霉噻唑醛酸或青霉烯酸与组织蛋白结合后可获得免疫原性，刺激机体产生 IgE 而使机体致敏，幼时从空气中吸入青霉素降解产物或青霉菌孢子也可使人致敏。当机体再次接触青霉素时即可触发过敏反应，重者可发生过敏性休克甚至死亡。为防止青霉素过敏性休克，注射青霉素前必须做过敏试验。②呼吸道过敏反应：常因吸入花粉、尘螨、真菌和毛屑等变应原或呼吸道病原微生物感染引起。如过敏性鼻炎和过敏性哮喘。过敏性鼻炎也称花粉症，因吸入树粉、植物花粉引起，发病有明显的季节性和地区性，抗组胺药能显著控制临床症状。过敏性哮喘有早期和晚期反应两种类型，同时局部出现以嗜酸性粒细胞和中性粒细胞浸润为主的炎症反应。③消化道过敏反应：过敏体质的个体进食鱼、虾、蟹、蛋、奶等可发生过敏性胃肠炎，表现为恶心、呕吐、腹痛及腹泻等，严重者也可发生过敏性休克。患者胃肠道黏膜表面分泌型 IgA 含量明显减少和蛋白水解酶缺乏可能与消化道过敏反应发生有关。④皮肤过敏反应：包括荨麻疹、特应性皮炎（湿疹）和血管神经性水肿，可由药物、食物、肠道寄生虫或冷热刺激等引起。临床常见

的Ⅱ型超敏反应性疾病主要有：①输血反应多发生于 ABO 血型不符的输血。②新生儿溶血症：母子间 Rh 血型不符引起。③自身免疫性溶血性贫血。④药物过敏性血细胞减少症。⑤肺出血 - 肾炎综合征。⑥甲状腺功能亢进又称 Graves 病。临床常见的Ⅲ型超敏反应性疾病：①局部免疫复合物病：a. Arthus 反应。b. 类 Arthus 反应。②全身性免疫复合物病：a. 血清病。b. 链球菌感染后肾小球肾炎。c. 类风湿关节炎。临床常见的Ⅳ型超敏反应疾病主要有：①感染性迟发型超敏反应多发生于胞内寄生物（结核分枝杆菌等）感染。②接触性迟发型超敏反应：接触性皮炎。

第六章 药 理 学

A1/A2 型题

1. A	2. C	3. B	4. D	5. A	6. C	7. D
8. D	9. E	10. C	11. B	12. B	13. A	14. B
15. B	16. D	17. C	18. C	19. C	20. C	21. A
22. A	23. A	24. A	25. B	26. B	27. A	28. A
29. A	30. C	31. E	32. D	33. B	34. E	35. B
36. B	37. D	38. E	39. A	40. A		

B1 型题

1. (1) B (2) D   2. (1) C (2) A

3. (1) B (2) C   4. (1) E (2) C

5. (1) B (2) A   6. (1) C (2) A

【解析】

A1/A2 型题

1. 钙通道阻滞剂具有降低下食管括约肌压力作用。

2. 常用的抗抑郁药物：①选择性 5-羟色胺（5-HT）再摄取抑制剂（SSRIs）：代表药物有氟西汀、帕罗西汀、舍曲林、氟伏沙明、西酞普兰。②5-HT 和 NE 再摄取抑制剂（SNRIs）：代表药物有文拉法辛。分速释和缓释两种剂型。③NE 和特异性 5-HT 能抗抑郁药（NaSSAs）：代表药物有米氮平。④三环类及四环类抗抑郁药：代表药物有丙米嗪、氯米帕明、阿米替林及多塞平、马普替林等。⑤单胺氧化酶抑制剂（MAOI）：代表药物有苯乙肼。⑥其他抗抑郁药：安非他酮、瑞波西汀、曲唑酮、尼法唑酮、噻奈普汀等均有较好的抗抑郁作用。

3. 阿托品是缓解胃肠痉挛作用的自主神经递质受体阻断剂。

5. 室性心律失常首选利多卡因。

6. 胰岛素是降低血糖的激素，不促进糖原异生。

8. 室性心律失常首选利多卡因。

10. 胺碘酮对心脏多种离子通道均有抑制作用，降低窦房结、浦肯野纤维的自律性和传导性，明显延长 APD 和 ERP，延长 Q-T 间期和 QRS 波。胺碘酮延长 APD 的作用不依赖于心率的快慢，无翻转使用依赖性。

12. 阿托品抗休克的主要机制是扩张血管，改善微循环。

18. ACEI 类药物降低慢性心衰死亡率的根本作用是逆转左心室肥大。

20. β 受体阻断剂（普萘洛尔等）的降压机制：通过减慢心率、降低血压、减弱心肌收缩力而使心肌耗氧量下降，即在完成相同功量的运动时，心率×血压较前减少，使心绞痛发作次数和硝酸甘油用量减少、活动耐力增加。

21. 治疗肺炎球菌性肺炎首选青霉素。

23. 阿托品滴眼引起扩瞳、眼内压升高、调节麻痹。

24. 青霉素对结核杆菌无效。

25. 他汀类与 HMG-CoA 的化学结构相似，且和 HMG-CoA 还原酶的亲和力高出 HMG-CoA 数千倍，对该酶产生竞争性的抑制作用，使 Ch 合成受阻。

26. 室性心律失常首选利多卡因。

27. 阿米卡星突出的优点是对肠道 G^- 杆菌和铜绿假单胞菌所产生的多种氨基苷类灭活酶稳定，故对一些氨基糖苷类耐药菌感染仍能有效控制，常作为首选药。本品的另一个优点是它与 β-内酰胺类联合应用可获协同作用，当粒细胞缺乏或其他免疫缺陷患者合并严重 G^- 杆菌感染时，合用药比阿米卡星单独使用效果更好。

30. 赫氏反应：应用青霉素 G 治疗梅毒、钩端螺旋体、雅司、鼠咬热或炭疽等感染时，可有症状加剧现象。

33. 利尿剂使细胞外液容量减小、心排出量降低，并能通过利钠作用使血压下降。噻嗪类应用最普遍，但长期应用可引起血钾降低及血糖、血尿酸、血胆固醇增高，糖尿病及高脂血症患者宜慎用，痛风患者禁用。

34. 血管紧张素转换酶抑制剂（ACEI）：主要功能是抑制循环中及局部组织中血管紧张素Ⅱ的生成，还可以抑制缓激肽的降解，兼有扩张小动脉和静脉的作用。能缓解症状，改善血流动力学变化与左心室功能，逆转左心室肥厚，提高运动耐力。常用制剂为卡托普利。

36. 在中枢神经系统，对乙酰氨基酚抑制前列腺素合成，产生解热镇痛作用，在外周组织对环氧酶没有明显的作用，这可能与其无明显抗炎作用有关。临床主要用于退热和镇痛。

37. 后遗效应是指药物停用后，血药浓度已降至有效阈浓度以下时仍残存的药理效应。例如服用巴比妥类催眠药后，次晨出现的乏力、困倦等现象。

38. 治疗焦虑症最好选用地西泮。

40. 哌替啶镇痛作用较吗啡弱，但成瘾性较吗啡轻，产生也较慢，现已取代吗啡用于创伤、手术后及晚期癌症等各种原因引起的剧痛，用于内脏绞痛需加用阿托品。鉴于新生儿对哌替啶的呼吸抑制作用极为敏感，因此产妇临产前 2～4 小时内不宜使用。

第七章　医学心理学

【答案】

A1/A2 型题

1. A	2. A	3. D	4. D	5. C	6. E	7. D
8. C	9. A	10. A	11. B	12. C	13. B	14. A
15. E	16. D	17. C	18. E	19. D	20. D	21. E
22. A	23. E	24. D	25. A	26. A	27. E	28. D
29. E	30. D	31. A	32. B	33. B	34. E	35. D
36. B	37. B	38. C	39. D	40. C	41. B	42. B
43. B	44. E	45. B	46. E	47. B	48. B	49. D
50. B	51. E	52. D	53. C	54. E		

A3/A4 型题

1. (1) E (2) E (3) B

【解析】

A1/A2 型题

2. 胆汁质的人做事总是风风火火，速度很快，脾气暴躁，缺乏耐性，而且时不时会出现错误。

3. 医学心理学的基本观点：①心身统一的观点：一个完整的个体应包括心、身，即精神与躯体两个部分，两者相互影响。②社会影响的观点：一个完整的个体不仅是生物的人，而且是社会的人。③认知评价的观点：心理社会因素能否影响健康或导致疾病，不完全取决于该因素的性质和意义，还取决于个体对外界刺激怎样认知和评价，有时后者占主导地位。④主动调节的观点：个体在成长发育过程中，逐渐对外界事物形成了一个特定的反应模式，构成了相对稳定的个性特点。⑤情绪作用的观点：情绪与健康有着十分密切的关系。⑥个性特征的观点：面对同样的社会应激，有的人得病，难以适应，有的人则"游刃有余"，很快渡过"难关"，这之中与个性特征有着十分密切的关系。

4. 内科心身疾病，包括：原发性高血压、原发性低血压、冠状动脉硬化性心脏病、阵发性心动过速、胃溃疡、十二指肠溃疡、神经性呕吐、神经性厌食症、溃疡性结肠炎、过敏性结肠炎、支气管哮喘、过度换气综合征、偏头痛、肌紧张性头痛、自主神经失调症、甲状腺功能亢进、艾迪生病、副甲状腺功能亢进、副甲状腺功能低下、垂体功能低下、糖尿病等。

5. 学习是个体经验的获得而引起行为发生相对持久变化的过程。

6. 韦氏量表诊断智力缺损的智商临界值是 69 以下。

7. 采用投射原理编制的心理测验是主题统觉测验。

8. 经典精神分析疗法常用的技术是自由联想。

9. 中年人心理卫生的重点是处理心理矛盾，保持心理健康。

12. 价值观形成和发展的关键期是青少年期。

14. 人本主义疗法是现代心理治疗中的"第三种势力"。以人为中心治疗的特点：①以来访者为中心。②把心理治疗看成一个转变过程。以人为中心的治疗中，最重要的技术是：真诚一致、无条件积极关注、同感地了解。

17. 心理过程包括认知、情绪、意志。

20. 心身疾病是心理社会因素在发病、发展过程中起重要作用的躯体器质性疾病。焦虑症不属于心身疾病。

25. 提出应对分为情绪关注应对和问题关注应对的学者是拉扎鲁斯。

28. 直接影响活动效果，使活动顺利完成的个性特征是能力。

29. 韦氏智力量表的得分分布是以 100 为平均值、15 为标准差的正态分布，得分在 70～130 分为正常，得分高于 130 分为智力超常，低于 70 分为智力缺陷。

32. 提出"生物医学逐渐演变为生物－心理－社会医学是医学发展的必然"这一观点的是恩格尔。

36. 医学心理学是心理学与医学相结合的学科，是将心理学的理论和技术应用于医学领域，研究心理社会因素对人类健康与疾病的影响及其相互转化过程中的作用及规律的一门科学。医学心理学与心理学的其他分支学科（如教育心理学、社会心理学等）一样，不仅有自然科学基础，也有社会科学基础。

37. 自我意识和自然人成为社会人标志着人格形成。人格形成的关键是自我意识的确立和社会化的完善。前者标志着个体形成了有别于他人的心理内涵，后者标志着个体完成了社会角色的认同。

38. 美国心理学家华生受巴甫洛夫经典的条件反射学说的启发，在 1913 年发表《行为主义者眼光中的心理学》，创立了行为主义的理论。华生提出了两条规律。①频因律：即对某一刺激的某一行为发生反应的次数越多，那么这一行为就越有可能固定保留下来，并在以后遇到相同的刺激时很可能发生。②近因律：即对某一刺激发生某一行为在时间上越接近，那么这一行为反应越容易固定下来，并在以后遇到相同的刺激时很可能发生。美国心理学家斯金钠进行了著名的操作性条件反射实验。操作性条件反射与经典条件反射不同。在操作性条件反射中，人或动物必须寻找出一个适宜的反应（如按压杠杆），这个习得的反应可以带来某种结果（如得到食物）。在经典的条件反射中没有这样的效果出现（如唾液的分泌不会导致食物的出现）。这种条件反射之所以被称为"操作性的"，正是强调了其行为的操作性会导致某种结果的产生。

39. 美国心理学家罗杰斯创建了人本主义疗法，被称为现代心理治疗中的"第三种势力"。

43. 手术前患者最常见的情绪反应是焦虑。

47. 在精神分析中，治疗师会潜意识恋慕或憎恨患者，称为反移情。

49. ①角色行为减退：已进入角色的患者，由于更强烈的情感需要，不顾病情而从事力所不及的活动，表现出对病、伤的考虑不充分或不够重视，而影响到疾病的治疗。②角色行为冲突：同一个体常常承担着多种社会角色。当患病并需要从其他角色转化为患者角色时，患者一时难以实现角色适应。③角色行为缺如：即患者未能进入角色。虽然医生诊断为有病，但本人否认自己有病，根本没有或不愿意识到自己是患者。

50. 先吃糖，后喝苦药，就会觉得药更苦，这是感觉对比。感觉对比是指同一感受器接受不同的刺激而使感受性发生变化的现象。这是由于感受器不同部位接受不同刺激，对某个部位的强刺激抑制了其他邻近部位的反应，不同部位的反应差别被加强的表现。

51. 人本主义疗法是现代心理治疗中的"第三种势力"。以人为中心治疗的特点：①以来访者为中心。②把心理治疗看成一个转变过程。以人为中心的治疗中，最重要的技术是：真诚一致、无条件积极关注、同感的了解。

53. 对同一目标既向往又拒绝的心理冲突，属于趋避冲突。

54. 马斯洛提出人的主要需要依其发展顺序与层次高低分为五个层次，当低层次的需要满足以后才会进一步满足高层次需要。

（1）生理的需要：空气、食物、水、性等。

（2）安全的需要：回避危险和恐惧感。

（3）归属和爱的需要：社交、归属、爱等。

（4）尊重的需要：成就、权利、名誉、地位等。

（5）自我实现的需要：理想、抱负的实现。

A3/A4 型题

1. （1）精神分析疗法主张通过内省的方式，以自由联想、精神疏泄和分析解释的方法，把压抑在‘无意识’中的某些幼年时期的精神创伤或痛苦体验挖掘或暴露出来，从中发现焦虑根源，启发并帮助患者彻底领悟而重新认识它，从而改变原有的病理模式，重建自己的人格，达到治疗目的，包括：自由联想和梦的分析（B错）。冲击疗法与脱敏法虽都是将患者置于他所惧怕的情境中，但前者是采取缓和的、逐步消除恐惧的方法（D错），后者是治疗开始即将患者处于他最怕的情境中，如果并没有真正可怕的事情发生，那么紧张、焦虑不安便会明显减轻（A错）。厌恶疗法是将令患者厌恶的刺激与对患者有吸引力的不良刺激相结合形成条件反射，以消退不良刺激对患者的吸引力，使症状消退（C错）。放松训练又称松弛训练。它是按一定的练习程序，学习有意识地控制或调节自身的心理生理活动，以达到降低机体唤醒水平，调整因紧张刺激而紊乱了的功能（E对）。

（2）保密守信原则是指医务人员在对患者疾病诊疗的过程中及以后要保守患者的秘密和隐私，并遵守诚信的伦理准则（A错）。患者至上原则是指医务人员在诊疗过程中应始终以患者为中心，把患者的利益放在首位（B错）。知情同意原则是指医务人员在选择和确定疾病的诊疗方案时要取得患者知情和自由选择与决定，对于一些特殊检查、特殊治疗和手术，还要以患者或患者家属（无家属者由监护人）签字为据（D错）。最优化原则是指在选择诊疗方案时以最小的代价获得最大效果的决策（E对）。

（3）骨科主治医师应当对患者实施心理健康指导（B对）。

第八章　医学伦理学

A1/A2 型题

1. C	2. A	3. A	4. A	5. C	6. C	7. A
8. E	9. E	10. A	11. D	12. C	13. D	14. E
15. A	16. B	17. D	18. B	19. E	20. E	21. A
22. D	23. C	24. E	25. D	26. B	27. E	28. C
29. A	30. D	31. C	32. D	33. A	34. B	35. C
36. B	37. A	38. D	39. E	40. C	41. B	42. C
43. D						

【解析】

A1/A2 型题

2. 医疗机构违反规定，使用非卫生技术人员从事医疗卫生技术工作的，由县级以上人民政府卫生计生行政部门责令其限期改正，并可处以 5000 元以下的罚款，情节严重的，吊销其《医疗机构执业许可证》。

4. 医师在执业活动中应履行下列义务：①遵守法律、法规，遵守技术操作规范；②树立敬业精神，遵守职业道德，履行医师职责，尽职尽责为患者服务；③关心、爱护、尊重患者，保护患者的隐私；④努力钻研业务，更新知识，提高专业技术水平；⑤宣传卫生保健知识，对患者进行健康教育。以上既是医师的法律义务，也是医德义务。此外，医师的道德义务还要求对患者尽义务与对他人、社会尽义务统一起来，并且把患者的权利也视为应尽的义务。

5. "三查"是指操作前查、操作中查、操作后查。

6. 公正有程序性公正、回报性公正和分配性公正等，这里主要指分配性公正，它是指收益和负担的合理分配，并且又包括形式上的公正和实质上的公正。在医护实践中，形式上的公正是指类似的个案分配收益与负担时以同样的准则处理，不同的个案以不同的准则处理，在我国仅限于基本的医疗和护理；实质上的公正是根据患者的需要、个人的能力、对社会的贡献、在家庭中的角色地位等分配收益和负担，在现阶段我国稀有贵重卫生资源的分配只有根据实质上的公正。

公正原则要求医务人员：①公正地分配卫生资源。医务人员既有宏观分配卫生资源的建议权，又有参与微观分配卫生资源的权利，那么应根据公正的形式和实质原则，运用自己的权利，尽力实现患者基本医疗和护理的平等；②不仅在卫生资源分配上，而且态度上能够公正地对待患者，特别是老年患者、精神病患者、残疾患者、年幼患者等；③在医患纠纷、医护差错事故的处理中，要坚持实事求是，站在公正的立场上。

7. 边沁首先提出以"最大多数人的最大幸福"（最大幸福原则）作为道德判断准则，随后密尔进行对功利论进行了批判和修正。

8. 公共卫生工作特有的伦理原则是全社会参与原则。最优化原则是临床诊疗的伦理原则。其他选项是一般伦理原则。

10. 不同发展阶段的医学伦理学都是以前一阶段的医学伦理学为基础发展而来的。

11. 人类辅助生殖技术是指运用医学技术和方法对配子、合子、胚胎进行人工操作，以达到受孕目的的技术。即治疗、补偿已婚夫妇的生育功能。

18. 临终关怀的特点：①临终关怀的主要对象为临终患者，特别是晚期癌瘤患者等心身遭受折磨的患者。②临终关怀不以治疗疾病为主，而是以支持疗法、控制症状、姑息治疗与全面照护为主。③临终关怀注重患者的尊严与价值，它不以延长患者的生存时间为主，而以提高临终阶段的生存质量为宗旨。④临终关怀提供家庭式的爱抚与关怀，即它是面向整个家庭单位，既为患者又为家属提供服务。⑤临终关怀服务虽以医务人员为主，但已成为社会志愿者积极参与的公益事业。

20. 伦理委员会对涉及人体的生物医学研究和相关技术应用项目的伦理审查要依据国内外颁布的有关文件规定和要求。其中，国际文件有：1946 年纽伦堡国际军事法庭制定的《纽伦堡法典》；1964 年世界医学会（WMA）在芬兰赫尔辛基制定并经多次修改的《赫尔辛基宣言》等。

28. 荷兰是最早实施安乐死合法化的国家，荷兰安乐死法案为医生实施"安乐死"规定了严格而详细的医学与法律的基本程序，这些基本程序可供人们借鉴。

32. 医学模式转变对医务人员提出的要求是改变传统的医德观念。

34. 人类辅助生殖技术包括人工授精、体外受精和无性生殖。人工授精根据精子的来源又分为丈夫精液的人工授精和供精人工授精；体外受精是指分别取出精子和卵子，在试管中使卵子受精，培养成胚胎，并将胚胎植入子宫，继续发育成胎儿，又称试管婴儿技术；无性生殖，又叫克隆，是指生物体通过无性繁殖的方式，产生遗传性状与母体相似的"后代"的过程，这种方式在人类中尚未实施。

35. 医德良心对每个医务人员有评价作用。

37. 不得为单身妇女实施人工授精。

38. 同一供精者的精子最多只能提供给 5 名妇女受孕。

40. 患者权利受到普遍关注的原因是人们已意识到医源性疾病所致的严重危害性。

41. 医疗伤害带有一定的必然性。不伤害原则不是绝对的，有些诊治、护理手段即使符合适应证，也会给患者带来躯体上或心理上的一些伤害，如肿瘤化疗既能抑制肿瘤发展或复发，又会对造血、免疫系统产生不良的影响。因此，符合适应证不意味着可以忽视对患者的伤害，应努力避免各种伤害的可能或将伤害减少到最低限度。

43. 患者的义务：根据 1986 年 10 月 30 日公布的《卫生部、公安部关于维护医院秩序的联合通知》中规定：患者要严格按照医嘱进行检查、治疗……患者就诊、治疗要按章交费……禁止任何人利用任何手段扰乱医疗秩序，侵犯医务人员的人身安全，损坏国家财产。《中华人民共和国医师法》中规定：全社会应尊重医师。医师依法履行职责，受法律保护。《中华人民共和国传染病防治法》中有传染病患者要接受治疗、配合实施必要的卫生处理和预防措施的内容。《中华人民共和国母婴保健法》中有医师发现或怀疑患有严重遗传性疾病的育龄夫妻应根据医师的意见采取相应措施的内容。以上都是患者的法律义务，也是道德义务。此外，患者还有遵守医院规章制度、恢复和保护健康以及支持医学科学发展（包括接受医学生实习、参与生物医学科研中的人体实验）等道德义务。

第九章　卫生法规

【答案】

A1/A2 型题

1. E	2. C	3. C	4. C	5. A	6. B	7. C
8. A	9. D	10. D	11. C	12. A	13. D	14. A
15. B	16. B	17. D	18. C	19. E	20. D	21. E
22. C	23. A	24. D	25. D	26. B	27. B	28. D
29. B	30. C	31. A	32. D	33. D	34. A	35. E
36. C	37. C	38. B	39. B	40. A	41. E	42. D
43. A	44. B	45. B	46. D	47. B	48. D	49. B
50. C	51. B	52. D	53. D			

A3/A4 型题

1.（1）A（2）A（3）A

B1 型题

1.（1）A（2）B（3）D　　　2.（1）A（2）D（3）C

3.（1）E（2）B（3）C　　　4.（1）A（2）D（3）E

5.（1）D（2）B（3）C　　　6.（1）E（2）A（3）B

【解析】

A1/A2 型题

5. 传染性非典型肺炎、人感染高致病性禽流感、肺炭疽、鼠疫采取甲类传染病预防控制措施。

6. 受血者配血试验的血标本必须是输血前3天之内采集的，最好采用新鲜采集的患者血液标本进行交叉配血。

11. 医疗保健机构禁止非医学需要的胎儿性别鉴定。

12. B、C、D、E选项是必须报经上一级人民政府决定，才可以采取的紧急措施。

13. 因抢救急危患者，未能及时书写病历的，有关医务人员应当在抢救结束后6个小时内据实补记，并加以注明。严禁涂改、伪造、隐匿、销毁或者抢夺病历资料。患者有权复印或者复制自己的门诊病历、住院志、体温单、医嘱单、化验单（检验报告）、医学影像检查资料、

特殊检查同意书、手术同意书、手术及麻醉记录单、病理资料、护理记录以及国务院卫生健康主管部门规定的其他病历资料。患者依照规定要求复印或者复制上述病历资料的，医疗机构应当提供复印或者复制服务并在复印或者复制的病历资料上加盖证明印记。复印或者复制病历资料时，应当有患者在场。医疗机构应患者的要求，为其复印或者复制病历资料，可以按照规定收取工本费。

19. 因为医疗事故鉴定不是行政行为不能提出复议，但可以申请再次鉴定。

20.《传染病防治法》将37种急性和慢性传染病列为法定管理的传染病，并分为甲、乙、丙3类。

21. 由县级以上地方人民政府卫生行政部门予以取缔，没收违法所得，可以并处10万元以下的罚款；构成犯罪的，依法追究刑事责任。

26. 医疗事故构成要件之一就是行为主体主观上是因为过失才造成了患者人身损害的后果而行为主体实施的违法行为是违反医疗卫生管理法律、行政法规、部门规章和诊疗护理规范、常规的行为。

28. 以不正当手段取得医师执业证书的，由发给证书的卫生行政部门予以吊销；对负有直接责任的主管人员和其他直接责任人员，依法给予行政处分。

30. 任何单位或者个人开展诊疗活动，必须依法取得《医疗机构执业许可证》。

31. 血袋标签核对的主要内容是：①血站的名称；②献血编号或者条形码、血型；③血液品种；④采血日期及时间或者制备日期及时间；⑤有效期及时间；⑥储存条件。禁止将血袋标签不合格的血液入库。

40. 医师在执业活动中，按执业规则可以发现患者非正常死亡时，向有关部门报告。

41. 婚前医学检查是指医疗保健机构对准备结婚的男女双方可能患影响结婚和生育的疾病进行的医学检查。婚前医学检查包括对下列疾病的检查：①严重遗传性疾病。是指由于遗传因素先天形成，患者全部或者部分丧失自主生活能力，后代再现风险高，医学上认为不宜生育的遗传性疾病；②指定传染病。是指《中华人民共和国传染病防治法》中规定的艾滋病、淋病、梅毒、麻风病以及医学上认为影响结婚和生育的其他传染病；③有关精神病。是指精神分裂症、躁狂抑郁型精神病以及其他重型精神病。

42. 医师是指依法取得执业医师资格或者执业助理医师资格，经注册在医疗、预防或者保健机构（包括计划生育技术服务机构）中执业的专业医务人员。

45. 新修订的传染病防治法特别指出是在指定场所单独隔离治疗。

48. 麻疹属于丙类传染病，根据新修订的传染病防治法，医疗机构发现乙类或者丙类传染病患者时应根据病情采取必要的治疗和控制传播措施。

49. 取得执业助理医师执业证书后，具有高等学校医学专科学历，在医疗、预防、保健机构中工作满2年；具有中等专业学校医学专业学历，在医疗、预防、保健机构中工作满5年的，可参加执业医师资格考试。

50. 无家属签字的无自主意识患者紧急输血，应报医院职能部门或主管领导同意、备案，并记入病历。

51. 突发公共卫生事件是指突然发生，造成或者可能造成社会公众健康严重损害的重大传染病疫情、群体性不明原因疾病、重大食物和职业中毒以及其他严重影响公众健康的事件。

突发公共卫生事件作为一类公共卫生工作，具有如下特性：首先，突发公共卫生事件是突然发生的，具有很强的不确定性；其次，突发公共卫生事件的发生呈现群体性，目标对象往往是不特定的社会群体；再次，突发公共卫生事件可能导致全国性或全球性的公共卫生危机；最后，

突发公共卫生事件不但会对公众健康造成严重损害，严重时还会破坏社会安定，动摇社会正常秩序。所以，一般说来，突发公共卫生事件具有突发性、公共性、危害性和复杂性的特点。

52. 突发公共卫生事件的法律责任：医疗卫生机构有下列行为之一的，由卫生行政主管部门责令改正、通报批评、给予警告；情节严重的，吊销《医疗机构执业许可证》；对主要负责人、负有责任的主管人员和其他直接责任人员依法给予降级或者撤职的纪律处分；造成传染病传播、流行或者对社会公众健康造成其他严重危害后果，构成犯罪的，依法追究刑事责任：①未依照本条例的规定履行报告职责，隐瞒、缓报或者谎报的；②未依照本条例的规定及时采取控制措施的；③未依照本条例的规定履行突发事件监测职责的；④拒绝接诊病人的；⑤拒不服从突发事件应急处理指挥部调度的。

53. 《突发公共卫生事件应急条例》规定，国家建立突发事件的信息发布制度（C错）。国务院卫生行政主管部门负责向社会发布突发事件的信息（E错）。《突发公共卫生事件应急条例》规定，医疗卫生机构有下列行为之一的，由卫生行政主管部门责令改正、通报批评、给予警告。①未依照规定履行报告职责（D对），隐瞒、缓报或者谎报的；②未依照规定及时采取控制措施的；③未依照规定履行突发事件监测职责的；④拒绝接诊病人的；⑤拒不服从突发事件应急处理指挥部调度的。

A3/A4型题

1. （1）患者的道德义务：支持临床实习和医学发展的义务。但是，作为一种道德义务必须以患者的知情同意为前提。医学实践中任何人都不能假借社会、医学的名义，侵犯他人的人身权利（A对）。

（2）知情同意是尊重患者自主性的具体体现（A对）。

（3）《中华人民共和国医师法》规定，医师在执业活动中履行下列义务：尊重、关心、爱护患者，依法保护患者隐私和个人信息（A对）。

第十章　预防医学

【答案】

A1/A2 型题

1. B	2. E	3. C	4. E	5. B	6. D	7. B
8. C	9. A	10. D	11. B	12. D	13. D	14. E
15. C	16. C	17. B	18. C	19. D	20. D	21. B
22. C	23. A	24. C	25. C	26. B	27. C	28. C
29. B	30. C	31. C	32. D	33. D	34. D	35. D

A3/A4 型题

1. (1) E (2) C (3) A
2. (1) A (2) C (3) E

B1 型题

1. (1) D (2) B (3) A　　　2. (1) D (2) C (3) A (4) B
3. (1) A (2) D (3) B (4) B　　4. (1) B (2) C (3) D
5. (1) B (2) A (3) C

【解析】

A1/A2 型题

1. 筛检是运用快速、简便的检验、检查或其他措施,在健康的人群中,发现那些表面健康但可疑有病或有缺陷的人。筛检所用的各种手段和方法称为筛检试验。

　　筛检的目的:①早期发现可疑患者,做到早诊断、早治疗,提高治愈率,实现疾病的二级预防。②发现高危人群,以便实施相应的干预,降低人群的发病率,实现疾病的第一级预防。③了解疾病自然史。④进行疾病监测。筛检试验和诊断试验的评价方法基本相同,除考虑安全可靠、简便快速及经济可行外,还要考虑其科学性,即该方法对疾病进行诊断的真实性和价值,具体与标准诊断方法即"金标准"进行比较。评价的步骤有:①确定金标准(目前被公认的最可靠、最权威的、可以反映有病或无病实际情况的诊断方法称为金标准)。②选择研究对象。③确定样本含量。④盲法同步测试。⑤整理分析资料。⑥质量控制。

　　2. 职业病特点:①病因明确。②病因与疾病之间一般存在接触水平(剂量)-效应(反应)关系,所接触的病因大多是可检测和识别的。③群体发病,在接触同种职业性有害因素的人群中常有一定的发病率,很少只出现个别患者。④早期诊断、及时合理处理,预后康复效果较好。大多数职业病目前尚无特殊治疗方法,发现愈晚,疗效也愈差。⑤重在预防,除职业性传染病外,治疗个体无助于控制人群发病。

　　3. 实施初级卫生保健的基本原则:①合理分配资源;②社区参与;③预防为主;④适宜技术;⑤综合利用;⑥合理转诊。

　　4. 危险因素是指机体内外存在的使疾病发生和死亡增加的诱发因素。如不良的行为(如吸烟)、疾病家族史、暴露于不良的环境以及有关的职业、血压、血清胆固醇浓度过高、超重、心电图异常、过去病史等。健康危险因素评估是指从个体或群体健康信息咨询或调查、体检和实验室检查等过程中收集各种与健康相关的危险因素信息,为进一步开展有针对性的干预措施提供依据。目的不是早期诊断,而是在于估计特定时间发生某种疾病的可能性。

　　5. 两样本均数的比较适用于完全随机设计的两样本均数的比较。目的是推断两样本均数分别代表的两总体均数有无差别。

　　6. 卫生服务需求、需要与利用的区别如下。

　　(1) 卫生服务需要:是依据人们的实际健康状况与"理想健康状态"之间存在差距而提出的对预防、保健、医疗、康复等服务的客观要求。

　　(2) 卫生服务需求:是从经济和价值观念出发,在一定时期内、一定价格水平上人们愿意而且有能力消费的卫生服务量。需求的两个必备条件:购买意愿;支付能力。类型:由需要转化而来的需求和没有需要的需求。

　　(3) 卫生服务利用:是需求者实际利用卫生服务的数量(即有效需求量)。

7. 地方病按病因可分为自然疫源性和化学元素性两类。自然疫源性（生物源性）地方病的病因为微生物和寄生虫，是一类传染性的地方病，如鼠疫、布鲁菌病、流行性乙型脑炎、森林脑炎、流行性出血热、钩端螺旋体病、血吸虫病、疟疾、黑热病、肺吸虫病、包虫病等。化学元素性地方病又称地球化学性地方病，是由于地壳表面各种化学元素分布不均匀，造成地球上某一地区的水和土壤中某种化学元素过多或不足或比例失常，再通过食物和饮水作用于人体而引起的疾病。常见的有元素缺乏性地方病，如碘缺乏病和元素中毒性地方病，如地方性氟中毒、地方性砷中毒、地方性硒中毒、地方性铜中毒等。

8. 慢性病自我管理：

（1）慢性病自我管理的定义：是指在卫生保健专业人员的协助下，个人承担一些预防性或治疗性的卫生保健活动。

（2）慢性病自我管理的任务：①所患疾病的医疗和行为管理（如按时服药、加强锻炼、就诊、改变不良饮食习惯）；②角色管理（维持日常角色，做家务、工作、社会交往）；③情绪的管理（愤怒、对未来担心、挫折感和偶尔的情绪低落）。

（3）慢性病自我管理的基本技能：①解决问题的技能；②决策技能；③寻找和利用社区资源的能力；④建立良好医患关系的技能；⑤目标设定与采取行动的技能。

9. 医源性疾病指在诊治或预防疾病过程中，由于医护人员各种言行、措施不当而造成的不利于患者身心健康的疾病。

10. 膳食调查的主要目的是了解膳食组成与营养素摄取情况，借此来评定营养需要达到满足的程度。

11. 食物中毒：指摄入含有生物性、化学性有毒有害物质的食品或把有毒有害物质当作食品摄入后所出现的非传染性的急性、亚急性疾病。

12. 描述流行病学又称描述性研究。它是将专门调查或常规记录所获得的资料，按照不同地区、不同时间和不同人群特征分组，以展示该人群中疾病或健康状况分布特点的一种观察性研究。专门调查：现况研究、生态学研究、个案调查以及暴发调查；常规记录有：死亡报告、出生登记、出生缺陷监测、药物不良反应监测和疾病监测。描述流行病学可以：①为病因研究提供线索；②掌握疾病和病因的分布状况，为疾病防治工作提供依据；③用来评价防治策略和措施的效果。

13. Meta分析概念：当系统评价采用了定量合成的方法对资料进行统计学处理时称为Meta分析。所以，Meta分析是运用定量统计学方法汇总多个研究结果的系统评价。发表性偏倚的识别与控制：漏斗图是最常用的用于判断是否有发表性偏倚的方法。其他方法还有线性回归法、秩相关检验、剪补法、失安全数等。Meta分析时尽可能将所有的研究搜集齐全，包括未发表的阴性研究报告、会议论文摘要、各种研究简报、学位论文等，以控制发表性偏倚。

14. 人群健康策略强调两点：①注重分析在整个生命全程中影响人群健康的全部的决定因素，而不仅仅重视与特定疾病相关的危险因素或临床病因；②重视促进全体人群的健康，而不仅仅关注那些已患病者或高危个体。

15. 补充维生素和钙磷等营养可以提高抵抗力。

16. 龋均指受检查人群中每人口腔中平均龋、失、补牙数，能较好地反映龋病的流行程度。

21. 发病率指在一定期间内（一般为1年）、特定人群中某病新病例出现的频率。

23. 医院感染的来源：①交叉感染或外源性感染：在医院内患者接受不洁的输血、注射或不规范的介入诊疗技术，如导管、插管及内镜等，被微生物交叉感染。②环境感染：环境中或无生命物品上被污染的病原微生物及机会致病微生物，通过呼吸道、消化道及密切接触途径，使被暴露人群获得的附加感染。③内源性感染：感染来自于患者自身的机会致病微生物，常常发生在应用大剂量免疫抑制剂、抗肿瘤化疗药物及放射治疗的患者，长期滥用广谱抗生素以及AIDS、肿瘤和慢性肝炎等晚期患者。

25. 预防地方性甲状腺肿最方便、可靠的措施是碘化食盐或食油。

28. "生活变化单位"（LCU）代表相应事件在一段时间内经历的生活变化所要求的适应程度做出数量估计，例如，配偶死亡可以有100

分，同时利用"疾病量表"调查这段时间内和此后一段时间内所患疾病和病感。若生活变化单位（LCU）累计得分在 200～299，则第二年的患病率约为 50%。

29. 艾滋病主要传播途径是经性传播。

30. 患者常因牙龈自发性出血而首先到口腔科就诊，一定要做到正确鉴别，早期诊断，避免误诊。

34. 流行病学研究方法如下。

（1）描述流行病学：主要是揭示人群中疾病或健康状况的分布现象。

（2）分析流行病学：主要是找出影响分布的决定因素。

（3）实验流行病学：主要是研究并评价疾病防治和健康促进中的预防干预措施及其效果。

（4）理论流行病学：是通过对疾病或健康状况的分布与影响因素之间内在关系的深入研究，建立数学模型以描述疾病流行规律、预测疾病流行趋势、检验疾病防治效果。

35. 使用低焦油卷烟不能降低烟草对身体的危害。

A3/A4 型题

2.（1）发病率指在一定期间内（一般为 1 年）、特定人群中某病新病例出现的频率。2008 年该病的发病率（1/10 万）= 200/1000 万 = 2.0（1/10 万）（A 对）。

（2）患病率指某特定时间内，总人口中现患某病者（包括新、旧病例）所占的比例。患病率（1/10 万）=（200 + 800）/1000 万 = 10（1/10 万）（C 对）。

（3）死亡率指在一定期间（通常为 1 年）内，某人群中死于某病（或死于所有原因）的频率。2008 年期间该病的死亡率（1/10 万）= 40/1000 万 = 0.4（1/10 万）（E 对）。

B1 型题

3. 口腔流行病学的研究可以采用多种方法。口腔健康状况是调查口腔流行病学中最常用的一种方法，是一种横断面的调查。普查是指在特定时间范围内，对特定人群中的每一个成员进行的调查或检查。抽样调查为查明某病或某些疾病在某个国家或某个地区的现患病情况或流行强度，多采用抽样调查的方法。

第十一章 口腔预防医学

【答案】

A1/A2 型题

1. E	2. B	3. A	4. E	5. A	6. A	7. C
8. C	9. E	10. D	11. A	12. D	13. E	14. E
15. D	16. C	17. E	18. D	19. D	20. E	21. B
22. B	23. A	24. C	25. C	26. C	27. E	28. E
29. D	30. D	31. E	32. B	33. C	34. E	35. B
36. B	37. B	38. B	39. C	40. B	41. C	42. A
43. D	44. E	45. A	46. C	47. A	48. C	49. D
50. D	51. B	52. C	53. C	54. C	55. E	56. D
57. C	58. E	59. D	60. E	61. E	62. D	63. B
64. E	65. E	66. A	67. A	68. E	69. D	70. C
71. C	72. D	73. C	74. B	75. E	76. C	77. B
78. D	79. B	80. D	81. C	82. A	83. B	84. D
85. B	86. E	87. A	88. C	89. A	90. E	91. B
92. A	93. B	94. D	95. C	96. B	97. B	98. C
99. C	100. C	101. D	102. A	103. C	104. E	105. D
106. B	107. A	108. E	109. B	110. B	111. D	112. D
113. D	114. D	115. D	116. D	117. B	118. D	119. A
120. C	121. D	122. A	123. B	124. A	125. B	126. D
127. C	128. B	129. C	130. C	131. C	132. C	133. B
134. B	135. A	136. D	137. E	138. C	139. B	140. D
141. C	142. B	143. E	144. A	145. A	146. D	147. D
148. E	149. D	150. B	151. C	152. B	153. C	154. C
155. C	156. E	157. E	158. E	159. B	160. E	161. D
162. C	163. C	164. C	165. E	166. D	167. B	168. B
169. C	170. D	171. D	172. B	173. A	174. C	175. C
176. E	177. D	178. E				

A3/A4 型题

1. (1) D (2) C
2. (1) A (2) D (3) A
3. (1) C (2) D (3) D (4) B
4. (1) A (2) C (3) C (4) E
5. (1) C (2) D (3) D
6. (1) C (2) A (3) D (4) C (5) C
7. (1) A (2) D (3) B
8. (1) C (2) A (3) A (4) B

9. (1) C (2) A (3) A (4) C
10. (1) A (2) D (3) A
11. (1) D (2) C
12. (1) E (2) D (3) B (4) C (5) E
13. (1) A (2) C (3) B
14. (1) B (2) C (3) B (4) A (5) C
15. (1) D (2) D

B1 型题

1. (1) B (2) B (3) A   2. (1) D (2) B (3) A (4) C
3. (1) C (2) D

【解析】

A1/A2 型题

1. 牙周疾病的流行特征主要有地区分布、时间分布和人群分布。在人群分布中包括有城乡分布、年龄和性别分布以及民族分布。显然细菌种群分布不在牙周疾病流行特征之列。因此选项 E 正确。

2. 我国发生的严重急性呼吸窘迫综合征(SARS),很快波及许多省市,这种发病情况称为流行。暴发一词是指一个集体或一定的小范围人群中,短期内某病的病例数突然增多的现象。时点流行往往用于较大人群。疾病短期波动的社会影响大,原因容易判明,应不失时机地进行调查研究和控制流行。某病在某地区发病率显著超过该病历年的散发发病率水平时称为流行。季节性升高、周期性以及长期变异是疾病的时间分布特征而不是疾病流行的强度指标。

3. 食盐氟化是调整食盐的氟浓度并以食盐作为载体,将氟化物加入人们常吃的食品中,以达到适量供氟、预防龋病的目的。适用于没有开展饮水氟化或没有自来水的低氟区。其含氟量一般为 90～350mg/kg。

4. 牙菌斑是牙周病的始动因子,根据分布的区域可分为龈上菌斑和龈下菌斑。龈上菌斑包括光滑面菌斑、牐面点隙裂沟菌斑、邻面菌斑、颈缘菌斑，其中前两种与龋病关系密切，后两种与牙龈炎关系密切。龈下菌斑与牙周病的关系最为密切，对牙周病的发生和进展有重要意义。

6. 龋病的三级预防：（1）一级预防。①促进口腔健康：普及口腔健康教育，指定营养摄取计划，定期口腔检查。②实行特殊防护措施：在口腔专业医生的指导下，合理使用各种氟化物防龋措施，进行窝沟封闭，应用防龋涂料等。（2）二级预防。早期诊断：包括定期检查，X线片等辅助诊断，在检查诊断基础上做早期充填等治疗。（3）三级预防。①防止龋的并发症：对龋病引起的牙髓及根尖周病的牙进行牙体牙髓治疗以保护自然牙列，阻止炎症向牙槽骨、颌骨深部扩展，对于严重破坏的残冠残根应拔除，防止牙槽脓肿和颌面化脓感染及全身感染。②康复：修复牙体组织的缺损和牙的缺失，以修复牙颌系统的生理功能，保持身体健康。

7. 目前根据各种糖使菌斑产酸多少及 pH 下降程度确立它们的致龋性，排序如下：蔗糖 > 葡萄糖 > 麦芽糖 > 乳糖 > 果糖 > 山梨醇 > 木糖醇。菌斑中很多细菌可以代谢蔗糖，其中变形链球菌代谢蔗糖能力最强。

10. 由于学生只有部分时间在学校饮水，而且年龄已在 6 岁以上，恒前牙牙冠已矿化，不会产生氟牙症问题，所以小学内的饮水氟浓度可以为社区自来水水氟浓度的 4.5 倍。

16. 由于干热灭菌消毒的温度较高，故仅适用于一些不易损坏及燃烧的金属器械。故本题答案选 C。

17. 口腔医院和口腔科诊所环境存在着感染的实际危险，所以有关感染控制的管理已成为现代口腔医学实践不可分割的一部分。各医院和诊所对常用的消毒方法和原理都有一定的认识，只要配备相应的设备，常规的消毒灭菌是可以做到的。各种措施是有，但是消毒灭菌的效果如何却是容易忽视的问题，也是应当引起重视的问题。

21. 可溶性氟化物在水溶液中几乎全部被吸收。天然氟化物或加饮水中的 NaF 所分解产生的氟离子几乎能全部被胃肠道吸收。当氟以 CaF_2 溶液的形式被摄入时，其吸收量略有减少。食物中的氟吸收取决于膳食中无机氟的溶解度与钙含量。

24. 该题要考查牙周病的致病因素，考生要对各致病因素有了解。牙菌斑是牙周病的始动因子，根据分布的区域可分为龈上菌斑和龈下菌斑。龈上菌斑包括光滑面菌斑、面点隙裂沟菌斑、邻面菌斑、颈缘菌斑，其中前两种与龋病关系密切，后两种与牙龈炎关系密切。龈下菌斑与牙周病的关系最为密切，对牙周病的发生和进展有重要意义。

26. 口腔医务人员感染 HBV 的机会为一般人群的 5 倍，很可能是经术者手的伤口感染。

27. 在口腔健康促进中，应重视发挥行政领导和公共卫生机构领导的主导作用。对于口腔卫生费用占总卫生费用的百分比以及各级医务人员的构成、人力的培训等促进工作，行政领导应起主要作用。

28. 空气不传播艾滋病。

30. 社区牙周保健分为基本急诊保健以及四级水平保健。其中三级水平是中度牙周问题的保健，包括一级、二级水平，加监督、筛选与治疗。治疗为去除龈下菌斑牙结石。

33. 氟化钠的成人致死量为 5～10g，平均致死量为 4～5g，儿童服用 15mg/kg 的氟可致死，而婴儿致死量仅为 0.25g，PTD 为 5mg/kg。

34. 检查软垢以视诊为主，根据软垢面积按标准记分，当视诊困难时，可用镰形探针自切缘 1/3 处向内颈部轻刮，再根据软垢的面积按标准记分。菌斑指数用视诊结合探诊的方法检查，检查时，用探针轻刮牙面，根据菌斑量和厚度记分。

36. 口腔医生操作中最易感染的是病毒。

37. 捷径调查是 WHO 推荐的一个调查方法。其目的是在较短时间内了解某群体口腔健康状况，并估计在该群体中开展口腔保健工作所需的人力、物力。由于这种方法只查有代表性的指数年龄组的人群（5，12，35～44，65～74 岁），抽样方法经济实用，节省时间和人力，故称为捷径法。

38. WHO 规定评价龋病患病水平的年龄组是 12 岁。

39. 人体氟摄入量与饮食习惯对龋病患病情况有密切关系。①氟摄入量：患龋率一般与水氟浓度呈负相关。水氟浓度在 0.6～0.8mg/L 时，龋均及患龋率最低。当水氟浓度高于 0.8mg/L 时，氟牙症率直线上升，低于此浓度时，龋均、患龋率上升。②饮食习惯：糖的摄入量、摄入频率及糖加工的形式与龋病有密切关系。糖的消耗量减少，患龋率下降。吃糖的频率和糖加工形式的不同，也与患龋率有关。龋病在家族之中流行很可能与生活习惯导致致龋微生物传播有关。

41. WHO 规定龋病患病水平的衡量标准是 12 岁儿童的龋均。

42. 口腔科医生最易受感染的途径是被污染器械刺伤皮肤。

43. 一般成人摄氟量的 40% ~ 60% 由尿排出。

46. 广州市芳村水厂从 1965 年开始对自来水加氟，早期的加氟量略高，儿童斑釉率（氟斑牙发生率）可超过 20%。

49. 龋病流行特征：（1）地区分布：目前龋均排在前十位的国家全部是发展中国家。（2）时间分布：一些发展中国家近 20 年来龋病发病的上升趋势仍在继续。（3）人群分布：①年龄：龋病患病随年龄而变化，乳牙、年轻恒牙和老年人牙龈退缩后的恒牙易感龋病。②性别：大多数调查显示乳牙患龋率男性略高于女性，而恒牙患龋率女性略高于男性。③城、乡居民：在发展中国家，一般城市居民的患龋率高于农村。但是在社会经济状况较好地区的城市儿童中，情况可能发生变化，出现了农村儿童患龋率高于城市儿童的现象。④民族：不同民族之间龋病情况也不同，这是由于饮食习惯、人文、地理环境等不同所致。

53. 龋病的预防包括促进口腔健康及实行特殊防护措施，即在口腔专业医生的指导下，合理使用各种氟化物防龋措施，进行窝沟封闭，应用防龋涂料等。

54. ①一级预防：旨在减少人群中牙周病新病例的发生，主要是对大众进行口腔健康教育和指导，最终达到清除菌斑和其他有害刺激因子的目的，帮助人们建立良好口腔卫生习惯，掌握正确刷牙方法，同时提高宿主的抗病能力。牙周病一级预防就是把口腔卫生知识传播给大众，使他们自觉地执行各种家庭口腔卫生措施，并定期进行口腔保健，维护口腔健康。②二级预防：旨在早期发现、早期诊断、早期治疗，减轻

已发生的牙周病的严重程度，控制其发展。对局限于牙龈的病变，及时采取专业性洁治，去除菌斑和牙石，控制其进一步发展。采用 X 线检查法定期追踪观察牙槽骨情况，根据情况采取适当的治疗，如洁治、去除不良修复体、治疗食物嵌塞、填充邻面龋损等，牙周组织的健康状况可得到显著改善。二级预防的效果是在一级预防基础上取得的，其长期效果与患者是否能长期坚持各种预防措施有关。③三级预防：旨在用各种药物和牙周手术方法最大限度地治愈牙周组织病损，防止功能障碍，以义齿修复失牙，重建功能，并通过随访、精神疗法和口腔健康维护，维持其疗效，预防复发。同时，还应治疗相关的全身性疾病，如糖尿病、血液病、营养缺乏症，增强牙周组织抵抗力。

56. 季铵化合物系一组阳离子表面活性剂，能杀灭革兰阳性和革兰阴性细菌，特别对革兰阳性菌有较强的杀灭作用。与细胞膜作用而影响其渗透性，最终导致细胞内容物丧失。

64. 口腔健康促进是整体健康的一部分，指的是为改善环境使之适合于保护健康或使行为有利于健康所采取的各种行政干预、经济支持和保证等措施。选项 E 则是口腔健康教育的内容。

66. 吸烟是牙周病的重要危险因素之一。吸烟影响局部的血液循环，影响体液免疫，细胞免疫和炎症过程，尤其是削弱口腔中性粒细胞的趋化和吞噬功能。吸烟是牙周病的一个全身易感因素之一。

68. 流行病学研究按照其性质可分为观察法、实验法、理论研究等。观察法就是研究者从描述性流行病学方法发展到分析性与实验性流行病学方法的应用；没有控制暴露的能力，尽管能控制混淆因素，但不能随机分配暴露，只能客观收集人群有关暴露或疾病资料，评价暴露与疾病的联系。这种方法是流行病学研究的主要方法，如描述性流行病学、分析性流行病学。实验法与观察法不同，是沿着具有控制实验条件的能力，并能控制其他混淆因素评价暴露与疾病的联系。这种方法有实验流行病学等。理论研究是对疾病的病因、宿主和环境之间的联系所作的假设得到了反复验证之后，用数学公式阐明流行的规律，提出数学模型，用于研究预防措施的成本效益和流行病学预测。

71. 人体每天摄入的氟约有 25% 来自于食

品。植物食品如五谷种子类、蔬菜、水果、调味剂等，常因地区的不同其含氟量有较大差异。动物性食品中以骨、软骨、肌腱的含氟量较高；其次是表皮等；代谢与分泌功能旺盛的腺体，氟含量最少。

72. 1981 年，WHO 制定的口腔健康标准是：牙齿清洁，无龋洞，无痛感，牙龈色泽正常，无出血现象。

74. 口腔健康教育一般采取 4 种方法：个别交谈；组织小型讨论会；借助大众传媒和组织社区活动。

79. 氯己定液：皮肤消毒浓度为 0.5%，口腔内及创口消毒浓度为 0.1%。

80. 氯己定（洗必泰）抗菌斑的作用机制：①减少唾液中能吸附到牙面上的细菌数：洗必泰吸附到细菌表面，与细菌细胞壁的阴离子作用，增加了细胞壁的通透性，从而使洗必泰容易进入细胞内，使胞质沉淀而杀灭细菌，因此吸附到牙面上的细菌数减少；②洗必泰与唾液酸性糖蛋白的酸性基团结合，从而封闭唾液糖蛋白的酸性基团，使唾液糖蛋白对牙面的吸附能力减弱，抑制获得性膜和菌斑的形成；③洗必泰与牙面釉质结合，覆盖了牙面，因而阻碍了唾液细菌对牙面的吸附；④洗必泰与 Ca^{2+} 竞争，而取代 Ca^{2+} 与唾液中凝集细菌的酸性凝集因子作用，并使之沉淀，从而改变了菌斑细菌的内聚力，抑制了细菌的聚积和对牙面的吸附。

83. 人体氟排泄的主要途径是尿液。

84. 核酸疫苗是将特定编码蛋白的外源基因直接导入动物细胞内，诱导宿主细胞对基因表达的蛋白，产生免疫反应。优点：免疫性强，能激发体液和细胞免疫的持久性，方法简便、省力。

87. 从同一总体中随机抽取若干个观察单位数相等的样本，由于抽样引起样本均数与总体均数及样本均数之间的差异称作均数的抽样误差，其大小可用均数的标准差描述，样本均数的标准差称为标准误。

89. 人体最主要的氟来源是饮水。

94. 简化口腔卫生指数（OHI – S）只检查 6 个位点。

95. 饮水氟化预防龋病的适宜氟浓度是 0.7～

1.0mg/L。

99. 题干提到的利用基因工程技术获得的特异性抗体，与基因重组疫苗相符合。

103. 甲壳素类：主要作用是凝集致龋菌，减少菌斑形成，解脱已黏附的菌斑；同时能减少乳酸量；防止口腔 pH 下降。

104. 该题考查控制菌斑药物的特点。前四项均为其特点，E 未提及，因此答案为 E。

105. 第一恒磨牙，即六龄齿，是口腔中萌出最早的恒牙，也是发挥咀嚼功能、影响牙齿排列、影响颌面部发育的极其重要的四颗牙齿，必须加以重点保护。它们一般是 6～7 岁开始萌出，封闭的时间是 6～8 岁，即牙齿完全萌出后越早封闭越好。而第二恒磨牙一般是 11～12 岁萌出，封闭的时间是 11～13 岁。

106. 含氟漱口液使用中性或酸性氟化钠配方，0.2% NaF（含氟 900mg/kg）溶液每周使用一次，0.05% NaF（含氟 230mg/kg）溶液每天使用一次。

107. 高压蒸汽法：应用最普遍，效果亦很可靠。高压蒸汽灭菌法用于能耐高温的物品，如金属器械、玻璃、搪瓷、敷料、橡胶制品等。

109. 洗必泰又称氯己定，化学名称为双氯苯双胍乙烷，系二价阳离子表面活性剂，常以葡萄糖酸洗必泰的形式使用。洗必泰抗菌斑的作用机制：①减少唾液中能吸附到牙面上的细菌数：洗必泰吸附到细菌表面，与细菌细胞壁的阴离子作用，增加了细胞壁的通透性，从而使洗必泰容易进入细胞内，使胞质沉淀而杀灭细菌，因此吸附到牙面上的细菌数减少；②洗必泰与唾液酸性糖蛋白的酸性基团结合，从而封闭唾液糖蛋白的酸性基团，使唾液糖蛋白对牙面的吸附能力减弱，抑制获得性膜和菌斑的形成；③洗必泰与牙面釉质结合，覆盖了牙面，因而阻碍了唾液细菌对牙面的吸附；④洗必泰与 Ca^{2+} 竞争，而取代 Ca^{2+} 与唾液中凝集细菌的酸性凝集因子作用，并使之沉淀，从而改变了菌斑细菌的内聚力，抑制了细菌的聚积和对牙面的吸附。

114. ①一级预防：旨在减少人群中牙周病新病例的发生，主要是对大众进行口腔健康教育和指导，最终达到清除菌斑和其他有害刺激因子的目的，帮助人们建立良好口腔卫生习惯，掌握正确刷牙方法，同时提高宿主的抗病能力。牙周病一级预防就是把口腔卫生知识传播给大众，使他们自觉地执行各种家庭口腔卫生措施，并定期进行口腔保健，维护口腔健康。②二级预防：旨在早期发现、早期诊断、早期治疗，减轻已发生的牙周病的严重程度，控制其发展。对局限于牙龈的病变，及时采取专业性洁治，去除菌斑和牙石，控制其进一步发展。采用 X 线检查法定期追踪观察牙槽骨情况，根据情况采取适当的治疗，如洁治、去除不良修复体、治疗食物嵌塞、填充邻面龋损等，牙周组织的健康状况可得到显著改善。二级预防的效果是在一级预防基础上取得的，其长期效果与患者是否能长期坚持各种预防措施有关。③三级预防：旨在用各种药物和牙周手术方法最大限度地治愈牙周组织病损，防止功能障碍，以义齿修复失牙，重建功能，并通过随访、精神疗法和口腔健康维护，维持其疗效，预防复发。同时，还应治疗相关的全身性疾病，如糖尿病、血液病、营养缺乏症，增强牙周组织抵抗力。

119. 氟化物的防龋机制包括：降低釉质溶解度和促进釉质再矿化；对微生物的抑制作用；影响牙的形态学结构，增强牙的抗龋能力。其对微生物的抑制作用包括氟化物的抑制与糖酵解和细胞氧化有关的酶，如烯醇酶、琥珀酸脱氢酶等；抑制细菌摄入葡萄糖和抑制细菌产酸；影响细菌对氟的摄取。考生应详细记忆氟化物的防龋机制。

120. 社区牙周指数（CPI）检查项目：牙龈出血、牙石、牙周袋深度。

122. 口腔健康教育是健康教育的一个分支，WHO（1970 年）指出：牙科健康教育的目的是使人认识到并能终生保持口腔健康。它是以教育的手段促使人们主动采取利于口腔健康的行为，如通过有效的口腔健康教育计划或教育活动调动人们的积极性，通过行为矫正、口腔健康咨询、信息传播等，以达到建立口腔健康行为的目的。

123. 个人防护屏障：①手套、口罩、保护性眼镜和工作服，对接触血液和污染血的唾液的口腔医务人员能起到屏障保护作用。②建议所有口腔工作者对下列疾病作防疫注射：乙型肝炎、流感、破伤风、白喉等。

127. 氯己定（洗必泰）有二价阳离子活性，对细菌表面有亲和力，对革兰阳性、阴性菌均有

强的抑菌作用，对变形链球菌、放线菌作用显著。因它可以和获得膜蛋白的酸根结合，滞留于牙表面，阻止附着。防龋制品有漱口剂、牙膏、防龋涂漆及缓释装置等。由于它是强抗菌剂，还有使舌背及牙着色的问题，因而使用范围受到限制。

129. 本题备选答案是窝沟封闭剂脱落的各种原因，包括清洁不彻底，酸蚀后冲洗不彻底，酸蚀后唾液污染等。考生应了解窝沟封闭的操作方法与步骤，各项操作注意事项会影响窝沟封闭剂的防治效果，其中，酸蚀后封闭之前牙表面干燥的状态，保持其不被唾液污染是成功的关键。

131. 发病率指在一定期间内（一般为 1 年）、特定人群中某病新病例出现的频率。

132. 有研究认为自来水加氟应在 Dean 规定的 3 条原则基础上遵循 6 条补充原则。当饮水含氟量在 0.5mg/kg 以下，氟牙症指数低于 0.6 时，应以 15 岁的龋均为标准。

133. 龈沟出血指数可分为 5 类：①完全健康，指龈缘和龈乳头外观正常，健康形态，龈沟不出血。②基本健康，轻度炎症，轻探龈沟后出血。③明显炎症，牙龈呈中度炎症状态，颜色改变，轻度水肿，探诊后出血，但不溢出龈沟。④龈炎较重，牙龈呈中度炎症，颜色改变，明显肿胀，探诊后出血并溢出龈沟。⑤重度炎症，牙龈颜色改变，明显肿胀，探诊后出血或自动出血。

134. 牙周病是一种慢性感染性疾病，为了保证治疗后牙周组织迅速恢复健康，并防止复发，治疗后的维护和牙周病的预防同样重要，所有牙周病在接受系统治疗后都应进行长期的、终身的牙周维护即牙周支持治疗。最好的牙周维护治疗期一般为 3 个月一次。

135. 四环素用于青少年牙周炎术后的辅助治疗效果优于单纯的手术治疗。

137. 第一恒磨牙，即六龄齿，是口腔中萌出最早的恒牙，也是发挥咀嚼功能、影响牙齿排列、影响颌面部发育的极其重要的四颗牙齿，必须加以重点保护。它们一般是 6～7 岁开始萌出，封闭的时间是 6～8 岁，即牙齿完全萌出后越早封闭越好。而第二恒磨牙一般是 11～12 岁萌出，封闭的时间是 11～13 岁。

143. 乙型病毒性肝炎是经血液传播的。

144. 牙龈炎主要由龈上菌斑的刺激引起，氯己定能较好地抑制龈上菌斑形成和控制牙龈炎平均达到 60%。

145. 进入中老年时期后，由于牙龈退缩，牙根暴露，容易引起根面龋。

146. DMFS 为乳牙的龋面均，DMFS 为恒牙的龋面均。临床研究表明含氟牙膏具有明显的防龋效果，2~3 年的临床报告显示可降低约 25% 龋病。在临床应用中，由于 6 岁以下儿童存在对含氟牙膏的吞咽，因此含氟牙膏少用于 6 岁以下的儿童。6 岁以后，恒牙逐渐萌出，此时用含氟牙膏对预防龋病的效果较好，因此用 DMFS 能较敏感地反映出含氟牙膏的效果。

148. 个人防护屏障：①手套、口罩、保护性眼镜和工作服，对接触血液和污染血的唾液的口腔医务人员能起到屏障保护作用。②建议所有口腔工作者对下列疾病作防疫注射：乙型肝炎、流感、破伤风、白喉等。

150. Dean 氟牙症分类系统标准："可疑"的标准是，釉质半透明有轻度改变，可从少数白纹斑到偶见白色斑点，临床不能诊断为很轻型但有不完全正常的情况。

162. 防龋效果：①饮用氟化水时间越早效果越好，饮用氟化水时间越长效果越好。②饮用氟化水对恒牙的防龋效果优于乳牙。③饮水氟化区恒牙无龋儿童的数量是非饮水氟化区的 6 倍。④氟对光滑面龋的预防效果优于点隙窝沟龋。⑤错位牙和牙间接触不良减少。⑥饮用氟化水可使牙矿化程度更好，牙釉质更有光泽，釉质矿化不全和非氟斑减少。

163. 氟牙症指数：最常用的氟牙症分类法是 Dean 分类法：正常（0）= 釉质表面光滑、有光泽、通常呈浅乳白色；可疑（0.5）= 釉质半透明度有轻度改变，可从少数白纹斑到偶见白色斑点，临床不能诊断为很轻型，而又不完全正常的情况；很轻度（1）= 小的似纸一样的白色不透明区不规则地分布在牙齿上，但不超过牙面的 25%；轻度（2）= 釉质的白色不透明区更广泛，但不超过牙面 50%。中度（3）= 牙齿的釉质表面有明显磨损、棕染，很难看。重度（4）= 釉质表面严重受累，发育不全明显，可能影响牙齿的整体外形，有几颗缺损或磨损区，棕染广泛。牙齿常有侵蚀现象。

167. 在口腔健康促进中，应重视发挥行政领导和公共卫生机构领导的主导作用。对于口腔卫生费用占总卫生费用的百分比以及各级医务人员的构成、人力的培训等促进工作，行政领导应起主要作用。

168. 将牙签以 45° 角进入牙间隙，牙签尖端指向𬌗面，侧面紧贴邻面牙颈部，向𬌗方剔起，或做颊舌向穿刺动作，消除邻面菌斑和嵌塞的食物，并抛光牙面，然后漱口。

171. 氟牙症指数：最常用的氟牙症分类法是 Dean 分类法：分为正常、可疑、很轻度、轻度、中度、重度。其中，轻度（2 分）= 釉质的白色不透明区更广泛，但不超过牙面 50%。

172. 题干所述是围绝经期特征。

173. 酚类 1：32 稀释液可作为消毒剂。

174. 理想的刷毛应具有适当弹性、硬度、表面光滑、不易吸收水分、容易洗涤干燥、无臭无味等特点。

175. 不属于窝沟封闭适应证的是已填充完好的牙，其他均属于窝沟封闭的适应证。

176. 牙周病一级预防的确切内容是健康教育、定期保健、保持牙周健康。牙周疾病的一级预防指在牙周组织受到损害之前防止病源因素的侵袭，或者虽然病源因素已经侵袭到牙周组织，但在其还未对牙周组织产生损害之前就将其去除。

177. 摩擦剂可帮助清洁与磨光牙面，使牙面清洁、光滑、发亮，去除色素沉着、菌斑（A 错）。洁净剂可以降低表面张力，穿通与松解表面沉积物与色素，乳化软垢（D 对）。润湿剂作用是保持湿润，防止接触空气而硬化并使剂型保持稳定（E 错）。胶黏剂作用是防止在贮存期间固体与液体成分分离，保持均质性（B 错）。防腐剂：作用是防止细菌生长，延长贮存期限，并使其他成分相容（C 错）。

178. 常用的个人防护用品包括手套（A 对）、口罩（D 对）、面罩（C 对）、防护眼镜、工作服（B 对）和工作帽。鞋套不属于口腔医务人员使用的个人防护用品（E 错）。

A3/A4 型题

2. 局部涂氟一般用于临床，在涂氟时要掌握用量、频率及操作程序。

6. 人体的氟来源是多方面的，环境条件和生活方式不同，则人体氟的来源也不同，故在进行人工饮水加氟时，应综合考虑，不能单纯以饮水自然氟含量为依据，应参考当地的龋病患病水平和氟牙症指数才能对饮水氟化的效果、安全性、可行性做出初步评价。尿氟是最容易检测的指标，而且干扰性小。饮水氟化是一种全身应用氟措施，可以使用局部氟化措施加强效果。在饮用氟化水 2~3 年后可观察到已萌出牙的防龋效果，因此至少要观察 2 年。

11. 口服氟片时，应先将片剂嚼碎或含化并布满整个口腔，使它兼有局部作用，以增加效果。服用后半小时内不漱口，不进食，氟片一般不吞服。在患龋率低的地区应采取保守的处方政策。每日剂量为 0.5mg 氟离子。

12. 根据题干提示，社区群众需要口腔健康教育，氟是人体健康所必需的一种微量元素，适量的氟化物可以对机体的代谢产生积极的影响，还可以降低釉质溶解度和促进釉质再矿化，对微生物产生作用以及影响牙体形态来预防龋病。机体摄入过量氟后，会导致中毒，甚至死亡。故应"除氟害，兴氟利"。老年人失牙的原因多为龋病与牙周病。国外研究认为，半年检查一次牙齿已经较晚，有条件的最好 3 个月检查一次，至少也应 1 年一次，发现问题，及时处理。提高妊娠期妇女的口腔保健意识，并指导她们掌握正确的口腔保健方法，局部用氟，有效刷牙，彻底清除菌斑。乳牙根尖周病变会影响继承恒牙，乳牙过早脱落影响幼儿咀嚼功能，因此应保护乳牙。

13. 根据题干提示，本题目的调查类型属于抽样调查，抽样调查包括单纯随机抽样、系统抽样、分层抽样、整群抽样和多级抽样。本题题干中按班级进行调查属于按次序编号进行随机抽取调查对象的抽样形式，故因为系统抽样或系统分组调查。恒牙龋失补指数（DMFT 和 DMFS）是检查龋病时最常用的指数，由于 DMFS 较 DMFT 更为敏感，对于易感人群的防龋效果调查更为准确，因为调查时间为 3 年，而小学生正值更换乳牙时期，故乳牙不能作为调查对象，应采用恒牙的指标进行调查。由于调查周期为 3 年，4 年级、5 年级、6 年级的学生存在样本流失的问题，而 1 年级学生正值乳恒牙交替时期，不能保证每个样本都有恒牙萌出。故选择 3 年级学生。

15. （1）深的窝沟，特别是可以插入或卡住探针的牙（包括可疑龋）。若对侧同名牙患龋或有患龋倾向的牙可考虑进行窝沟封闭（D 对）。

（2）龋病：①一级预防：进行口腔健康教育、控制及消除危险因素（B 错）。②二级预防：早期诊断早期处理，定期进行临床检查及 X 线辅助检查，发现早期龋及时充填（D 对）。③三级预防：防止龋病的并发症、恢复功能（E 错）。

B1 型题

1. 氟在机体内的吸收受到多种因素的影响。胃的 pH 影响氟的吸收速率，两者成负相关关系。骨氟含量随摄入氟的量和年龄而增长，但是骨氟含量实际沉淀率与年龄呈负相关关系。肾脏是排泄体内氟的主要途径，肾脏的氟清除率与尿 pH 和流速成正比关系。

3. 酚类化合物，又称香精油，它能清除菌斑中的内毒素，明显降低菌斑的活性；季铵化合物是一组阳离子表面活性剂，能杀灭革兰阳性和革兰阴性细菌，其机制是以细胞膜作用而影响其渗透性，最终细胞内容物丧失。

第十二章　临床医学综合

【答案】

A1/A2 型题

1. B	2. A	3. B	4. D	5. D	6. B	7. E
8. E	9. C	10. C	11. B	12. C	13. D	14. A
15. B	16. A	17. A	18. A	19. E	20. C	21. A
22. A	23. E	24. A	25. D	26. D	27. A	28. C
29. A	30. C	31. B	32. C	33. C	34. A	35. C
36. B	37. B	38. B	39. D	40. A	41. C	42. D
43. A	44. A	45. B	46. B	47. C	48. E	49. A
50. A	51. D	52. A	53. E	54. D	55. A	56. A
57. D	58. C	59. D	60. A	61. B	62. D	63. D
64. A	65. A	66. C	67. E	68. A	69. D	70. C
71. E	72. D	73. C	74. C	75. A	76. B	77. A
78. E	79. D	80. B	81. B	82. B	83. D	84. A
85. E	86. E	87. C	88. E	89. D	90. E	91. A
92. C	93. C	94. B	95. E	96. A	97. D	98. B
99. A	100. D	101. D	102. D	103. D	104. D	105. C
106. D	107. D	108. A	109. D	110. A	111. B	112. C
113. B	114. B	115. A	116. D	117. A	118. B	119. B
120. D	121. B	122. B	123. E	124. C	125. B	126. A
127. E	128. E	129. B	130. D	131. E	132. B	133. A
134. B	135. C	136. A	137. B	138. D	139. D	140. C
141. D	142. C	143. E	144. D	145. D	146. C	147. A
148. C	149. A	150. A	151. A	152. D	153. C	154. B
155. A	156. D	157. D	158. E	159. D	160. B	161. E
162. B	163. E	164. D	165. C	166. E	167. E	168. B
169. E	170. A	171. D	172. B	173. C	174. B	175. B
176. B	177. E	178. B	179. D	180. E	181. C	182. A
183. B	184. C	185. D	186. E	187. B	188. E	189. A
190. E	191. B	192. A	193. E	194. E	195. C	196. D
197. B	198. E	199. D	200. C	201. B	202. E	203. B
204. E	205. A	206. E	207. A	208. C	209. E	210. A
211. E	212. A	213. C	214. C	215. E	216. E	217. D
218. D	219. D	220. D	221. D	222. A	223. E	224. C
225. A	226. A	227. C	228. E	229. D	230. D	231. C
232. C	233. B	234. B	235. E	236. C	237. E	238. C
239. E	240. C	241. E	242. C	243. C	244. B	245. D

246. B	247. E	248. E	249. A	250. D	251. E
252. D	253. E	254. B	255. E	256. A	257. C
258. E	259. B	260. C	261. A	262. B	263. D
264. A	265. B	266. B	267. A	268. E	269. B
270. C	271. E	272. B	273. D	274. B	275. C
276. D	277. B	278. E	279. D	280. D	281. B
282. E	283. D	284. B	285. E	286. C	287. B
288. E	289. D	290. A	291. B	292. D	293. D
294. B	295. B	296. A	297. B	298. C	299. C
300. C	301. C	302. B	303. B	304. B	305. E
306. B	307. B	308. C	309. E	310. D	311. B
312. A	313. E	314. B	315. D	316. B	317. C
318. E	319. E	320. A	321. D	322. D	323. E
324. D	325. D	326. B	327. A	328. B	329. A
330. D	331. C	332. B	333. C	334. E	335. D
336. C	337. B	338. D	339. A	340. E	341. B
342. E	343. C	344. B	345. B	346. B	347. D
348. A	349. D	350. C	351. B	352. A	353. C
354. B	355. C	356. B	357. A	358. C	359. D
360. B	361. C	362. A	363. B	364. E	365. C

A3/A4 型题

1. (1)C(2)D(3)A	2. (1)A(2)E(3)D(4)A
3. (1)C(2)C	4. (1)D(2)E
5. (1)B(2)E	6. (1)D(2)E(3)B
7. (1)C(2)A	8. (1)E(2)D
9. (1)C(2)D	10. (1)E(2)D(3)A
11. (1)A(2)C(3)D	12. (1)B(2)E(3)E(4)E
13. (1)B(2)B	14. (1)B(2)E(3)E
15. (1)E(2)B	16. (1)C(2)E(3)B
17. (1)B(2)D(3)A	18. (1)B(2)E

B1 型题

1. (1)A(2)E	2. (1)E(2)D(3)C
3. (1)E(2)A	4. (1)D(2)A(3)E
5. (1)B(2)C	6. (1)C(2)A(3)A(4)C
7. (1)C(2)D(3)B(4)E	8. (1)B(2)C(3)A(4)D
9. (1)C(2)B	10. (1)B(2)D
11. (1)A(2)B	12. (1)A(2)C
13. (1)D(2)B	14. (1)B(2)D(3)E

15. (1) B (2) A   16. (1) D (2) B (3) C

17. (1) C (2) B   18. (1) A (2) E

19. (1) C (2) A   20. (1) D (2) E

21. (1) D (2) B   22. (1) E (2) A

23. (1) D (2) C   24. (1) E (2) B

25. (1) D (2) D   26. (1) A (2) D

27. (1) D (2) B   28. (1) C (2) D

【解析】

A1/A2 型题

1. 心电图检查主要表现有右心室肥大改变，如电轴右偏、额面平均电轴≥+90°、重度顺钟向转位、$R_{V_1} + S_{V_5} \geq 1.05mV$ 及肺型 P 波。也可见右束支传导阻滞及低电压图形，可作为诊断慢性肺心病的参考条件。在 V_1、V_2 甚至延至 V_3，可出现酷似陈旧性心肌梗死图形的 QS 波，应注意鉴别。超声心动图检查：通过测定右心室流出道内径（≥30mm）、右心室内径（≥20mm）、右心室前壁的厚度（≥5mm）、左心室与右心室内径比值（<2）、右肺动脉内径或肺动脉干及右心房增大等指标，可诊断慢性肺心病。

2. 中等量以上积液必须抽液，以减轻毒血症症状，促进胸液吸收，减轻和防止纤维蛋白沉着、胸膜肥厚而影响肺功能。每周抽液 2～3 次，每次抽液量不超过 1000ml。抽胸水后，不需在胸腔内注入抗结核药物，但可注入链激酶等防止胸膜粘连。

3. 可明确支气管扩张诊断的影像学检查为支气管造影，是经导管或支气管镜在气道表面滴注不透光的碘脂质造影剂，直接显像扩张的支气管。但由于这一技术为创伤性检查，现已被 CT 取代，后者也可在横断面上清楚地显示扩张的支气管。高分辨 CT（HRCT）的出现，进一步提高了 CT 诊断支气管扩张的敏感性。由于其无创、易重复、易被患者接受，现已成为支气管扩张的主要诊断方法。胸部 X 线片对判断有无支气管扩张缺乏特异性，病变轻时影像学检查可正常。

4. 支原体肺炎 X 线改变大体分为 4 种：①支气管肺炎改变；②间质性肺炎改变；③均一的片状阴影似大叶性肺炎改变；④肺门阴影增浓。体征轻而 X 线改变明显是本病的又一特点。

5. 心房颤动是器质性心脏病最常见的心律失常之一，也是诱发心力衰竭最重要的因素。其

他各种类型的快速性心律失常以及严重的缓慢性心律失常均可诱发心力衰竭。

6. 针对心绞痛的治疗原则是改善冠状动脉的血供和降低心肌的耗氧，同时治疗动脉粥样硬化。长期服用阿司匹林 75～100mg/d 和给予有效的降血脂治疗可促使粥样斑块稳定，减少血栓形成，降低不稳定型心绞痛和心肌梗死的发生率。

7. 心脏骤停或缓慢型心律失常、心室停顿的处理不同于室颤。给予基础生命支持后，应尽力设法稳定自主心律，或设法起搏心脏。常用药物为肾上腺素每隔 3～5 分钟静脉注射 1mg 阿托品 1～2mg 静脉注射，亦可用异丙肾上腺素（15～20μg/min）静脉滴注。严重缓慢性心律失常和心室停顿是心脏性猝死的另一重要原因。其电生理机制是当窦房结和（或）房室结功能异常时，次级自律细胞不能承担起心脏的起搏功能，常见于病变弥漫累及心内膜下浦肯野纤维的严重心脏疾病。

8. 恶性或急进型高血压：少数患者病情急骤发展，舒张压持续≥130mmHg，并有头痛、视力模糊、眼底出血、渗出和乳头水肿，肾脏损害突出，持续蛋白尿、血尿与管型尿。病情进展迅速，如不及时有效降压治疗，预后很差，常死于肾功能衰竭、脑卒中或心力衰竭。病理上以肾小动脉纤维样坏死为特征。发病机制尚不清楚，部分患者继发于严重肾动脉狭窄。

9. 右心衰竭时，静脉回流受阻，毛细血管血压升高，引起组织水肿。

10. 血清肌钙蛋白（T 或 I）、心肌肌酸激酶的同工酶（CK - MB）增高，红细胞沉降率加快，C - 反应蛋白增加等有助于诊断。发病后 3 周内，相隔两周的两次血清 CVB 中和抗体滴度呈 4 倍或以上增高，或一次高达 1:640，特异型 CVBIgM 1:320 以上（按不同实验室标准），外周血白细胞肠道病毒核酸阳性等，均是一些可能但不是肯定的病因诊断指标。反复进行心内膜心肌活检有助于本病的诊断、病情和预后判断。但病毒感染心肌的确诊有赖于心内膜、心肌或心包组织内病毒、病毒抗原、病毒基因片段或病毒蛋白的检出，但一般不作为常规检查。

11. 右心衰竭继发于左心衰竭而形成的全心衰竭，当右心衰竭出现之后，右心排血量减少，

因此阵发性呼吸困难（喘憋）等肺淤血症状反而有所减轻。

12. 扩张型心肌病超声心动图：早期即可有心腔轻度扩大，后期各心腔均扩大，以左心室扩大早而显著，室壁运动普遍减弱，提示心肌收缩力下降，以致二尖瓣、三尖瓣本身虽无病变，但在收缩期不能退至瓣环水平而致关闭不全，彩色血流多普勒显示二、三尖瓣反流。二尖瓣本身无变化，但前叶舒张活动振幅降低，瓣口开放极小，呈钻石样双峰图形。

13. 重度二尖瓣狭窄常有"二尖瓣面容"，双颧绀红。二尖瓣狭窄的心脏体征：①望诊心尖冲动正常或不明显；②心尖区可闻第一心音亢进和开瓣音，提示前叶柔顺、活动度好；如瓣叶钙化僵硬，则第一心音减弱，开瓣音消失；③心尖区有低调的隆隆样舒张中晚期杂音，局限，不传导。常可触及舒张期震颤。窦性心律时，由于舒张晚期心房收缩促使血流加速，使杂音此时增强，心房颤动时，不再有杂音的舒张晚期加强。

肺动脉高压和右心室扩大的心脏体征右心室扩大时可见心前区心尖冲动弥散，肺动脉高压时肺动脉瓣区第二心音亢进或伴分裂。当肺动脉扩张引起相对性肺动脉瓣关闭不全时，可在胸骨左缘第二肋间闻及舒张早期吹风样杂音，称 Graham Steell 杂音。右心室扩大伴相对性三尖瓣关闭不全时，在三尖瓣区闻及全收缩期吹风样杂音，吸气时增强。

14. 休克代偿期临床表现为：

（1）病人的中枢神经系统兴奋性提高，交感-肾上腺轴兴奋。血压升高、舒张压升高。

（2）表现为精神紧张、兴奋或烦躁不安、皮肤颜色苍白、四肢厥冷、心率加快、脉压差小、呼吸加快、尿量减少等。

（3）如处理及时、得当，休克可较快得到纠正。否则，病情继续发展，进入休克抑制期。

休克抑制期表现为：

（1）病人神情淡漠、反应迟钝，甚至可出现意识模糊或昏迷。

（2）出冷汗、口唇肢端发绀。

（3）脉搏细速、血压进行性下降。

（4）严重时，全身皮肤、黏膜明显发绀，四肢厥冷，脉搏摸不清，血压测不出，尿少甚至无尿。

（5）若皮肤、黏膜出现瘀斑或消化道出血，提示病情已发展至弥散性血管内凝血阶段。

（6）若出现进行性呼吸困难、脉速、烦躁、发绀，一般吸氧而不能改善呼吸状态，应考虑并发急性呼吸窘迫综合征。

15. 血栓闭塞性脉管炎相关内容如下。

（1）血栓闭塞性脉管炎是一种累及血管的炎症性、节段性和周期发作的慢性闭塞性疾病。

（2）主要侵袭四肢中小动静脉，尤其是下肢血管。

（3）好发于男性青壮年。

（4）病因：①外来因素，主要有吸烟，寒冷与潮湿的生活环境，慢性损伤和感染。②内在因素，自身免疫功能紊乱，性激素和前列腺素失调以及遗传因素。

上述众因素中，主动或被动吸烟是参与本病发生和发展的重要环节。

（5）病理：①通常始于动脉，然后累及静脉，由远端向近端进展。②病变呈节段性分布，两段之间血管比较正常。③活动期为血管全层非化脓性炎症，有内皮细胞和成纤维细胞增生淋巴细胞浸润，中性粒细胞浸润较少，偶见巨细胞；管腔被血栓堵塞。④后期，炎症消退，血栓机化，新生毛细血管形成。动脉周围广泛纤维组织形成，常包埋静脉和神经。⑤虽有侧支循环逐渐建立，但不足以代偿，因而神经、肌和骨骼等均可出现缺血性改变。受累静脉的病理变化与动脉大体相同。

（6）主要临床表现：①患肢怕冷，皮肤温度降低。②皮肤颜色苍白或发绀。③感觉异常。④患肢疼痛，早期起因于血管壁炎症刺激末梢神经，后因动脉阻塞造成缺血性疼痛，即间歇性跛行或静息痛。⑤长期慢性缺血导致组织营养障碍改变。严重缺血者，患肢末端出现缺血性溃疡或坏疽。⑥患肢的远侧动脉搏动减弱或消失。⑦患肢在发病前或发病过程中出现复发性游走性浅静脉炎。

16. 自身免疫性胃炎以富含壁细胞的胃体黏膜萎缩为主；患者血液中存在自身抗体如壁细胞抗体（PCA），伴恶性贫血者还可查到内因子抗体（IFA）；本病可伴有其他自身免疫病如桥本甲状腺炎、白癜风等。上述表现提示本病属自身免疫病。自身抗体攻击壁细胞，使壁细胞总数减少，导致胃酸分泌减少或丧失；内因子抗体与内因子结合，阻碍维生素 B_{12} 吸收不良从而导致恶性贫血。

17. 门静脉高压是由于门静脉、中央静脉和小叶下静脉受压，肝静脉和肝动脉之间形成吻合支的结果。门静脉高压的主要临床表现有：①胃肠道淤血、水肿，致患者食欲缺乏和消化不良。②脾大可引起脾功能亢进。③腹水形成，表现为腹腔内出现大量草黄色的清亮液体，腹水形成的主要原因有：肝窦淤血，液体由肝窦壁流出，经肝被膜流入腹腔；肝细胞合成清蛋白的能力下降致低蛋白症；肝细胞激素灭活功能下降使血中醛固酮和抗利尿激素的水平升高，引起水和钠离子潴留。④门静脉和腔静脉之间的吻合支开放，形成侧支循环。胃底食管静脉曲张破裂可引起呕血，腹壁浅静脉曲张出现海蛇头，痔静脉曲张出现便血。

18. 急性单纯性阑尾炎：①属轻型阑尾炎或病变早期。②病变多只限于黏膜和黏膜下层。③阑尾外观轻度肿胀，浆膜充血并失去正常光泽，表面有少量纤维素性渗出物。④镜下，阑尾各层均有水肿和中性粒细胞浸润，黏膜表面有小溃疡和出血点。⑤临床症状和体征均较轻。

腹膜刺激征象：①反跳痛（Blumberg征），腹肌紧张，肠鸣音减弱或消失等。②这是壁腹膜受炎症刺激出现的防卫性反应。③提示阑尾炎症加重，出现化脓、坏疽或穿孔等病理改变。但是，在小儿、老人、孕妇、肥胖、虚弱者或盲肠后位阑尾炎患者，腹膜刺激征象可不明显。"均有"这种绝对的说法不正确。

19. 十二指肠损伤如发生在腹腔内部分，破裂后可有胰液和胆汁流入腹腔而早期引起腹膜炎。术前临床诊断虽不易明确损伤所在部位，但因症状明显，一般不致耽误手术时机。及时识别闭合伤所致的腹膜后十二指肠破裂较困难。这类损伤的早期症状、体征多不明显，应提高警惕。下述情况可为诊断提供线索：右上腹或腰部持续性疼痛且进行性加重，可向右肩及右睾丸放散；右上腹及右腰部有明显的固定压痛；腹部体征相对轻微而全身情况不断恶化；有时可有血性呕吐物；血清淀粉酶升高；X线腹部平片可见腰大肌轮廓模糊，有时可见腹膜后呈花斑状改变（积气）并逐渐扩展；胃管内注入水溶性碘剂可见外溢；CT显示腹膜后及右肾前间隙有气泡；直肠指检有时可在骶前扪及捻发音，提示气体已达到盆腔腹膜后间隙。

20. 除食管胃底静脉曲张破裂出血之外的其他病因引起的上消化道大出血，习惯上又称为非曲张静脉上消化道大出血，其中以消化性溃疡所致出血最为常见。止血措施主要有如下几种。

（1）抑制胃酸分泌的药物：血小板聚集及血浆凝血功能所诱导的止血作用需在pH>6.0时才能有效发挥，而且新形成的凝血块在pH<5.0的胃液中会迅速被消化。因此，抑制胃酸分泌，提高胃内pH具有止血作用。临床上，对消化性溃疡和急性胃黏膜损害所引起的出血，常规给予H_2受体拮抗剂或质子泵抑制剂，后者提高及维持胃内pH的作用优于前者。急性出血期应静脉途径给药。

（2）内镜治疗：消化性溃疡出血约80%不经特殊处理可自行止血，其余部分患者则会持续出血或再出血。内镜如见有活动性出血或暴露血管的溃疡应进行内镜止血。证明有效的方法包括热探头、高频电灼、激光、微波、注射疗法或上止血夹等，可视各单位的设备及病情选用。其他原因引起的出血，也可视情况选择上述方法进行内镜止血。

（3）手术治疗：内科积极治疗仍大量出血不止，甚至危及患者生命，需不失时机行手术治疗。不同病因所致的上消化道大出血的具体手术指征和手术方式各有不同。

（4）介入治疗：患者严重消化道大出血在少数特殊情况下，既无法进行内镜治疗，又不能耐受手术，可考虑在选择性肠系膜动脉造影找到出血灶的同时进行血管栓塞治疗。

21. 胰腺癌可发生于胰腺任何部位，胰头癌约占60%，胰体尾癌约占20%，弥漫性的约占10%，还有少数部位不明。

胰腺癌大多起源于腺管上皮细胞，称为导管细胞癌，占胰腺癌的90%以上。为白色多纤维易产生粘连的硬癌；少数是起源于胰腺腺泡细胞的腺泡细胞腺癌，质地较软，易出血坏死，又称髓样癌。其他如黏液性囊腺癌、胰岛细胞癌等甚少见。

22. 肝性脑病是肝硬化最严重的并发症，是肝硬化最常见的死亡原因。

23. 肝癌转移途径为：

（1）肝内转移。肝癌最早在肝内转移，易侵犯门静脉及分支并形成癌栓，脱落后在肝内引起多发性转移灶。如门静脉干支有癌栓阻塞，可引起或加重原有门静脉高压，形成顽固性腹水。

（2）肝外转移。①血行转移：最常见的转移部位为肺，因肝静脉中癌栓延至下腔静脉，经右心达肺动脉，在肺内形成转移灶。尚可引起胸、肾上腺、肾及骨等部位的转移。②淋巴转移：转移至肝门淋巴结最为常见，也可转移至胰、脾、主动脉旁及锁骨上淋巴结。③种植转移：少见，从肝表面脱落的癌细胞可种植在腹膜、横膈、盆腔等处，引起血性腹水、胸水。女性可有卵巢转移癌。

24. 肾小球病时水肿可基本分为两大类：①肾病性水肿：主要由于长期、大量蛋白尿造成血浆蛋白过低，血浆胶体渗透压降低，液体从血管内渗入组织间隙，产生水肿；此外，部分患者因有效血容量减少，刺激肾素-血管紧张素-醛固酮活性增加和抗利尿激素分泌增加等，可进一步加重水钠潴留、加重水肿。近年的研究提示，某些原发于肾内的钠、水潴留因素在肾病性水肿上起一定作用，这种作用与血浆肾素-血管紧张素-醛固酮水平无关。②肾炎性水肿：主要是由于肾小球滤过率下降，而肾小管重吸收功能基本正常造成"球-管失衡"和肾小球滤过分数（肾小球滤过率/肾血浆流量）下降、导致水钠潴留。肾炎性水肿时，血容量常为扩张，伴肾素-血管紧张素-醛固酮活性抑制、抗利尿激素分泌减少，因高血压、毛细血管通透性增加等因素而使水肿持续和加重。肾病性水肿组织间隙蛋白含量低，水肿多从下肢部位开始；而肾炎性水肿（如急性肾小球肾炎）组织间隙蛋白含量高，水肿多从眼睑、颜面部开始。

25. 膜性肾病光镜下可见肾小球弥漫性病变，早期仅于肾小球基底膊上皮侧见多数排列整齐的嗜复红小颗粒（Masson 染色）；进而有钉突形成（嗜银染色），基底膜逐渐增厚。免疫病理显示 IgG 和 C_3 呈细颗粒状沿肾小球毛细血管壁沉积。电镜下早期可见 GBM 上皮侧有排列整齐的电子致密物，常伴有广泛足突融合。

本病男性多于女性，好发于中老年。通常起病隐匿，约80%表现为 NS，约30%可伴有镜下血尿，一般无肉眼血尿。常在发病5～10年后逐渐出现肾功能损害。本病极易发生血栓栓塞并发症，肾静脉血栓发生率可高达40%～50%。

26. 肾挫伤损伤仅限于部分肾实质，形成肾瘀斑和（或）包膜下血肿，肾包膜及肾盂黏膜完整。损伤涉及肾集合系统时可有少量血尿。一般症状轻微，可以自愈。有选择地应用以下检查。①B 超：能提示肾损伤的部位和程度，有无包膜下和肾周血肿、尿外渗，其他器官损伤及对侧肾等情况。须注意肾蒂血管情况，如肾动静脉的血流等。②CT：可清晰显示肾皮质裂伤、尿外渗和血肿范围，显示无活力的肾组织，并可了解与周围组织和腹腔内其他脏器的关系，为首选检查。③排泄性尿路造影：使用大剂量造影剂作静脉推注造影，可发现造影剂排泄减少，肾、腰大肌影消失，脊柱侧突以及造影剂外渗等。可评价肾损伤的范围和程度。④动脉造影：适宜于排泄性尿路造影未能提供肾损伤的部位和程度，尤其是伤侧肾未显影，作选择性肾动脉造影可显示肾动脉和肾实质损伤情况。若伤侧肾动脉完全梗阻，表示为外伤性血栓形成，宜紧急施行手术。有持久性血尿者，做动脉造影可以了解有无肾动静脉炎或创伤性肾动脉瘤，同时可对肾损伤处行超选择性血管栓塞，以达到止血的目的。逆行肾盂造影易招致感染，不宜应用。

27. 中老年人出现无痛性肉眼血尿，应首先想到泌尿系肿瘤可能，尤以膀胱肿瘤多见。

28. 结石在肾盏内慢慢长大，充满肾盂及部分或全部肾盏，形成鹿角形结石。可继发感染，亦可无任何症状，少数会发生恶性变。

29. 原发性急进性肾小球肾炎 RPGN 根据免疫病理可分为三型，其病因及发病机制各不相同：①Ⅰ型又称抗肾小球基底膜型肾小球肾炎，由于抗肾小球基底膜抗体与肾小球基底膜（GBM）抗原相结合激活补体而致病。②Ⅱ型又称免疫复合物型，因肾小球内循环免疫复合物的沉积或原位免疫复合物形成，激活补体而致病。③Ⅲ型为少免疫复合物型，肾小球内无或仅微量免疫球蛋白沉积。现已证实50%～80%该型患者为原发性小血管炎肾损害，肾脏可为首发、甚至唯一受累器官或与其他系统损害并存。原发性小血管炎患者血清抗中性粒细胞胞浆抗体（ANCA）常呈阳性。

肾脏体积常较正常增大。病理类型为新月体性肾小球肾炎。光镜下通常以广泛（50%以上）的肾小球囊腔内有大新月体形成（占肾小球囊腔50%以上）为主要特征，病变早期为细胞新月体，后期为纤维新月体。另外，Ⅱ型常伴有肾小球内皮细胞和系膜细胞增生，Ⅲ型常可见肾小球节段性纤维素样坏死。免疫病理学检查是分型的主要依据，Ⅰ型IgG及C_3呈光滑线条状沿肾小球毛细血管壁分布；Ⅱ型IgG及C_3呈颗粒状沉积于系膜区及毛细血管壁；Ⅲ型肾小球内无或仅有微量免疫沉积物。电镜下可见Ⅱ型电子致密物在系膜区和内皮下沉积，Ⅰ型和Ⅲ型无电子致密物。

30. 直肠指诊、经直肠超声检查和血清前列腺特异性抗原（PSA）测定是临床诊断前列腺癌的三个基本方法。直肠指诊可发现前列腺结节、质硬。经直肠B超可发现前列腺内低回声病灶及其大小与侵及范围。前列腺癌常伴有血清PSA升高。CT、MRI只能对C期、D期肿瘤显示其肿瘤侵犯范围及盆腔肿大的淋巴结。全身核素骨显像和MRI可早期发现骨转移病灶。前列腺癌的确诊依靠经直肠B超引导下前列腺系统性穿刺活检，根据所获组织有无瘤细胞做出诊断。

31. 前列腺增生患者的症状：

（1）尿频是前列腺增生患者最常见的早期症状，夜间更为明显。早期因增生的前列腺充血刺激引起，随着病情的发展，梗阻加重，残余尿量增多、膀胱顺应性降低或逼尿肌不稳定，尿频更为明显，常伴有急迫性尿失禁等症状。

（2）排尿困难：进行性排尿困难是前列腺增生最重要的症状，表现为排尿迟缓、断续、尿线变细而无力、射程变短、排尿时间延长、尿后滴沥等。

（3）尿潴留：梗阻进一步加重，残余尿逐渐增多，过多残余尿可使膀胱逼尿肌功能受损，收缩力减弱。膀胱过度充盈使少量尿液自尿道口溢出，称为充盈性尿失禁。亦可因气候变化、劳累、饮酒、便秘、久坐等因素，使前列腺突然充血、水肿导致急性尿潴留。

32. 局限在前列腺包膜以内（T1b、T2期）的癌可以行根治性前列腺切除术，也是治疗前列腺癌的最佳方法，但仅适于年龄较轻且能耐受手术的病人。T3、T4期前列腺癌以内分泌治疗为主。

33. 慢性肾小球肾炎，GFR 65ml/min 属于代偿期，相当于CDK的2期。低蛋白饮食可明显减轻肾小球高滤过及肾小球内高压，延缓肾小球硬化。氧化淀粉口服，能结合肠道内尿素，使其从粪便中排出，降低血尿素氮水平。α-酮酸可降低血尿素氮，提供必需氨基酸，再加上一

定量的必需氨基酸静脉滴注或口服，满足了机体合成蛋白需要，既防止营养不良，又不至于使蛋白代谢产物增加而加重症状。本例没有高血压和氮质症，故选低蛋白饮食。

34. 各种溶血性贫血的检查包括如下内容。

（1）红细胞膜缺陷：红细胞脆性试验脆性增高常提示遗传性球形细胞增多症，酸溶血试验（Ham试验）、蔗糖水试验和Rous（含铁血黄素）试验阳性见于PNH。

（2）红细胞酶缺陷：高铁血红蛋白还原试验的还原率<75%，支持G-6-PD缺乏症的诊断，自身溶血试验葡萄糖不能纠正和丙酮酸激酶（PK）荧光点试验阳性提示PK缺乏症。

（3）血红蛋白异常：血红蛋白电泳、抗碱血红蛋白测定和异丙醇沉淀试验等有助于鉴别各种血红蛋白异常。

（4）免疫性溶血：抗人球蛋白试验（Coombs试验）阳性、冷凝集素效价增高等有助于各种自身免疫性溶血性贫血的诊断。

35. DIC实验室检查指标：

同时有下列三项以上异常：①血小板<100×10^9/L或进行性下降，肝病、白血病患者血小板<50×10^9/L。②血浆纤维蛋白原含量<1.5g/L或进行性下降，或>4g/L，白血病及其他恶性肿瘤<1.8g/L，肝病<1.0g/L。③3P试验阳性或血浆FDP>20mg/L，肝病FDP>60mg/L，或D-二聚体水平升高或阳性。④PT缩短或延长3秒以上，肝病延长5秒以上，或APTT缩短或延长10秒以上。

疑难或特殊病例有下列一项以上异常：①纤溶酶原含量及活性降低。②AT含量、活性及vWF水平降低（不适用于肝病）。③血浆因子Ⅷ：C活性<50%（与严重肝病所致的出血鉴别时有价值，因为大量消耗）。④血浆凝血酶-抗凝血酶复合物（TAT）或凝血酶原碎片1+2（F1+2）水平升高。⑤血浆纤溶酶-纤溶酶抑制物复合物（PIC）浓度升高。⑥血（尿）纤维蛋白肽A（FPA）水平增高。

36. 对于已确诊或高度怀疑腹腔内脏器损伤者，处理原则是做好紧急手术前准备，力争早期手术。

（1）如合并其他损伤，应权衡轻重缓急，首先处理对生命威胁最大的损伤。

（2）防治休克是治疗的重要措施，如已发

生休克，应积极采取抗休克治疗，力争在收缩压回升至 90mmHg 以上后进行手术，对严重出血性休克应在抗休克同时，迅速手术。

（3）对疑有内脏损伤者应禁食、输液及使用抗生素，禁用吗啡类药物止痛。已明确诊断者应尽早施行手术，必要时边抗休克边手术。

对于肝脾破裂、急性活动性上消化道出血病例，应在保持血容量的同时积极进行手术准备，及早施行手术止血。

38. 多数血管内溶血起病较急，常有全身症状、血红蛋白血症和血红蛋白尿，慢性血管内溶血可以有含铁血黄素尿。血管外溶血由脾脏等单核 - 吞噬细胞系统破坏红细胞，起病比较缓慢，可引起脾大、血清游离胆红素增高，多无血红蛋白尿。

39. 新鲜冰冻血浆（FFP）是从全血采集后 6 小时内分离并迅速冰冻至 -25℃ 以下的血浆，制得 FFP，其中的稳定凝血因子、白蛋白和球蛋白的含量与正常人血浆相同，不稳定凝血因子（因子Ⅷ、Ⅴ 等）的含量为正常人血浆的 70% 以上。主要用于凝血障碍和出血，例如血友病。

40. 糖耐量减低（IGT）不作为一个亚型，而是糖尿病发展过程中的一个阶段。注意单纯空腹血糖正常不能排除糖尿病的可能性，应加测餐后血糖，必要时应做葡萄糖耐量试验（OGTT）。血糖应取静脉血浆用葡萄糖氧化酶法测定，静脉血浆葡萄糖浓度比全血血糖高约 15%。OGTT 的葡萄糖负荷量成人为 75g，儿童 1.75g/kg，总量不超过 75g。服糖前及服糖后 30、60、120、180 分钟测定血糖。尿糖阳性是诊断糖尿病的重要线索，但尿糖不作为糖尿病诊断指标。糖尿病的诊断标准为：糖尿病症状加任意时间血浆葡萄糖 ≥ 11.1mmol/L（200mg/dl），或 FPG ≥ 7.0mmol/L（126mg/dl），或 OGTT 2h PG ≥ 11.1mmol/L（200mg/dl）。需重复一次确认，诊断才能成立。

41. **放射治疗**：利用放射线破坏引起功能亢进的内分泌肿瘤和内分泌组织。外照射使用较多，常用的是 X 射线（直线加速器、X - 刀）和 γ - 射线（^{60}钴、γ - 刀）。质子束、重粒子也有应用。内照射是将放射性核素植入肿瘤中（如^{32}P 治疗囊性颅咽管瘤、核素^{90}镱或^{198}金植入治疗垂体瘤）。利用甲状腺能浓集碘的特点用核素^{131}I 治疗是甲状腺功能亢进的一种经典治疗

方法。

42. 糖尿病大血管病变包括冠心病、脑血管意外（包括脑出血、脑梗死）和下肢坏疽等。微血管病变包括糖尿病肾病和糖尿病视网膜病变。糖尿病性视网膜病变：糖尿病病程超过 10 年，大部分患者合并程度不等的视网膜病变，是失明的主要原因之一。视网膜改变可分为六期，分属两大类。Ⅰ期：微血管瘤、小出血点；Ⅱ期：出现硬性渗出；Ⅲ期：出现棉絮状软性渗出。以上Ⅰ～Ⅲ期为背景性视网膜病变。Ⅳ期：新生血管形成、玻璃体积血；Ⅴ期：纤维血管增殖、玻璃体机化；Ⅵ期：牵拉性视网膜脱离、失明。以上Ⅳ～Ⅵ期为增殖性视网膜病变（PDR）。当出现 PDR 时，常伴有糖尿病肾病及神经病变。

43. 功能性垂体腺瘤是腺瘤激素分泌过多致血中激素水平升高、有激素分泌过多的临床表现；无功能性垂体腺瘤是指无激素分泌或激素分泌量不足以致血水平升高或分泌的激素无生物活性（例如垂体糖蛋白激素 α - 亚单位分泌瘤），无功能性腺瘤特点是无激素分泌过多的临床表现。

44. 低钾血症的临床表现：①最早的临床表现是肌无力，先是四肢软弱无力，以后可延及躯干和呼吸肌，一旦呼吸肌受累，可致呼吸困难或窒息。②肠麻痹表现：病人有厌食、恶心、呕吐和腹胀、肠蠕动消失等肠麻痹表现。③心脏受累主要表现为传导阻滞和节律异常。④典型的心电图改变：为早期出现 T 波降低、变平或倒置，随后出现 ST 段降低、Q - T 间期延长和 U 波。

高钾血症的临床表现：①高钾血症的临床表现无特异性。②可有神志模糊、感觉异常和肢体软弱无力等。③严重高钾血症者有微循环障碍之临床表现，如皮肤苍白、发冷、青紫、低血压等。④最危险的是高血钾可致心搏骤停常有心动过缓或心律不齐。⑤典型的心电图改变：为早期 T 波高而尖，Q - T 间期延长，随后出现 QRS 增宽，PR 间期缩短。

45. 甲状腺癌是最常见的甲状腺恶性肿瘤，约占全身恶性肿瘤的 1%。除髓样癌外，绝大部分甲状腺癌起源于滤泡上皮细胞。

乳头状癌：①约占成人甲状腺癌的 60% 和儿童甲状腺癌的全部。②多见于 30～45 岁女性，恶性程度较低，约 80% 肿瘤为多中心性，约 1/3

累及双侧甲状腺。③较早便出现颈淋巴结转移，但预后较好。

滤泡状腺癌：①约占20%，常见于50岁左右中年人，肿瘤生长较快属中度恶性，且有侵犯血管倾向，33%可经血运转移到肺、肝和骨及中枢神经系统。②颈淋巴结侵犯仅占10%，因此病人预后不如乳头状癌。

未分化癌：①约占15%，多见于70岁左右老年人。②发展迅速，且约50%早期便有颈淋巴结转移，高度恶性。③除侵犯气管和（或）喉返神经或食管外，还能经血运向肺、骨远处转移。④预后很差。

髓样癌仅占7%。①来源于滤泡旁降钙素分泌细胞（C细胞），细胞排列呈巢状或囊状，无乳头或滤泡结构，呈未分化状。②瘤内有淀粉样物沉积。③可兼有颈淋巴结侵犯和血行转移。④预后不如乳头状癌，但较未分化癌好。

46. 甲状腺功能主要调节机制包括下丘脑－垂体－甲状腺轴控制系统和甲状腺腺体内的自身调节系统。甲状腺素的产生和分泌需要腺垂体分泌的促甲状腺素（TSH）支持。血中FT_3、FT_4浓度下降后，反馈性引起下丘脑TRH和垂体TSH升高，TSH促使甲状腺合成和分泌FT_3、FT_4增加，当FT_3、FT_4达到一定水平后反过来又抑制TRH和TSH的分泌，通过这种负反馈调节机制，使正常人的甲状腺功能始终保持在合适的范围内。

47. 痛风性关节炎常有以下特点：①多在午夜或清晨突然起病，疼痛剧烈，数小时内出现受累关节的红、肿、热、痛和功能障碍，单侧第一跖趾关节最常见，其余依次为踝、膝、腕、手指、肘关节；②秋水仙碱治疗后，关节症状可以迅速缓解；③初次发作常呈自限性，数日内可自行缓解，为本病特有的表现；④常伴高尿酸血症，但部分患者急性发作时血尿酸水平正常；⑤在偏振光显微镜下，关节滑液内发现呈双折光的针形尿酸盐结晶是确诊本病的依据。受寒、劳累、饮酒、高嘌呤饮食以及外伤、手术、感染等均为急性关节炎的诱因。

48. 系统性红斑狼疮常见而且有用的自身抗体依次为抗核抗体谱、抗磷脂抗体和抗组织细胞抗体。

（1）抗核抗体谱出现在SLE的有抗核抗体（ANA）、抗双链DNA（dsDNA）抗体、抗ENA（可提取核抗原）抗体。①ANA：见于几乎所有的SLE患者，由于它特异性低，它的阳性不能作为SLE与其他结缔组织病的鉴别。②抗dsDNA抗体：诊断SLE的标记抗体之一，多出现在SLE的活动期，抗dsDNA抗体的含量与疾病活动性密切相关。③抗ENA抗体谱：是一组临床意义不相同的抗体。

抗Sm抗体：诊断SLE的标记抗体之一。特异性99%，但敏感性仅25%，有助于早期和不典型患者的诊断或回顾性诊断，它与病情活动性不相关。

抗RNP抗体：阳性率40%，对SLE诊断特异性不高，往往与SLE的雷诺现象和肌炎相关。

抗SSA（Ro）抗体：往往出现在SCLE、SLE合并干燥综合征时有诊断意义。有抗SSA（Ro）抗体的母亲所产婴儿易患新生儿红斑狼疮综合征。

抗SSB（La）抗体：其临床意义与抗SSA抗体相同，但阳性率低于抗SSA（Ro）抗体。

抗rRNP抗体：血清中出现本抗体代表SLE的活动，同时往往提示有NP－SLE或其他重要内脏的损害。

（2）抗磷脂抗体包括抗心磷脂抗体、狼疮抗凝物、梅毒血清试验假阳性等对自身不同磷脂成分的自身抗体。结合其特异的临床表现可诊断是否合并有继发性APS。

（3）抗组织细胞抗体抗红细胞膜抗体，现以Coombs试验测得。抗血小板相关抗体导致血小板减少，抗神经元抗体多见于NP－SLE。

（4）其他有少数的患者血清出现RF和抗中性粒细胞胞浆抗体。

49. 在慢性肺心病的发生、发展过程中，导致肺血管阻力增加的最主要因素是缺氧。

50. 根据变应原吸入后哮喘发生的时间，可分为速发型哮喘反应（IAR）、迟发型哮喘反应（LAR）和双相型哮喘反应（OAR）。IAR几乎在吸入变应原的同时立即发生反应，15～30分钟达高峰，2小时后逐渐恢复正常。LAR约在吸入变应原后6小时左右发病，持续时间长，可达数天；而且临床症状重，常呈持续性哮喘表现，肺功能损害严重而持久。

52. 外周血淋巴细胞绝对值 $>4.0 \times 10^9/L$ 时，称为淋巴细胞增多；绝对值 $\geq 15 \times 10^9/L$ 时，为高度增多。

53. 支气管哮喘典型的临床症状是反复发作的伴有哮鸣音的呼气性呼吸困难。

54. 重度哮喘发作时，哮鸣音也可不出现，被称为寂静胸（silent chest），常提示病情危重。同时还可出现心率增快、奇脉、胸腹反常运动和发绀。

55. 二期梅毒的诊断标准为有不洁性交史或下疳史，病程 2 年以内，多种皮疹伴全身淋巴结肿大和早期流感症状，黏膜损害处暗视野、直接免疫荧光或其他方法能找到梅毒螺旋体，梅毒血清试验强阳性。因此，关于二期梅毒的诊断标准描述错误的是 A。

69. 一般经多次检查，成人男性红细胞 > $6.0 \times 10^{12}/L$，血红蛋白 >170g/L；成年女性红细胞 >$5.5 \times 10^{12}/L$，血红蛋白 >160g/L 即为红细胞增多诊断标准。

70. 十二指肠溃疡不发生癌变。

71. 肉眼血尿反复发作，最常见于 IgA 肾病。

72. 毒性弥漫性甲状腺肿并发周期性瘫痪发作时尿钾排出减少。反复发作的周期性瘫痪是转移性低钾血症的重要特点。

74. 外源性致热原能激活血液中的中性粒细胞和单核细胞。

75. 引起性病尖锐湿疣的病毒是人乳头瘤病毒。

76. 隐性黄疸时，血中胆红素浓度为 >$17\mu mol/L$，<$34\mu mol/L$。

82. 急性胃炎与呼吸困难无明显关系。

83. 毛状白斑是 HIV 感染者的一种特殊的口腔损害，表现为双侧舌缘的白色或灰白色斑块，呈垂直皱褶，有些呈毛茸状，不能被擦去，与 EB 病毒有关，不属于癌前病变。

84. 肝呈弥漫性肿大，质软，常见的疾病是肝淤血。

89. 大量咯血是指每日咯血量在 500ml 以上。

90. 紫癜是皮肤出现红色或暗红色斑，压之不褪色，可伴有关节腔出血。

91. 颅内占位导致颅内压增高。

92. 治疗特发性血小板减少性紫癜首选糖皮质激素。

93. 血小板 >$400 \times 10^9/L$ 为血小板增多。

94. 磺脲类药物是非肥胖的 2 型糖尿病的第一线药物。

104. 除食管－胃底静脉曲张破裂出血之外的其他病因引起的上消化道大出血，习惯上又称为非曲张静脉上消化道大出血，其中以消化性溃疡所致出血最为常见。止血措施主要有如下几种。

（1）抑制胃酸分泌的药物：血小板聚集及血浆凝血功能所诱导的止血作用需在 pH >6.0 时才能有效发挥，而且新形成的凝血块在 pH <5.0 的胃液中会迅速被消化。因此，抑制胃酸分泌，提高胃内 pH 具有止血作用。临床上，对消化性溃疡和急性胃黏膜损害所引起的出血，常规给予 H_2 受体拮抗剂或质子泵抑制剂，后者提高及维持胃内 pH 的作用优于前者。急性出血期应静脉途径给药。

（2）内镜治疗：消化性溃疡出血约80%不经特殊处理可自行止血，其余部分患者则会持续出血或再出血。内镜如见有活动性出血或暴露血管的溃疡应进行内镜止血。证明有效的方法包括热探头、高频电灼、激光、微波、注射疗法或上止血夹等，可视各单位的设备及病情选用。其他原因引起的出血，也可视情况选择上述方法进行内镜止血。

（3）手术治疗：内科积极治疗仍大量出血不止危及患者生命，需不失时机行手术治疗。不同病因所致的上消化道大出血的具体手术指征和手术方式各有不同。

（4）介入治疗：患者严重消化道大出血在少数特殊情况下，既无法进行内镜治疗，又不能耐受手术，可考虑在选择性肠系膜动脉造影找到出血灶的同时进行血管栓塞治疗。

105. 呼吸困难伴一侧胸痛见于肺栓塞。

106. 尿频（每日排尿超过 8 次）、尿急（一旦有尿意需即刻排尿）、尿痛称为尿路刺激征，见于尿路感染、尿道综合征、输尿管下段结石、膀胱肿瘤、间质性膀胱炎及出血性膀胱炎（环磷酰胺）等情况。

107. 下列病因通常引起中性粒细胞减少，严重者可引起粒细胞缺乏。（1）感染。①细菌感染：如伤寒、布氏杆菌病、粟粒性结核、严重败血症等；②病毒感染：如麻疹、风疹、流感、病毒性肝炎、HIV－Ⅰ型病毒感染等；③原虫感染：如疟疾、黑热病等；④立克次体感染：如斑疹伤寒等。（2）血液病。再生障碍性贫血、急性白血病、恶性组织细胞病、阵发性睡眠性血红蛋白尿、巨幼细胞贫血等。（3）物理化学因素。①电离辐射：如X线、放射性核素等；②化学物质：如铅、苯、汞等；③药物：如抗菌药物（氯霉素、磺胺药等）、抗肿瘤药、抗甲状腺药、抗心律失常药、降血糖药等。（4）结缔组织病如系统性红斑狼疮、类风湿关节炎等。（5）脾功能亢进。（6）恶性肿瘤骨髓转移。（7）其他因素如周期性粒细胞减少症、慢性特发性粒细胞减少症、过敏性休克及遗传因素等。

109. 引起哮喘不可逆气道阻塞的原因是气道壁重建。

110. 十二指肠球部溃疡时，壁细胞总数是明显增加。

111. 肝硬化患者全血细胞减少最主要的原因是脾功能亢进。

112. 血清铁减低，总铁结合力增高及转铁蛋白饱和度减低见于缺铁性贫血。

119. 获得性免疫缺陷综合征是由人类免疫缺陷病毒感染引起，该病毒属于反转录病毒科的慢病毒，病毒体圆柱状的核心为两条正极性的单链RNA借氢键在5′－末端连接而成，携带有RNA反转录酶、核衣壳蛋白P24，是一种RNA病毒。

122. 导致肾盂肾炎常见的致病菌为大肠埃希菌。

123. 不稳定型心绞痛的发生机制是不稳定斑块内出血，纤维帽破裂，血小板的聚集与血栓形成。

125. 尖锐湿疣最常发生于潮湿温暖的黏膜和皮肤交界的部位，在男性常见于阴茎冠状沟、龟头、系带、尿道口或肛门附近；在女性多半发生于阴蒂、阴唇、会阴部及肛周，阴道和宫颈也可发生。

127. 胆汁性肝硬化为原发性胆小管病变，长期胆汁淤积，造成长期黄疸，肝大，尿色加深，粪色变浅。该病为自身免疫性疾病，特异的诊断依据为有关自身抗体阳性，必要时可行肝穿刺活检。

129. 溶血性黄疸血清胆红素指标为血清胆红素总量升高，结合胆红素浓度改变不大，游离胆红素浓度异常增高，故B项符合。

131. 巨幼细胞贫血的发生主要是一碳单位代谢的障碍引起的。由于体内缺乏维生素B_{12}，转甲基酶催化的同型半胱氨酸转变为蛋氨酸的反应受阻，N－5－甲基四氢叶酸的甲基不能转移出去，组织中的游离四氢叶酸减少，导致核酸合成障碍，影响细胞分裂，引起巨幼细胞贫血。故E项符合。

139. 尿急、尿频、尿痛＋尿细菌定量培养（－）提示尿道综合征。

143. 不典型增生需要定期胃镜检查追踪观察。

146. 肝病史、三系细胞减少、淋巴细胞比例增高、网织红细胞计数减低、骨髓造血细胞减少，故为肝炎后再生障碍性贫血。

147. 肝性脑病是肝硬化最严重的并发症，是肝硬化最常见的死亡原因。

148. 临床如突然发生一侧或两侧腰痛，可有明显全身症状、高热、寒战、恶心、呕吐亦常见，可伴随败血症低血压，应想到急性肾盂肾炎。

161. IgA呈现单峰提示克隆性免疫球蛋白增多。

170. 甲状腺功能亢进症最常见的原因是毒性弥漫性甲状腺肿。符合本例。

171. ①稽留热：体温持续在39～40℃以上达数天或数周，24小时内波动范围不超过1℃。见于肺炎球菌肺炎和伤寒等。②弛张热：因常见于败血症，故又称败血症热型，体温常在39℃以上，而波动幅度大，24小时内波动范围达2℃以上，但最低体温仍高于正常水平。除见于败血症外，还可见于风湿热、重症肺结核和化脓性炎症等。

173. 电子计算机体层扫描（CT）：可显示薄层横断面结构图像，避免病变与正常组织互相重叠，密度分辨率很高，可清楚显示肺野中直径1cm以上的肿块阴影，还可发现一般X线检查的隐藏区（如肺尖、膈穹窿旁、脊柱旁、心影后、纵隔等处）的早期肺癌病变，对于中心型肺癌、周围型肺癌的诊断均有重要价值。CT还可以显示肺门及纵隔淋巴结转移的情况，是否侵犯胸膜、胸壁及其他脏器，少量的胸膜腔积液，癌肿空洞内部情况以及对肺血管和纵隔内器官组织侵犯的程度等，都可提供详细的信息，可作为制定手术或非手术治疗方案的重要依据。首选当然是X线，但最有价值的是CT。

174. 双肺满布湿啰音提示肺水肿，呋塞米是首选药，利尿减轻症状。

175. 肺炎链球菌肺炎是由肺炎链球菌或称肺炎球菌所引起的肺炎，约占社区获得性肺炎的半数。通常急骤起病，以高热、寒战、咳嗽、血痰及胸痛为特征。X线胸片呈肺段或肺叶急性炎性实变。葡萄球菌肺炎常发生于有基础疾病患者，胸部X线显示肺段或肺叶实变，可形成空洞，或呈小叶状浸润，其中有单个或多发的液气囊腔。另一特征是X线阴影的易变性，表现为一处炎性浸润消失而在另一处出现新的病灶，或很小的单一病灶发展为大片阴影。

176. 典型的ARDS表现，因为无二氧化碳潴留，所以首选高浓度吸氧而不首选机械通气。

177. 胃肠黏膜缺血导致黏膜微循环障碍、能量不足、渗透性增加，抵抗H^+的能力下降，同时，胃黏膜分泌碳酸氢根减少，如有胆汁反流将遭受进一步破坏。胃内的H^+浓度相对增高，黏膜的损害使H^+逆向弥散更容易且难于清除，造成黏膜糜烂、出血。多发生在胃底部（包括胃底和胃体）。

178. 注射止痛剂可能掩盖病情，不宜使用。

179. 食管-胃底静脉曲张破裂出血为肝硬化最常见并发症。多突然发生呕血和（或）黑便，常为大量出血，引起出血性休克，可诱发肝性脑病。

180. 全身细菌感染，特别是腹腔内感染时，细菌可侵入肝，途径如下。①胆道：胆道蛔虫、胆管结石等，是引起细菌性肝脓肿的主要原因；②肝动脉：体内任何部位的化脓性病变，细菌可经肝动脉入肝；③门静脉：如坏疽性阑尾炎、痔核感染等，细菌可经门静脉入肝；④肝毗邻感染病灶的细菌可循淋巴系统侵入；⑤开放性肝损伤细菌可直接经伤口入肝。细菌性肝脓肿的致病菌多为大肠埃希菌、金黄色葡萄球菌、厌氧链球菌、类杆菌属等。

181. 根除幽门螺杆菌治疗目前推荐以PPI或胶体铋为基础加上两种抗生素的三联治疗方案。治疗失败后的再治疗比较困难，可换用另外两种抗生素，或采用PPI、胶体铋合用两种抗生素的四联疗法。疗程一般为7天，国外推荐10天或14天。1个月疗程太长。

182. 直肠肛管的淋巴引流亦是以齿状线为界，分上、下两组。上组在齿状线以上，有三个引流方向。向上沿直肠上动脉到肠系膜下动脉旁淋巴结，这是直肠最主要的淋巴引流途径；向两侧经直肠下动脉旁淋巴结引流到盆腔侧壁的髂内淋巴结；向下穿过肛提肌至坐骨肛管间隙，沿肛管动脉、阴部内动脉旁淋巴结到达髂内淋巴结。下组在齿状线以下，有两个引流方向：向下外经会阴及大腿内侧皮下注入腹股沟淋巴结，然后到髂外淋巴结；向周围穿过坐骨直肠间隙沿闭孔动脉旁引流到髂内淋巴结。上、下组淋巴网有吻合支，因此，直肠癌有时可转移到腹股沟淋巴结。

183. 复查应在根除幽门螺杆菌治疗结束至少4周后进行，且在检查前停用PPI或铋剂2周，否则会出现假阴性。可采用非侵入性的^{13}C或^{14}C尿素呼气试验，也可通过胃镜在检查溃疡是否愈合的同时取活检做尿素酶及（或）组织学检查。对未排除胃恶性溃疡或有并发症的消化性溃疡应常规进行胃镜复查。血清幽门螺杆菌抗体检查只是检测抗体，不能判断是否复发。

184. 胃食管反流的诊断：由于24小时食管pH监测需要一定仪器设备且为侵入性检查，常难于在临床常规应用。因此，临床上对疑诊为本病而内镜检查阴性患者常用质子泵抑制剂（PPI）做试验性治疗（如奥美拉唑每次20mg，每天2次，连用7~14天），如有明显效果，本病诊断一般可成立。

185. 早期倾倒综合征发生在进食后半小时内，与餐后高渗性食物快速进入肠道引起肠道内分泌细胞大量分泌肠源性血管活性物质有关，加上渗透作用使细胞外液大量移入肠腔，病人可出现心悸、心动过速、出汗、无力、面色苍白等一过性血容量不足表现，并有恶心、呕吐、腹部绞痛、腹泻等消化道症状。晚期倾倒综合征在餐后2~4小时出现症状，主要表现为头晕、面色苍白、出冷汗、脉细弱甚至有晕厥等。由于胃排空过快，含糖食物快速进入小肠，刺激胰岛素大量分泌，继而出现反应性低血糖综合征，故曾称为低血糖综合征。

186. 溃疡侵蚀血管可引起出血，是消化性溃疡最常见的并发症，也是上消化道大出血最常见的病因。

187. 高选择性迷走神经切断术切断支配胃近端、胃底、胃体壁细胞的迷走神经，消除了胃酸分泌，保留支配胃窦部与远端肠道的迷走神经。由于幽门括约肌的功能得以保留，不需附加引流术，减少了碱性胆汁反流发生机会，而且保留了胃的正常容量，是治疗十二指肠溃疡较为理想的手术。

189. 伸肌腱牵拉试验（Mills 征）：伸肘握拳、屈腕、前臂旋前，肘部外侧出现疼痛为阳性。

194. Allen 试验主要用于检查桡尺动脉的通畅和相互吻合情况。

199. 皮下浅层急性淋巴管炎在表皮下可见红色线条。

201. 决定心肌微循环灌注量的主要因素是动脉舒张压。

202. 损伤性血胸，胸腔内积血不凝固的原因是肺、心脏、膈活动去纤维蛋白作用。

204. 若在短期内体液丧失量达到体重的5%，即丧失细胞外液的25%，患者则会出现脉搏细速、肢端湿冷、血压不稳定或下降等血容量不足之症状。

205. 结节性甲状腺肿，继发甲亢必须手术。

206. 麻醉中的手术患者输入几十毫升血后即出现手术区渗血和低血压，应考虑溶血反应。

207. 诊断休克的主要依据是临床表现。

210. 甲状腺功能亢进的诊断主要依据临床表现。

211. 化脓性感染形成脓肿后，外科治疗的基本原则是立即切开引流。

212. 高渗性缺水时，血清钠高于150mmol/L。

216. 等渗性缺水患者，大量输入生理盐水治疗可导致高氯血症。

219. 在诊断闭合性腹部外伤合并内出血中，腹腔穿刺抽出不凝固血液最重要。

220. 高钾血症时，血清钾高于 5.5mmol/L。

221. 成分输血不减少肺梗死的发生率。

223. 术前常规禁食的时间是禁食 12 小时，禁饮 4 小时。

224. 心脏骤停发生后，大部分患者将在 4 ~ 6 分钟内开始发生不可逆脑损害，随后经数分钟过渡到生物学死亡。

225. ARDS 最早期的症状是呼吸加快、窘迫感。

226. 库存枸橼酸钠血超过 3 周不宜再用。

229. 九分法：按体表面积划分为 11 个 9% 的等份，另加 1%，构成 100% 的体表面积，即头颈部 = 1×9%；躯干 = 3×9%；两上肢 = 2 × 9%；双下肢 = 5×9% + 1%，共为 11 × 9% + 1%。两臀部应为 5%。

232. 诊断代谢性酸中毒的主要依据是呼吸深而快，有酮味，血浆碳酸氢根值下降。

234. 低钾血症患者，经补充钾治疗后，病情仍无改善时，应考虑有低镁血症。

235. 幽门梗阻所致持续呕吐可造成低氯低钾性碱中毒。

237. 胸部损伤外科治疗原则是纠正循环、呼吸功能障碍。

239. 破伤风患者的治疗原则是清除毒素来源，中和毒素，控制和解除痉挛。

242. 正常人血中 HCO_3^- 与 H_2CO_3 之比为 20∶1。

248. 急性肾衰竭无尿或少尿期早期，发生水中毒的常见原因是不适当输入过多水分。

250. 低渗性缺水，血清尚未出现缺钠之前，尿中氯化钠减少或缺乏。

251. 腹腔穿刺抽出凝固的血液提示抽出为血管内血液。

254. 开放性气胸危及生命，应首先抢救。

257. 所谓有效循环血量是指单位时间内通过心血管系统进行循环的血量。

259. 低渗性脱水时尿钠可以消失。

262. 等渗性缺水又称急性或混合性缺水。由于此时水和钠成比例地丧失，因此血清钠仍在正常范围，细胞外液的渗透压也可保持正常。但等渗性缺水可造成细胞外液量（包括循环血量）的迅速减少。

264. 昏迷的病员准备运送，采取侧卧位，以便保持呼吸道通畅。

268. 冷结节提示恶性，硒甲状腺扫描示冷结节处有放射性浓聚诊断为甲状腺癌。

270. 补充了大量等渗糖水导致了低钠低氯低钾。

271. 当结石阻塞胆管并继发感染时，其典型的临床表现为 Charcot 三联征，即腹痛、寒战高热和黄疸。

274. 格列本脲或格列齐特最常见的不良反应是低血糖，本例符合低血糖性昏迷。

277. 脑震荡表现为一过性脑功能障碍，主要症状是受伤当时立即出现短暂的意识障碍，可为神志不清或完全昏迷，常为数秒或数分钟，一般不超过半小时。

279. 幽门梗阻时胃内容物排空受阻，上腹胀满不适，疼痛于餐后加重，并有恶心、呕吐，大量呕吐后症状可以缓解，呕吐物含发酵酸性宿食。严重呕吐可致失水和低氯低钾性碱中毒。不符合本例。

281. 脓毒症早期典型的临床表现是寒战、高热。

283. 蛛网膜下隙麻醉术后 12 小时内应采取的体位是平卧位。

292. 子宫内膜再生：约于产后第 3 周，除胎盘附着部位外，宫腔表面均由新生内膜覆盖，胎盘附着部位全部修复需至产后 6 周。

293. 围生期：从妊娠满 28 周（即胎儿体重 ≥1000g 或身长 ≥35cm）至产后 1 周。

299. 月经周期中期雌激素能够起正反馈作用下丘脑 - 垂体。

301. 孕妇尿中检出的激素，与胎儿胎盘功能关系最密切的是雌三醇。

302. 孕妇血清绒毛膜促性腺激素（HCG）浓度达高峰是在妊娠 8 ~ 10 周。

307. 羊水量于妊娠 8 周时 5 ~ 10ml，妊娠 10 周约 30ml，妊娠 20 周约 400ml，妊娠 38 周约 1000ml，此后羊水量逐渐减少。妊娠 40 周约 800ml。

308. 正常阴道中的优势菌群是乳酸杆菌。

310. 雌激素的生理作用：①促使子宫发育，肌层变厚，血运增加，并使子宫收缩力增强以及增加子宫平滑肌对缩宫素的敏感性；②使子宫内膜增生；③使子宫颈口松弛，宫颈黏液分泌增加，质变稀薄，易拉成丝状；④促进输卵管发育，加强输卵管节律性收缩的振幅；⑤使阴道上皮细胞增生和角化，阴唇发育、丰满；⑥使乳腺管增生，乳头、乳晕着色，促进其他第二性征的发育；⑦雌激素对卵巢的卵泡发育是必需的，从原始卵泡发育到成熟卵泡，均起一定的作用，有助于卵巢储积胆固醇；⑧雌激素通过对下丘脑的正负反馈调节，控制垂体促性腺激素的分泌；⑨促进钠与水的潴留；⑩促进骨中钙的沉积，青春期在雌激素影响下可使骨骺闭合，绝经期后由于雌激素缺乏而发生骨质疏松。

313. 子宫动脉为髂内动脉前干分支。

314. 分泌期早期：月经周期第 15 ~ 19 日。此期内膜腺体更长，屈曲更明显；腺上皮细胞核下开始出现含糖原小泡，为分泌期早期的组织学特征；间质水肿，螺旋小动脉继续增生。

319. 前置胎盘的病因目前尚不清楚，可能的因素有：子宫内膜病变或损伤（多次刮宫、分娩、子宫手术史等），是前置胎盘的高危因素；双胎妊娠时胎盘面积过大，前置胎盘发生率较单胎妊娠高 1 倍；受精卵滋养层发育迟缓等。高龄初孕妇是高危因素，不能认为初孕妇就是病因。

320. 保健手册需从确诊早孕时开始建册，系统管理直至产褥期结束（产后满 6 周）。手册应记录每次产前检查时的结果及处理情况，在医院住院分娩时必须交出保健手册，出院时需将住院分娩及产后母婴情况填写完整后将手册交还给产妇，由产妇交至居住地基层医疗保健组织，以便进行产后访视（共 3 次，出院 3 日内、产后 14 日、28 日），访视结束将保健手册汇交至县、区妇幼保健所进行详细的统计分析。

321. 复发性外阴阴道假丝酵母菌病（RVVC）的治疗原则包括强化治疗和巩固治疗，强化治疗达到病原学治愈后，巩固治疗 6 个月。

322. 子痫前期的高危因素：初产妇、孕妇年龄过小或大于 35 岁、多胎妊娠、妊娠期高血压病史及家族史、慢性高血压、慢性肾炎、抗磷脂抗体综合征、糖尿病、肥胖、营养不良、低社会经济状况，均与子痫前期发病风险增加密切相关。

325. 胸围出生时比头围小 1 ~ 2cm，约 32cm；1 周岁时与头围相等，约 46cm；以后则超过头围（约为头围 + 年龄 - 1cm）。

326. ①颅骨软化：多见于 3 ~ 6 个月婴儿，因此时颅骨发育最快，软化部常发生在枕骨或顶骨中央，约 6 个月时颅骨软化逐渐消失；②方颅：多见于 7 ~ 8 个月以上小儿，由于骨样组织增生致额骨及顶骨双侧呈对称性隆起，形成方颅，重者可呈鞍状、十字状颅形；③前囟增大及闭合延迟：重者可延迟至 2 ~ 3 岁方闭合；④出牙延迟：可迟至 1 岁出牙，有时出牙顺序颠倒，牙齿缺乏釉质，易患龋齿。

331. 蛋白质 - 热能营养不良患儿皮下脂肪逐渐减少或消失，首先累及的部位是腹部。

333. 水的来源绝大部分来自饮用水及食物中含的水分，体内组织代谢及食物氧化过程中也可产生水，称内生水，混合膳食约 100kcal（418.40kJ）产生水 12ml。

335. 牛乳所含乳糖较人乳为少，故喂食时最好添加 5% ~ 8% 的糖。

336. 小儿基础代谢的能量需要量较成人高，并随年龄增长、体表面积的增加而逐渐减少。基础代谢所需在婴儿期占总能量的 50%。

339. 受孕最初 8 周称胚胎期，是机体各组织器官原基分化的关键时期，此时受到不利因素的影响，便可影响胎儿各器官的正常分化，从而造成流产或各种畸形，故孕妇的保健必须从妊娠早期开始。

341. 婴儿期平均需要量为 150ml/（kg·d），以后按每 3 岁减少 25ml/（kg·d）推算，12 岁后及成人约为 50ml/（kg·d）。

342. 正常足月新生儿出生时身长约 50cm，前半年平均每月增长 2.5cm，后半年平均每月增长 1.5cm。一般 1 岁时达 75cm，2 岁时达 87cm，2 岁后到 12 岁前（青春期前）平均每年约增加 6 ~ 7cm，青春期身高加速增长。故 2 ~ 12 岁儿童平均身高可按以下公式粗略推算：2 ~ 12 岁：身高（cm）＝年龄×7 + 75。

348. 维生素 D 缺乏病时由骨样组织增生所致的骨骼改变为方颅。

349. 维生素 D 缺乏性手足搐搦症的隐性体征是 Trousseau 征阳性。

353. 我国新生儿败血症多见的病菌是葡萄球菌。

354. 小儿出生后 4~6 天和 4~6 岁，中性粒细胞与淋巴细胞所占比例相等。

358. IgM 类抗体在胎儿期即可产生。

359. 小儿体格发育的两个高峰期是婴儿期，青春期。

360. 小儿头围与胸围大致相等的年龄是 1 岁。

365. 婴幼儿通过胎盘接受母体给予的 IgG 抗体获得自然被动免疫，一般在 6 个月内较少发生感染。

第十三章 牙体牙髓病学

【答案】

A1/A2 型题

1. A	2. A	3. A	4. C	5. C	6. D	7. C
8. D	9. B	10. A	11. E	12. D	13. E	14. C
15. A	16. D	17. D	18. C	19. C	20. A	21. C
22. A	23. C	24. C	25. E	26. B	27. D	28. A
29. C	30. A	31. B	32. B	33. E	34. A	35. E
36. E	37. C	38. E	39. B	40. C	41. B	42. B
43. E	44. C	45. B	46. A	47. D	48. D	49. D
50. A	51. A	52. B	53. A	54. E	55. A	56. C
57. E	58. D	59. B	60. D	61. A	62. B	63. E
64. B	65. C	66. C	67. B	68. D	69. B	70. D
71. A	72. A	73. C	74. C	75. D	76. E	77. E
78. A	79. A	80. A	81. D	82. D	83. B	84. C
85. C	86. A	87. C	88. A	89. B	90. A	91. A
92. E	93. D	94. C	95. C	96. A	97. D	98. B
99. C	100. A	101. D	102. A	103. B	104. C	105. C
106. D	107. A	108. B	109. B	110. E	111. C	112. A
113. D	114. E	115. D	116. C	117. C	118. B	119. B
120. B	121. D	122. E	123. D	124. D	125. C	126. A
127. A	128. B	129. C	130. C	131. A	132. B	133. C
134. A	135. D	136. D	137. B	138. C	139. A	140. B
141. C	142. C	143. C	144. D	145. E	146. D	147. B
148. E	149. B	150. C	151. D	152. D	153. E	154. E
155. E	156. E	157. B	158. D	159. D	160. E	161. D
162. A	163. E	164. A	165. C	166. E	167. D	168. D
169. D	170. A	171. C	172. C	173. C	174. C	175. D
176. E	177. E	178. B	179. E	180. B	181. D	182. E
183. E	184. C	185. B	186. B	187. E	188. B	189. C
190. E	191. C	192. A	193. C	194. E	195. E	196. B
197. C	198. E	199. C	200. C	201. B	202. C	203. B
204. D	205. C	206. C	207. A	208. D	209. E	210. B
211. D	212. A	213. A	214. A	215. E	216. A	217. B
218. C	219. A	220. D	221. C	222. D	223. B	224. E
225. C	226. D	227. C	228. A	229. C	230. B	231. B
232. A	233. C					

A3/A4 型题

1. (1)B (2)A (3)E (4)C (5)C
2. (1)B (2)B (3)D (4)D
3. (1)D (2)A
4. (1)B (2)A (3)E (4)D (5)C
5. (1)A (2)D (3)E (4)E
6. (1)B (2)A
7. (1)B (2)A (3)C (4)C (5)D
8. (1)B (2)D (3)E (4)D
9. (1)B (2)B
10. (1)D (2)C (3)C (4)D (5)C
11. (1)E (2)B
12. (1)A (2)D (3)A (4)C
13. (1)B (2)D (3)C (4)B
14. (1)C (2)C (3)D
15. (1)D (2)E (3)E (4)A
16. (1)E (2)B (3)A (4)D (5)C
17. (1)B (2)B (3)C
18. (1)E (2)D

B1 型题

1. (1)C (2)C
2. (1)A (2)A (3)B
3. (1)E (2)A (3)B (4)C (5)A
4. (1)C (2)D (3)E (4)A
5. (1)C (2)E (3)B (4)A (5)D
6. (1)A (2)E (3)C
7. (1)D (2)C (3)B (4)B (5)B
8. (1)E (2)C
9. (1)C (2)B
10. (1)A (2)C

【解析】

A1/A2 型题

1. 叩诊是检查根尖周病患牙的基本方法。叩诊必须先叩正常牙，后叩患牙。而其他干扰选项都是违反叩诊要求的。该题考的知识点是根尖周病的诊断。

2. 乳酸杆菌与龋损的形成有关。

3. 第一恒磨牙最适宜做窝沟封闭的年龄是6~7岁。

4. 急性根尖周炎在浆液期初起时，患牙牙根发胀，咬紧舒服。

5. 隐裂牙涉及牙髓后，髓室底常有隐裂，故干髓治疗不宜选用。其他选项都是适用的处理方法。注意提的是否定问题。本题考查的知识点是牙隐裂的治疗。

6. 牙本质敏感症主要表现为激发痛。以机械刺激最为显著。

8. 龋病分类最适用于临床的是按病变深度分类。

11. 在除净腐质的前提下，尽可能少地切割健康牙体组织，特别需要保留健康的牙尖和嵴。窝洞的洞缘线应为一圆缓曲线，防止牙体折裂。根据抗力形和固位形制作的原则，修整洞形，初步建立抗力形和固位形。

18. 牙髓活力电测验法：①临床意义：牙髓活力电测验是通过牙髓活力电测器来测验牙髓神经末端对电刺激的反应，有助于判断牙髓的状态。②操作方法：测试前应先向患者说明测验目的，并取得患者的合作，同时嘱患者当出现"麻、刺感"时，即抬手示意。隔湿待测试牙。取一小盐水棉片置于待测牙面作为电流导体，具体部位为冠中1/3。将探头放在小棉片上，调节测验器上的刻度旋钮从"0"开始，缓慢增大，直到患者有反应时移开探头，并记录引起反应的刻度值。可重复2~3次，求平均值。在测试患牙前，应按上述操作步骤测试对侧同名牙或正常邻牙，以求得相对正常反应值作为对照。

21. 慢性牙髓炎包括：①慢性闭锁性牙髓炎：发生在有龋损但未穿髓的情况下。病理变化：牙髓血管充血，组织水肿。有淋巴细胞、浆细胞、巨噬细胞、中性粒细胞浸润。可形成脓肿，周围有肉芽组织包绕。②慢性溃疡性牙髓炎：发生在患牙牙髓，暴露于口腔。病理变化：穿髓孔表面被炎性渗出物及坏死组织覆盖，其下方为炎性肉芽组织和一些新生的胶原纤维。深部存活髓组织，有散在淋巴细胞、浆细胞浸润，血管扩张充血。③慢性增生性牙髓炎；多见于儿童及青少年，根尖孔粗大，牙髓血运丰富。慢性炎症性的牙龈组织过度增生，又称牙髓息肉。

22. 并不是所有牙本质暴露的牙齿都出现敏感症状。

23. 刷牙是发生楔状缺损的主要原因。理由为：①不刷牙的人很少发生典型的楔状缺损，而刷牙的人，特别是用力横刷牙的人，常有典型和严重的楔状缺损；②不发生在牙的舌面；③唇向错位的牙楔状缺损比较严重；④楔状缺损的牙常有牙龈退缩。好发于前磨牙，尤其是第一前磨牙。随着年龄的增长，楔状缺损有增加的趋势。

29. 釉质成形术，指釉质表面的再成形。用火焰状金刚砂针磨去浅的沟裂（沟裂的深度小于釉质厚度的1/4~1/3）或将未完成融合的釉质磨圆钝，形成一光滑、蝶形的表面，以利于清洁。磨去部分应小于釉质厚度的1/3。

39. 逆行性牙髓炎诊断要点：①有长期的牙周炎病史及牙周炎的表现。②有牙髓炎的症状。③患牙常未查出引起牙髓炎的牙体硬组织病变。

41. 牙齿纵折后最明显的症状为咀嚼痛，其次患牙有伸长感。

44. 由于年轻恒牙牙根尚未发育完全，临床上一般以X线片根尖未端上方2mm处作为止点，确定年轻恒牙根管工作长度。

48. 口腔中主要的致龋菌是变形链球菌，其次为某些乳酸杆菌和放线菌。这些细菌的致龋特性是基于其利用蔗糖的产酸能力，耐酸能力及其对坚硬牙表面的附着能力。

53. 来自于牙髓的感染是乳牙根尖周病最主要的病源，其次是牙齿遭受外力损伤，以及牙髓治疗过程中药物或充填材料使用不当。

54. 金属砷失活剂（As）的失活机制：金属砷作用于组织后氧化成亚砷酸，使牙髓失去活力。金属砷作用缓慢，较为安全。封药时间：恒牙为5~7天，乳牙为2~4天。

56. 龋是在细菌为主的多因素作用下，牙无机物脱矿，有机物分解，导致牙硬组织发生慢性进行性破坏的一种疾病。

63. 龋病的发生要求有口腔致龋菌群以及致龋的食物，有足够的时间共同作用于敏感的宿主。

64. 变形链球菌为革兰染色阳性的球菌，是口腔天然菌群中占比例最大的链球菌属中的一种。根据变形链球菌胞壁抗原成分不同，分血清型（a～h）8种；根据菌细胞 DNA 中鸟嘌呤（C）和胞嘧啶（C）含量分遗传型（Ⅰ～Ⅵ）6种。

65. 口腔中主要的致龋菌是变形链球菌，其次为某些乳酸杆菌和放线菌。

71. 盖髓术后1～2周，如无任何症状，牙髓活力正常者，则除去大部分暂封剂，用磷酸锌粘固粉垫底，银汞或复合树脂永久性充填；若对温度刺激敏感者，应去除原暂封剂，更换盖髓剂，再观察，直到症状完全消失后，再做永久性充填。

86. 测量根管工作长度的常用方法有以下几种：根管器械探测法（经验法）：将扩大针插入根管中，当器械至根尖狭窄区时可有明显的紧缩阻力感，同时患者可有酸胀感再稍用力，即感到阻力突然减轻。这个阻力处即为根尖止点。由此记录牙工作长度。这种测量法不够准确，也要求术者有一定的临床工作经验。X线透视或照片法：在根管内插入扩大针或牙胶尖照牙片；或在暗室内利用X线透视检查器械是否到达根尖部，必要时可调整。姆根管长度测量仪测定：根管长度测量仪是根据根尖孔通过牙周膜到口腔黏膜的电阻值恒定来测定根管工作长度。此法操作简单、经济、迅速、避免X线的危害，应用越来越广泛。但在根管内有脓血、唾液、冲洗液时可发生误差，在根管内有坏死组织，根管侧穿，根尖未形成时也不易测量准确。

91. 在龋病病因学的研究中涉及微生物的证据表明，细菌的存在是龋病发生的先决条件。

103. 取出暂封的消毒物，将塑化液送入髓腔，将光滑髓针或扩大针插入根管并沿根管壁旋转上下捣动，以利根管内空气排出及塑化液的进入。器械进入根管的深度近根尖部，但不要超出根尖孔。

105. 上颌窦炎可出现类似牙髓炎的疼痛症状，疼痛为持续性胀痛，患侧的上颌前磨牙、磨牙可同时受累而致两三颗牙有叩痛。上颌窦前壁可有压痛，同时患者可伴有头痛、鼻塞、脓涕等上呼吸道感染的症状。

106. 髓腔冠部：6面，包括髓顶、髓底及颊、舌、近中、远中髓壁。根管口：髓室与根管交界处。

109. 慢性根尖周炎以淋巴细胞、浆细胞和巨噬细胞浸润根尖周围组织，并有肉芽组织形成为特征。可见胆固醇晶体和含铁血黄素沉积。

111. 乳酸杆菌与龋损的形成有关。

112. 根尖周囊肿牙片示：根尖周见圆形透射区、边界清、周围见阻射白线。

117. 牙完全脱位：应尽快做再植术，最好在脱位后0.5小时内再植，90%患牙可避免牙根吸收。若脱位2小时后复诊者，牙髓和牙周膜内细胞已坏死，应在体外完成根管治疗，并经根面和牙槽窝刮治后，将患牙植入固定。

125. 多半的中央尖有髓角伸入。

127. 牙震荡是牙周膜的轻度损伤，通常不伴牙体组织的缺损。

138. 中龋时，病变的前沿位于牙本质浅层。

156. 根尖诱导成形术：临床有急性或亚急性症状时，应先做应急处理，开放根管，拔根髓引流，待消炎后继续治疗。术后3个月后复查1次，检查牙齿有无异常，X线片检查可每半年1次，观察牙根是否继续形成或根尖已封闭。如果根尖基本形成或已封闭，可改用氧化锌丁香油糊剂根充，勿充填到根尖。应注意诱导根尖形成，治疗短期内易于得到较好疗效，但远期（2～3年后）也有可能出现异常。

165. 临床常用的酸蚀剂是30%～50%磷酸，有水溶液型和凝胶型。凝胶常具颜色，可以观察酸蚀刻范围，流动性小，可以更准确地处理应当酸蚀刻的部位。水溶液型更易被清洗出脱矿孔隙，但流动性大，易使软组织受累。

169. 慢性溃疡性牙髓炎：发生在患牙牙髓，暴露于口腔。病理变化：穿髓孔表面被炎性渗出物及坏死组织覆盖，其下方为炎性肉芽组织和一些新生的胶原纤维。深部存活牙髓组织，有散在淋巴细胞、浆细胞浸润，血管扩张充血。

182. 装有心脏起搏器的患者严禁做活力电测验。

184. 急性牙髓炎早期牙髓血管扩张充血，通透性增加，液体渗出。中性粒细胞浸润，后期形成脓肿。严重者成牙本质细胞变性坏死，牙髓组织脓肿，液化坏死。

185. 对于根管狭窄、钙化或根管内异物，常用螯合剂、乙二胺四乙酸（EDTA）来处理。由于 EDTA 可软化根管壁的牙本质，是根管的有效润滑剂和清洁剂，有助于药物更深地渗透至牙本质内。

192. 氟牙症又称斑釉。由于牙发育期间，饮水中氟含量高于百万分之一，或经其他途径摄入过多氟，导致釉质形成不全或矿化不全。临床上釉质轻者呈白色斑点、中等者呈棕黄色、重者呈窝状凹陷或牙形态异常。组织学观察发现釉柱不规则、釉本质界明显。

206. 牙隐裂是发生在牙面上微小的、临床不易查出的牙体硬组织裂纹。到牙本质后，染色剂就可以渗入裂纹，显示清晰的隐裂。其他方法不能清晰显示牙面上的隐裂纹。

208. 慢性增生性牙髓炎根据构成成分不同，可将其分为溃疡型和上皮型。上皮型慢性增生性牙髓炎表现为：牙髓组织呈息肉状经穿髓孔突出，探之不易出血。镜下见息肉由大量成纤维细胞和胶原纤维构成，伴散在的慢性炎细胞浸润，其表面被覆复层扁平上皮。

214. 本病例由于 $\overline{6}$ 既有牙周炎的症状，牙龈探诊出血，PD：6～9mm，GR：1～2mm，TM：Ⅱ度，X 线检查示牙槽骨吸收达根长 2/3，又有急性牙髓炎的临床症状，冷热刺激痛、夜间痛，放射状疼痛 3 天等，应考虑是牙周－牙髓联合病变。

218. 可复性牙髓炎为患牙牙髓组织以血管扩张充血为主要病理变化的初期炎症表现，在临床工作中只要能彻底去除作用于患牙的病原刺激因素，同时给予患牙适当治疗，患牙牙髓可以恢复正常状态。若刺激物持续存在，病变继续发展可转化为不可复性牙髓炎。（1）临床表现：①刺激痛：当患牙受到冷、热刺激或酸、甜等刺激时，立即出现瞬间的疼痛反应，尤其对冷刺激更为敏感，刺激一旦去除，疼痛立即消失。②无自发性疼痛：无刺激时患牙无疼痛。（2）临床检查：①有接近髓腔的牙体硬组织病损，如龋病、楔状缺损或有深的牙周袋等。②温度测试阳性：患牙对温度测试表现为一过性敏感，尤其对冷刺激反应较强烈。③叩诊无异常，同正常的对

照牙。本题无叩痛，但有自发痛，选 C。

221. 急性化脓性牙髓炎的特征性症状是冷刺激可缓解疼痛。当牙髓化脓时，患牙可表现为"热痛而冷缓解"，即牙髓病灶遇冷刺激时体积收缩，髓腔压力减小而表现为疼痛缓解。

226. 急性牙周脓肿的治疗原则是止痛、防止感染扩散以及使脓液引流。当脓液形成，出现波动时，可根据脓肿部位及表面黏膜的厚薄，选择从牙周袋内或牙龈表面引流。但如尚未出现波动感时，过早地切开引流会造成伤口出血过多和疼痛。急性牙周脓肿只可去除大块龈上牙石，不宜做彻底的龈上洁治，以免感染扩散。

230. 血链球菌：是最早在牙面定居的细菌之一（D 错）。轻链球菌：是牙菌斑中最常分离到的细菌（B 对）。乳杆菌参与龋病的发展。乳杆菌数量增加不是导致龋病开始的原因，而是龋病进展的结果（A 错）。致龋菌合成的胞内多糖在细菌缺乏碳水化合物时，可以降解，为细菌提供能量，加强致龋（E 错）。

231. H 锉不能做旋转运动，以避免折断（B 对）。

232. 内源性酸主要见于各种原因导致的胃液反流。其特点是酸蚀部位发生在牙齿的内侧，即腭、舌面（A 对）。

233. 酸蚀症是牙齿受酸侵蚀，硬组织发生进行性丧失（E 对）的一种疾病。酸蚀症的致病因素主要是酸性物质对牙组织的脱矿作用，而宿主的因素可以影响酸性物质导致牙酸蚀症的作用（B 对）。酸蚀症其脱矿过程与酸的关系明确，与细菌无关（C 错）。

A3/A4 型题

18.（1）确定牙髓的活力或生活状态是诊断牙髓病的一个非常关键的步骤，对牙髓炎的诊断则更依赖牙髓活力温度测试的结果，它可最终验证前两步的判断是否正确（E 对）。

（2）逆行性牙髓炎诊断和鉴别诊断：①患者有长期牙周炎病史。②近期出现牙髓炎症状。③患牙未查及引发牙髓病变的牙体硬组织疾病。④患牙有严重的牙周炎表现（D 对）。逆行性牙髓炎是由牙周袋途径导致的牙髓炎（D 对）。

第十四章 牙周病学

A1/A2 型题

1. E	2. D	3. B	4. D	5. D	6. B	7. E
8. E	9. A	10. D	11. E	12. B	13. C	14. D
15. E	16. B	17. B	18. E	19. D	20. A	21. C
22. A	23. E	24. B	25. E	26. B	27. C	28. B
29. B	30. D	31. E	32. C	33. C	34. A	35. E
36. D	37. C	38. B	39. C	40. C	41. A	42. D
43. B	44. C	45. E	46. D	47. A	48. A	49. E
50. B	51. A	52. C	53. A	54. E	55. E	56. C
57. A	58. B	59. D	60. D	61. D	62. C	63. B
64. C	65. A	66. E	67. B	68. C	69. E	70. A
71. E	72. B	73. C	74. A	75. C	76. C	77. D
78. B	79. C	80. E	81. E	82. E	83. E	84. E
85. C	86. E	87. E	88. C	89. D	90. D	91. C
92. D	93. E	94. B	95. E	96. C	97. C	98. D
99. C	100. B	101. D	102. E	103. C	104. D	105. C
106. A	107. C	108. D	109. D	110. D	111. C	112. E
113. C	114. D	115. D	116. E	117. D	118. B	119. C
120. C	121. D	122. B	123. C	124. C	125. D	126. B
127. B	128. C	129. D	130. B	131. D	132. C	133. E
134. D	135. D	136. B	137. C	138. B	139. C	140. E
141. E	142. B	143. E	144. C	145. B	146. A	147. C
148. B	149. A	150. D	151. B	152. C	153. D	154. C
155. C	156. E	157. E	158. E	159. E	160. D	161. D
162. B	163. A	164. E	165. A	166. D	167. C	168. B
169. D	170. A	171. B	172. B	173. C	174. D	175. B
176. C	177. C	178. C	179. A	180. D	181. B	182. D

A3/A4 型题

1. (1)B(2)C(3)A(4)B
2. (1)E(2)B(3)E
3. (1)B(2)C(3)C(4)B
4. (1)B(2)D(3)E(4)B
5. (1)E(2)C(3)B(4)A
6. (1)E(2)D(3)A
7. (1)C(2)A(3)E
8. (1)E(2)A(3)E
9. (1)C(2)C(3)B(4)A
10. (1)D(2)D(3)D(4)B
11. (1)C(2)E(3)E(4)C
12. (1)D(2)E(3)C
13. (1)C(2)D(3)D
14. (1)E(2)E

B1 型题

1. (1)B(2)C
2. (1)A(2)A(3)A
3. (1)A(2)B(3)C(4)D
4. (1)A(2)B(3)C(4)D(5)E

【解析】

A1/A2 型题

1. 导致药物性牙龈增生的药物为苯妥英钠、心痛定（硝苯地平）和环孢素。

2. 牙龈炎菌斑中主要是革兰阳性杆菌，如放线菌。慢性龈炎时，革兰阴性菌增加，如牙龈卟啉单胞菌、普氏菌、梭形杆菌、螺旋体等比例增加。因此，龈炎患者菌斑内优势菌是放线菌。故选 D。

3. 根分歧感染的病例中，有 1/3 来源于牙周袋。根分叉病变一旦成立并暴露于牙周袋内时，该处菌斑控制和牙石清除十分困难。

4. 妊娠期龈炎的最根本病因是牙菌斑，而不是牙石、不良修复体、不良卫生习惯和妊娠等促进因素，只是妊娠时性激素水平的变化，导致牙龈对局部刺激的反应加强。因此本题的正确答案为 D。

6. 急性坏死性溃疡性龈炎（ANUG）是 Vincent 1898 年首次报告的，故又称文森龈炎。

12. 白血病牙龈病损的主要病因是由于末梢血中的幼稚白细胞在牙龈组织内大量浸润积聚，致使牙龈肿大，而并非牙龈结缔组织本身的增生。继而由于牙龈肿胀、出血，口内自洁作用差，使菌斑大量堆积，加重牙龈炎症。

14. 牙龈增生与创伤无关。

21. ANUG 常见于男性吸烟青壮年或全身健康状况较差的患者（营养不良或患某些急性传染病后：麻疹、疟疾、猩红热等的儿童）。

28. 治疗口腔专性厌氧菌感染的首选药物为甲硝唑。

35. 急性龈乳头炎的主要病因是由于食物嵌塞、不恰当地使用牙签、充填体的悬突和不良修复体的边缘等机械物理刺激造成的，不会伴有牙槽骨吸收。

36. 牙龈瘤是发生在牙龈的炎症反应性瘤样增生物，不属于真性肿瘤。病理学上分为三型：纤维型、肉芽肿型和血管型。肿块可有蒂如息肉状，也可无蒂。来源于临近的牙龈结缔组织和牙周膜组织，而非骨膜组织。因此本题的正确答案为 D。

39. 妊娠期龈炎龈下菌斑中的优势菌为中间普氏菌，该菌的数量及比例随妊娠月份和血中黄体酮水平的升高而变化。因此本题的正确答案为 C。

45. 妊娠期龈炎患者龈袋冲洗常用的药物是 1% 过氧化氢液，一般不主张应用抗生素，以免影响胎儿发育。因此本题的正确答案为 E。

46. 急性多发性龈脓肿的发病特点是多发于春秋两季、多数病例起病急骤，大多有前驱症状及患病前多有全口性的慢性牙龈炎症，但是一般主要发生于青壮年男性。因此本题的正确答案为 D。

49. 牙周炎的发展是一个连续过程，分为：①始发期：龈沟区的沟内上皮与结合上皮周围表现为急性渗出性炎症反应。②早期病变：结合上皮周围白细胞增多，上皮下结缔组织内出现大量淋巴细胞浸润，主要为 T 细胞。结合上皮开始增殖。③病损确立期：结合上皮及袋壁上皮内仍有较多的中性粒细胞，上皮下可见大量淋巴细胞浸润，主要为 B 淋巴细胞。结合上皮继续向根方增殖，形成牙周袋。此期并无明显的牙槽骨吸收破坏，是临床治疗的关键时期。④进展期：结合上皮继续加深，形成深牙周袋。牙槽骨吸收破坏明显，破骨细胞极为活跃。临床出现典型的牙周溢脓、牙齿松动等牙周炎症状。

51. ANUG 患者治疗，首次就诊时，可以清

除大块的牙石，一般不能做彻底的洁治。可局部使用氧化剂冲洗，进行口腔卫生指导，口服抗生素和支持治疗，同时对全身性因素进行矫正和治疗。因此本题的正确答案为 A。

60. 以往研究认为 ANUG 的主要致病微生物是梭形杆菌和螺旋体，而最近认为中间普氏菌也是一种主要致病微生物。因此本题的正确答案为 D。

61. 非附着性龈下菌斑最主要的细菌是 G^- 厌氧菌和能动菌。

64. 急性龈乳头炎的直接病因是由于食物嵌塞、不恰当使用牙签、过尖食物的刺伤、充填体的悬突或不良修复体的边缘等机械物理或化学刺激造成的。因此本题的正确答案为 C。

65. 首先用牙周探针检镊的直喙（无钩的一端）插入袋内并达袋底，弯喙（有钩的一端）对准牙龈表面，夹紧镊子，使两喙并拢，弯喙刺破牙龈形成一个出血点为标记点，该出血点与袋底位置一致。也可用尖探针做印记，即在牙龈表面相当于袋底处刺破一点，作为印记。在术区每个牙唇（舌）侧牙龈的近中、中央、远中处分别做标记点，各点连线即为袋底位置，作为切口的依据。切口位置应位于此线的根方 1～2mm。

71. 牙周炎的程度划分：轻度：牙龈有炎症和探诊出血，牙周袋 ≤4mm，附着丧失 1～2mm，X 线片显示牙槽骨吸收不超过根长的 1/3。可有口臭。中度：牙周袋 ≤6mm，附着丧失 3～4mm，X 线片显示牙槽骨吸收超过根长的 1/3，但不超过根长的 1/2。牙齿可有轻度松动，多根牙的根分叉区可有轻度病变，牙龈有炎症和探诊出血，也可有脓。重度：牙周袋 >6mm，附着丧失 ≥5mm，X 线片显示牙槽骨吸收超过根长的 1/2，多根牙有根分叉区病变，牙多有松动。炎症明显或已发生牙周脓肿。

75. 牙菌斑生物膜的形成包括获得性薄膜、细菌粘附、菌斑成熟，其中获得性薄膜形成后最初附着的主要是一些革兰阳性球菌。

83. 服药剂量，服药时间，血清中、唾液中的药物浓度及服药的种类与长期口服苯妥英钠引起的药物性牙龈增生的程度无关，而口腔的卫生状况直接与牙龈增生程度相关。

84. 吸烟与牙周炎治疗、预后关系密切。

88. 菌斑百分率至少达到 20% 以下，可认为菌斑基本被控制。

90. 30% 的艾滋病患者首先在口腔出现症状。临床症状：①线形牙龈红斑（LGE）：龈缘处有明显的鲜红色的边，宽 2～3mm，在附着龈上可呈瘀斑状，极易出血，对常规治疗不敏感。②坏死性溃疡性龈炎（NUG）：与非 HIV 感染者相似，但病情较重，病势较凶。③坏死性溃疡性牙周炎（NUP）：HIV 感染者中发生率为 4%～10%，骨吸收和附着丧失者，甚至有死骨形成。

93. 急性坏死性溃疡性龈炎（ANUG）的病因：①过去一致认为本病是由于梭状杆菌和螺旋体的混合感染引起的，但是这两种微生物在正常口腔菌斑中也能见到，所以本病要求有局部抵抗力降低的组织和宿主。②原有牙龈炎、牙周炎为基础，使病变处厌氧的梭形杆菌和螺旋体大量繁殖、致病力增强。③心身因素与本病的发生有关。患者常由于学习和工作繁忙，睡眠不足，过度疲劳，或有精神刺激而引发。其机制可能是通过增强皮质激素的分泌和自主神经的影响改变了牙龈血液循环，使局部抵抗力下降。④一些营养不良或全身性消耗性疾病，如恶性肿瘤、急性传染病、血液病、严重的消化功能紊乱等易诱发本病。艾滋病患者也常有类似本病的损害，应引起高度重视。⑤大部分患者有大量吸烟史。吸烟可使牙龈小血管收缩，白细胞功能减弱，从而加重牙龈病变。

96. 白血病牙龈病损的治疗原则以保守治疗为主；出血时局部可用压迫或药物止血；急性白血病可以做牙周洁治；也可用 3% 过氧化氢液清洗牙龈缘，消除炎症。但是一般肿大的牙龈不进行手术或活组织检查。因此本题的正确答案为 C。

97. 药物性牙龈增生的发病特点是牙龈增生常发生于全口牙龈，前牙区较重；增生的牙龈表面可呈分叶状或桑葚状。一般不发生在无牙区，拔牙后增生的牙龈组织可以自行消退。因此本题的正确答案为 C。

100. 牙龈瘤多发生于牙龈乳头部，位于唇、颊侧者较舌、腭侧者多。最常见的部位是前磨牙区。

103. 牙周疾病的始动因子是牙菌斑微生物膜。牙菌斑微生物膜是口腔中不能被水冲去或漱掉的细菌性斑块，是由基质包裹的相互黏附或黏附于牙面、牙间或修复体表面的质软而未矿化的细菌性群体。

104. 牙周炎与牙龈炎最根本的标志是结合上皮根方迁移，形成附着丧失。因此本题的最佳答案为 C。

108. 30% 的艾滋病患者首先在口腔出现症状。临床症状：①线形牙龈红斑（LGE）：龈缘处有明显的鲜红色的边，宽 2～3mm，在附着龈上可呈瘀斑状，极易出血，对常规治疗不敏感。②坏死性溃疡性龈炎（NUG）：与非 HIV 感染者相似，但病情较重，病势较凶。③坏死性溃疡性牙周炎（NUP）：HIV 感染者中发生率为 4%～10%，骨吸收和附着丧失者，甚至有死骨形成。

109. 增生性龈炎的直接病因是牙菌斑。牙石、不良修复体、不良卫生习惯及龋洞仅仅属于局部促进因素。因此本题的正确答案为 D。

114. 按其患牙的分布可分为局限型和广泛型。新分类法规定局限型侵袭性牙周炎的特征是"局限于第一恒磨牙或切牙的邻面有附着丧失，至少波及两个恒牙，其中一个为第一磨牙，其他患牙不超过两个"。广泛型侵袭性牙周炎，其特征为"广泛的邻面附着丧失，侵犯第一磨牙和切牙以外的牙数在 3 颗以上"，比局限型侵袭性牙周炎病变程度更重。

115. 慢性龈炎时牙龈的炎症表现为探诊后出血。探诊出血是牙龈炎症的首要表现之一。

123. 本病例由于近中可探及 7mm 深的牙周袋，X 线检查见牙槽骨水平骨吸收达根长 1/2，无龋，应是牙周脓肿反复急性发作，成为慢性牙周脓肿。

125. 该患者右上后牙突然自发疼痛 3 天，否认咬硬物史。临床检查：未见龋齿及深牙周袋，X 线示牙体未见异常。如果诊断为急性龈乳头炎，其典型的表现为牙龈乳头充血水肿。因此本题的正确答案为 D。

127. 在脓肿表面切开引流时，如做与牙龈缘平行的水平切口，切口下方脓液会引流不畅，应做与牙龈缘垂直的纵向切口，但不破坏牙龈缘连续性，以免脓肿愈合后易产生龈裂。

128. 广泛型侵袭性牙周炎治疗后较易复发，因此应加强定期的复查和必要的后续治疗。复查的间隔期开始应为每 1~2 个月 1 次，半年后若病情稳定，可逐渐延长。

132. 该患者主诉：近 1 年来，刷牙时牙龈出血。检查发现，全口 PD：2~3mm，未探及釉牙骨质界。男性，且病程长达 1 年，可排除妊娠期龈炎，也没有提及急性坏死性溃疡性龈炎的典型牙龈表现（牙龈虫蚀状），而急性龈乳头炎往往局限于单个龈乳头。因此患者最可能的诊断是 D（慢性龈缘炎）。

133. 慢性龈缘炎牙龈松软、光亮，一般局限于游离龈和龈乳头，严重时波及附着龈。炎症以前牙区为主，也可波及全口牙，但是牙龈炎症以下前牙区最为显著。因此本题的正确答案为 E。

135. 该患者为牙龈瘤，其主要治疗方法为手术切除、手术切口在瘤体底部周围正常的组织上。必须手术彻底，否则容易复发。一般为了防止复发，手术时需切除瘤体组织，去除骨膜。多次复发时，需拔出波及的患牙。因此本题的正确答案为 D。

139. 急性牙龈脓肿，仅局限于龈乳头及龈缘，无牙周炎的病史，无牙周袋，X 线片无牙槽骨吸收。而牙周脓肿是指牙周支持组织的局限性化脓性炎症，有较深的牙周袋，X 线片可显示牙槽骨吸收。本病例根尖区无骨吸收暗影，排除急性根尖周脓肿。且牙周袋深 8mm，探诊溢脓。X 线示牙槽骨吸收达根长 1/2，因此选项 A 为正确答案。

141. 应考虑鉴别诊断急性龈乳头炎、药物性牙龈增生、妊娠期龈炎及牙周炎等，因而采集病史时，应该仔细询问吸烟史、使用牙签史、妊娠史和长期服用药物史。

146. 因高血压、心脑血管疾病、严重肝病或因其他原因长期服用抗凝剂者，常有出血倾向，牙周治疗前应检查其出、凝血时间和凝血酶原时间。治疗时操作应轻柔，减少创伤。

155. 骨纤维异常增殖症是一种病因不明的非肿瘤性、错构性发育疾病，又称骨纤维结构不良。好发于青少年，30 岁左右停止发育。其特征是正常骨组织被纤维骨组织所代替。主要临床表现为受累颌骨膨隆、变形、面不对称、牙移位或松动。部分病人可有疼痛，可合并感染。X 线表现：分为 3 大类。①透射性改变又称囊样型：可表现为单囊性圆形、卵圆形或不规则形密度减低区，具有硬化边缘；或表现为单囊性密度减低区，无硬化边缘；或表现为多囊性密度减低区，类似于巨细胞瘤或成釉细胞瘤。②阻射性改变：包括橘皮样型（表现为橘皮样或指纹印样）、毛玻璃型（病变区域灰度均匀一致，呈毛玻璃样）及硬化性（表现为均匀无结构的致密影）。③透射及阻射混合性改变：同时存在透射性及阻射性改变。

157. 增生性龈炎的牙龈增生不超过 1/3；遗传性牙龈纤维瘤病牙龈增生覆盖牙冠的 2/3 以上。而慢性牙周炎和牙龈瘤没有全口牙龈增生表现。结合肾移植病史和增生情况最可能的诊断为 E（药物性牙龈增生）。

163. 急性牙龈脓肿，仅局限于龈乳头及龈缘，无牙周炎的病史，无牙周袋，X 线片无牙槽骨吸收。而牙周脓肿是指牙周支持组织的局限性化脓性炎症，有较深的牙周袋，X 线片可显示牙槽骨吸收。本病例根尖区无骨吸收暗影，排除急性根尖周脓肿。且牙周袋深 8mm，探诊溢脓。X 线示牙槽骨吸收达根长 1/2，因此选项 A 为正确答案。

164. 坏死性龈口炎的主要病原体是奋森螺旋体和梭形杆菌，其牙龈边缘及龈乳头顶端出现坏死，表现为火山口状或虫蚀状，牙龈充血水肿，触之易出血，并具有特异性腐败恶臭。根据本例中特征性的临床表现，最可能的诊断是坏死性龈口炎。

169. 青春期龈炎的主要病因是牙菌斑。青春期少年经常由于口呼吸习惯、牙齿排列不齐、乳恒牙更替、戴矫治器等，造成牙齿不易清洁，导致菌斑滞留，引起牙龈炎。目前尚无磨牙症与青春期龈炎有关的相关结论，因此本题的正确答案为 D。

173. 龈上洁治的最主要目的是清除龈上牙石和菌斑。龈上洁治主要是去除龈缘附近及以上的牙石和菌斑。

174. 由菌斑微生物引起的慢性牙周炎是临

床最常见的牙周炎表现。

175. 能产生白细胞毒素的牙周致病微生物是伴放线放线杆菌（Aa）。Aa 产生对高温和蛋白质敏感的白细胞毒素。

176. 诊断牙周炎的关键指标是真性牙周袋形成。真性牙周袋形成意味着牙周炎病变的确立。

177. 慢性龈炎时牙龈的炎症表现为探诊后出血。探诊出血是牙龈炎症的首要表现之一。

178. 沉积在临床牙冠，直接可看到的牙石称为龈上牙石，呈黄色或白色。龈上牙石易沉积于上颌第一磨牙颊面和下前牙舌面（C 对），因为它们分别与腮腺导管开口和舌下腺导管口相对。龈上牙石的矿化成分来源于唾液，上前牙唇面（A 错）、邻面（D 错）和下前牙唇面不被唾液浸泡，不易形成牙石，上颌双尖牙颊面（B 错）距离唾液腺导管开口较远且刷牙时容易清洁，不容易形成牙石。

179. 非附着性菌斑主要为革兰阴性厌氧菌，如牙龈卟啉单胞菌、福赛坦氏菌（A 对）和具核梭杆菌。与牙槽骨的快速破坏有关，与牙周炎的发生、发展关系密切。

180. 药物性牙龈肥大：增生起始于唇颊侧或舌腭侧龈乳头，呈小球状突起于牙龈表面（B 错）。增生的牙龈还可将牙齿挤压移位（D 对），这种情况多见于上前牙。药物性牙龈肥大常发生于全口牙龈（E 错），但以上、下前牙区为重（A 错）。它只发生于有牙区、拔牙后，增生的牙龈组织可自行消退（C 错）。

181. 菌斑控制方法：（1）刷牙（C 对）：Bass 法、竖转动法、电动牙刷刷牙（A 对）。（2）邻面清洁措施：牙线（E 对）、牙签、牙间隙刷。更适用于牙龈退缩患者，也可用于根分叉贯通病变的患牙，对于牙邻面外形不规则或有凹面时，牙间隙刷较牙签更利于去除菌斑（B 错）。（3）家用冲牙器的使用（D 对）。

182. 在第一阶段治疗结束后的 4~12 周，应复诊并评估前一阶段疗效。一般在基础治疗后的再评估中对牙周情况进行全面评价。此时如果仍有 5mm 以上的牙周袋，且探诊仍有出血，或牙龈及骨形态不良、膜龈关系不正常时，则一般均须进行手术治疗（D 对）。

A3/A4 型题

1.（1）掌跖角化－牙周破坏综合征皮损及牙周病损常在 4 岁前共同出现，牙周病损在乳牙萌出不久即可发生，因此本病例应检查该患儿手掌、足底、膝部以及肘部是否存在局限性的过度角化及鳞屑、皲裂等，以排除掌跖角化－牙周破坏综合征。（2）本病例全口牙牙龈缘处有明显的鲜红的宽约 3mm 的红边，极易出血，应考虑线性牙龈红斑。因此务必提高警惕，排除患有艾滋病的可能性。

2.（2）有人工心脏瓣膜者应预防性使用抗生素以预防感染性心内膜炎，在接受牙周检查或治疗的当天应服用抗生素，对牙周手术患者，抗生素的应用应延长至拆线后。（3）对于曾在过去 6 个月内发生心肌梗死、脑血管意外或处于不稳定性心绞痛的患者，不作常规的牙周治疗，或只作应急处理。

8.（3）糖尿病可以影响牙周组织对细菌的反应，影响牙周炎的发病和进程，影响牙周治疗疗效。对某些牙周炎患者的牙龈红肿严重而广泛、反复发生急性脓肿，对常规牙周治疗反应欠佳者，应考虑是否有合并糖尿病的可能性，并进行必要的内科学检查。血糖控制后，牙周状况会有所好转。因此，对于牙周门诊患者，要注意排除患有糖尿病的可能。对患有糖尿病的患者，要与其内科医生密切合作，控制血糖，增强牙周治疗疗效，促进牙周组织愈合。

10.（4）手术时机应尽量选择在妊娠期的 4~6 个月内，以免引起流产或早产。

11.（2）本题主要提示并不是所有患者牙周龈上洁治、龈下洁治后，深牙周袋仍存在，都需要采取牙周手术治疗。应仔细分析其原因，如可能是：①牙周洁治不彻底，残留牙石，未完全控制牙周组织炎症。②患者菌斑控制差，牙周组织炎症复发。③存在釉突，牙周膜无法附着在牙釉质表面，仅有结合上皮，故在牙龈有炎症时，牙龈和牙体组织之间易形成盲袋，菌斑易滞留，刺激牙周组织，致使炎症难以控制。④存在充填体悬突、不良修复体等，易滞留菌斑，刺激牙周组织，致使炎症难以控制。因此应选答案 E。然后针对不同的原因，采取不同的治疗方法。如牙周洁治不彻底，则再次进行彻底的牙周洁治；患者菌斑控制差，则加强口腔卫生宣教；釉突，则修改外形，考虑牙龈切除手术；不良修复体，则纠正不良修复体边缘；根分叉病变，则查找根分叉病变产生原因并纠正，根据需要考虑牙周手术，如GTR、半牙切除术、调𬌗等。

14.（1）食物嵌塞造成牙龈乳头的压迫及食物发酵产物的刺激可引起龈乳头的炎症（E对）。

（2）急性龈乳头炎治疗：①去除局部刺激因素；②消除急性炎症；③彻底去除病因。患牙邻面接触区恢复不良导致食物嵌塞，引起急性

龈乳头炎，应拆冠重做（E对）。

B1型题

4. 慢性龈缘炎牙龈炎症以前牙区为主，尤其是下前牙区最为显著，也可波及全口牙的牙龈；增生性龈炎早期表现为炎性肿胀，多发生于上、下前牙的唇侧牙龈；妊娠期龈炎发生于少数牙或全口牙牙龈，以前牙区为重；牙龈瘤主要表现为单个的牙间乳头瘤状增生物；药物性牙龈增生发生于全口牙龈，以前牙区较重，只发生于有牙区。拔牙后，增生的牙龈组织可自行消退。

第十五章 儿童口腔医学

【答案】

A1/A2 型题

1. D	2. C	3. D	4. C	5. C	6. A	7. D
8. C	9. D	10. A	11. B	12. C	13. E	14. A
15. E	16. A	17. D	18. C	19. E	20. A	21. E
22. C	23. C	24. D	25. B	26. B	27. A	28. E
29. B	30. C	31. C	32. A	33. A	34. D	35. E
36. E	37. B	38. B	39. A	40. D	41. C	42. B
43. B	44. D	45. B	46. A	47. D	48. B	49. B
50. A	51. D	52. D	53. A	54. C	55. E	56. E
57. D	58. E	59. E	60. D	61. A	62. E	63. D
64. A	65. A	66. A	67. E	68. B	69. A	70. C
71. A	72. B	73. E	74. C	75. B	76. E	77. A
78. D						

A3/A4 型题

1. (1) C (2) A
2. (1) A (2) E
3. (1) E (2) B
4. (1) A (2) B
5. (1) E (2) E
6. (1) B (2) E
7. (1) B (2) B

B1 型题

1. (1) D (2) C
2. (1) D (2) B
3. (1) D (2) C
4. (1) E (2) D
5. (1) A (2) B

【解析】

A1/A2 型题

1. 年轻恒牙的牙根形成一般在牙萌出后的 2～3 年。

4. 根端形态取决于牙髓发生病变或发生坏死时的牙根发育,如果牙髓坏死早,牙根停止发育早,则可能是 A 型(喇叭口状)、B 型(平行状);牙髓坏死晚,牙根停止发育晚,则可能是 C 型(内聚状)。因此本题的正确答案为 C。

8. 恒尖牙萌出困难多与乳尖牙过早脱落,邻牙移位间隙缩小有关。因此本题的正确答案为 C。

10. 颊舌面制备时,应注意颊面近颈部 1/3 处特别隆起,此处应较多地切削,但应掌握适度,以免使牙体与成品冠间的空隙过大。因此本题的正确答案为 A。

11. 由于年轻恒牙的牙体硬组织硬度比成熟恒牙者差,弹性、抗压力及抗曲挠力亦低,故制备洞形时,宜用金刚砂车针减速切削,以减少牙质发生裂纹。因此本题的正确答案为 B。

13. 在牙髓病治疗中,保留生活牙髓是最有益于年轻恒牙的首选治疗。深龋意外露髓的年轻恒牙首选的治疗方法是活髓切断术。因此本题的正确答案为 E。

15. 乳牙龋病好发之牙类,以上颌乳切牙、下颌乳磨牙多见,其次是上颌乳磨牙、上颌乳尖牙,下颌乳尖牙和下颌乳切牙较少。因此本题的正确答案为 E。

26. 根尖诱导成形术:临床有急性或亚急性症状时,应先做应急处理,开放根管,拔根髓引流,待消炎后继续治疗。术后 3 个月后复查 1 次,检查牙齿有无异常,X 线片检查可每半年 1 次,观察牙根是否继续形成或根尖已封闭。如果根尖基本形成或已封闭,可改用氧化锌丁香油糊剂根充,勿充填到根尖。应注意诱导根尖形成治疗短期内易于得到较好疗效,但远期(2～3 年后)也有可能出现异常。

27. 根端形态的年轻恒牙牙髓坏死早,牙根停止发育早,根端形态呈喇叭口状,故治疗较为困难。因此本题的正确答案为 A。

30. 不同年龄阶段乳牙龋病的发生部位:1～2 岁,主要发生于上颌乳前牙唇面和邻面;3～4 岁,多发的是乳磨牙殆面窝沟;4～5 岁时,好发于乳磨牙邻面。因此本题的正确答案为 C。

35. 龋病活跃性检测可用于个体或群体,是测定机体对龋病的敏感度。检测结果能反映机体龋坏程度的现状,预测龋病进展的状况。因此本题的正确答案为 E。

37. 金属成品冠修复法适用于牙体缺损范围广、难以获得抗力形和固位形者；牙颈部龋蚀致窝洞已无法制备龈壁者；一个牙有多个牙面龋者；釉质发育不全牙或部分冠折牙；龋病活跃性强、易发生继发龋者以及在间隙保持器中作固位体者。因此本题的正确答案为B。

40. 磨牙应用解剖：①第一磨牙萌出早，沟裂点隙多，容易龋坏。②第二乳磨牙形态与第一恒磨牙相似，易误认。③第三磨牙因阻生或错位常发生冠周炎。④上颌磨牙与上颌窦关系密切，下颌磨牙与下颌管接近。⑤腮腺导管口位于上颌第二磨牙牙冠相对颊黏膜上。⑥上颌第三磨牙可作为寻找腭大孔的标志。

41. 对乳磨牙、恒磨牙的𬌗面窝沟和颊舌面窝沟以及上切牙的舌侧窝等较容易患龋的部位用封闭剂予以封闭，能起到较好的防龋作用。因此本题的正确答案为C。

46. 窝沟封闭的临床效果评价，常采用封闭剂保留和龋降低率两个指标。采用自身半口对照方法，经过一定时间之后评价封闭剂的保留率，并与对照牙比较计算龋降低率。封闭剂保留率的统计常以牙为单位，可分为完整、部分脱落、全部脱落三种情况，分别计算所占总封闭牙的百分比。[90/(90+30+30)]×100%=60%。

47. 照射距离约离牙尖1mm，因此本题答案为D。

50. 上唇左侧浅凹陷，但皮肤和黏膜完整，是唇隐裂。

55. 氟牙症是牙在发育期间，长期接受过量的氟，使成釉细胞受到伤害，造成牙釉质的发育不全。因此本题答案为E。

59. 窝沟封闭的临床效果评价，常采用封闭剂保留和龋降低率两个指标。采用自身半口对照方法，经过一定时间之后评价封闭剂的保留率，并与对照牙比较计算龋降低率。封闭剂保留率的统计常以牙为单位，可分为完整、部分脱落、全部脱落三种情况，分别计算所占总封闭牙的百分比。计算龋降低率的公式如下：龋降低有效率=[(对照组患龋牙数-实验组患龋牙数)/对照组患龋牙数]×100%。[(45-10)/45]×100%=78%。

63. 乳牙患龋率高，发病早，龋蚀范围广，

龋蚀发展速度快，修复性牙本质的形成活跃，但自觉症状不明显。因此本题的正确答案为D。

70. 对口腔健康教育材料的要求：科学性、准确性、知识性、最新性、有较强的针对性，对口腔健康教育材料的设计，还应有趣味性、思想性与艺术性。

72. 按唇裂裂隙程度分类，题干属于Ⅱ度唇裂，是指上唇部分裂开，但未裂至鼻底。

77. 氟牙症多发生于恒牙，乳牙很少见。患氟牙症牙数的多少取决于牙发育矿化时期在高氟区生活时间的长短，出生至出生后在高氟区居住多年，可使全口牙受侵害；如两岁前生活在高氟区，以后迁移至非高氟区，在恒牙氟牙症，可能表现在前牙和第一恒磨牙；如果6~7岁之后迁移至高氟区，则不出现氟牙症。所以本题答案选A。

A3/A4型题

1. 有时在乳前牙区有"双排牙"现象，这是由于恒牙向前庭方向运动不充分，乳牙仍滞留在原位，恒牙在其舌侧萌出。

5. 年轻恒牙在去龋和制备洞形时应小心操作，如使用龋蚀显示液，用球钻低速去龋，去除深部软化牙本质，可用挖匙挖除，应避免造成不必要的露髓。深龋再矿化治疗时，第一次可以保留少量近髓处软化牙本质。

6. 新生牙是指出生后不久萌出的牙齿，而诞生牙是指婴儿出生时口腔内已有的牙齿。早萌的乳牙牙根尚未发育或发育很少，松动或极度松动。上皮珠是牙板上皮剩余所形成的角化物，并非真正的牙齿。

7. (1) 浅龋洞底位于牙釉质层（A错）。中龋探查洞壁感质软，探及牙釉质牙本质界处轻度敏感。去净腐质后，洞底位于牙本质浅层（B对）。深龋探诊洞底超过牙本质中层，位于牙本质深层，但去净腐质后不露髓（C错）。对牙髓炎的诊断更依赖牙髓活力温度测验的结果（D、E错）。

(2) 药物治疗：主要适用于龋损面广泛的不易制备洞形的浅龋或环状龋（C错）。金属预成冠修复：适用于牙体缺损广泛，难以获得抗力形和固位形者。牙颈部龋蚀致窝洞无法制备龈壁者，一个牙同时多个牙面龋坏。乳牙中龋大面积龋坏，首选金属预成冠修复（B对）。

第十六章　口腔黏膜病学

【答案】

A1/A2 型题

1. D	2. E	3. D	4. E	5. A	6. D	7. E
8. B	9. A	10. A	11. B	12. D	13. C	14. C
15. A	16. B	17. E	18. E	19. D	20. B	21. C
22. E	23. D	24. C	25. B	26. D	27. D	28. E
29. D	30. E	31. C	32. D	33. A	34. C	35. B
36. D	37. C	38. E	39. E	40. D	41. E	42. B
43. B	44. C	45. D	46. A	47. B	48. E	49. C
50. B	51. D	52. D	53. A	54. E	55. E	56. D
57. A	58. C	59. A	60. C	61. D	62. E	63. C
64. B	65. A	66. A	67. D	68. B	69. E	70. D
71. C	72. D	73. D	74. A	75. E	76. E	77. B
78. D	79. D	80. D	81. D	82. D	83. A	84. A
85. D	86. D	87. B	88. D	89. E	90. B	91. A
92. D	93. E	94. B	95. A	96. C	97. D	98. B
99. C	100. E	101. B	102. D	103. D	104. C	105. A
106. B	107. E	108. C	109. C	110. B	111. D	112. B
113. D	114. D	115. D	116. C	117. E	118. C	119. B
120. D						

A3/A4 型题

1. (1)E(2)D(3)E(4)B
2. (1)E(2)C(3)A(4)B
3. (1)B(2)A
4. (1)C(2)D(3)D(4)A
5. (1)D(2)B(3)D(4)A
6. (1)E(2)D(3)D
7. (1)B(2)C(3)A
8. (1)B(2)E(3)A(4)D

B1 型题

1. (1)D(2)A
2. (1)E(2)A
3. (1)D(2)B(3)E
4. (1)A(2)D(3)A
5. (1)E(2)A(3)D(4)B(5)C

【解析】

A1/A2 型题

1. 带状疱疹的临床特征为皮肤及口腔黏膜出现丛集成簇的疱疹，并沿神经排列，不超过中线。

3. 淋球菌性口炎主要见于有口交史的患者，表现为口腔颊、舌、腭黏膜充血、发红，可有糜烂或浅表溃疡，并覆盖有黄白色假膜，假膜易于擦去，呈现出血性创面，而白色凝乳状斑点或斑片为急性假膜型念珠菌性口炎的临床表现。

8. 白塞病又称为贝赫切特综合征。

16. 口腔红斑的病理表现为上皮萎缩，角化层极薄甚至缺乏，上皮钉突增大伸长，钉突之间的上皮萎缩变薄，使乳头层非常接近上皮表面，而结缔组织乳头内的毛细血管明显扩张，故使病损表现为红色；口腔扁平苔藓的典型病理表现为上皮不全角化，基底层液化变性以及固有层有密集的淋巴细胞呈带状浸润，少数也可出现上皮萎缩变薄；口腔黏膜下纤维化的病理表现主要是结缔组织胶原纤维出现变性，上皮萎缩，钉突变短或消失；而口腔白斑病的主要病理改变是上皮增生，伴有过度角化或过度不全角化，粒层明显，棘层增厚，上皮钉突伸长变粗，固有层和黏膜下层有炎性细胞散在浸润。因此，在上述几种疾病中不会出现上皮萎缩的是口腔白斑病。

20. 多形性红斑为突然发生的急性炎症，发病与季节有关，春秋季常见，有些患者能询问出发病前可疑用药史，或进食某些食物，接触某些环境因素而诱发疾病。病损表现为多种形式，如红斑、丘疹、水疱、糜烂等，特别是虹膜状红斑有诊断意义。本病病程短，发病有自限性和复发性，严重者可累及身体多腔孔黏膜。

21. 口腔红斑病又称赤斑、增殖性红斑、红色增殖性病变、奎来特红斑等，是指口腔黏膜上边界清晰的天鹅绒样鲜红色斑块，在临床上和病理上不能诊断为其他疾病，属于癌前病变。而多形性红斑是一种变态反应性疾病，病损表现为多种形式，如红斑、丘疹、水疱、糜烂等，尽管也会出现口腔黏膜炎性红斑的临床表现，但与口腔红斑病不是同一类疾病。

23. 口腔扁平苔藓病因不明，发病机制与精神因素、内分泌、免疫、病毒感染、微循环障碍、遗传等有关，一些迁延不愈的口腔扁平苔藓也可能伴有白色念珠菌感染，但目前还没有证据显示真菌感染也是其发病机制之一。

24. 尼氏征阳性（Nikolsky）：用手指侧向推压外表正常的皮肤或黏膜，即可迅速形成水疱；推赶水疱能使其在皮肤上移动，用舌舐及黏膜，可使外观正常的黏膜表层脱落或撕去，这些现象称尼科尔斯基征即尼氏征。

25. 带状疱疹初起时颜面部皮肤呈不规则或椭圆形红斑，数小时后在红斑上发生水疱，逐渐增多并能合为大疱，严重者可为血疱，有继发感染则为脓疱。数日后，疱浆浑浊而吸收，最终形成痂壳，1~2周脱痂，遗留的色素也逐渐消退，一般不留瘢痕，损害不越过中线。

26. 激素一般不用于病毒治疗。

27. 过敏性接触性口炎的接触物本身并不具刺激性，因而不是每个接触者都发病，仅过敏体质者发病，多为Ⅳ型变态反应，或是以Ⅳ型为主的混合型变态反应，接触物如充填材料中的银汞合金、义齿修复材料、抗生素软膏或其他药物等，多为半抗原。

30. 急性假膜型炎：可发生于任何年龄的人，但以新生婴儿最多见，发生率为4%，又称新生儿鹅口疮或雪口病。病损可发生于口腔黏膜的任何部位。新生儿鹅口疮多在生后2~8日内发生，好发部位为颊、舌、软腭及唇。损害区黏膜充血，有散在的色白如血的柔软小斑点，如帽针头大小，不久即相互融合为白色或蓝白色丝绒状斑片，并可继续扩大蔓延至扁桃体、咽部、牙龈。早期黏膜充血较明显，故呈鲜红色与雪白的对比。而陈旧的病损黏膜充血消退，白色斑片带淡黄色。斑片附着十分紧密，稍用力可擦掉，暴露红的病损黏膜及轻度出血。

34. 多形性红斑又称多形渗出性红斑，是黏膜皮肤的一种急性渗出性炎症性疾病，发病急，具有自限性和复发性，发病可能与使用药物、食入蛋白如鱼、虾、蟹、蛋类、奶类等有关，接触花粉、灰尘、日光、注射疫苗、遭受寒冷刺激和精神情绪紧张，以及病毒感染、体内慢性病灶和结缔组织疾病、恶性肿瘤等因素均可作为过敏原而引发此病，尽管临床上往往不能找出明确的发病诱因或过敏原，但本病仍属于变态反应性疾病。

40. 组织病理学表现中，口腔白斑病与口腔扁平苔藓相比角化层较厚，粒细胞较明显、棘细胞层较肥厚；口腔扁平苔藓基底细胞层液化变性，基底膜界限模糊不清，有时可见上皮下水疱，而口腔白斑病没有上述表现；口腔扁平苔藓在固有层可见密集的淋巴细胞呈带状浸润，而口腔白斑病在固有层和黏膜下层可见淋巴细胞与浆细胞散在分布；与口腔扁平苔藓相比，口腔白斑病出现上皮异常增生的情况较多。

41. 口腔黏膜病以临床特征为主干，兼顾病因及病理学特征，可以分为感染性疾病、变态反应性疾病、溃疡类疾病、大疱类疾病、斑纹类疾病、肉芽肿疾病、唇舌疾病、艾滋病、性传播疾病及全身疾病的口腔表征，以及口腔黏膜色素异常等。其中，属于溃疡类疾病的复发性阿弗他溃疡是最常见的口腔黏膜病，其患病率高达20%左右，故溃疡类疾病应是上述几种类型疾病中发病率最高的。

46. 急性假膜型念珠菌性口炎又称新生儿鹅口疮，以新生儿最多见；急性红斑型念珠菌性口炎，多见于成年人，常由于广谱抗生素长期应用而致，又被称为抗生素口炎或急性萎缩性念珠菌性口炎；慢性红斑型念珠菌性口炎又称为义齿性口炎，损害部位常在上颌义齿腭侧面接触之腭、龈黏膜；而膜性口炎则是球菌性口炎，临床上以形成假膜损害为特征，不属于念珠菌性口炎。

48. 念珠菌性口角炎的特征是常为两侧罹患，口角区的皮肤与黏膜发生皲裂，邻近的皮肤与黏膜充血，皲裂处常有糜烂和渗出物，或结有薄痂，张口时疼痛或溢血，念珠菌性口角炎多发生于儿童、身体衰弱患者和血液病患者。年长患者的口角炎多与咬合垂直距离缩短有关，口角区皮肤发生塌陷呈沟槽状，导致唾液由口角溢入沟内，故常呈潮湿状态，有利于真菌生长繁殖。儿童在寒冷干燥的冬季，因口唇干裂继发的念珠菌感染的口角炎也较常见，唇周围皮肤呈干燥状并附有细的鳞屑，伴有不同程度的瘙痒感。应注意这种以湿白糜烂为特征的真菌性口角炎与其他几种类型的口角炎的区别，维生素 B_2 缺乏症引起的口角炎常伴有舌炎、唇炎、阴囊炎或外阴炎；细菌性口角炎多单发于一侧口角，细菌培养阳性。因此，本题中关于念珠菌性口角炎说法不正确的是 E。

49. 肾上腺皮质激素是治疗天疱疮的首选药物。根据用药的过程，可动态地分为起始、控制、减量、维持 4 个阶段。

54. 水痘-带状疱疹病毒为带状疱疹的病原体，侵犯儿童引起水痘，在成年人及老年人中则引起带状疱疹。本病很少发生于儿童，机体患水痘后为不完全免疫，病毒长期潜伏于脊髓神经后根神经节或三叉神经节内，当机体免疫力降低时，诱发带状疱疹。患带状疱疹后则为完全免疫，很少复发。水痘-带状疱疹病毒具有高度传染性，可通过直接接触传染，吸入传染性更强。

55. 球菌性口炎是急性感染性口炎的一种，临床上以形成假膜损害为特征，又称膜性口炎。主要致病菌有金黄色葡萄球菌、草绿色链球菌、溶血性链球菌、肺炎双球菌等。

56. 口腔念珠菌病常发生于长期使用广谱抗生素和免疫抑制剂、罹患慢性消耗性疾病等免疫防御功能降低的患者；而病原体侵入机体后能否致病，还取决于其毒力、数量、入侵途径等相关因素。导致口腔念珠菌病发生的原因不包括"长期精神紧张"。

57. 口腔黏膜下纤维化是一种慢性进行性疾病，多发于喜嚼槟榔的地区，其患病率的高低与嚼槟榔史的长短及咀嚼量呈正相关，与刺激性食物，如喜食辣椒、吸烟、饮酒等，以及全身因素可能也有关系。

58. 盘状红斑狼疮是一种皮肤黏膜的慢性结缔组织疾病，病损主要局限于皮肤及口腔黏膜，下唇唇红是其好发部位，初起为暗红色丘疹或斑块，随后形成红斑样病损，片状糜烂，直径 0.5cm 左右，中心凹下呈盘状，周边有红晕或可见毛细血管扩张，红晕外围是呈放射状排列的白色短条纹。

62. 疱疹病毒科共有 100 种以上的病毒，均为圆球状、有包膜、直径为 150～200nm 的线性双链 DNA（dsDNA）病毒。EB 病毒和巨细胞病毒都属于疱疹病毒。

65. 白塞病的诊断标准是以复发性口腔溃疡为基础，加上复发性生殖器溃疡、眼疾、皮肤结节性红斑及针刺反应阳性中的任意两项即可确诊。虹膜状红斑为多形性红斑典型的皮肤损害，好发于颜面、头颈、手掌、足背及四肢伸侧；Koplik 斑即麻疹黏膜斑，约 90% 的麻疹患者在病程的第 2～3 天，与双侧第二磨牙相对应的颊黏膜上出现 0.5～1mm 针头大小的灰白色小点，周围有红晕环绕；蝶形红斑是系统性红斑狼疮或盘状红斑狼疮典型的皮肤损害，常发生在鼻梁和鼻侧以及双侧颧部皮肤所构成的状似蝴蝶的区域；尼氏征阳性常出现于急性期的寻常型和落叶型天疱疮，表现为用手指侧向推压外表正常的皮肤或黏膜，即可迅速形成水疱，推赶水疱能使其在皮肤上移动，在口腔内，用舌舔及黏膜，可使外观正常的黏膜表层脱落或撕去。

69. 带状疱疹初起时颜面部皮肤呈不规则或椭圆形红斑，数小时后在红斑上发生水疱，逐渐增多并能合为大疱，严重者可为血疱，有继发感染则为脓疱。数日后，疱浆浑浊而吸收，最终形成痂壳，1～2 周脱痂，遗留的色素也逐渐消退，一般不留瘢痕，损害不越过中线。老年人的病程常为 4～6 周，但也有超过 8 周者。口腔黏膜的损害，疱疹多密集，溃疡面较大，唇、颊、舌、腭的病损也仅限于单侧。第一支除额外，可累及眼角黏膜，甚至失明；第二支累及唇、腭及颞下部、颧部、眶下皮肤；第三支累及舌、下唇、颊及颏部皮肤。此外，病毒入侵膝状神经可出现外鼓膜疱疹，表现为耳痛、面瘫及预后的听力障碍，称为 Ramsay-Hunt 综合征。

73. 压疮性溃疡是由于持久的非自伤性机械性刺激造成，多见于老年人，残根残冠或不良修复体长期损伤黏膜，溃疡深及黏膜下层，边缘轻度隆起，色泽灰白，疼痛不明显。本例中根据其年龄特征、有不良修复体存在及临床表现，最可能的诊断应为压疮性溃疡。

74. 黏液表皮样癌肉眼观察：高分化肿瘤与多形性腺瘤相似，常无包膜，剖面灰白色，有散在的小囊腔。低分化肿瘤无包膜，剖面实性，有出血坏死，与周围组织分界不清。镜下观察：肿瘤由黏液细胞、表皮样细胞和中间细胞组成。高分化肿瘤黏液细胞占 50% 以上，形成囊腔或腺腔，周围是表皮样细胞和中间细胞。低分化肿瘤黏液细胞低于 10%，散在于表皮样细胞之间，排列成片状或团块状。

81. 混合性牙瘤病理变化：肿瘤内牙齿组织成分排列紊乱，互相混杂，无典型的牙齿结构。

82. 口腔念珠菌病有多种表现形式，常见的有急性假膜性、慢性增殖性和慢性萎缩性。其中慢性增殖性念珠菌病又称念珠菌白斑，常发生在近口角的颊黏膜和舌背，表现为非均质性的白色斑块。病理变化较具特征性，有上皮增厚、表层中性粒细胞浸润和微脓肿形成、PAS 阳性菌丝侵入上皮、固有层炎症细胞浸润。

88. 唇、颊黏膜散在或成簇的团块状的、粟粒大小的淡黄色或黄白色斑疹或丘疹应考虑迷脂症，其表面光滑，触之柔软，一般无自觉症状。口腔白斑病有时也可以表现为斑块状或颗粒状，但无成簇分布的特点；复发性唇疱疹可表现为丛集性分布，但损害为小水疱，成簇的小水疱很快破裂、糜烂、结痂，发作前常有轻度发热、感冒等诱因；口腔扁平苔藓的基本病损也是粟粒大小的白色或灰白色丘疹，但丘疹组成的线条构成网状、环状、树枝状、斑块状病损，有时周围还有充血、糜烂或溃疡。

90. 基底细胞癌多发生在面部。

91. 多形性腺瘤又名涎腺混合瘤，是最常见的涎腺肿瘤。肉眼观察：圆形结节状，包膜不完整。剖面实性，灰白色，可见透明黏液样区域和浅蓝色的软骨样区域。镜下观察：肿瘤由腺上皮、肌上皮、黏液、黏液样组织和软骨样组织构成。排列成双层腺管结构，腺上皮在内、肌上皮在外。出现鳞状上皮化生，成片增生的肿瘤性肌上皮细胞、黏液样区域和软骨样区域。

92. 题干中提到的部位、衬里上皮特点、纤维性囊壁内富含淋巴样组织均符合鳃裂囊肿的特点。

95. CD4$^+$T 淋巴细胞计数减少是 HIV 感染的表现。

96. 30% 的艾滋病患者首先在口腔出现症状。临床症状：①线形牙龈红斑（LGE）：龈缘处有明显鲜红色的边，宽 2～3mm，在附着龈上可呈瘀斑状，极易出血，对常规治疗不敏感。②坏死性溃疡性龈炎（NUG）：与非 HIV 感染者相似，但病情较重，病势较凶。③坏死性溃疡性牙周炎（NUP）：HIV 感染者中发生率为 4%～10%，骨吸收和附着丧失者，甚至有死骨形成。

98. 慢性盘状红斑狼疮为一种结缔组织病，临床表现为皮肤的角质栓塞；口腔黏膜的红斑、糜烂、出血；唇红部出现白色放射状条纹。病理变化：上皮表面角质栓塞；棘层萎缩，基底细胞液化变性；结缔组织内淋巴细胞浸润，毛细血管扩张，血管周围有 PSA 阳性类纤维蛋白沉积；胶原纤维水肿、断裂。免疫荧光显示基底膜有免疫球蛋白沉积（狼疮带）。

100. 本题 B、C、D 选项易排除。A、E 选项容易混淆。导管样结构少见，提示本题正确答案应是 E 肌上皮瘤。此外软骨样组织亦很少出现在肌上皮瘤中，也是两者的鉴别要点。

101. 急性假膜型念珠菌性口炎，好发于新生儿，好发部位为颊、舌、软腭及唇，损害区黏膜充血，可见散在的色白如雪的柔软小斑点。慢性肥厚型念珠菌性口炎可见于颊黏膜、舌背及腭部，由于菌丝深入黏膜或皮肤的内部，而表层的假膜与上皮层附着紧密，不易脱落。慢性红斑型念珠菌性口炎损害部位常在上颌义齿腭侧面接触之腭、龈黏膜，黏膜呈亮红色水肿，或有黄白色的条索状或斑点状假膜。慢性黏膜皮肤念珠菌病的病变范围涉及口腔黏膜、皮肤及甲床，首先表现的症状往往是长期不愈或反复发作的鹅口疮和口角炎，继而在头面部和四肢发生红斑状脱屑皮疹、甲板增厚，也可发生秃发及前额部、鼻部的皮角样损害；急性红斑型念珠菌性口炎多见于成年人，常由于广谱抗生素长期应用而致，且大多数患者原患有消耗性疾病，如白血病、营养不良、内分泌紊乱、肿瘤放化疗后等，表现为黏膜充血糜烂及舌背乳头呈团块状萎缩，周围舌苔增厚，也可有假膜，还可伴有口角炎，另外患者常感到味觉丧失、口腔干燥及黏膜灼痛。结合本例的肿瘤放化疗史、临床表现及主观症状，最可能的诊断应为急性红斑型念珠菌性口炎。

108. 根据本例中水疱单侧分布、群集性、沿神经分支分布，并伴有剧烈疼痛的临床表现，应考虑诊断为带状疱疹，其治疗包括抗病毒治疗、免疫增强治疗、抗菌消炎镇痛治疗、局部治疗等。在控制感染的前提下，早期使用短疗程小剂量泼尼松，可降低宿主炎性反应，减少组织损伤，尤其对防止持久性脑神经麻痹和严重的眼部疾患有积极意义，但不是首选的治疗方式。

110. 急性坏死性溃疡性龈炎常发生于青壮年，起病急，牙龈重度疼痛，或有牙齿撑开感或胀痛感。牙龈自发出血以及轻微接触即出血，由于组织坏死，有特殊的腐败臭味，因此本题选 B。

112. 女性患者牙龈自动出血伴牙龈疼痛、腐败性口臭 3 天，未发热。检查：龈缘呈虫蚀状，表面覆盖坏死假膜。最符合急性坏死性溃疡性龈炎的典型表现，疱疹性龈口炎一般有全身症状，且有疱疹的表现，没有典型的龈缘呈虫蚀状。因此本题的正确答案为 B。

114. 假菌丝和孢子是念珠菌的特点。

115. 梅毒根据传染途径的不同可分为获得性（后天）梅毒和胎传（先天）梅毒，又可根据病程的长短分为早期梅毒和晚期梅毒，获得性梅毒还可以分为一期梅毒、二期梅毒和三期梅毒（晚期获得性梅毒）。早期胎传梅毒经过与获得性梅毒相似，但不发生硬下疳；晚期胎传梅毒多在 2 岁以后发病，到 13～14 岁才有多种症状相继出现，标志性损害有哈钦森牙和桑葚牙。哈钦森牙表现在切牙，这种切牙的切缘比牙颈部狭窄，切缘中央有半月形缺陷，切牙之间有较大空隙；桑葚牙表现在第一恒磨牙，第一恒磨牙的牙尖皱缩，牙尖向中央偏斜，釉质呈多个不规则的小结节和坑窝凹陷，散在于咬合面处。

117. 根据病情反复，时轻时重，寒冷干燥季节好发，唇红反复干燥、脱屑、皲裂（E 对）及结痂等临床特点，并排除后述各种特异性唇炎后，可以作出诊断。

118. 复发性阿弗他溃疡一般表现为反复发作的圆形或椭圆形溃疡，具有"黄、红、凹、痛"的临床特征和长短不一的"发作期—愈合期—间歇期"周期规律，并且有不治而愈的自限性（E 错）。创伤性溃疡是由于物理性、机械性或化学性刺激而产生的口腔软组织损害（A 错）。修复体的尖锐边缘或过长的基板，压迫前庭沟黏膜形成溃疡。常见义齿的边缘不但有溃疡而且可见有组织增生，此称为压疮性溃疡（B 错）。在婴儿上腭翼钩处双侧黏膜，有时因用过硬的橡皮奶头人工喂养，经常在该处摩擦，容易发生溃疡，称 Bednar 溃疡（C 对）。若有乳切牙萌出后切缘较锐，吸奶时间长，舌系带、舌腹与新萌出的中切牙摩擦也会发生溃疡，初起时仅局部充血，继之出现小溃疡，不断刺激的结果不但溃疡扩大，疼痛加重甚至可见组织增生，称 Riga—Fede 溃疡（D 错）。

119. 年长患者的口角炎多与咬合垂直距离缩短有关，口角区皮肤发生塌陷呈沟槽状，导致唾液由口角溢入沟内，故常呈潮湿状态，有利于真菌生长繁殖。垂直距离恢复得过小表现为面部下 1/3 的距离减小，唇红部显窄，口角下垂，鼻唇沟变深，颏部前突。全口义齿戴入口中，看上去患者像没戴义齿似的，息止牙合间隙偏大，咀嚼时用力较大，而咀嚼效能较低（B 对）。

120. 临床主要表现为三种类型：轻型阿弗他溃疡、重型阿弗他溃疡及疱疹样阿弗他溃疡。疱疹样阿弗他溃疡亦称口炎型口疮（D 对）。

A3/A4 型题

1. 口腔白斑病好发于颊黏膜咬合线区域，舌部次之，可以分为均质型和非均质型两大类，前者可以表现为斑块状、皱纸状，后者可以表现为颗粒状、疣状、溃疡状。口腔白斑病的发生与吸烟史的长短及吸烟量的多少呈正比关系。白色角化病临床上也可表现为灰白色或白色的斑块，但应不高于或微高于黏膜表面，触之平滑柔软，除去刺激因素后，病损逐渐变薄，最后可完全消退。口腔扁平苔藓有时也可表现为白色斑块，但通常还可在其他部位，如颊、舌、前庭沟、牙龈等处见到不规则的白色网状条纹，也可表现为充血、糜烂、萎缩等，常对称性发生，且病损面积、形状、部位可以发生变化。本例中根据长期大量的吸烟史，病损呈小颗粒状突起，孤立存在且位置固定，最可能的诊断为口腔白斑病。口腔白斑病的均质型，不仅指病损的颜色、形状一致，而且也包括病损质地均匀一致，平滑不突出于黏膜表面，本例中病损呈小颗粒状突起于黏膜表面，应属于非均质型白斑。口腔白斑病伴有上皮异常增生时，其恶变潜能随上皮异常增生程度的增加而增大，因此对于口腔白斑病应首先进行组织活检，评估是否发生上皮异常增生及发生异常增生的程度。白色水肿可以表现为透明的灰白色光滑的"面纱样"膜，白色海绵状态可以表现为灰白色水波样皱褶或沟纹，迷脂症可以表现为丛集或散在的淡黄色颗粒，梅毒也可以出现口腔黏膜灰白色斑块，上述表现均与口腔白斑病类似；而淋病则出现口腔黏膜充血、发红，可有糜烂或浅表溃疡，并覆盖有黄白色假膜，假膜易于拭去，呈现出血性创面，与上述疾病的临床表现都不同。

3. 根据本例中的临床表现、病理检查及性接触史，应考虑尖锐湿疣，该病又称生殖器疣，是由人乳头瘤病毒所致的皮肤黏膜良性赘生物，目前还没有根除该病毒感染的方法。治疗主要以除去外生性疣为主，可用冷冻疗法、激光治疗和手术切除等方法，局部药物治疗主要为0.5%足叶草毒素酊、10%～25%足叶草酯酊、50%三氯醋酸溶液、氟尿嘧啶软膏，全身可用干扰素和抗病毒药物。

4. 药物过敏性口炎是药物通过口服、注射或局部涂搽、含漱等不同途径进入机体内，使过敏体质者发生变态反应，引起过敏的药物常见的有解热镇痛药、安眠镇静药、磺胺类药、抗生素类药等。药物过敏性口炎的口腔病变多见于唇、颊、舌前2/3部分，可出现充血发红、水肿，有时出现红斑、水疱，疱很快破溃形成糜烂或溃疡，病变面积较大，外形不规则，表面有较多渗出物，形成灰黄色或灰白色的假膜。根据本例的临床表现及用药史，最可能的诊断应为药物过敏性口炎。诊断药物过敏性口炎应注意发病之前有用药史，且用药和发病有因果关系，故询问病史时应特别注意患者的既往用药史。药物过敏性口炎的组织病理表现为急性炎症，早期嗜酸性粒细胞多，以后中性粒细胞增多，嗜酸性粒细胞直接计数对于确诊药物过敏性口炎有帮助。发生药物过敏性口炎后应首先找出可疑致敏药物，并立刻停用，同时停用与可疑药物结构相似的药物。

6. 根据本例的临床表现应考虑诊断为萎缩性舌炎，其原因通常为贫血、烟酸缺乏、干燥综合征及念珠菌感染等，而细菌感染造成的球菌性口炎则以形成假膜损害为特征。萎缩性舌炎常由全身性疾病引起，针对上述可能的病因，应考虑相应的辅助检查，而组织活检无必要。根据不同的病因，萎缩性舌炎应采取对症治疗及对因治疗，补充铁剂、叶酸及维生素B_{12}等纠正各型贫血，补充烟酸片治疗烟酸缺乏症，有念珠菌感染者应给予抗真菌治疗，而口服抗生素则对病情的缓解没有帮助。

8. 结核性溃疡是口腔中常见的结核性继发损害，病变可发生于口腔黏膜任何部位，但常见于舌部，通常溃疡边界清楚，微隆起，呈鼠咬状，并向中央卷曲，形成潜掘性边缘，溃疡底部有脓性渗出物，除去后可见桑葚样肉芽肿。本例的口腔表现结合全身症状，应考虑结核性溃疡：口腔结核损害的确诊，主要取决于活体组织病理学检查，镜下主要由小的结核结节构成，并具有密集的炎性细胞浸润，口腔黏膜病变中还有浆细胞存在，结节的中央部位有大量肿胀的组织细胞和朗汉斯巨细胞，肿胀的组织细胞大而圆，类似上皮细胞，有时可见干酪样坏死。口腔黏膜结核性溃疡可采用链霉素每日0.5g，或异烟肼每日0.1g局部封闭。

第十七章　口腔颌面外科学

【答案】

A1/A2 型题

1. D	2. D	3. C	4. D	5. D	6. E	7. C
8. B	9. B	10. C	11. C	12. B	13. A	14. A
15. B	16. E	17. E	18. E	19. B	20. E	21. E
22. E	23. C	24. D	25. C	26. D	27. D	28. C
29. C	30. A	31. B	32. C	33. C	34. E	35. D
36. D	37. A	38. C	39. B	40. C	41. B	42. A
43. A	44. E	45. D	46. E	47. C	48. C	49. C
50. A	51. C	52. A	53. D	54. B	55. B	56. C
57. B	58. D	59. A	60. C	61. B	62. E	63. A
64. A	65. E	66. E	67. E	68. A	69. E	70. A
71. A	72. D	73. C	74. B	75. A	76. C	77. C
78. C	79. D	80. C	81. C	82. B	83. D	84. C
85. A	86. B	87. E	88. C	89. D	90. B	91. D
92. E	93. E	94. D	95. B	96. A	97. A	98. E
99. A	100. D	101. E	102. E	103. C	104. B	105. B
106. D	107. C	108. E	109. B	110. A	111. C	112. C
113. A	114. B	115. E	116. B	117. D	118. C	119. B
120. C	121. B	122. C	123. E	124. B	125. D	126. B
127. B	128. D	129. A	130. E	131. C	132. E	133. E
134. A	135. C	136. D	137. A	138. B	139. A	140. B
141. E	142. E	143. E	144. C	145. C	146. E	147. B
148. E	149. B	150. B	151. E	152. B	153. A	154. D
155. E	156. E	157. A	158. B	159. C	160. A	161. A
162. A	163. C	164. E	165. B	166. E	167. B	168. E
169. E	170. D	171. D	172. E	173. A	174. E	175. E
176. C	177. B	178. D	179. B	180. A	181. D	182. B
183. C	184. E	185. C	186. B	187. B	188. E	189. D
190. D	191. C	192. D	193. A	194. C	195. D	196. A
197. C	198. E	199. C	200. D	201. D	202. C	203. D
204. E	205. D	206. B	207. B	208. D	209. C	210. A
211. E	212. C	213. E	214. A	215. A	216. C	217. E
218. B	219. A	220. C	221. E	222. B	223. B	224. C
225. B	226. E	227. B	228. B	229. A	230. E	231. D
232. A	233. E	234. E	235. B	236. A	237. D	238. D
239. D	240. C	241. C	242. B	243. D	244. B	245. A

246. A	247. C	248. D	249. B	250. C	251. B
252. B	253. A	254. E	255. C	256. E	257. C
258. D	259. B	260. A	261. A	262. B	263. A
264. D	265. A	266. D	267. A	268. A	269. D
270. A	271. E	272. D	273. C	274. A	275. A
276. E	277. B	278. E	279. D	280. E	281. A
282. D	283. D	284. E	285. E	286. D	287. B
288. B	289. D	290. C	291. C	292. C	293. C
294. C	295. E	296. C	297. B	298. B	299. A
300. A	301. D	302. C	303. B	304. E	305. E
306. D	307. E	308. A	309. C	310. E	311. E
312. D	313. E	314. A	315. B	316. C	317. C
318. E	319. E	320. A	321. A	322. E	323. A
324. C	325. C	326. B	327. A	328. A	329. D
330. B	331. E	332. B	333. D	334. E	335. B
336. B	337. D	338. B	339. D	340. D	341. B
342. B	343. B	344. B	345. B	346. C	347. A
348. A	349. E	350. B	351. B	352. B	353. A
354. D	355. A	356. D	357. A	358. B	359. C
360. D	361. D	362. C	363. B	364. A	365. C
366. B	367. A	368. E	369. D	370. B	371. E
372. C	373. D	374. E	375. C	376. B	377. B
378. D	379. D	380. D	381. E	382. D	383. C
384. A	385. C	386. E	387. E	388. B	389. E
390. A	391. A	392. E	393. B	394. A	395. A
396. D	397. C	398. C	399. B	400. D	401. C
402. A	403. C	404. E	405. E	406. E	407. D
408. D	409. D	410. D	411. D	412. B	413. D
414. E	415. D	416. B	417. B	418. C	419. C
420. D	421. D	422. C	423. A	424. B	425. C
426. E	427. B	428. D	429. C	430. C	431. A
432. E	433. C	434. A	435. B	436. B	437. B
438. D	439. E	440. B	441. B	442. E	443. C
444. E	445. A	446. A	447. C	448. A	449. C
450. A	451. C	452. B	453. D	454. D	455. B
456. C	457. D	458. E	459. B	460. E	461. C
462. B	463. E	464. C	465. B	466. D	467. A
468. C	469. B	470. D	471. A	472. E	473. B

474. E　475. D　476. D　477. C　478. C　479. C
480. E　481. E　482. B　483. E　484. E　485. D
486. E　487. C　488. B　489. B　490. C　491. E
492. C　493. D　494. D　495. B　496. C　497. C
498. A　499. E　500. B　501. A　502. A　503. D
504. C　505. A　506. A

A3/A4 型题
1. (1)E(2)A(3)E
2. (1)A(2)C
3. (1)E(2)E
4. (1)B(2)D(3)E
5. (1)B(2)D(3)D(4)D(5)E
6. (1)A(2)C(3)A
7. (1)C(2)A
8. (1)D(2)D
9. (1)A(2)E(3)D(4)C
10. (1)C(2)D(3)B(4)E(5)C
11. (1)A(2)C(3)A
12. (1)D(2)D(3)A(4)C(5)A
13. (1)C(2)B(3)D
14. (1)C(2)C(3)E(4)C
15. (1)C(2)D(3)C
16. (1)C(2)A
17. (1)B(2)A(3)C(4)C
18. (1)D(2)E(3)E
19. (1)B(2)B(3)E
20. (1)B(2)D
21. (1)D(2)A(3)E
22. (1)A(2)C(3)D(4)A
23. (1)C(2)D(3)D
24. (1)B(2)E
25. (1)A(2)C
26. (1)A(2)E(3)E(4)D
27. (1)D(2)B(3)E(4)D
28. (1)D(2)E
29. (1)D(2)A(3)C(4)D
30. (1)B(2)A(3)D(4)C
31. (1)C(2)B(3)A(4)B

B1 型题
1. (1)C(2)B(3)C　　2. (1)E(2)A(3)D(4)B
3. (1)A(2)C(3)A　　4. (1)A(2)C
5. (1)E(2)C(3)A　　6. (1)B(2)C(3)E(4)D
7. (1)A(2)B　　　　8. (1)A(2)B(3)C
9. (1)D(2)B(3)A(4)C　10. (1)B(2)E
11. (1)A(2)E　　　　12. (1)D(2)E(3)D

13. (1)D(2)E
14. (1)D(2)E(3)A(4)B
15. (1)B(2)B(3)B
16. (1)A(2)E
17. (1)A(2)C
18. (1)D(2)B
19. (1)B(2)A(3)E
20. (1)A(2)E(3)B(4)C(5)C
21. (1)E(2)C(3)A
22. (1)B(2)D(3)C(4)A
23. (1)A(2)A(3)D
24. (1)C(2)A(3)B
25. (1)C(2)B

【解析】
A1/A2 型题

1. 牙齿拔除后，牙槽骨在愈合中有一个自行修复和改建的过程，这个过程大约需要 1~3 个月的时间。因此，拔牙后出现的骨尖在术后 1 个月内还有可能被改建和吸收，应嘱患者自己按摩促进吸收。如果术后 1~3 个月骨尖仍未消失，影响义齿修复，可考虑手术修整。故本题答案为 D。该试题属于基本知识题，考核考生对拔牙创愈合过程的掌握。

2. 颌面部创伤病员伴脑震荡的典型表现是患者有逆行性遗忘。

3. 妊娠期妇女可拔牙的时间段为妊娠第 4、5、6 个月期间。妊娠第 1、2、3 个月期间拔牙易引起流产，妊娠第 7、8、9 个月期间拔牙易引起早产。

4. 不属于心脏病拔牙绝对禁忌证的是完全性右束支传导阻滞。拔牙的绝对禁忌证有：6 个月内有过心肌梗死或频繁心绞痛、心功能 Ⅲ~Ⅳ 级、严重心律失常。

6. 唾液腺造影术禁忌证：①对碘过敏者；②唾液腺急性炎症期间（例如，急性化脓性腮腺炎）；③唾液腺导管阳性结石，以避免注射造影剂时将结石向后推移。

20. 口腔医师在确定拔牙适应证时首先应考虑的是患牙是否能够保存。

22. 牙源性角化囊肿是典型的牙源性囊肿，其特点之一是较易复发，原因是囊壁薄，可能存在多个病灶，多囊，囊壁上有子囊等。这是角化囊肿有别于其他颌骨囊肿的主要特点之一。

25. 上颌骨骨折临床上多见横断性骨折，也可见发生于腭中缝的纵行骨折。Le Fort 按骨折线的高低位置，将横断性骨折分为 3 型。①Le Fort Ⅰ 型骨折：又称上颌骨低位骨折或水平骨折，骨折线从梨状孔下方，牙槽突上方，向两侧水平延伸至上颌翼突缝。②Le Fort Ⅱ型骨折：又称上颌骨中位骨折或锥形骨折，骨折线自鼻额缝向两侧横过鼻梁、眶内侧壁、眶底和颧上颌缝、再沿上颌骨侧壁至翼突。③Le Fort Ⅲ型骨折：又称上颌骨高位骨折或颧弓上颌骨骨折。骨折线自鼻额缝向两侧横过鼻梁、眶部，经颧额缝向后达到翼突形成颅面分离，使面中部拉长和凹陷。此型骨折多伴由颅底骨折或颅脑损伤，出现耳、鼻出血或脑脊液漏。

31. 中央性颌骨骨髓炎分为急性期和慢性期。①急性期：骨髓炎初期，病员自觉病变区牙有剧烈疼痛，可向半侧颌骨或三叉神经分支区放射。受累区牙松动，有伸长感，不能咀嚼。炎症继续发展，可见受累部位牙龈明显丰满、充血，有脓液从松动牙的龈袋溢出；继之，骨板破坏，骨膜溶解后，脓液始由口腔黏膜和面部皮肤溃破。②慢性期：常在发病 2 周以后由急性期转为慢性期，炎症逐渐向慢性期过渡，并进入死骨形成及分离阶段。肿胀及疼痛明显减轻，口腔内及颌面部皮肤形成多数瘘孔，大量炎性肉芽组织增生，触之易出血，长期排脓，有时从瘘孔排出死骨片；有时可由于下颌骨的病理性骨折，出现咬合错乱与面部畸形。

33. 基底细胞癌多发生在面部。

38. 颞下颌关节紊乱病一般无自发痛，但是在症状发作时，如急性滑膜炎也偶有自发痛。

39. 先有弹响后弹响消失，同时结合造影片，则说明患者先是可复性盘移位后转变为不可复性盘移位。

45. 颌骨发育畸形属于先天性畸形。

47. 流行性腮腺炎大多发生于 5 ~ 15 岁的儿童，有传染接触史，常双侧腮腺同时或先后发生，腮腺肿大、充血、疼痛，但腮腺导管口无红肿，唾液分泌清亮无脓液。

58. 味觉出汗综合征又名耳颞神经综合征，一般认为是原支配腮腺分泌的副交感神经纤维再生迷路与支配汗腺的交感神经纤维吻合，当有味觉刺激时，在原术区某些范围内出现皮肤潮红和出汗现象，是腮腺手术后常见的并发症。

63. 强心药物不导致唇腭裂畸形。

64. 干热灭菌法消毒时温度和时间是 160℃持续 120 分钟。

67. 用肥皂液刷洗手和臂时，浸泡范围应在肘部以上 10cm。

70. 丁卡因的化学结构为酯类，又名地卡因或潘托卡因。丁卡因易溶于水，穿透性强。临床上主要用作表面麻醉。麻醉作用较普鲁卡因强 10 ~ 15 倍，毒性较普鲁卡因大 10 ~ 20 倍。临床上常以 2% 丁卡因溶液用于表面麻醉。

86. Mucoepidermoid Carcinoma 黏液表皮样癌，肉眼观察：高分化肿瘤与多形性腺瘤相似，常无包膜，剖面灰白色，有散在的小囊腔。低分化肿瘤无包膜，剖面实性，有出血坏死，与周围组织分界不清。镜下观察：肿瘤由黏液细胞、表皮样细胞和中间细胞组成。高分化肿瘤黏液细胞占 50% 以上，形成囊腔或腺腔，周围是表皮样细胞和中间细胞。低分化肿瘤黏液细胞低于 10%，散在于表皮样细胞之间，排列成片状或团块状。

98. 多形性腺瘤发生于大唾液腺者，最常见于腮腺，其次为下颌下腺，舌下腺极少见。发生于小涎腺者，以腭部为最常见。

99. 腮腺多形性腺瘤单纯肿瘤摘除术是错误的，因腮腺多形性腺瘤为临界性肿瘤，包膜不完整，如行单纯摘除术易造成术后复发。作为口腔颌面外科医师对此治疗原则不掌握会给患者治疗带来严重后果，造成以后肿瘤种植性复发。

103. 肿瘤化疗最主要的不良反应是骨髓抑制。

107. 最能有效证明贝尔面瘫患者是否有膝状神经节损伤的检查方法是 Schirmer 试验。即泪液检查，检查是否有泪腺分泌障碍。

116. 颜面部的恶性黑色素瘤，常在色素痣的基础上发生，主要是由交界痣或复合痣中的交界痣成分恶变而来；口腔内的恶性黑色素瘤常来自黏膜黑斑。

118. 面神经主要分支：①颞支：分布于额肌、眼轮匝肌、耳前肌和耳上肌，损伤后可出现同侧额纹消失。②颧支：支配眼轮匝肌、颧肌及提上唇肌。颧支损伤后眼睑不能闭合。③颊支：支配口周围肌上组，颊支损伤可出现鼻唇沟变浅或消失、鼓腮无力、上唇运动力减弱或偏斜以及食物积存于颊部。④下颌缘支：支配口周围肌下组，损伤可出现患侧口角下垂和流口水。⑤颈支：分布于颈阔肌。

120. ①单侧唇裂：手术最合适的年龄为3~6个月，体重达6~7kg。②双侧唇裂：手术最合适的年龄为6~12个月。

122. X线只能显示硬组织，关节造影和MRI可以间接显示关节盘，但看不见滑膜充血、关节腔内絮状物。

134. 吸入性窒息应立即行气管切开，吸出阻塞物，解除窒息。

137. 脓肿：为局限性化脓性炎症，主要由金黄色葡萄球菌引起，这些细菌可产生毒素使局部组织发生溶解坏死，金黄色葡萄球菌可产生血浆凝固酶，使渗出的纤维蛋白原转变成纤维素，因此病变较局限，金黄色葡萄球菌具有层粘连蛋白受体，使其容易通过血管壁而产生迁徙性脓肿。疖是毛囊、皮脂腺及周围组织的脓肿。痈由多个疖融合，在皮下脂肪、筋膜组织形成许多相互沟通的脓肿。

138. 颌面部"危险三角区"内静脉的特点是无瓣膜。

139. 拔牙后医嘱：①压迫棉卷30min后弃去。②拔牙当日不要刷牙或漱口。③拔牙术后2小时后可进食，食物不宜过热，勿用拔牙侧咀嚼，勿用舌舔伤口，更不宜反复吸吮。

140. 确诊脓肿形成的最可靠依据是穿刺。

141. 上颌神经为感觉神经，穿圆孔进入翼腭窝。根据行程分为4段。

143. 口角炎可由多种病因单独或协同作用所致，应针对病因进行治疗。因本题干中未给出明确病因，所以A、B、C和D项所述内容都不够全面、准确，只有E是最佳答案。

146. 骨纤维异常增殖症是较具有特征的骨病变，其X线表现也有一定的特点，多为边界不甚清的毛玻璃状，有时与骨化纤维瘤难以鉴别，但与其他骨病变在X线表现上较易区分。

164. 外渗性黏液囊肿为肉芽组织和结缔组织包绕的黏液湖，无上皮衬里；潴留性黏液囊肿内含有浓稠液，衬里导管上皮。

166. 高分化黏液表皮样癌：①呈无痛性肿块，生长缓慢。肿瘤体积大小不等，边界可清或不清，质地中等偏硬，表面可呈结节状。②腭部及磨牙后区的高分化黏液表皮样癌，有时可呈囊性，表面黏膜呈浅蓝色。③肿瘤常无包膜或包

膜不完整，与周围腺体组织无明显界限。④很少出现面瘫症状。⑤高分化黏液表皮样癌如手术切除不彻底，术后可以复发。⑥很少发生颈淋巴结转移，血行性转移更为少见，患者术后生存率较高，预后较好。

169. 腺样囊性癌最常见于腭部小涎腺及腮腺，其次为下颌下腺，发生于舌下腺的肿瘤，多为腺样囊性癌。肿瘤易侵入血管，造成血行性转移，转移部位以肺为最多见。

174. 脑脊液鼻漏时禁止进行鼻腔填塞和冲洗，以免引起颅内感染。

176. 对于重度伸长且没有对颌牙的第三磨牙，可以考虑拔除。

191. 舌的运动是由舌下神经支配。

195. 舌癌常发生早期颈淋巴结转移，且转移率较高。其原因为具有丰富的淋巴管和血液循环加以舌的机械运动频繁。远处转移多转移至肺。

201. 术区常用消毒药物：①碘酊。消毒颌面颈部浓度为2%，口腔内浓度为1%，头皮部浓度为3%。碘过敏者禁用。②氯己定液。皮肤消毒浓度为0.5%，口腔内及创口消毒浓度为0.1%。③碘伏。含有效碘0.5%的碘伏溶液可用于皮肤、手及口腔黏膜的术前消毒。④75%酒精。属于中效消毒剂，常与碘酊先后使用。

203. 唇裂：多见于上唇，是由于球状突和上颌突未联合或部分联合所致。

206. 急性前脱位临床表现是下颌运动异常，开口状，不能闭口，唾液外流，咀嚼和吞咽都有困难，检查时可见前牙呈开𬌗，反𬌗，仅在磨牙区有部分接触，下颌前伸两颊变平，髁突脱位，耳屏前方触诊有凹陷，在颧弓下可触到脱位的髁突。

213. 为了避免损伤面神经和防止肿瘤扩散或种植，腮腺包块不主张简单切除或切取活检。

214. 绝大多数腺淋巴瘤位于腮腺后下极，可能与该部位分布的淋巴结较多有关。

215. 颌面、颈部手术后，24小时引流量小于20~30ml时拔除负压引流。

218. 拔牙绝对禁忌证：①粒细胞减少症患者：中性粒细胞低于1×10^9/L。②原发性血小

板减少性紫癜：血小板计数低于 $50 \times 10^9/L$。③血友病：血友病患者第Ⅷ因子水平在正常的 30% 以下。④急性白血病：白细胞数低于 $1.0 \times 10^9/L$。

219. 舌下肉阜为下颌下腺的开口。舌下襞，为舌下腺小管的开口部位。

220. 腺样囊腺癌的临床病理特点是肿瘤易沿神经扩散，浸润性极强，与周围组织无界限；肿瘤易侵入血管，造成血行转移，但颈淋巴结转移率很低。

224. 关节盘不可复性前移位的主要症状是患者曾有关节弹响史，关节弹响消失后出现开口受限。在早期开口受限明显，随病程发展，开口受限逐渐改善，开口度略有好转，但无弹响，因为随病程发展，关节盘变形并且双板区拉长，所以开口度逐渐改善。

231. 活体组织病理学检查是诊断的金标准。

232. 表皮为角化的复层鳞状上皮，囊壁内没有皮肤附属器者称为表皮样囊肿，含有皮肤附属器如毛发、毛囊、皮脂腺、汗腺等结构则称为皮样囊肿。

237. 可复性关节盘前移位，临床特征为开口初期有弹响，机制为由于关节盘向前移位，在做开口运动时，髁突横嵴撞击关节盘后缘时，迅速向前下继而向前上运动，同时关节盘向后反跳，从而发生开口初期弹响。

238. 各种肿瘤对放射线的敏感性不一，可归纳为三类：①高度敏感：淋巴造血系统肿瘤、性腺肿瘤、多发性骨髓瘤、肾母细胞瘤等低分化肿瘤。②中度敏感：鳞状上皮癌及一部分未分化癌，如基底细胞癌、宫颈鳞癌、鼻咽癌（未分化癌、淋巴上皮癌）、乳癌、食管癌、肺癌等。③低度敏感：胃肠道腺癌、软组织及骨肉瘤等。

246. 急性化脓性腮腺炎的主要致病菌是金黄色葡萄球菌，少数为链球菌。

252. 腭前神经出自腭大孔。

272. 恶性淋巴瘤对放射线敏感。

273. 牙源性钙化上皮瘤又称 Pindborg 瘤。肉眼观察：颌骨膨隆，切面实性，灰白或灰黄色。可见埋伏牙。镜下观察：肿瘤由多边形上皮细胞组成，清楚的细胞间桥，排列呈片状或岛状。肿瘤组织内有淀粉样物质，常呈同心圆钙化。

276. 成釉细胞瘤在 X 线片上可表现出单房型，房可呈圆形或卵圆形，骨质膨胀，密质骨消失，邻牙被推挤移位或脱落。但最典型的表现是呈多房型，分房大小相差悬殊，边缘呈切迹状，牙根呈锯齿状吸收。

280. 颈动脉体瘤可扪及搏动感。

284. 烟草与烟气中含有多种有害物质，有致癌和促癌的作用。主要有害物质是烟草特异性亚硝基盐，其中亚硝基去甲烟碱和甲基-亚硝基-吡啶基-丁酮具有很强的致癌性。口腔癌的发病部位与吸烟方式有关。口腔癌的发病与吸烟数量有关，口腔癌的危险度与吸烟成正相关。唇癌的发生与吸烟有关，特别是吸烟斗或雪茄。

294. 受解剖因素影响，颞下颌关节脱位以急性前脱位最常见，嵌入性脱位与颌面部遭受暴力有关。

297. 翼外肌分上、下两头。上头部较小，起于颞下颌窝和蝶骨大翼的颞下面，部分肌纤维止于颞下颌关节囊前部及内侧面；下头部较大，几乎呈水平向后止于髁突颈的关节翼肌窝。翼外肌是主要开口肌群之一，翼外肌收缩牵拉髁突向前，产生开口运动。一侧翼外肌痉挛，对侧牵拉，开口型偏向患侧。

298. 青春期后有自愈趋势的腮腺疾病是慢性复发性腮腺炎。

301.①单侧唇裂：手术最合适的年龄为 3~6 个月，体重达 6~7kg。②双侧唇裂：手术最合适的年龄为 6~12 个月。

302. 腭裂患者可能出现上颌骨发育不足，形成反殆。

309. 治疗恶性淋巴瘤应首选化疗加放疗。

312. 为了避免损伤面神经和防止肿瘤扩散或种植，腮腺包块不主张简单切除或切取活检。

318. 一般血压控制在 180/100mmHg 以下方可拔牙，即使术中血压有上下波动，也是在 10~20mmHg 范围内。

319. 以下情况应视为拔牙的禁忌证：①有近期（6个月内）心肌梗死病史者。②近期心绞痛频繁发作。③心功能 Ⅲ~Ⅳ 级或有端坐呼吸、发绀、颈静脉怒张、下肢水肿等症状。④心脏病合并高血压，血压≥180/100mmHg。⑤有三度或二度Ⅱ型房室传导阻滞、双束支阻滞、阿-斯综合征史者。

320. 普鲁卡因的化学结构为酯类，又名奴佛卡因。其麻醉效果确切，价格低廉，毒性和副作用小。普鲁卡因的穿透性和弥散性差，故不适用于表面麻醉。临床上常以2%普鲁卡因溶液用神经阻滞麻醉，0.5%~1.0%普鲁卡因用于浸润麻醉，一次用量以0.8~1.0g为限。普鲁卡因有轻度的血管扩张作用，常加入血管收缩剂。普鲁卡因偶能产生过敏反应。

321. 骨结合即指种植体-骨界面的结合。种植体具有良好的生物相容性，植入后与骨组织紧密贴合，在基本不受力的情况下度过"愈合期"，同时在义齿修复时应保证种植体合理的受力的方向和大小，即形成骨结合。

328. 智齿冠周炎的局部治疗很重要。每日可用1%~3%过氧化氢溶液及生理盐水或其他灭菌溶液冲洗盲袋，然后点入3%碘甘油。

331. 骨肉瘤对放射线不敏感。

333. 唇腭裂属于多基因遗传。

341. 腺淋巴瘤又称Warthin瘤，是涎腺良性肿瘤。肉眼观察：肿物圆形，可有囊性感。包膜完整。剖面实性，有囊腔，含褐色液体。镜下观察，肿瘤由上皮和淋巴样组织组成。上皮形成大小和形态不一的腺管或囊腔样结构，有乳头突入囊腔。上皮衬里细胞排列成双层。

348. 镜下内衬上皮较薄，由2~3层扁平细胞构成，无角化，类似于缩余釉上皮。提示为含牙囊肿，其X线片见包含一个恒牙牙冠也符合含牙囊肿的影像学特征。

349. 多形性低度恶性腺癌肉眼观察：平均直径2cm，无包膜。剖面实性，分叶状，与周围组织不清。镜下观察：肿瘤特征为细胞形态的一致性、组织结构的多样性及浸润性生长。

352. 丁卡因的化学结构为酯类，又名地卡因或潘托卡因。丁卡因易溶于水，穿透性强。临床上主要用作表面麻醉。麻醉作用较普鲁卡因强10~15倍，毒性较普鲁卡因大10~20倍。临床上常以2%丁卡因溶液用于表面麻醉。

362. 面神经损害部位定位：①茎乳孔以外：面瘫。②鼓索与镫骨肌神经节之间：面瘫+味觉丧失+涎腺分泌障碍。③镫骨肌与膝状神经节之间：面瘫+味觉丧失+涎腺分泌障碍+听觉改变。④膝状神经节：面瘫+味觉丧失+涎腺、泪腺分泌障碍+听觉改变。⑤脑桥与膝状神经节之间：除面瘫外，感觉与分泌功能障碍一般均较轻；如损害影响听神经时，尚可发生耳鸣、眩晕。⑥核性损害：面瘫+轻度感觉与分泌障碍，但往往影响外展神经核而发生该神经的麻痹，若损害累及皮质延髓束时可发生对侧偏瘫。

379. B、C、E较容易排除，A白斑为临床名词，不是病理学名词，亦排除。D为正确答案，实际是广义的口腔白斑，无上皮异常增生。

392. 根尖诱导成形术是指牙根未完全形成或根尖孔尚未闭合之前发生牙髓严重病变或根尖周炎症的年轻恒牙，在控制及消除根尖周感染的基础上，用药物及手术方法保存根尖部的牙髓或使根尖周组织沉积硬化，促使牙根继续发育和根尖形成的治疗方法。

397. 根据患者症状判断，应是下颌下腺导管阻塞症状，误扎导管最可能。

400. 流行性腮腺炎大多发生于5~15岁的儿童，有传染接触史，常双侧腮腺同时或先后发生，腮腺肿大、充血、疼痛，但腮腺导管口无红肿，唾液分泌清亮无脓液。

406. 基底细胞癌多发生在面部。

407. "Z"成形术常用于：①延长两点间的距离，松解条索状的直线瘢痕挛缩，如颈部、腋部、肘部、手指间等的瘢痕挛缩和蹼状瘢痕。②鼻孔、耳孔等部位狭窄的整形。③眼、鼻、口周、耳等移位组织的复位。④改正某些创口的直线缝合，预防因直线瘢痕造成的瘢痕挛缩。

412. 为了避免损伤面神经和防止肿瘤扩散或种植，腮腺包块不主张简单切除或切取活检。

417. 多房型成釉细胞瘤：分房大小相差悬殊，成群排列，相互重叠，房隔为骨性或纤维性。

421. 患者被动张口度可增大并结合上颌结节后上方有压痛，应为翼外肌原因，考虑开口中度受限，则应为患侧翼外肌痉挛。

426. 冷结节：结节部分不摄^{131}I，为无功能性，见于甲状腺囊肿或恶性肿瘤。本例近3天肿块迅速增长，伴有胀痛提示甲状腺囊腺瘤并囊内出血。

429. 沟纹舌伴有肉芽肿唇炎、面瘫者称梅－罗综合征。重型多形性红斑，累及身体多腔孔称为多腔孔糜烂性外胚叶病，即史－约综合征。舍格伦综合征又称干燥综合征，表现为口干、眼干以及其他部位黏膜干燥，常伴有类风湿关节炎。带状疱疹病毒侵入膝状神经节可出现外鼓膜疱疹，表现为耳痛、面瘫及愈后听力障碍，称为 Ramsay－Hunt 综合征。

431. 萌出的额外牙应及时拔除，以有利邻近恒牙的顺利萌出并减少恒牙的错位。

432. 骨性牙颌面畸形是一种复杂的畸形，但不包括颌骨上某一解剖部位。其他几项都属于牙颌面畸形。

438. 颌面部无菌创口一般的处理原则是创口严密缝合，早期暴露。其他不是颌面即无菌创口一般的处理原则。

440. 麻醉的是上牙槽后神经而非上牙槽中神经。

441. 舌下腺囊肿穿刺液的特点是蛋清样黏稠液。即腺体分泌的黏液。

442. 慢性阻塞性腮腺炎男性多于女性，大多发生于中年，腮腺区反复肿胀，约半数患者肿胀与进食有关。

445. 上颌窦炎疼痛为持续性胀痛，患侧的上颌前磨牙、磨牙可同时受累而致两、三颗牙有叩痛。上颌窦前壁可有压痛，同时患者可伴有头痛、鼻塞、脓涕等上呼吸道感染的症状。

446. 毛细管型血管瘤中，与皮肤表面平且大面积者称为葡萄酒斑状血管瘤。

451. 关节盘穿孔主要症状是开闭、前伸、侧方运动的任何阶段有多声破碎音。

456. 骨纤维异常增殖症是一种病因不明的非肿瘤性、错构性发育疾病，又称骨纤维结构不良。好发于青少年，30 岁左右停止发育。其特征是正常骨组织被纤维骨组织所代替。主要临床表现为受累颌骨膨隆、变形、面不对称、牙移位或松动。部分病人可有疼痛，可合并感染。X线表现分为 3 大类：①透射性改变又称囊样型：可表现为单囊性圆形、卵圆形或不规则形密度减低区，具有硬化边缘或表现为单囊性密度减低区，无硬化边缘或表现为多囊性密度减低区，

类似于巨细胞瘤或成釉细胞瘤。②阻射性改变：包括橘皮样型（表现为橘皮样或指纹印样）、毛玻璃型（病变区域灰度均匀一致，呈毛玻璃样）及硬化性（表现为均匀无结构的致密影）。③透射及阻射混合性改变：同时存在透射性及阻射性改变。

459. 任何休克主要病理生理改变是有效循环血量锐减，因此休克治疗的关键在于尽快恢复血容量。在有效循环血量得以维持以后，再根据情况决定使用血管活性药物、强心药物及抗生素。切记，休克治疗的根本措施在于补充血容量，而不是使用升压、强心药物。

465. 颏部受力后，力量可顺下颌体、下颌升支传到髁突，由于髁突颈部薄弱常发生骨折，骨折后下颌升支垂直距离变短，后牙出现早接触，前牙开𬌗。

467. 混合瘤又称多形性腺瘤，为无痛性肿块，生长缓慢，常无自觉症状，肿瘤呈球状或椭圆形，表面结节状，质中等硬度，周界清楚。腺淋巴瘤又称 Warthin 瘤，与混合瘤鉴别点：多见于男性，尤其是年龄 40 岁以上男性中老年人。肿瘤位于腮腺后下极，肿块有时大时小消长史，肿瘤呈圆形或卵圆形，表面光滑，很少有结节，质地较软，有弹性感。混合瘤与腺淋巴瘤在临床上多数可以鉴别，但临床经验少的医师存在着一定困难。不过临床诊断只是倾向性意见，最后诊断需靠病理诊断。

475. 鳃裂囊肿生长缓慢。其主要临床表现为偶然发现颈部或腮腺区无痛性肿块，逐渐增大或时大时小。符合本题答案。

482. 表层皮片：①别名：刃厚皮片，薄层皮片，Thiersh 皮片。②组成：表皮层和很薄一层真皮最上的乳头层。③厚度：$0.2 \sim 0.25mm$。④优点：生活力强，抗感染力强，供皮区不形成瘢痕。⑤缺点：收缩大，极易挛缩，质地脆弱，不耐摩擦和负重，色素沉着严重。

483. 工作长度是指自前牙的切缘或后牙的洞缘到根尖狭窄区（根尖止点）的长度。实际临床上是指牙（包括残根、残冠）的外缘高点到根尖狭窄处的长度。根尖狭窄距临床根尖处的距离为 $0.5 \sim 2mm$。

487. 牙齿震荡的治疗包括：消除咬合创伤；减少或避免不良刺激；预防感染；釉面裂纹的处

理（严重的釉面裂纹，最好涂以无刺激性的保护涂料或复合树脂黏结剂）；定期追踪复查。因此本题的正确答案为 D。

497. 根据患者年龄，疼痛部位，疼痛性质，疼痛时间，应首先考虑三叉神经痛。

500. 据统计，新生儿唇腭裂的患病率大约为 1：1000（B 对）。

501. 翼下颌间隙感染常是先有牙痛史，继之出现开口受限，咀嚼、吞咽疼痛。口腔检查见翼下颌皱襞处黏膜水肿，下颌支后缘稍内侧可有轻度肿胀、深压痛（A 对）。颞下间隙感染发生时外观表现常不明显，仔细检查可发现颧弓上、下及下颌支后方微肿，有深压痛，伴有不同程度的开口受限（B 错）。口底蜂窝织炎无论是化脓性病原菌引起的感染还是腐败坏死性病原菌引起的感染，局部及全身症状均很严重（C 错）。多数下颌下间隙感染是以下颌下淋巴结炎为其早期表现，临床表现为下颌下区丰满，检查有明确边界的淋巴结肿大、压痛。化脓性下颌下淋巴结炎向结外扩散形成蜂窝织炎（D 错）。咬肌间隙感染的典型症状是以下颌支及下颌角为中心的咬肌区肿胀、充血、压痛，伴明显开口受限。不易触到波动感（E 错）。

502. 神经如已受损，术后应给予预防水肿、减压及促神经恢复的药物或理疗等（B 对）。针刺疗法按循经穴与神经分布的解剖位置相结合的原则，选择邻近神经干的穴位，以患者有强烈针感为宜（C 对）。理疗可用维生素 B_1 或维生素 B_{12} 和利多卡因用离子导入法，将药物导入疼痛部位，或采用穴位导入法均可获得一定疗效（D、E 对）。拔牙窝搔刮与神经受损的治疗无关（A 错，为正确答案）。

503. 针对严重的完全性唇裂伴有腭裂及鼻畸形的患者，术前应先行正畸治疗，利用矫治器的方法，恢复伴有腭裂患者的牙弓形态，改善或减轻裂侧鼻小柱过短和鼻翼塌陷，为唇裂修复手术尽可能创造有利的硬组织条件。

504. 根治舌下腺囊肿的方法是切除舌下腺（C 对），残留部分囊壁不致造成复发。对于口外型舌下腺囊肿，可全部切除舌下腺后，将囊腔内的囊液吸净，在下颌下区加压包扎，而不必在

下颌下区做切口摘除囊肿。

505. 动静脉畸形患者可能自己感觉到搏动，扪诊有震颤感，听诊有吹风样杂音（A 对）。

506. 牙挺使用时，必须遵循下列规则：①绝不能以邻牙作支点（E 错），除非邻牙亦需同时拔除。②除拔除阻生牙或颊侧需去骨者外，龈缘水平处的颊侧骨板一般不应作为支点（C 错）。③龈缘水平处的舌侧骨板，也不应作为支点（D 错）。拔除上颌第三磨牙时，牙挺支点应置于近中牙槽嵴（A 对）。

A3/A4 型题

6. 口内外双合诊于左侧口底近第一磨牙处可触及一黄豆大小硬物，可能下颌下腺导管有结石所以不能用造影，造影可以把涎石推得更深，不便于取出，所以选择下颌横断殆片，可以明确是否是结石及结石的位置。

20. 关节结构消失，呈 T 形致密团块，角前切迹加深，开口受限等表现都是关节强直的表现，整个关节髁突和关节窝融合成一个骨团，是关节内强直的表现。

29. 不可复性关节盘移位患者多数有开口受限。

B1 型题

23.（1）唇裂修复的目的是恢复上唇的正常生理功能及正常形态。（2）对伴有牙槽突裂或腭裂的患儿，唇裂修复后，由于唇肌生理运动，可以产生压迫作用，促使牙槽突裂隙逐渐靠拢，为以后的腭裂整复创造条件。（3）咽成形术的适应证是腭咽闭合功能不全者或部分大年龄的患者。

24. 皮样囊肿穿刺检查可抽出乳白色豆渣（或乳糜）样分泌物。根尖周囊肿穿刺可得草黄色囊液，在显微镜下可见到胆固醇晶体。牙源性角化囊性瘤大多可见黄、白色角蛋白样（皮脂样）物质混杂其中。

25. 冷冻麻醉临床常用的药物是氯乙烷。临床上主要以 1%～2% 利多卡因溶液（含 1：100000 肾上腺素）用于口腔手术的阻滞麻醉，目前是使用最多的局麻药物。

第十八章 口腔修复学

【答案】

A1/A2 型题

1. C	2. E	3. C	4. A	5. C	6. E	7. C
8. D	9. C	10. E	11. E	12. B	13. E	14. D
15. C	16. B	17. E	18. E	19. D	20. C	21. E
22. D	23. C	24. E	25. E	26. A	27. E	28. C
29. A	30. C	31. D	32. E	33. A	34. A	35. A
36. C	37. C	38. B	39. C	40. B	41. D	42. B
43. E	44. E	45. A	46. E	47. E	48. C	49. C
50. A	51. D	52. B	53. E	54. E	55. E	56. D
57. B	58. D	59. E	60. D	61. D	62. E	63. D
64. E	65. E	66. D	67. B	68. B	69. D	70. D
71. C	72. B	73. D	74. E	75. A	76. D	77. B
78. C	79. A	80. E	81. E	82. C	83. D	84. D
85. D	86. E	87. C	88. E	89. B	90. E	91. E
92. C	93. A	94. A	95. E	96. E	97. B	98. A
99. D	100. D	101. B	102. C	103. A	104. B	105. A
106. E	107. E	108. C	109. B	110. C	111. E	112. E
113. C	114. E	115. E	116. C	117. C	118. D	119. C
120. E	121. C	122. A	123. B	124. A	125. B	126. B
127. E	128. C	129. B	130. D	131. D	132. D	133. A
134. E	135. E	136. E	137. E	138. A	139. A	140. B
141. A	142. A	143. A	144. A	145. C	146. D	147. D
148. D	149. E	150. C	151. A	152. A	153. C	154. D
155. E	156. D	157. A	158. B	159. B	160. E	161. A
162. C	163. E	164. C	165. E	166. A	167. C	168. B
169. E	170. D	171. A	172. D	173. B	174. D	175. A
176. C	177. C	178. A	179. E	180. E	181. B	182. B
183. C	184. E	185. B	186. D	187. C	188. E	189. B
190. E	191. E	192. A	193. E	194. B	195. D	196. E
197. E	198. B	199. D	200. E	201. B	202. E	203. D
204. D	205. C	206. E	207. D	208. C	209. D	210. B
211. E	212. A	213. A	214. B	215. C	216. B	217. E
218. D	219. A	220. C	221. B	222. D	223. D	224. C
225. A	226. C	227. A	228. D	229. C	230. E	231. B
232. C	233. B	234. D	235. B	236. C	237. A	238. B
239. C	240. B	241. E	242. E	243. E	244. E	245. C

246. A	247. E	248. B	249. A	250. E	251. E
252. E	253. D	254. E	255. C	256. E	257. E
258. A	259. D	260. B	261. A	262. D	263. E
264. A	265. D	266. B	267. E	268. B	269. E
270. E	271. D	272. B	273. D	274. A	275. A
276. E	277. B	278. B	279. E	280. E	281. E
282. C	283. D	284. C	285. A	286. E	287. A
288. E	289. E	290. A	291. E	292. D	293. D
294. B	295. D	296. B	297. D	298. C	299. E
300. E	301. B	302. D	303. A	304. C	305. D
306. B	307. D	308. E	309. C	310. C	311. B
312. D	313. C	314. C	315. C	316. D	317. E
318. B	319. C	320. A	321. B	322. E	323. E
324. C	325. A	326. A	327. A	328. C	329. C
330. E	331. E	332. D	333. D	334. D	335. B
336. E	337. D	338. B	339. B	340. B	341. D
342. C	343. A	344. A	345. B	346. B	347. E
348. A	349. C	350. C	351. C	352. A	353. E
354. C	355. C	356. D	357. A	358. E	359. D
360. C	361. C	362. C	363. D	364. A	365. D
366. C	367. B	368. B	369. E	370. D	371. E
372. E	373. D	374. B	375. B	376. C	377. B
378. C	379. E	380. C	381. E	382. B	383. A
384. C	385. B	386. E	387. A	388. D	389. A
390. E	391. D	392. D	393. C	394. A	395. C
396. E	397. E	398. A	399. C	400. C	401. C
402. C	403. C	404. B	405. B	406. B	407. B
408. C	409. B	410. C	411. A	412. B	413. B
414. C	415. B	416. B	417. D	418. B	419. A
420. A	421. B	422. D	423. B	424. D	425. D
426. A	427. D	428. B	429. C	430. E	431. D
432. D	433. D	434. D	435. D	436. D	437. D
438. A	439. B	440. B	441. E	442. E	443. A
444. C	445. A	446. E	447. E	448. D	449. D
450. C	451. B	452. D	453. D	454. B	455. B
456. C	457. B	458. C	459. D	460. C	461. C
462. C	463. D	464. C	465. C	466. D	467. D
468. B	469. E	470. B	471. A	472. A	473. D

474. E　475. C　476. B　477. E　478. C　479. B
480. E　481. E　482. B　483. D　484. E　485. C
486. E　487. C　488. E　489. E　490. B　491. D
492. C　493. C　494. E　495. E　496. B

A3/A4 型题

1. (1) D (2) B (3) C (4) A (5) C
2. (1) D (2) C (3) E
3. (1) E (2) B (3) B
4. (1) A (2) D (3) E
5. (1) C (2) E (3) A (4) B
6. (1) E (2) A (3) C (4) D (5) E
7. (1) B (2) D
8. (1) C (2) B (3) E
9. (1) D (2) B (3) E
10. (1) D (2) D (3) B (4) D (5) D
11. (1) E (2) D (3) A (4) A
12. (1) C (2) C (3) E (4) E
13. (1) B (2) C
14. (1) B (2) E (3) E (4) A (5) A
15. (1) D (2) A (3) B (4) C
16. (1) B (2) C (3) A (4) E (5) D
17. (1) E (2) E (3) B (4) E (5) E
18. (1) D (2) C (3) D
19. (1) C (2) B (3) E (4) D (5) B
20. (1) B (2) C (3) B
21. (1) D (2) C (3) D (4) C
22. (1) A (2) A (3) C
23. (1) E (2) B (3) E (4) D (5) B
24. (1) E (2) D (3) E
25. (1) C (2) A (3) E
26. (1) B (2) D (3) E
27. (1) E (2) B (3) E (4) D (5) B
28. (1) C (2) A (3) C (4) E (5) C
29. (1) C (2) B (3) A
30. (1) B (2) D (3) C (4) D (5) D
31. (1) D (2) A (3) A (4) D
32. (1) B (2) B (3) D (4) D (5) D
33. (1) C (2) B
34. (1) D (2) C (3) E (4) C (5) A
35. (1) D (2) B (3) D
36. (1) E (2) C

B1 型题

1. (1) C (2) A (3) D (4) B
2. (1) C (2) D (3) B (4) A (5) D
3. (1) E (2) C (3) D (4) B (5) A

4. (1) B (2) D (3) A
5. (1) E (2) D (3) A (4) C
6. (1) C (2) D (3) E
7. (1) C (2) A (3) E
8. (1) B (2) A (3) D (4) E
9. (1) D (2) C (3) A
10. (1) C (2) B (3) C (4) B (5) B
11. (1) A (2) C
12. (1) A (2) B (3) C (4) D (5) E
13. (1) B (2) E (3) A
14. (1) A (2) B (3) D
15. (1) C (2) A (3) E (4) B (5) D
16. (1) A (2) C (3) D (4) C (5) D
17. (1) B (2) E (3) A
18. (1) D (2) C (3) B (4) E (5) E
19. (1) E (2) E (3) B
20. (1) B (2) B (3) A (4) E
21. (1) C (2) A (3) B
22. (1) A (2) B
23. (1) A (2) C

【解析】

A1/A2 型题

1. 造成铸造全冠就位困难的原因不包括间隙涂料涂得过厚。石膏代型磨损，修复体组织面会形成支点，影响就位；蜡型蠕变变形导致全冠变形也会影响就位；牙颈部肩台不整齐，铸造冠缘过长，可能在冠边缘形成支点，影响就位。间隙涂料涂得过厚可能会导致冠固位力差。

2. 戴全口义齿后患者出现恶心的原因不包括咬合力过大。上颌义齿基托后缘过度伸展刺激软腭是导致恶心最常见的原因；义齿基托与组织不贴合，有唾液刺激黏膜；咬合不平衡，前伸殆干扰，义齿后端翘动刺激黏膜可以引起恶心；垂直距离过高也会有恶心。恶心与咬合力大小无关。

3. 固定义齿桥体刚性不够时会产生桥体挠曲反应。

16. 将有螺纹的桩核旋入根管会造成巨大的横向力矩导致垂直牙体牙根裂。圆锥形桩核插入根管的时候会造成横向力矩。它导致垂直牙体牙根裂的可能性比圆柱形桩核（垂直力矩）要大。

18. 烤瓷熔附金属全冠兼具金属的强度和瓷的美观，其颜色、外观质感逼真，色泽稳定，表面光滑，耐磨性强，不易变形，抗折力强，具有一定的耐腐蚀性，因此 E 选项正确。烤瓷熔附金属全冠也存在一些困难与问题，如制作工艺较复杂，技术难度高，需要高质量的专门设备和材料；牙体切割量多；瓷层脆性较大，易发生瓷崩等。因此其他选项说法均错误。

20. 套筒冠义齿是由套筒冠固位体、人工牙、基托、连接体等部件组成可摘义齿，用于牙列缺损或缺失的修复。

22. 全冠根据材料不同可分为金属全冠、非金属全冠和金属非金属混合全冠。非金属全冠主要有树脂全冠和瓷全冠，铸造全冠属于金属全冠。

26. 对重度伸长牙，可以考虑调磨。如果仍无法解决问题，可以对其进行根管治疗后，截冠修复。

34. 卡环体决定支持稳定作用。

36. 嵌体是一种嵌入牙体内部，用以恢复牙体缺损的形态和功能的修复体，在口外的模型上用不同材料制作完成并高度抛光，然后戴入患者口内，靠黏固和摩擦力固位。如牙体预备时制备倒凹，则在模型上制作的嵌体将无法取下，因此 C 选项不正确。

38. 暂时冠边缘应当密合无悬突，并且表面高度抛光，使得菌斑不容易沉积其上，有利于自洁。

44. 连接体是固定桥的薄弱环节，连接体的设计应考虑强度、功能、美观、自洁、可清洁性。在不影响美观的前提下应适当增加厚度，特别是磨牙𬌗龈方向的高度。在不影响咬合的前提下可向舌侧增厚，以增进唇侧的立体感，增进美观。后牙固定桥可以适当加大邻间隙，以利于清洁。

45. 全口义齿修复固位有关的因素与口腔黏膜的性质、颌骨的解剖形态、基托的伸展、咬合平衡均有关，而与患者的牙槽骨致密程度无直接关系，所以该题答案为 A。

51. 铸造金属全冠可用于各种牙体缺损的修复。金属全冠可通过连接体与桥体相连接，使固定桥与基牙形成一个功能整体，并使固定桥获得固位力，因此 D 选项错误。

52. 肩台宽度过窄，美观和强度均差；肩台宽度过宽，牙体预备量过大，甚至可能影响预备体抗力。为了获得良好的美观和足够的强度，金属烤瓷冠唇面龈边缘一般为 1.0mm 肩台。

56. 如折断的唇、颊侧基托断端较小，对义齿的使用情况无影响，只需将基托边缘打磨圆润即可。A、B、C、E 四项说法均正确。

65. 嵌体只能修复缺损的牙体，不能保护剩余的牙体。剩余的牙体应为嵌体提供足够的支持、固位和抗力。

66. 黏结固定桥的牙体预备的固位形只起辅助固位作用，其主要依靠黏结力。

76. 开口度根据测定的值判断开口轻度、中度、重度困难，因此正常开口度平均值对口腔专业医生来说应牢固掌握。正确答案应是正常成人自然开口度平均值为 3.7cm。

78. 排牙在口外进行，与颌间距离及上下颌水平关系有关。

83. 患者家庭成员有关类似疾病属于家族史。口腔专科病史包括开始发病的时间、原因、发展进程以及曾接受过的检查和治疗。对牙缺失的患者还应了解缺失原因及时间。牙周病所造成的牙缺失的修复预后较差，因为其骨组织对义齿的支持能力较弱且吸收较快。

90. 邻面板的作用是防止义齿脱位，增强义齿固位，防止食物存积，利于美观。

91. 部分冠可作为牙位正常且间隙较小的固定桥的固位体。

92. 预成桩及成品桩，是用配套的转头预备根管后直接选择相匹配的预成桩试戴，调整长短后黏结，露出根面的桩上用树脂或银汞堆出核的形状，然后再行冠修复。预成桩的不足是其横切面均是圆形，需要防旋转。

94. 不宜做正畸治疗的前后错位、扭转患牙可行烤瓷熔附金属全冠，以恢复正常牙弓形态，满足患者美观需求。

103. 增加基牙数目后，来自桥体的𬌗力得以分散，相对减轻了各个基牙的负担。增加基牙的位置应在支持和固位力弱的一侧，尽量使两端基牙承受的𬌗力较为接近，并最好将单端固定桥改为双端固定桥。

115. 瓷全冠由于采用陶瓷材料制成，其硬度较高，对于夜磨牙患者，易造成对颌牙磨损。

117. 骨隆突修整术一般用于修整影响义齿摘戴的骨性隆起。

119. 瓷全冠是以陶瓷材料制成的覆盖整个牙冠表面的修复体，耐磨性能较好。因此 C 选项错误。

120. 后牙牙体严重缺损可考虑冠修复，但固位形和抗力形不够时，应行桩核冠修复，否则金属全冠可能由于固位形不够而松动脱落，或抗力形不够使牙体进一步缺损。

123. 黏结面应适当粗糙，可增强黏结力。两黏结面不但要密切吻合，而且表面应当有适当的粗糙度，以加强机械嵌合扣锁作用。

126. 在一定的限度内，增加钉的数目会增加固位作用，但钉数目增加的同时会使牙本质发生裂纹的可能性增加，钉间牙本质量减少和修复体的强度降低，故原则上用尽可能少的固位钉获得最佳固位。

128. 青少年恒牙其根尖孔尚未发育完全，应先制作暂时冠，待根尖封闭后再行固定修复。

129. 尖牙保护𬌗下只有一对牙受力，所以力都聚集在尖牙上导致它缺损的可能较大；前牙保护𬌗下受力不垂直牙的中轴线，因而它也会导致缺损；但前牙没有牙尖，所以不是牙尖折裂。

131. 对于进行性牙周病的患者，应先处理牙周炎症。如不正确使用牙矫治技术，可能加重牙周炎症。

138. 单端固定桥的适应证为缺牙间隙小，𬌗力不大，基牙牙根粗大，牙周健康，足够的支持力。

142. 可摘局部义齿应视情况适当恢复咀嚼功能。

144. 二类根分叉病变，其牙周支持组织在垂直方向上丧失超过 3mm，根分叉水平方向上可以探入 1mm 以上，但尚不能穿通。

149. 塑料基托一般要求厚度为 2mm 左右。金属基托要求厚度为 0.5mm。

150. 上颌可摘局部义齿的远中游离端的基托后缘应到软硬腭交界处稍后的软腭上。

158. 种植修复功能好，舒适、保护邻牙及美观性。

160. 制作嵌体的材料应使用机械性能优良的金属材料和耐磨性能较好的瓷材料与复合树脂。自凝塑料耐磨性能差，不宜用作嵌体修复的材料。

164. 现在常用的是改良盖嵴式桥体，可将腭侧的接触区扩大到龈嵴顶，防止食物进入龈端，自洁作用好，舒适感好。

166. 部分间接固位体可起到防止义齿下沉作用，但非所有间接固位体均有此作用。

181. 半固定桥也叫"应力缓冲固定桥"，可以减轻活动连接端基牙的负担。用于一侧基牙倾斜方向较大，设计双端固定桥难获得共同就位道使用。

182. 高嵌体是嵌体的一种类型，由 MOD 嵌体衍变而来。可使牙体洞壁的受力性质由嵌体时的拉应力改为压应力，避免牙体组织不耐抗应力的弱点，从而减少牙折的可能性。其缺点是牙体洞形预备有一定难度，固位力较差，修复体边缘线长。

189. 前牙修复除了应恢复其功能外，还应考虑患者的美观要求，因此前牙的牙体缺损一般不考虑金属全冠修复。

194. 直接重衬时，在需要重衬的组织面均匀磨去1mm，形成粗糙面，将调和好的室温固化材料在黏丝期时放在义齿的组织面，待自凝塑料稍变硬时从患者口中取出，重衬时，患者的口腔黏膜表面应涂液状石蜡。

204. 大气压力参与全口义齿固位的条件是边缘封闭完整。当义齿受到脱位力的作用时，只有基托边缘与黏膜密合，周围软组织将基托边缘包裹严密，空气不能进入基托和黏膜之间，在基托黏膜之间形成负压，大气压力才能发挥作用。

208. 外科修整手术会加速骨吸收。

209. 简化口腔卫生指数（OHI－S）只检查6个位点。

211. 𬌗关系检查包括正中𬌗位的检查、息止颌位的检查以及𬌗干扰的检查。

213. 牙龈炎为诊断性语言，在记录检查结果时，应避免使用医学诊断术语。

216. 刃状牙槽嵴和黏膜较薄的患者适用，

其余选项的说法均正确。

219. 嵌体根据覆盖牙面的不同,分为单面嵌体、双面嵌体和多面嵌体。双面嵌体具体可分为近中殆嵌体、远中殆嵌体、颊殆嵌体、舌殆嵌体,近中殆远中嵌体属于多面嵌体。

226. 外伤性牙折伴牙周膜撕裂伤时若要行桩冠修复,根管治疗后应至少观察1周。

231. 半固定桥的应力缓冲作用现已受到质疑。当桥体受力时,两端基牙受力不如双端固定桥均匀;当基牙受力时,活动端连接的基牙也有可能出现应力集中的现象,所以A选项不准确。

238. 酸蚀剂可为磷酸液或含磷酸的凝胶,酸蚀面积应为接受封闭的范围,一般为牙尖斜面的2/3。恒牙酸蚀的时间一般为20~30秒,乳牙酸蚀60秒。注意酸蚀过程中不要擦拭酸蚀牙面,因为这会破坏被酸蚀的牙釉面,降低黏结力。

241. 主承托区的骨组织上覆盖着高度角化的复层扁平上皮,其下有致密的黏膜下层所附着,故能承受咀嚼压力。

244. 全口义齿基托折断与殆力不平衡,基托较薄,牙槽骨继续吸收,基托与黏膜不贴合均有关,而与义齿恢复的垂直距离过短无直接关系,所以该题答案为E。

251. 确定颌位关系时,如果患者误做了前伸咬合,而又未被及时发现,戴义齿时下颌回到正中咬合位置,就会出现下颌义齿后退现象。表现为上下前牙水平殆,垂直距离升高。如果仅有很小范围的后退,可适当调改有关的牙尖即可,若后退的范围较大,必须返工重做。

259. 对半卡环由两个相对的卡环臂和两个殆支托组成,用于前后均有缺牙间隙的孤立后牙上,其支持和固位作用都较好。回力卡环多用于牙列远中游离缺损。

262. 由于根管治疗过程中对根尖周的局部刺激,多伴有根尖周炎症,因此桩冠修复应在根管治疗1周后进行为好。

266. 由于根管内所有操作都在口腔环境中进行,为了预防根尖病变的发生,必须保证根尖不少于4mm的根尖封闭以隔离口腔与根尖周环境。另外,侧支根管多发生在根尖区,保留祖根管的充填材料,有助于预防根尖感染,而且从力

学角度讲,根尖区直径小,抗力形差,易发生根折。

270. 牙槽骨下的斜形根折伴牙根松动,说明根折处还处于炎症期,若剩余牙根满足桩核冠的固位形与抗力形的要求,应待完善根管治疗,牙根无松动后再行桩核冠修复。

271. 骨隆突常发生在下颌磨牙和前磨牙舌侧,腭中缝处以及上颌结节。过大的骨隆突将给修复带来困难。

273. Kennedy分类的补充原则是最后部缺牙区决定分类。

274. 钉洞固位型一般不设在后牙牙尖处。钉洞固位型应穿过釉牙本质界到达牙本质,深度2mm,死髓牙可以加深。所以要避开髓角或易损伤牙髓的部位。前牙应位于舌面窝近舌隆突处及舌面切嵴与近远中边缘及交界处。后牙应置于牙尖间的沟窝处。后牙牙尖处有髓角,不可以放置钉洞。

275. 由于根管内所有操作都在口腔环境中进行,为了预防根尖病变的发生,必须保证根尖不少于4mm的根尖封闭以隔离口腔与根尖周环境,因此A选项错误。其他选项均符合桩核冠的固位形与抗力形的要求。

282. 上颌磨牙的根管中,腭侧根管最长最粗,形态较规则,易于获得桩核冠所需要的固位形与抗力形,并且易于获得共同就位道。

294. 解剖式印模法,不采用肌功能整塑,用于对颌牙列;功能性印模法,采用肌功能整塑,更真实反映口腔组织情况,有较好的边缘伸展。

304. 固定桥修复一段时间后出现咬合痛常常是因为咬合创伤、根尖周疾病等,检查的有效方法是拍摄X线片以检查根尖及牙周组织有无异常。

310. 因尖牙导致的侧方殆干扰,选磨的部位为下尖牙的唇斜面或上尖牙的舌斜面,通常以选磨下尖牙为主。

314. 颌位关系记录是指用殆托来确定并记录在患者面下1/3的适宜高度和两侧髁突在下颌关节凹生理后位时的上下颌位置关系。当下颌髁突位于关节凹居中偏后,而周围组织不受限的生理后位时称正中关系位。有天然牙列的正常殆

者，正中𬌗位于正中关系位的前 1mm 的范围内或两位一致。所以选项 C 说法不正确。

315. 颞下颌关节检查是重要的口腔外部检查之一。它包括活动度检查、关节弹响检查、外耳道前壁检查、开口度及开口型检查、下颌侧𬌗检查。

318. 牙隐裂综合征是一种𬌗创伤，下颌牙患牙隐裂综合征的概率最高，因为其牙冠高度低并且向舌侧倾斜，导致非垂直咬合受力。银汞 MOD 充填导致的牙体的缺损大大增大了牙裂开的可能。而 3/4 冠修复包住了牙尖所以隐裂的可能很小。

320. 备牙时增大聚合角度，虽然有利于冠的就位，但是脱位力的方向与轴壁间形成的角度减小，摩擦力也随之减小。

324. 按照牙体缺损由小到大的程度，逻辑上应该是这样一个修复方法的选择程序：嵌体－高嵌体－部分冠－全冠－桩冠，这意味着牙体缺损程度最大时才选用桩冠修复。

329. 基牙选择十分重要，应充分考虑基牙自身条件以及牙周组织健康状况。

333. 嵌体的洞形预备会减弱剩余牙体组织的抗力，当窝洞的宽度较大，采用嵌体修复时，剩余牙体组织抗力形较差，易造成牙折，采用高嵌体则可使牙体洞壁受力性质由嵌体时的拉应力改为压应力，减少牙折可能。

336. ①主诉：是患者就诊的主要原因，也是患者要解决的主要问题，包括主要症状、部位及持续时间。②现病史：是病史的主体，包括患病的时间、发病的诱因、主要症状的特点、疾病发生、发展和治疗的经过以及治疗效果。

341. 患者为年轻人，应尽量选择固定修复。⌐1残根位于龈下 2mm，直接桩核冠修复将无法形成足够的牙本质肩领，修复远期效果不理想。因此将残根根管治疗后，用正畸方法将残根牵引至平齐龈缘或者龈缘以上，可以获得更稳定的冠根比洞时可以提供更美观的正常的牙冠长度。

342. 小儿牙齿容易移动，但一般仅向近中移动或倾斜。牙体局部缺失会导致食物嵌塞并影响正常牙体清洁，所以龋发病率会增大。

343. 由于患牙牙体仅切 1/3 缺损，剩余牙

体组织可满足全冠修复所需要的固位，再结合美观考虑，故首选烤瓷全冠修复。

349. 临床上在选择基牙时，应当通过 X 线片了解牙根的大小、形态、临床冠根的比例，以便判断是否可以选做基牙。

361. 基牙出现持续性疼痛，伴夜间自发痛，说明基牙出现了牙髓炎的症状，最佳的处理就是及时拆除固定桥，然后行根管治疗。

364. 本题属于基本概念的简单应用试题，考核知识点是正中的解剖标志。在正中位时，即上下牙弓面接触最广，牙尖相互交错咬合时，上下牙弓间存在着覆盖与覆𬌗的关系。正常情况下，上颌牙盖过下颌牙的垂直距离，以盖过的距离不超过前牙唇面切 1/3，超过为深覆𬌗。深覆𬌗的程度取决于下颌前牙切缘咬在上颌前牙舌面的部位而定。咬在切 1/3 以内，称为正常覆𬌗，咬在中 1/3 以内称为 Ⅰ 度深覆𬌗，咬在颈 1/3 以内称为 Ⅱ 度深覆𬌗，超过颈 1/3 的，称为 Ⅲ 度深覆𬌗。

366. 固定桥试戴时，用力戴入后，邻牙出现胀痛，一般是由于固位体与邻牙之间的邻接触点过紧，造成对邻牙的挤压，牙周膜产生反应。

367. 如选用 3⌐、⌐2 做基牙，基牙的牙周膜面积小于缺失牙，而且 ⌐2 的支持力和固位力均远不如 3⌐，所以应选用 3⌐、⌐2、⌐3 做基牙的双端固定桥。

376. 义齿摘戴疼痛是由上颌结节造成的骨性倒凹引起，应先考虑调磨义齿组织面，如倒凹过大，则应行骨隆突修整术。

379. 牙折裂达龈下，断端与牙槽嵴顶平齐，破坏了正常的生物学宽度。如全冠修复，应考虑 E 选项。牙冠延长术，暴露健康的牙齿结构，重建生物学宽度。如果只做牙龈切除术（选项 A），不去除部分牙槽嵴，则往往会在术后修复体尚未完成时牙龈又重新生长至术前水平，或在修复完成后出现牙龈增生、红肿、溢脓等炎症表现及牙槽骨吸收，这种现象的出现就是由于单纯切除牙龈不能满足生物学宽度的要求所致。

381. 颌间距离属于上下颌弓的位置关系的检查，不属于颌面部检查。

384. ⌐25 缺失可以按 B 的方法来设计，也可以按 C 的方法设计。但后者的设计最理想，从

牙周膜面积计算来看,基牙的牙周膜面积总和明显大于缺失牙的牙周膜面积总和,有足够的支持拾力的能力,同时从保护牙体组织角度,减少 1| 作基牙。在制作固定桥时,可将 3|、|4 作固定连接和 |6 形成双端固定桥修复 |5,|2 缺失以 3|、|4 的固位体做基牙形成单端固定桥。

387. 血糖 7.8mmol/L 的糖尿病患者可拔牙(临界值 8.88mmol/L)。

389. 修补折断或者脱落的人工牙时,应尽可能保留原来的唇侧龈部基托材料,以免唇侧新旧塑料颜色不一致而影响美观。

391. 全口义齿修复后咀嚼效率的高低与牙槽骨的丰满度、义齿固位力、义齿垂直距离的高低、咬合接触面积、人工牙的型号大小均有关,而与患者的年龄无直接相关联系。

392. 咀嚼压力大导致咬合痛,检查时未发现黏膜有明显改变,产生的原因可能是由于正中关系不正确等咬合因素使义齿摩擦造成的,而不是由于义齿基托组织面局部压迫造成的,因此需要进行适当的选磨调拾,而不能用局部缓冲的方法解决。

394. 由于患牙牙体大部缺失,剩余牙体不足以支持固位,因此无法直接行冠修复。患者已经过完善的根管治疗,无临床症状,为满足固位与美观的要求,采用烤瓷桩核冠修复。

419. Abbe 瓣断蒂的时间为术后 3 周。

422. 此缺损不是龋坏。在尖牙咬合面上的龋坏发病率极小,并且牙体颜色无异常;酸性腐蚀不可能只有局部缺损;刷牙损伤一般不在咬合面,并不会在咬合面上产生半圆形的缺损,只会造成牙龈萎缩和楔缺;外伤损伤的缺损面一般不光滑。随年龄的增长和别的牙无异常的发现,可以推理出 3| 和 |3 的自然磨耗使原先的尖牙保护拾变成组牙功能拾,所以只有 3| 和 |3 有较大的磨耗,而且缺损面光滑,颜色无异常,无疼痛都是自然磨耗的临床表现。

428. 固定连接体应位于基牙的近中或远中面的接触区,其面积不应小于 4mm²,连接体四周外形应圆钝和高度抛光,不能形成狭缝,应形成正常的唇颊、舌外展隙以及邻间隙,切忌将连接体占据整个邻间隙或压迫牙龈,妨碍自洁作用。

431. 桩核可以改变牙冠的方向,与另一侧基牙求得共同就位道,并同时利用固位体改善第二前磨牙的外观。

443. 银汞与牙体组织无黏结性,因此如果牙尖折裂发生,一边的牙尖会折断。但是树脂与牙体组织有较强的黏结性,所以牙尖发生折裂时会把更多的牙体组织一起损伤,缺损会更大,折裂面到龈下的概率也会更高,因而更不利于修复。

449. 第一磨牙所受拾力最大,设计第二磨牙的单端固定桥,超越了基牙承受的限度,引起牙周组织炎症,基牙疼痛,此时必须拆除固定桥,重做修复设计。

453. 患者年龄太小,不适宜采用前 3 种固定修复方式,黏结桥牙体预备时磨除牙体组织较少,不会损伤髓腔。

485. 对于有中间基牙的固定桥,设计全冠固位体可以防止中间基牙的固位体随着义齿使用时间的推移而出现松动。

488. 卡臂尖起固位作用。

489. 铸造全冠的边缘应是 0.5mm 的无角肩台。

490. 金属基托的厚度是 0.5mm,金属基托边缘的厚度应为 1mm。

491. 需要增加基牙的情形有:基牙冠根比不良;根外形结构不良;基牙倾斜;牙槽骨高度降低。

492. 正常人的开口度为 37~45mm(C 对),低于该值表明有开口受限。

493. 铸造全冠颈部肩台通常为 0.5~0.8mm 宽(C 对),呈浅凹形或圆角肩台形。

494. (1)主承托区:包括上下颌牙槽嵴顶的区域,以及除上颌硬区之外的硬腭水平部分(D 错)。(2)副承托区:指上下颌牙槽嵴的唇颊和舌腭侧斜面。副承托区与主承托区之间无明显界限(C 错)。(3)边缘封闭区包括上下颌口腔前庭沟底、唇颊舌系带附着部、下颌舌侧口底黏膜反折处、上颌后堤区和下颌磨牙后垫(E 对)。(4)缓冲区:无牙颌的骨性隆突部位,如上颌隆突、颧突、上颌结节的颊侧、下颌隆突、下颌舌骨嵴以及牙槽嵴上的骨尖、骨棱等部位(A 错)。

495. 冠就位的标志:①有肩台预备的颈缘

应与冠边缘密合无明显缝隙（C 对）：②咬合应基本合适（A 对）：③人造冠在患牙上就位后不出现翘动现象（B 对）。修复体的龈边缘到达设计位置（D 对）。

496. 可摘局部义齿的适应证：牙列缺损的过渡性修复。如拔牙后即刻修复，修复治疗过程中的暂时性（或诊断性）修复，生长发育期少年缺牙间隙活动保持器。生长发育期青少年，应先行过渡性修复，维持缺牙间隙，待成年后选择永久性修复。

A3/A4 型题

1. 复合固定桥的中间基牙由于位置的原因，不仅承受了较大的𬌗力，而且要求较高的固位力，对基牙的支持和固位要求均高，选择全冠固位体最合适。

2. 本题考查上颌单侧游离缺失的设计，为了义齿能达到稳定，应双侧设计，并使义齿平衡侧有间接固位体提供足够的稳定作用。⌊5 RPI 卡环防止对其产生扭力。

3. 面部外形观察法可在确定垂直距离的时候作为参考。为无牙颌患者确定正中关系位时方法很多，一般归为三类：哥特式弓法、直接咬合法和肌控制仪法。直接咬合法有卷舌后舔法、吞咽咬合法及后牙咬合法。

4. 此为游离缺失，义齿转动轴在 4⌋ 和 6⌋ 的𬌗支托连线上，故在平衡侧 4 加间接固位体，防止义齿翘动。

5. 由于上下颌义齿或义齿与天然牙的咬合关系错误，可能引起患者头痛或其他症状。

8. （3）从题干信息可排除 A，义齿设计合理，各部位密合，排除 B、C。故造成舌系带根部溃疡的原因是 E。

9. 3⌋3 缺失可视为下颌前部游离缺损。故4⌋4 采用类似 RPI 卡环设计，76⌋67 邻𬌗间隙较大，故采用联合卡环提供固位及平衡。

10. （4）此种情况是由于上颌义齿后颊侧基托太厚影响喙突运动。

12. 舍格伦综合征造影典型表现是末梢导管扩张，即点球扩张，以及排空功能减弱。Kveim 抗原皮肤试验用于诊断腮腺结节病。

13. 患儿咽腔宽大，最好是手术治疗，单纯语音训练效果不佳。

14. 颞下颌关节前间隙增宽可能为盘前移位，应增加拍摄关节造影片显示关节盘。

15. （3）患者咬合紧，异物感重，应设计成金属舌杆。

17. （4）患者年龄过大、基托过厚、垂直距离降低这三项均与出现恶心感无关，先排除。因牙槽嵴吸收致基托边缘过长，会导致压迫软组织出现疼痛，不会造成恶心感的出现。因此 E 项正确。

25. （2）左右都是后牙缺失，不涉及前牙，应采用腭杆设计。对患者而言，采用宽腭杆比厚腭杆体积更小更舒适。

26. （3）根据题干信息可知造成义齿压痛的原因是牙槽嵴负担过重，故应行人工牙减径或减数，此外增加右下尖牙舌支托，使义齿更稳定。故选 E。

28. Kennedy 第一类缺损和 Kennedy 第三类缺损的区别包括：主要是黏膜支持式，采用功能性印模，需要设计间接固位体，需要采用可以重衬的基托材料。

34. （3）面部外形观察法用于确定垂直距离。

35. 义齿导致黏膜组织增生应修改义齿边缘，停戴义齿，待组织恢复。义齿导致黏膜组织增生应修改义齿边缘，停戴义齿，待组织恢复。

36. （1）当患者口腔前庭的深度不足时或基牙下存在软组织倒凹时不宜使用 RPI 卡环组，可应用 RPA 卡环组（E 对）。①三臂卡环：多用于牙冠外形好，无明显倾斜的基牙。②对半卡环：用于前后有缺隙、孤立的前磨牙或磨牙上。③连续卡环：多用于牙周夹板，放置在两个以上的余留牙上。

（2）回力卡环常用于后牙游离端缺失的末端基牙（前磨牙）（A 错）。间隙卡环是用于非缺隙侧单个基牙上的三臂卡环（C 对）。连续卡环：多用于牙周夹板，放置在两个以上的余留牙上（D 错）。杆型卡环适用于后牙游离缺失的末端基牙（B、E 错）。

B1 型题

12. 卡环臂进入倒凹一般为 0.5～0.75mm，铸造卡环一般安放在倒凹区的深度为 0.25～0.5mm，𬌗支托厚度一般为 1～1.5mm，塑料基托一般要求厚度为 2mm，金属基托要求厚度为 0.5mm。

14. Ⅰ型观测线近缺牙区的倒凹区小，非倒凹区大，而远缺牙区的倒凹区大，非倒凹区小。Ⅱ型观测线与一型观测线相反，近缺牙区的倒凹区大，而非倒凹区小。Ⅲ型观测线在近缺牙区或远离缺牙区均离𬌗面近，离龈方远，故倒凹区均大，非倒凹区均小。

15. 固定桥黏固后短期内出现咬合疼痛，多为早接触点引起创伤性牙周膜炎，经过调𬌗处理，疼痛会很快消失。固定桥黏固后使用一段时间后出现咬合疼痛，应检查牙松动度，并拍摄 X 线片，确定是否是创伤性牙周炎或是根尖周炎。

第十九章　口腔颌面医学影像诊断学

【答案】

A1/A2 型题

1. E	2. C	3. A	4. A	5. B	6. D	7. C
8. B	9. D	10. E	11. B	12. C	13. B	14. C
15. A	16. C	17. A	18. B	19. D	20. D	21. A
22. D	23. E	24. B	25. C	26. E	27. B	28. E
29. C	30. B	31. D	32. C	33. B	34. C	

【解析】

A1/A2 型题

1. 慢性根尖周炎诊断时，必须要伴有根尖周骨质吸收形成，即 X 线片表现为根周低密度透射影。

2. 牙周病变波及根分叉区，探针能通过根分叉区，但根分叉区仍被牙龈覆盖，X 线片见该区骨质消失呈透射区，此时确定根分叉病变程度为 Ⅲ 度。

3. 急性炎症期间禁做涎腺造影。

4. 牙骨质与牙本质在根尖片上无明显区别。

5. 新骨形成最早在 6 天即开始出现。4 周末时新骨即充满拔牙创，但要到 3 个月后才能完全形成骨组织。3～6 个月后 X 线片上可见到正常的骨结构。

6. 曲面断层片可以较好地观察下颌骨多发性骨折。

7. 根尖周肉芽肿的典型 X 线表现是根尖周密度减低区，边界清楚，无密质骨白线。

8. 唾液腺良性肿瘤造影的特征性表现是导管移位，呈抱球状。是由于导管系统受压移位所致。

9. 牙源性中央性颌骨骨髓炎 X 线 4 期表现不包括消退期。其他几项属于 4 个分期。

10. 骨纤维异常增殖症是较具有特征的骨病变，其 X 线表现也有一定的特点，多为边界不甚清的毛玻璃状，有时与骨化纤维瘤难以鉴别，但与其他骨病变在 X 线表现上较易区分。该题为临床知识题，考查考生对骨纤维异常增殖症影像学表现的认识与理解。

11. 本题正确答案是 X 线中心线垂直于牙体长轴与胶片的分角线。该题是专业知识试题，考查考生对根尖片投照技术的掌握。

12. 颞下颌关节侧斜位显示关节凹、关节结节、髁突及关节间隙，常用于检查髁突骨折、脱位、先天畸形、肿瘤以及颞下颌关节疾病等，此片关节间隙变化能反映出关节盘的病变以及关节盘与髁突的关系。正常情况下，关节间隙宽约 2mm，上间隙较宽，后间隙次之，前间隙最窄。该题是记忆理解试题，考查考生对颞下颌关节侧斜位片上（许勒位）正常 X 线影像的掌握。

13. 华特位片主要用来观察鼻窦、眼眶、颧骨和颧弓，亦可观察上颌骨，故上颌骨骨折时了解骨折部位、上颌窦情况以及颧骨和颧弓有无伴发骨折，华特位是最佳选择，其余上颌前部殆片、许勒位片、颅底位片、曲面体层等均不能对上颌骨骨折作出最好诊断。该题是专业知识及理论试题，考查考生对上颌骨骨折诊断 X 线检查方法的掌握。

14. 成釉细胞瘤在 X 线片上可表现出单房型、圆形或卵圆形，骨质膨胀，骨密质消失，邻牙被推移位或脱落。但最典型表现是呈多房型，房差悬殊，边缘呈切迹状，牙根呈锯齿状吸收。该题是专业知识及理论试题，考查考生对最常见的牙源性良性肿瘤——成釉细胞瘤在 X 线片上典型表现的掌握。

15. 涎腺造影检查的禁忌证为急性化脓性腮腺炎。涎腺造影技术用于检查涎腺的慢性炎症、肿瘤、涎瘘以及涎腺周围组织病变是否已侵入腺体与导管，并决定病变位置和性质。就目前观点来说涎腺造影技术用于涎腺慢性炎症、涎瘘、舍格伦综合征最好。涎腺肿瘤用 B 超或 CT 检查与诊断更确切，对于急性炎症应视为禁忌证，因易引起感染扩散，同时造影操作会给患者增加痛苦。该题是专业基本知识题，考查考生对涎腺造影检查适应证及禁忌证的掌握。

16. 下颌横断验片显示下颌体和牙弓的横断面影像，常用于检查下颌骨体部有无膨胀、下颌骨体骨折移位以及观察下颌下腺导管阳性结石等，不能用于牙周炎检查。该题是专业知识概念与理解试题，考查考生对牙周炎影像学检查方法及口内片适应证的认识与理解。

17. 牙骨质：为被覆于牙根的薄层组织，在 X 线片上与牙本质不易区别。

18. 右侧下颌化脓性中央性颌骨骨髓炎，X 线片上出现骨质破坏表现在发病后 2～4 周。一般在发病 2～4 周，进入慢性期，颌骨已有明显破坏之后，X 线检查才有诊断价值。

19. 女，30 岁。右下颌后牙肿痛 1 周伴开口受限。检查开口度 25mm，右下颌智齿阻生，周围软组织肿胀。此时 X 线检查的目的是了解阻生牙的牙根形态。智齿拔除则应从临床检查估计软组织阻力，从牙片估计硬组织阻力。

20. 腮腺造影片显示主导管扩张、变形似腊肠状，末梢导管不规则扩张，可能的诊断是慢性阻塞性腮腺炎。

21. 牙髓无活力，深牙周袋，结合 X 线表现，可明确诊断。

22. 中度牙周袋伴附着丧失，结合发病年龄，可明确成人牙周炎的诊断。目前该病称为"慢性牙周炎"。

23. 中央性颌骨癌可以表现为牙齿松动和下唇麻木，X 线检查有助诊断。

24. 关节囊扩张伴关节盘附着松弛：(1) 致病因素：①可由翼外肌功能亢进发展所致。②也可由于开口运动过度或急性前脱位后关节韧带撕裂未经适当治疗所致。(2) 临床特征：关节结构松弛，开口度过大，呈半脱位，有的甚至为复发性关节脱位。由于开口过大，常伴有慢性关节滑膜炎。

25. 该患者的诊断可能是口底瘢痕增生。患者有明确的外伤史。

26. 髁突断端可能的移位方向是不移位。因为断端上没有肌肉附着。

27. 右下颌智齿阻生拟拔除，术前拍摄 X 线片的目的中不包括了解软组织粘连情况。其他几项都属于术前 X 线片检查的目的。

28. 分房大小不均，边缘有切迹，牙根吸收，房隔清楚为成釉细胞瘤的特征性 X 线表现。

29. 华特位可以较清楚地显示上颌骨的情况。

30. 年轻女性，慢性病程，发热、干咳、乏力、咯血，查体有肺实变体征，PPD（1 单位）呈强阳性结果，病变在结核好发部位，首先考虑肺结核。

31. 正确答案是骨尖。拔牙后伤口出现疼痛，最常见伤口内有残根、肉芽、干槽症、骨尖。其鉴别点是伤口内有残根或残留的炎性肉芽组织时，患者感觉伤口轻度疼痛不适，主要表现为局部伤口愈合不良，前者 X 线片有遗留残根，后者局部有炎性肉芽组织增生。干槽症有持续性剧烈疼痛，并可向耳颞部放射，拔牙创空虚。创腔内有腐败坏死物，有明显臭味。骨尖表现为伤口愈合良好，无明显炎症，有骨尖处触痛明显。该题是专业知识理解与分析试题，测试考生对拔牙后并发症及其鉴别点的理解。

32. "肥皂泡沫状囊性阴影"恰是颌骨巨细胞瘤的特征性表现。因此应选 C。该题为临床知识记忆题，考核的是颌骨囊性病变的 X 线鉴别诊断。

33. 正确答案是多饮水，按摩腺体，保持口腔卫生，必要时抗感染治疗。此患儿双腮腺反复肿胀 3 年，每年肿胀 4～5 次，每次持续 1 周，无口干、眼干症状，腮腺造影有点状及球状扩张，这些临床表现均是儿童复发性腮腺炎的特征。本病多发生于患儿，儿童期免疫系统发育不成熟，免疫功能低下，易发生逆行性感染，待患儿发育成熟后可以自愈。因此，对此病应采用保守治疗，选择答案 B，这是最佳处理方法。该题是专业知识理解与分析试题，测试考生对儿童复发性腮腺炎诊断的理解以及掌握治疗方法的程度。

34. 殆翼片可较清晰地显示牙槽嵴顶，用于观察牙槽嵴顶有无骨质破坏（C 对）。上颌前部殆片用于观察上颌前部炎症、外伤、肿瘤等病变引起的骨质改变及乳、恒牙情况（A 错）。曲面体层摄影片常用于观察上、下颌骨肿瘤，外伤，炎症，畸形等病变及其与周围组织的关系（B 错）。CT 主要用于口腔颌面部肿瘤、炎症、外伤、唾液腺及颞下颌关节疾病的检查和诊断（D 错）。上颌后部殆片显示被检查侧上颌骨后部的影像。常用于观察一侧上颌后部骨质变化的情况（E 错）。

29. 氟化物涂布牙齿在不同年龄涂布重点不同，正确的是
    A. 1 岁时氟化物应用有效抑制下颌乳前牙龋
    B. 2 岁左右儿童涂布药物对乳磨牙有保护作用
    C. 4～5 岁儿童涂布药物增强第一恒磨牙抗酸性
    D. 3 岁时涂布药物对控制上颌乳前牙有积极作用
    E. 6 岁儿童涂布药物增强第二恒磨牙抗酸性

30. 不同年龄阶段之乳牙龋病的发生部位有明显特点，正确的是
    A. 1～2 岁，主要发生于上下颌乳前牙邻面
    B. 1～2 岁，主要发生于上下颌乳前牙唇面
    C. 3～4 岁，多发的是乳磨牙殆面窝沟
    D. 3～4 岁，多发的是乳磨牙殆面邻面
    E. 4～5 岁时，好发于乳磨牙殆面

31. 关于额外牙的拔除，不正确的是
    A. 埋藏的额外牙如果不产生病理变化，可以不处理
    B. 萌出的额外牙应及时拔除
    C. 切牙牙根发育完成后再拔除额外牙
    D. 若额外牙存在造成正常切牙牙根吸收，可拔除额外牙
    E. 拔牙前一般应先摄取 X 线片

32. 额外牙形态最多见的是
    A. 锥形
    B. 圆柱形
    C. 结节形
    D. 三角棱形
    E. 正常形态

33. 乳牙龋多见的好发牙面，以下正确的是
    A. 上颌乳中切牙近中面
    B. 上颌第一乳磨牙远中面
    C. 下颌乳尖牙近远中面
    D. 下颌第二乳磨牙远中面
    E. 下颌第一乳磨牙远中面

34. 嵌体修复乳牙 I 类洞形时，牙体制备的深度应达牙本质
    A. 0.8mm
    B. 0.5mm
    C. 1.0mm
    D. 1.2mm
    E. 1.5mm

35. 有关龋病活跃性的检测，不正确的是
    A. 测定机体对龋病的敏感度
    B. 可用于个体或群体
    C. 反映机体龋坏程度的现状
    D. 预测龋病进展的状况
    E. 诊断龋病

36. 目前发现的能与乳牙牙根同步吸收的充填材料是
    A. 丁香油氧化锌糊剂
    B. 氧化锌碘仿糊剂
    C. 氢氧化钙碘仿糊剂
    D. 抗菌药糊剂
    E. 以上都不是

37. 下列哪一项不是金属成品冠修复乳牙窝洞的适应证
    A. 牙体缺损范围广
    B. 牙颈部龋蚀，可制备龈壁者
    C. 一个牙有多个牙面龋者
    D. 釉质发育不全牙
    E. 间隙保持器中作固位体

38. 牙齿发育异常不包括
    A. 牙齿数目异常
    B. 牙齿排列异常
    C. 牙齿结构异常
    D. 牙齿形态异常
    E. 牙齿萌出异常

39. 个别恒切牙萌出过迟与下列哪种情形无关
    A. 乳牙龋病
    B. 乳牙滞留
    C. 乳牙早失
    D. 儿童习惯用牙龈咀嚼
    E. 局部牙龈角化增生

40. 混合牙列期最容易患龋的恒牙是
    A. 切牙
    B. 尖牙
    C. 前磨牙
    D. 第一恒磨牙
    E. 第二恒磨牙

41. 有关窝沟封闭正确的观点是
    A. 乳磨牙不做窝沟封闭
    B. 只需对第一恒磨牙做窝沟封闭
    C. 只要有深窝沟且无龋坏就可以做窝沟封闭
    D. 成年人不需要做窝沟封闭
    E. 患有畸形舌尖的前牙不需做窝沟封闭

42. 奶瓶龋主要发生于
    A. 上颌乳切牙邻面
    B. 上颌乳切牙唇面
    C. 上颌乳磨牙殆面
    D. 下颌乳磨牙殆面
    E. 上颌乳尖牙唇面

43. 患儿，6 岁，母亲带其来医院进行龋活性评价，医生决定采用 Cariostat 试验评价该儿童的龋活性，培养 48 小时后，医生观察培养瓶的颜色，诊断该儿童龋活性非常显著，其瓶中的颜色应该显示为
    A. 蓝色
    B. 黄色
    C. 黄绿色
    D. 绿色
    E. 蓝紫色

44. 患儿，10 岁，半个月以来右下后牙自发痛，持续痛，不能咬物 2 日。检查：$\overline{4|}$ 萌出 2/3，无龋，叩痛（＋＋），松 II 度，牙龈红肿。X 线示髓角尖细，根发育畸形。病因可能是
    A. 磨耗
    B. 隐裂
    C. 创伤
    D. 畸形中央尖折断
    E. 逆行性感染

45. 患儿，男，4 岁。手持木棍奔跑时摔倒致硬腭穿孔，口鼻腔相通。穿孔边缘整齐，位于腭中缝，约 1.5cm×0.5cm，无明显组织缺损。应采取的治疗措施是
    A. 缝合口腔侧黏骨膜
    B. 分别缝合口腔侧黏骨膜和鼻腔侧黏骨膜
    C. 硬腭两侧行松弛切口，翻瓣拉拢关闭穿孔
    D. 在穿孔口腔侧周围转移黏骨膜瓣封闭穿孔
    E. 舌瓣修复穿孔

46. 研究人员采用自身半口对照的方法对某小学 150 名儿童进行窝沟封闭。3 年后发现窝沟封闭剂完整保留的有 90 颗牙，部分保留的有 30 颗牙，全部脱落的有 30 颗牙。完整保留率为
    A. 60%
    B. 30%

C. 40% D. 80%

E. 20%

47. 患儿，男，11 岁，检查发现左下第二磨牙已经萌出，窝沟较深。医生立即对左下第二磨牙进行窝沟封闭，光固化灯照射距离离牙尖 2mm，照射 20～40 秒后发现封闭剂未硬固，最可能的原因是

A. 窝沟太深　　　　　　B. 酸蚀后未冲洗干净

C. 照射时间太短　　　　D. 照射距离离牙尖过远

E. 未吹干牙面就涂布封闭剂

48. 患儿，女，7 岁，口内检查发现下颌后部牙槽骨上有两个形态似磨牙的牙齿存在。为鉴别是否有恒磨牙，下列正确的说明是

A. 下颌第一恒磨牙的外形呈斜方形

B. 下颌第二乳磨牙的近中颊尖、远中颊尖及远中尖的大小基本相等

C. 恒牙的牙颈嵴突出，与牙根分解清楚

D. 恒牙牙冠颜色偏白

E. 以上都不是

49. 患儿，男，4 岁，从 2 岁半开始补牙，至今仍有蛀牙，患儿家长前来找医生询问刷牙方法。有关刷牙不正确的观点是

A. 家长为儿童刷牙时，以握笔式持牙刷柄的方法操作较方便

B. 儿童不宜采用顺刷法刷牙

C. 刷牙效果与刷牙所用的压力有关

D. 刷牙效果与所花时间有关

E. 当牙刷毛出现弯曲有散开状时，应及时替换牙刷

50. 患儿，5 个月，左上唇唇峰分离，人中嵴不显，皮肤及黏膜无缺损，最合适的诊断应是

A. 唇隐裂　　　　　　　B. 完全唇裂

C. 不全唇裂　　　　　　D. 正中裂

E. 面横裂

51. 患儿，男，4 岁，上颌乳前牙残根，根尖从唇侧龈黏膜穿出。不正确的处理是

A. 拔除残根　　　　　　B. 口服抗菌药

C. 瘘道上碘酚　　　　　D. 做间隙保持器

E. 定期复查

52. 患儿，男，8 岁，额部多发性疖肿，不慎碰伤额部，致使局部红肿扩大，弛张性高热。4 天后臀部皮下又发现一肿块，疼痛、压痛明显，且有波动感。诊断应考虑为

A. 菌血症　　　　　　　B. 败血症

C. 毒血症　　　　　　　D. 脓毒血症

E. 冷脓肿

53. 患儿，女，7 岁，根尖周脓肿伴左下颌下淋巴结肿大，根尖周脓肿切开引流后好转，但下颌下区肿痛加重，局部皮肤发红并出现波动感。此下颌下区感染来源最大可能为

A. 牙源性　　　　　　　B. 腺源性

C. 血源性　　　　　　　D. 创伤性

E. 医源性

54. 患儿，男，8 岁，因左面部烧伤后瘢痕，行瘢痕切除植皮术，术后植皮区拆线及更换敷料的时间是

A. 术后 3～5 天　　　　B. 术后 5～7 天

C. 术后 8～10 天　　　 D. 术后 2 周

E. 术后 1 个月

55. 某儿童，12 岁，6 岁前生活在低氟区，6 岁后迁入高氟区，可能出现氟牙症的牙是

A. 第一恒磨牙　　　　　B. 第二恒磨牙

C. 第一前磨牙　　　　　D. 第二前磨牙

E. 不会出现氟牙症

56. 患儿，男，3 个月，因先天性右侧不全唇裂而入院，术前应行哪些检查

A. 面部有无湿疹、皮肤病；上呼吸道和消化道情况

B. 体重、营养状况

C. X 线胸片

D. 血、尿常规及出、凝血时间检查

E. 以上都是

57. 患儿，男，4 个月，诊断为先天性右侧完全唇裂、右侧完全腭裂和鼻畸形。对于患儿的治疗，哪一种最好

A. 立即行唇裂修复术，同时一期行鼻畸形矫正术

B. 立即行唇裂修复术

C. 患儿畸形严重，待患儿生长到 6 个月时再行唇裂修复术

D. 先行正畸治疗，为唇裂修复创造有利的硬、软组织条件

E. 若患儿身体状况好，可同时一期行唇裂、腭裂修复术

58. 患儿，男，7 个月，出生时唇部裂开，查体见，左侧红唇至鼻底裂开，右侧裂隙未至鼻底。根据以上资料，可诊断为

A. 左侧不全唇裂，右侧完全唇裂

B. 双侧不全唇裂

C. 左Ⅱ度唇裂，右Ⅲ度唇裂

D. 左Ⅲ度唇裂，右Ⅰ度唇裂

E. 左侧完全唇裂，右侧不全唇裂

59. 为了研究窝沟封闭的临床效果，研究人员采用自身半口对照的方法对某小学 150 名儿童进行窝沟封闭。3 年后发现封闭组中有 10 颗牙患龋，140 颗牙无龋，对照组中患龋牙 45 颗，105 颗牙无龋。龋齿降低率为

A. 22%　　　　　　　　B. 50%

C. 64%　　　　　　　　D. 75%

E. 78%

60. 患儿，10 岁，下颌前牙区牙龈呈虫蚀样破坏、溃疡、颌骨肿大、疼痛、牙齿松动。X 线显示以颌骨为中心的溶骨性破坏。病理检查可见：病变主要由增生的朗格汉斯细胞以及浸润的嗜酸性粒细胞和其他炎症细胞组成。还可见数目不等的泡沫细胞和多核巨细胞。该病理诊断为

A. 骨纤维结构不良

B. 慢性化脓性骨髓炎

C. 慢性局灶性硬化性骨髓炎

D. 朗格汉斯细胞组织细胞增生症

E. 放射性骨髓炎

61. 患儿，男，6 岁，双侧下颌角区对称性肿大半年，下颌牙槽突膨胀，舌抬高，影响言语、咀嚼、吞咽。X 线片示下颌骨对称性膨胀及多囊性密度减低区。镜下见病变区骨组织为纤维结缔组织代替，且纤维纤细而排列疏松，血管周围见嗜酸性物质沉积，多核巨细胞围绕血管壁。病理诊断应为

A. 家族性巨颌症   B. 骨巨细胞瘤

C. 骨化纤维瘤   D. 骨纤维异常增生症

E. 纤维异常增生症

62. 患儿，男，6 岁，双侧腮腺反复肿大 2 年，临床检查怀疑为儿童复发性腮腺炎。关于儿童复发性腮腺炎的唾液腺造影表现，下列说法错误的是

A. 多数主导管无改变

B. 副腺体末梢导管扩张

C. 临床痊愈后仍可有末梢导管扩张

D. 主导管可有扩张

E. 病变可累及下颌下腺

63. 患儿，男，6 岁，所有乳磨牙均为龋齿，这个年龄的儿童乳牙龋蚀的临床表现不可能是

A. 修复性牙本质的形成活跃

B. 患龋率高

C. 龋蚀范围广

D. 患者常有明显的自觉症状

E. 龋蚀发展速度快

64. 患儿，13 岁，耳屏前形成的皮肤盲管，可能是由于

A. 第一鳃沟发育异常   B. 第三鳃弓发育异常

C. 第三鳃沟发育异常   D. 第四鳃弓发育异常

E. 面突发育异常

65. 患儿，女，3 岁，全口牙除下颌乳前牙外全部有龋坏，患儿有含奶瓶睡觉的习惯。下颌乳前牙少见受累的原因不可能是

A. 吸吮时上颌上唇的运动

B. 吸吮时下颌下唇的运动

C. 近舌下腺导管的开口

D. 瓶塞所附牙面的位置

E. 近下颌下腺导管的开口

66. 患儿，女，9 岁半，左下颌第一恒磨牙殆面龋洞，探痛（+），叩痛（-），松动（-），治疗过程中不适宜的操作方法是

A. 用金刚砂车针高速切削制备洞形，减少牙质发生裂纹

B. 龋蚀显示液

C. 挖匙去龋

D. 球钻低速去龋

E. 接近露髓处留下部分软化牙本质

67. 患儿，男，1 岁，出生时发现双侧唇裂伴右侧完全性腭裂，为此患儿序列治疗包括以下哪些内容

A. 重建良好的腭咽闭合功能

B. 唇、腭裂隙的关闭

C. 纠正牙、颌畸形，以改善其容貌及咬合

D. 语音训练及精神心理治疗

E. 以上全对

68. 患者，男，20 天，出生时萌出下颌中切牙两颗，Ⅲ 度松动，并影响患儿吮吸母乳。下面说法不正确的是

A. 乳牙早萌   B. 新生期牙

C. 拔除这两颗牙   D. 改变喂养方式

E. 若引起创伤性溃疡，涂以甲紫

69. 患儿，男，10 岁，经口内检查发现上颌右侧区有恒中切牙，乳尖牙，第一乳磨牙，第二乳磨牙及第一恒磨牙。这个部位的这些牙齿可用 FDI 系统记录为

A. 11，53，54，55，16   B. 21，63，64，65，26

C. 右上 65431   D. 左上 13456

E. 以上都不是

70. 某同学准备去幼儿园对儿童进行口腔健康教育，在准备口腔健康教育材料时，教授提醒他应特别注意内容应具有以下特点，除了

A. 知识性   B. 准确性

C. 创新性   D. 趣味性

E. 艺术性

71. 患者，男，10 岁。牙齿完全脱出后唾液保存在患儿家长的舌下，准备暂时保存后去医院进一步处理，唾液中存在的细菌会对再植牙愈合产生影响，因此在唾液条件下储存时间不应超过

A. 2 小时   B. 3 小时

C. 4 小时   D. 5 小时

E. 6 小时

72. 患儿，3 个月，一侧上唇部分裂开，但未裂至鼻底，其唇裂的分类应为

A. Ⅰ 度   B. Ⅱ 度

C. 隐性唇裂   D. Ⅲ 度

E. 混合型唇裂

73. 患者，男，9 岁，两颗上颌中切牙受硬物撞击，牙齿酸痛，上、下牙咬合时有不适感，牙齿未见脱位，但釉质表面有裂纹。临床及 X 线检查，牙根组织未见明显折断，牙周间隙稍增宽。最恰当的诊断是

A. 牙齿挫入   B. 牙釉质折断

C. 牙周组织损伤   D. 牙髓出血

E. 牙齿震荡

74. 患儿，男，8 岁 5 个月，乳中切牙已脱落，右上颌中切牙已萌出半年余，左上颌中切牙未见萌出，X 线检查显示有左上颌中切牙牙胚。左上颌中切牙不萌出的原因不可能是

A. 乳牙病变   B. 乳牙过早脱落

C. 乳牙滞留   D. 局部牙龈角化增生

E. 遗传

75. 患儿，男性，6 岁。因左下后牙食物嵌塞 2 年多就诊。查左下第二前乳磨牙龋深达髓腔，牙髓无活力，叩诊略异样感，X 线片见根尖周透射区边界不清楚，形状不规则。该主诉牙应明确诊断为
- A. 慢性根尖周肉芽肿
- B. 慢性根尖周脓肿
- C. 根尖周囊肿
- D. 慢性根尖周炎
- E. 有瘘型根尖周脓肿

76. 患者，男，8 岁，乳磨牙不同程度龋坏，考虑的治疗方法不可能是
- A. 药物治疗
- B. 充填治疗
- C. 嵌体修复
- D. 金属成品冠修复
- E. 对患儿及家长进行口腔卫生宣传

77. 患儿，13 岁，2 岁前生活在高氟区，以后随父母迁居低氟区，其相应可能出现氟牙症的恒牙是
- A. 前牙和第一磨牙
- B. 第一前磨牙和第一磨牙
- C. 全口牙都可能出现氟牙症
- D. 前牙、第一前磨牙和第一磨牙
- E. 没有氟牙症

78. 患儿，男，2 岁，由父母亲陪同去口腔科就诊，母亲要求医生为小孩作乳牙窝沟封闭，医生认为该小孩目前不需作窝沟封闭，其主要原因是
- A. 现阶段儿童不易患龋
- B. 乳牙不需作窝沟封闭
- C. 封闭剂的氟释放，儿童易误吞造成氟中毒
- D. 乳牙窝沟封闭年龄一般应为 3~4 岁
- E. 乳牙有机质多，封闭剂易脱落

A3/A4 型题

1.（共用题干）患儿，男，7 岁，下前牙长出"双排牙"，经检查，前排牙松动 I 度，后排牙位于牙列舌侧。

（1）最可能的诊断是
- A. 额外牙
- B. 牙齿数目异常
- C. 乳牙滞留
- D. 乳牙排列不齐
- E. 牙齿形态异常

（2）引起下前牙区"双排牙"的常见原因是
- A. 恒牙向前庭方向运动不充分
- B. 乳牙牙根与牙槽骨发生骨性粘连
- C. 乳牙根吸收过程中新的牙骨质和牙槽骨沉积
- D. 恒牙早萌
- E. 恒牙异位萌出

2.（共用题干）患者，男，1 岁 2 个月，仍未见第一颗乳牙萌出，已排除"无牙畸形"。

（1）最可能的诊断是
- A. 乳牙萌出过迟
- B. 先天性个别牙缺失
- C. 仍属牙齿的正常萌出范围
- D. 乳牙阻生
- E. 牙胚移动不足

（2）该发育异常不可能的病因是
- A. 佝偻病
- B. 甲状腺功能减退
- C. 营养缺乏
- D. 全身性骨硬化症
- E. 肯定与全身因素有关

3.（共用题干）患者，女，12 岁，右上第二乳磨牙龋洞已露髓。

（1）若要确定治疗方案，很有必要做什么检查
- A. 叩诊
- B. 松动度检查
- C. 探诊
- D. 咬合检查
- E. X 线检查

（2）若 X 线检查根吸收 1/2，有继承恒牙，首选的治疗是
- A. 盖髓术
- B. 拔除
- C. 根尖诱导成形术
- D. 根管治疗术
- E. 暂不处理

4.（共用题干）患儿，女，8 岁，左上第二乳磨牙深龋洞，探诊敏感，去龋后未露髓。

（1）首选的治疗方案是
- A. 盖髓术
- B. 根管治疗术
- C. 再矿化术
- D. 根尖诱导成形术
- E. 拔除术

（2）若窝洞去龋时发现近髓腔处有一个透红点，探痛，首选的治疗方案是
- A. 盖髓术
- B. 根管治疗术
- C. 再矿化术
- D. 根尖诱导成形术
- E. 拔除术

5.（共用题干）患者，女，9 岁，左下颌第一恒磨牙龋洞，深度近髓腔；叩痛（−），探痛（＋），松动（−），冷刺激敏感，无自发痛症状；X 线辅助检查无根尖周炎症。

（1）操作过程中错误的是
- A. 去龋和制备洞形时应小心操作
- B. 用龋蚀显示液
- C. 球钻低速去龋
- D. 深部软化牙本质，可用挖匙挖除
- E. 深龋再矿化治疗时，第一次必须去尽所有软化牙本质

（2）修复措施不正确的是
- A. 盖髓或垫底
- B. 复合树脂充填
- C. 银汞充填
- D. 牙髓切断术
- E. 牙髓摘除术

6.（共用题干）患者，男，25 天，出生后几天即发现下颌萌出一颗牙齿。

（1）最准确的诊断是
- A. 诞生牙
- B. 新生牙
- C. 乳牙结构异常
- D. 乳牙异位萌出
- E. 畸形牙

（2）临床表现不可能的是
- A. 额外牙
- B. 正常牙
- C. 牙根尚未发育
- D. 极度松动
- E. 上皮珠

7.（共用题干）患者，女，4 岁。左上第一乳磨牙颊面及近中𬌗面大面积龋坏达牙本质浅层，探诊不敏感，叩痛（－），不松动，牙龈未见异常。

（1）考虑诊断为
- A. 浅龋
- B. 中龋
- C. 深龋
- D. 可复性牙髓炎
- E. 急性牙髓炎

（2）患牙首选治疗方法是
- A. 复合树脂充填
- B. 预成冠修复
- C. 药物治疗
- D. 间接牙髓治疗
- E. 银汞合金充填

B1 型题

1.（共用备选答案）
- A. 奶瓶龋
- B. 少年龋
- C. 猖獗龋
- D. 环状龋
- E. 忽视性龋

（1）乳前牙唇面、邻面龋较快发展成围绕牙冠的广泛性龋的是

（2）突然发生广范围快速的龋蚀，很快发生牙髓感染，下颌乳前牙也受到龋蚀的侵及的是

2.（共用备选答案）
- A. 新生儿期
- B. 婴儿期
- C. 幼儿期
- D. 混合牙列阶段
- E. 年轻恒牙列阶段

（1）恒牙建𬌗的关键时期是

（2）口腔白色念珠菌感染（鹅口疮）常见于

3.（共用备选答案）
- A. 新生儿期
- B. 婴儿期
- C. 幼儿期
- D. 混合牙列阶段
- E. 年轻恒牙列阶段

（1）儿童颌骨和牙弓主要生长发育期是

（2）乳尖牙萌出的时期是

4.（共用备选答案）
- A. 奶瓶龋
- B. 少年龋
- C. 猖獗龋
- D. 环状龋
- E. 忽视性龋

（1）因口腔卫生差，又不及时治疗，龋蚀牙数、范围增多的龋是

（2）与乳牙新生线之矿化薄弱或乳牙牙颈部出生后釉质之矿化度低有关的是

5.（共用备选答案）
- A. 奶瓶龋
- B. 少年龋
- C. 猖獗龋
- D. 环状龋
- E. 忽视性龋

（1）主要发生于上颌乳切牙唇面，且较快发展成广泛性龋，少见于下颌乳前牙的是

（2）在生长活跃的青春前期，新生的龋蚀急速地发展，牙质崩坏属于

第十六章　口腔黏膜病学

A1/A2 型题

1. 带状疱疹的临床特征为
- A. 口腔黏膜反复出现散在的圆形或椭圆形溃疡
- B. 牙龈、上腭等的口腔黏膜出现簇集的针头大小的透明水疱
- C. 口腔黏膜出现白色凝乳状的斑点或斑块，不易擦掉
- D. 皮肤及口腔黏膜出现丛集成簇的疱疹，并沿神经排列，不超过中线
- E. 口腔黏膜、手掌、足底出现水疱、丘疹等病损

2. 与光照密切相关的唇炎是
- A. 腺性唇炎
- B. 慢性唇炎
- C. 肉芽肿性唇炎
- D. 变态反应性唇炎
- E. 以上都不是

3. 以下不符合淋球菌性口炎临床表现的是
- A. 可发生于上腭、颊、舌等口腔黏膜
- B. 黏膜充血发红
- C. 可有糜烂或浅表溃疡
- D. 被覆白色凝乳状斑点或斑片
- E. 假膜易擦去，呈现出血性创面

4. 有关多形渗出性红斑，下列哪项描述是错误的
- A. 皮肤损害为红斑、水疱
- B. 口腔黏膜表现为大面积糜烂
- C. 眼部病损为虹膜睫状体炎及前房积脓
- D. 是一种变态反应性疾病
- E. 所有患者都伴有明显的全身反应

5. 以下药物中具有避光作用的是
- A. 二氧化钛
- B. 氟轻松
- C. 克霉唑
- D. 维 A 酸
- E. 金霉素

6. 氯喹的副作用不包括
- A. 白细胞数降低
- B. 恶心、呕吐
- C. 视力损害
- D. 血压降低
- E. 肝功能损害

7. 以下疾病通常不会表现为唇部糜烂的是
- A. 盘状红斑狼疮
- B. 慢性唇炎
- C. 多形性红斑
- D. 增殖型天疱疮
- E. 大疱性类天疱疮

8. 白塞病又称为
- A. 口干－眼干－关节炎综合征
- B. 贝赫切特综合征
- C. 史－约综合征
- D. 梅－罗综合征

E. 哈钦森综合征

9. 大多数口腔单纯疱疹病毒感染根据临床表现都可以作出诊断，常用的辅助诊断方法不包括
A. 组织活检　　　　　　B. 涂片查找包涵体
C. 免疫学检查　　　　　D. 电镜检查受损细胞
E. 基因诊断

10. 以萎缩性损害为主的舌炎是
A. 丝状乳头炎　　　　　B. 菌状乳头炎
C. 轮廓乳头炎　　　　　D. 叶状乳头炎
E. 正中菱形舌炎

11. 治疗盘状红斑狼疮可选用
A. 利巴韦林　　　　　　B. 氯喹
C. 氯己定　　　　　　　D. 氟康唑
E. 维 A 酸

12. 临床和组织病理变化都与慢性增殖性念珠菌病非常相似的舌部疾病是
A. 萎缩性舌炎　　　　　B. 毛状白斑
C. 沟纹舌　　　　　　　D. 正中菱形舌炎
E. 舌淀粉样变

13. 坏疽性口炎最主要的致病菌是
A. 金黄色葡萄球菌
B. 溶血性链球菌
C. 奋森螺旋体和梭形杆菌
D. 牙龈卟啉菌和齿垢密螺旋体
E. 伴放线放线杆菌和二氧化碳噬纤维菌

14. 以下不是梅毒的临床分型的一项是
A. 三期梅毒　　　　　　B. 先天梅毒
C. 梅毒下疳　　　　　　D. 一期梅毒
E. 二期梅毒

15. 以下关于慢性唇炎的临床表现，描述不正确的是
A. 常累及上下唇部，唇部可见针头大小结节
B. 唇红可见黄白色或褐色脱屑、脱皮
C. 有局部干胀、发痒的刺痛或灼痛感
D. 唇红糜烂剥脱
E. 有炎性渗出物，形成黄色痂，或出血后凝结为血痂

16. 以下口腔黏膜病中通常不会出现上皮萎缩的是
A. 红斑病　　　　　　　B. 白斑病
C. 扁平苔藓　　　　　　D. 口腔黏膜下纤维化
E. 以上都可以出现

17. 下列疾病中不属于自身免疫病的是
A. 天疱疮　　　　　　　B. 类天疱疮
C. 白塞病　　　　　　　D. 红斑狼疮
E. 多形性红斑

18. 腺周口疮与创伤性溃疡的区别不包括
A. 溃疡形状不同　　　　B. 好发部位不同
C. 是否有自限性　　　　D. 是否有复发性
E. 疼痛程度不同

19. 义齿基托边缘的口腔黏膜出现的边缘轻度隆起的不规则

形溃疡首先应考虑
A. 接触性口炎　　　　　B. 复发性阿弗他溃疡
C. Bednar 溃疡　　　　 D. 压疮性溃疡
E. 自伤性溃疡

20. 下列描述不符合多形性红斑临床特征的是
A. 发病有季节性，春秋季多见
B. 发病过程缓慢，常迁延不愈，无自限性
C. 病损特征为红斑、水肿、大疱、糜烂等
D. 口腔、皮肤、眼、生殖器均可出现病损
E. 可伴有不同程度的全身反应

21. 口腔红斑病还有以下名称，除了
A. 红色增殖性病变　　　B. 赤斑
C. 多形性红斑　　　　　D. 增殖性红斑
E. 奎来特红斑

22. 以下疾病中不具有癌变倾向的是
A. 口腔白斑病　　　　　B. 口腔红斑病
C. 口腔扁平苔藓　　　　D. 盘状红斑狼疮
E. 坏死性黏膜腺周围炎

23. 以下与口腔扁平苔藓发病机制无关的是
A. 精神创伤　　　　　　B. 内分泌因素
C. 病毒感染　　　　　　D. 真菌感染
E. 微循环障碍

24. 用手指轻推外表正常的皮肤或黏膜，即可迅速形成水疱，或使原有的水疱在皮肤上移动；在口腔内，用舌舔及黏膜，可使外观正常的黏膜表层脱去或撕去，这些现象称为
A. 揭皮试验阳性　　　　B. 针刺反应阳性
C. Nikolsky 征阳性　　　D. Murphy 征阳性
E. 巴宾斯基征阳性

25. 以下哪一种疾病愈合后一般不留瘢痕
A. 腺周口疮
B. 带状疱疹
C. 白塞病中的生殖器溃疡
D. 口腔黏膜纤维性变
E. 压疮性溃疡

26. 下列药物中不常用于单纯疱疹病毒感染治疗的是
A. 利巴韦林　　　　　　B. 阿昔洛韦
C. 聚肌胞　　　　　　　D. 泼尼松
E. 胸腺素

27. 过敏性接触性口炎主要发生的变态反应类型是
A. Ⅱ 型　　　　　　　　B. Ⅰ 型
C. Ⅲ 型　　　　　　　　D. Ⅳ 型
E. Ⅰ 型和Ⅳ 型

28. 以下疾病中不属于口腔变态反应性疾病的是
A. 接触性口炎　　　　　B. 血管神经性水肿
C. 药物性口炎　　　　　D. 史－约综合征
E. 李弗氏病

29. 以下不属于口腔白色角化病好发部位的是

A. 颊　　　　　　　　　B. 硬腭
C. 唇红　　　　　　　　D. 口底
E. 舌背

30. 以下关于新生儿鹅口疮描述不正确的是
A. 散在的色白如雪的柔软小斑点，如帽针头大小
B. 多在出生后 2~8 日内发生
C. 白色斑片遍布整个舌背
D. 白色斑片甚至可分布于软腭及咽部
E. 斑片附着十分紧密，不可擦掉

31. 下列疾患不会造成舌乳头萎缩的是
A. 扁平苔藓　　　　　　B. 地图舌
C. 盘状红斑狼疮　　　　D. 口腔念珠菌感染
E. B 族维生素缺乏

32. 沟纹舌一般不需要治疗，但对于有症状的沟纹舌应该
A. 口服肾上腺皮质激素
B. 口服止痛药
C. 维 A 酸乳膏局部涂搽
D. 清理沟内食物残屑，漱口
E. 手术切除沟裂后拉拢缝合

33. 发生于婴儿翼突钩处的溃疡最常见的是
A. Bednar 溃疡　　　　B. 压疮性溃疡
C. 阿弗他溃疡　　　　　D. Riga - Fede 溃疡
E. 白塞病

34. 多形渗出性红斑属于
A. 传染性疾病　　　　　B. 感染性疾病
C. 变态反应性疾病　　　D. 遗传性疾病
E. 自身免疫性疾病

35. 口腔结核病损最常见的形式为
A. 结核初疮　　　　　　B. 结核性溃疡
C. 结核性骨髓炎　　　　D. 寻常狼疮
E. 结核性根尖周炎

36. 表现为典型的关节炎、尿道炎和结膜炎三联症，也常出现口腔溃疡、口腔炎、阴茎头炎、皮疹、宫颈炎等皮肤黏膜病变的疾病是
A. 手足口病
B. 口 眼 - 生殖器综合征
C. 史 - 约综合征
D. 莱特尔综合征
E. 梅 - 罗综合征

37. 以下不属于口腔结核临床表现的是
A. 结核初疮　　　　　　B. 寻常狼疮
C. 溃疡基底较硬　　　　D. 溃疡边缘呈鼠啮状
E. 潜掘状溃疡

38. 二期梅毒的诊断标准不包括
A. 多种皮疹伴全身淋巴结肿大和早期流感症状
B. 有不洁性交史或下疳史，病程两年以内
C. 实验室检查时黏膜损害处能找到梅毒螺旋体
D. 梅毒血清学试验强阳性
E. 梅毒黏膜白斑

39. 引起口角炎的因素不包括
A. 细菌感染　　　　　　B. 营养不良
C. 霉菌感染　　　　　　D. 创伤
E. 寒冷刺激

40. 口腔扁平苔藓与白斑组织病理学表现的区别不包括
A. 颗粒细胞、棘细胞层厚度
B. 角化层厚度
C. 基底细胞液化变性
D. 上皮细胞内水疱形成
E. 炎细胞浸润部位、分布及组成

41. 以下各类口腔黏膜疾病中，发病率最高的是
A. 斑纹类疾病　　　　　B. 感染性疾病
C. 自身免疫性疾病　　　D. 唇舌疾病
E. 溃疡类疾病

42. 以下关于腺周口疮和结核性溃疡说法不正确的是
A. 病因不同
B. 均有自限性
C. 腺周口疮可呈弹坑状
D. 结核性溃疡呈潜掘状
E. 结核性溃疡常伴有全身症状

43. 以下关于手 - 足 - 口病的说法不正确的是
A. 又名发疹性水疱性口腔炎
B. 常见的病原微生物为柯萨奇病毒与疱疹病毒
C. 传染源为患者和病毒携带者
D. 3 岁以下的幼儿是主要罹患者
E. 及时发现疫情和隔离患者是控制本病的主要措施

44. 以下疾病中多发生于上唇的是
A. 扁平苔藓　　　　　　B. 盘状红斑狼疮
C. 肉芽肿性唇炎　　　　D. 慢性唇炎
E. 光化性唇炎

45. Tzanck 细胞又名
A. 胶样小体　　　　　　B. 颗粒细胞
C. 角化细胞　　　　　　D. 天疱疮细胞
E. 诊断细胞

46. 下列哪一种疾病不属于念珠菌性口炎
A. 膜性口炎　　　　　　B. 雪口病
C. 抗生素口炎　　　　　D. 鹅口疮
E. 义齿性口炎

47. 梅 - 罗综合征的临床表现是
A. 沟纹舌、面瘫、腺性唇炎
B. 沟纹舌、面瘫、肉芽肿性唇炎
C. 地图舌、沟纹舌、肉芽肿性唇炎
D. 地图舌、面瘫、口角炎
E. 口角炎、面瘫、腺性唇炎

48. 以下关于念珠菌性口角炎的说法不正确的是
A. 以湿白糜烂为特征
B. 念珠菌性口角炎常为双侧罹患
C. 年长患者的口角炎多与咬合垂直距离缩短有关
D. 儿童在寒冷的冬季常发生

E. 常并发舌炎、唇炎、阴囊炎

49. 关于天疱疮的激素治疗特点描述最准确的是
A. 由低量递加
B. 量大、从速
C. 分为起始、控制、减量、维持四个阶段
D. 可以被中药代替
E. 停药后病情不复发

50. 对于无复发史而又长期不愈的边缘呈潜掘状的浅表溃疡，应考虑
A. 创伤性溃疡
B. 口腔结核
C. 恶性肿瘤
D. 梅毒
E. 深部真菌感染

51. 创伤性溃疡的治疗应首选
A. 免疫增强剂
B. 肾上腺皮质激素及免疫抑制剂
C. 局部消炎止痛
D. 去除刺激因素
E. 以上都不是

52. 以下关于天疱疮作为自身免疫性疾病的证据不正确的是
A. 在病损部位发现了抗棘细胞层间黏合物质的自身抗体
B. 电镜下可见到细胞间黏合物质的溶解和桥粒的破坏
C. 采用肾上腺皮质激素及细胞毒类药物治疗取得了显著疗效
D. 循环抗体中有 80% ~90% 属 IgM 类抗体
E. 天疱疮疱液中补体成分减少，而病损局部存在补体成分

53. 以下关于大疱性类天疱疮说法不正确的是
A. 口服肾上腺皮质激素为该病的首选治疗方法
B. 多见于老年人
C. 口腔病损较少见
D. 腋窝、腹股沟、前臂内侧皮肤常发生张力性水疱
E. 尼氏征阴性

54. 患病后可以完全免疫，很少复发的疾病是
A. 单纯疱疹
B. 带状疱疹
C. 口腔扁平苔藓
D. 口腔念珠菌病
E. 复发性阿弗他溃疡

55. 球菌性口炎的致病菌不包括
A. 肺炎双球菌
B. 卡他球菌
C. 溶血性链球菌
D. 金黄色葡萄球菌
E. 变形链球菌

56. 口腔念珠菌病通常不会发生于
A. 长期使用免疫抑制剂
B. 长期使用广谱抗生素
C. 患有慢性消耗性疾病
D. 长期精神紧张
E. 白色念珠菌本身毒力增强

57. 以下与口腔黏膜下纤维化发生关系最为密切的因素是
A. 咀嚼槟榔
B. 喜食辣椒
C. 酗酒
D. 过量吸烟
E. 全身因素

58. 盘状红斑狼疮在口腔黏膜中的好发部位是
A. 舌背
B. 颊部
C. 下唇唇红
D. 上唇唇红
E. 上腭

59. 药物过敏性口炎的临床特征为
A. 皮肤红斑、水疱，口腔大小不等水疱
B. 皮肤水疱或斑丘疹，口腔为相互融合的透明小水疱
C. 皮肤结节性红斑，口腔为反复发作的溃疡
D. 皮肤紫色丘疹，口腔为白色条纹
E. 皮肤大疱，口腔黏膜白色瘢痕

60. 以下不属于发生口角炎常见病因的是
A. 维生素 B_2 缺乏
B. 白色念珠菌感染
C. 过度日光照射
D. 接触变应原
E. 口腔治疗时牵拉时间过长

61. 以下关于单纯疱疹病毒感染描述不正确的是
A. 全世界约 1/3 以上的人群曾被感染
B. 主要通过飞沫、唾液传播
C. 随着接受器官移植、肿瘤放化疗、受 HIV 感染人群的增加，HSV – 1 的患病率不断增高
D. 单纯疱疹病毒为中等大小球形、有核衣壳和脂蛋白包膜的 RNA 病毒
E. 口腔、皮肤、眼、会阴、神经系统等是易受侵犯的部位

62. 下列属于疱疹病毒的是
A. HIV
B. 柯萨奇病毒
C. 肠道病毒
D. HPV
E. EB 病毒

63. 血管神经性水肿一般不发生在
A. 唇
B. 舌
C. 上腭
D. 眼睑
E. 咽喉部

64. 以下关于重型阿弗他溃疡临床表现描述不正确的是
A. 溃疡边缘不整齐，似弹坑状
B. 溃疡边缘不整齐，呈鼠啮状，底部有肉芽组织
C. 溃疡边缘不规则，红肿隆起
D. 溃疡直径可达 10 ~30mm
E. 溃疡深及黏膜下层直至肌层

65. 白塞病的诊断标准是以复发性口腔溃疡为基础，加上复发性生殖器溃疡、眼疾（前后葡萄膜炎、视网膜炎）、针刺反应阳性及（ ）中任意两项即可确诊
A. 结节性红斑
B. 虹膜状红斑
C. Koplik 斑
D. 蝶形红斑
E. 尼氏征阳性

66. 以下疾病中最常出现口腔损害的是
A. 寻常型天疱疮
B. 增殖型天疱疮
C. 落叶型天疱疮
D. 红斑型天疱疮
E. 大疱性类天疱疮

67. 以下关于口腔白斑病恶变倾向说法不正确的是
A. 60 岁以上的患者恶变率较高

B. 不吸烟的女性，特别是年轻女性患者恶变率较高

C. 位于舌缘、舌腹、口底及口角区的病损恶变率较高

D. 均质型易恶变

E. 伴有上皮异常增生的病损恶变率较高

68. 一种与 HIV 感染密切相关的口腔病损：口腔黏膜的上皮钉突肥厚并伸长，棘层明显增生，表面为厚薄不均的不全角化，呈粗糙的皱褶或绒毛状。靠近表层 1/3 的棘细胞层常可见肿大的气球样细胞，可为单个或成簇状排列，细胞质浅染，一部分细胞空泡变性或在胞核周围呈现环状透明区。据此可诊断为

A. 口腔念珠菌病 　　　　　　B. 口腔毛状白斑

C. 口腔卡波西肉瘤 　　　　　D. HIV 牙龈炎

E. HIV 牙周炎

69. 患者，男性，58 岁，4 天前左面部、唇周出现成簇带状群集分布的水疱，持续灼痛，另外左颊黏膜见多而密集的小水疱，遗留较大的浅溃疡面。最可能的诊断是

A. 急性疱疹性口炎 　　　　　B. 天疱疮

C. 多形性红斑 　　　　　　　D. 疱疹样口疮

E. 带状疱疹

70. 患者，男性，74 岁，口腔黏膜疼痛不适，无法进食近 1 周。检查见口腔内颊、舌、软腭、牙龈黏膜均可见大面积糜烂，覆盖有假膜，揭皮试验阳性；腹部及背部均可见散在的小水疱，疱已破，留下褐色疱壁；尼氏征阳性。治疗上首选

A. 抗病毒药物 　　　　　　　B. 抗生素类药物

C. 抗真菌药物 　　　　　　　D. 肾上腺皮质激素

E. 镇痛类药物

71. 牙龈边缘呈虫食状缺损，坏死组织为腐肉，表面覆盖假膜，伴严重口臭。镜下见密集的炎症及坏死区域伴大量中性粒细胞浸润。行龈沟液涂片可见梭形杆菌。该疾病可能是

A. 浆细胞龈炎 　　　　　　　B. 青春期龈炎

C. 急性坏死溃疡性龈炎 　　　D. 剥脱性龈病损

E. 药物性龈炎

72. 患者，男性，76 岁，舌背黏膜光滑如镜，无舌苔，并觉得口干、灼痛，进食时疼痛尤甚。患者身体情况不佳，患有糖尿病，通常不需要进行的辅助检查是

A. 念珠菌培养 　　　　　　　B. 血常规检查

C. 腮腺造影检查 　　　　　　D. 组织活检

E. 以上都需要

73. 患者，女性，65 岁，下颌义齿基托边缘锐利，下后牙前庭沟处可见一处深在溃疡，边缘隆起，疼痛不明显，最可能的诊断是

A. 自伤性溃疡 　　　　　　　B. 结核性溃疡

C. 癌性溃疡 　　　　　　　　D. 压疮性溃疡

E. Riga - Fede 溃疡

74. 腭部肿瘤，镜下见肿物由黏液细胞、鳞状细胞和体积较小、核深染的细胞组成，形成大小不等的囊性腔隙，有黏液聚积并间质炎症反应。最可能的病理诊断是

A. 黏液表皮样癌 　　　　　　B. 腺样囊腺癌

C. 囊腺癌 　　　　　　　　　D. 多形性腺瘤

E. 囊腺瘤

75. 患者，女性，19 岁，左上颌尖牙区肿胀半年，X 线见边界清楚的透射区并有不透光的钙化区。病检肿物呈实性，肿瘤细胞排列成腺管状结构或实性团，并可见玫瑰花样结构。最可能的病理诊断是

A. 牙源性钙化囊肿 　　　　　B. 成釉细胞瘤

C. 牙源性钙化上皮瘤 　　　　D. 牙源性角化囊肿

E. 牙源性腺样瘤

76. 患者，女性，52 岁，上唇突然肿胀 2 小时，伴局部灼热、痒感。检查：上唇肿胀肥厚，表面光亮，无触痛。约 3 小时后，肿胀逐渐消退。该病可能的诊断是

A. 腺性唇炎 　　　　　　　　B. 肉芽肿性唇炎

C. 梅 - 罗综合征 　　　　　　D. 淋巴增生性唇炎

E. 血管神经性水肿

77. 患者，男性，60 岁，鼻咽癌术后放疗，放疗 2 次后口腔黏膜大面积溃烂，疼痛明显。该患者最可能的诊断为

A. 白色念珠菌感染 　　　　　B. 放射性口腔炎

C. 过敏性口炎 　　　　　　　D. 急性感染性口炎

E. 接触性口炎

78. 患者，女性，57 岁，牙龈呈剥脱状，出血明显，尼氏征阴性，软腭处可见有白色瘢痕形成，眼睑内翻，倒睫，最可能的诊断是

A. 寻常型天疱疮 　　　　　　B. 良性黏膜类天疱疮

C. 增殖型天疱疮 　　　　　　D. 大疱性类天疱疮

E. 以上都不是

79. 患者，女性，38 岁，鼻梁两侧可见对称性的红斑，状似蝴蝶，病损区域中央微凹，表面覆盖细小鳞屑，最可能的诊断是

A. 慢性黏膜皮肤念珠菌病 　　B. 扁平苔藓

C. 白塞病 　　　　　　　　　D. 盘状红斑狼疮

E. 口腔红斑病

80. 患者，男性，53 岁，颊部黏膜近口角处白色斑块数月，质硬、不易擦去。镜下见上皮表层水肿，角化层内有中性粒细胞浸润，常形成微小脓肿。上皮棘层增生，上皮钉突呈圆形，基底膜部分炎症破坏。PAS 染色见角化层丝状阳性着色物，结缔组织中有充血的毛细血管及大量淋巴细胞、浆细胞和中性粒细胞浸润。病理诊断应为

A. 红斑 　　　　　　　　　　B. 白斑

C. 肉芽肿性唇炎 　　　　　　D. 白色念珠菌病

E. 口腔结核

81. 患者，男，11 岁，左上颌前磨牙区膨大 2 年，X 线片见边界清楚的透射区，其中有结节状钙化物。镜下见肿物有排列紊乱、互相混杂的牙齿组织，无典型的牙齿结构。病理诊断应为

A. 牙成釉细胞瘤 　　　　　　B. 巨大型牙骨质瘤

C. 混合性牙瘤 　　　　　　　D. 组合性牙瘤

E. 成釉细胞纤维牙瘤

82. 患者，女性，50 岁，近口角处颊黏膜白色斑块近 1 年，不能擦去。组织学见上皮增生，内有中性粒细胞浸润和散在的微脓肿，角化层有垂直于上皮的 PAS 阳性菌丝，结缔组织内慢性炎细胞浸润。最可能的病理诊断是
   A. 红斑
   B. 白斑
   C. 口腔结核性炎
   D. 念珠菌病
   E. 慢性盘状红斑狼疮

83. 患者，男性，38 岁，右下颌角及升支处无痛性、渐进性颌骨膨大 8 年，X 线见多囊性骨损害，有受累牙的根吸收。镜下见病变由孤立的上皮岛组成上皮岛的中心部细胞呈星形，排列疏松，其周边部围绕一层柱状细胞，核远离基底膜呈栅栏状排列。最可能的病理诊断是
   A. 滤泡型成釉细胞瘤
   B. 丛状型成釉细胞瘤
   C. 牙源性腺样瘤
   D. 牙源性钙化上皮瘤
   E. 牙源性鳞状细胞瘤

84. 患者，女性，47 岁，上颌牙龈黏膜多处起疱。镜下见病变浅层上皮脱落，仅见基底细胞附着于结缔组织上方，呈绒毛状，其上方见个别松散的圆形细胞，胞核圆形，大而肿胀，染色质多，胞核周围有窄的晕。上述表现提示的病理诊断为
   A. 寻常性天疱疮
   B. 良性黏膜类天疱疮
   C. 扁平苔藓
   D. 艾滋病的口腔表现
   E. 肉芽肿性唇炎

85. 患者，女性，32 岁，右腮腺肿物 4 年，近半年来生长加快。镜下见部分区域呈典型的多形性腺瘤的结构。肿瘤的一侧见瘤细胞表现明显的异型性，大量玻璃样变和灶性坏死。最可能的病理诊断是
   A. 黏液表皮样癌
   B. 腺样囊性癌
   C. 腺泡细胞癌
   D. 恶性混合瘤
   E. 上皮 - 肌上皮癌

86. 患者口腔黏膜多个部位可见大疱。疱壁薄易破裂，探针沿疱底向周围正常黏膜上皮轻挑可出现剥离现象。镜检可见松解的棘细胞，上皮内疱形成。其病理诊断为
   A. 红斑
   B. 白斑
   C. 慢性盘状红斑狼疮
   D. 天疱疮
   E. 扁平苔藓

87. 患者，男性，28 岁，体检时偶然发现右下颌第一磨牙远中根尖有一圆形界线清楚的不透光区，牙根可见。镜下为不规则的骨小梁增生，其中嗜碱性线明显。骨髓腔窄小，腔内有纤维结缔组织及少量炎细胞浸润。最可能的疾病是
   A. Garre 骨髓炎
   B. 致密性骨炎
   C. 骨化性骨膜炎
   D. 慢性化脓性骨髓炎
   E. 慢性弥漫性硬化性颌骨骨髓炎

88. 患者，男性，45 岁，体检时发现右侧口角区黏膜有黄白色粟粒大小斑点，呈丛集性分布，无明显自觉症状，上唇唇红处也有类似病损。最可能的诊断是
   A. 复发性唇疱疹
   B. 白斑病
   C. 口腔扁平苔藓
   D. 迷脂症
   E. 疱疹性口炎

89. 患者舌、软腭、咽部、颊黏膜等多处可见大而深的溃疡，疼痛剧烈。镜检病变深在，侵及黏膜下层，腺泡组织被炎症破坏，腺管扩张，腺管上皮增生。腺小叶结构消失，下方结缔组织胶原纤维水肿、断裂，毛细血管扩张充血。其病理诊断为
   A. 韦格纳肉芽肿病
   B. 白塞综合征
   C. 复发性阿弗他溃疡
   D. 天疱疮
   E. 复发性坏死性黏膜腺周围炎

90. 患者，女性，48 岁。鼻唇沟处皮肤溃疡 1 年余不愈。溃疡似鼠咬状，边缘硬。镜下见肿瘤呈浸润性生长，癌细胞小，梭形或圆形，核深染，分裂象易见，癌巢周边细胞呈立方或柱状，核呈栅栏状排列。癌巢与间质之间有裂隙。符合
   A. 鳞癌
   B. 基底细胞癌
   C. 未分化癌
   D. 基底细胞腺癌
   E. 疣状癌

91. 患者，男性，40 岁。腮腺区渐进性增大肿块，界限清楚，无其他不适。镜下见肿瘤细胞形成导管、实性片块、黏液样和软骨样结构。上皮与黏液样组织互相移行，肿瘤有包膜但不完整，且肿瘤细胞浸润包膜。上述所见符合
   A. 多形性腺瘤
   B. 多形性腺瘤恶变
   C. 多形性低度恶性腺癌
   D. 多形性腺瘤，有恶变倾向
   E. 肌上皮瘤

92. 患者，男性，20 岁，颈上部囊性肿物数年，可活动，无明显症状。镜检见囊肿内含物呈浓稠黏液样，囊肿内衬复层扁平上皮，部分区域似复层柱状上皮，纤维囊壁内见大量淋巴样组织并形成淋巴滤泡。最可能的病理诊断是
   A. 皮样囊肿
   B. 甲状舌管囊肿
   C. 畸胎样囊肿
   D. 鳃裂囊肿
   E. 表皮样囊肿

93. 患儿，男，8 岁，活泼好动，身体健康，左颊黏膜颊脂垫处可见不规则溃疡，溃疡面较深，而疼痛不明显，最可能的诊断是
   A. 结核性溃疡
   B. 压疮性溃疡
   C. 阿弗他溃疡
   D. 白塞病
   E. 自伤性溃疡

94. 患者，男性，37 岁，面部、臀部等皮肤出现青铜色 2 个月。患者有大量输血史。查体：口腔黏膜可见蓝灰色的色素斑沉着；血生化示血糖 8.5mmol/L，血清铁含量增高，且肝功能出现异常。该病最可能是
   A. 胆红素沉着症
   B. 血色素沉着病
   C. 药物色素沉着
   D. 重金属中毒
   E. 黄疸性肝炎

95. 患者，男性，30 岁，舌两侧缘均可见灰白色斑块，表面呈毛茸状，不能被擦去，$CD4^+T$ 淋巴细胞计数 $<200/mm^3$。应考虑

A. HIV 感染　　　　　B. HPV 感染

C. 斑块状白斑　　　　D. 疣状白斑

E. 口腔念珠菌感染

96. 患者，男性，32 岁，临床检查见下前牙区龈乳头消失，龈乳头处的龈高度低于龈缘高度，牙齿松动。X 线示下前牙牙槽骨吸收达根长 1/2，则应警惕下列哪一类疾病的发生

A. 掌跖角化 - 牙周破坏综合征

B. Down 综合征

C. 艾滋病

D. 急性肾炎

E. 糖尿病

97. 患者全身多处虹膜样皮损，伴发热头痛等全身症状，口腔黏膜可见充血性红斑，继而形成水疱，渗出，糜烂，溃疡等多形变化。镜检为上皮细胞内和细胞间水肿，上皮下疱形成，结缔组织水肿，炎性浸润。病理诊断为

A. 红斑　　　　　　　B. 多形渗出性红斑

C. 慢性盘状红斑狼疮　D. 天疱疮

E. 扁平苔藓

98. 患者面部鼻梁两侧皮肤呈鲜红色斑，唇红部病变糜烂出血，病损周围可见白色放射状条纹。镜检上皮呈过度角化，粒层明显，角化层可见角质栓塞。基底细胞层液化变性，基底膜界限不清，上皮下结缔组织内淋巴细胞浸润，毛细血管扩张，管周淋巴细胞浸润明显。其病理诊断为

A. 红斑　　　　　　　B. 白斑

C. 慢性盘状红斑狼疮　D. 口腔黏膜下纤维化

E. 扁平苔藓

99. 腮腺肿瘤，镜下见癌细胞为立方状，形成大小不等的腺样结构，其中许多腺腔扩大呈囊状，癌细胞极度增殖形成乳头状突起突入囊腔。最可能的病理诊断是

A. 腺癌　　　　　　　B. 未分化癌

C. 乳头状囊腺癌　　　D. 黏液表皮样癌

E. 恶性乳头状淋巴瘤

100. 腮腺肿瘤，镜下见瘤细胞呈梭形和浆细胞样两种细胞同时混在，这些细胞聚集成条索或团块，导管样结构少见。最可能的病理诊断是

A. 多形性腺瘤　　　　B. Warthin 瘤

C. 基底细胞腺瘤　　　D. 腺泡细胞癌

E. 肌上皮瘤

101. 患者肿瘤放化疗后出现口腔黏膜充血糜烂，覆盖灰白色假膜，可拭去，伴口角炎，舌背乳头团块状萎缩，味觉丧失，觉得黏膜干燥，灼痛。最可能的诊断是

A. 急性假膜型念珠菌性口炎

B. 急性红斑型念珠菌性口炎

C. 慢性红斑型念珠菌性口炎

D. 慢性肥厚型念珠菌性口炎

E. 慢性黏膜皮肤念珠菌病

102. 患者，男性，29 岁，张口困难，双侧颊黏膜可见大范围灰白色条索，触之坚韧而弹性差，咀嚼槟榔已经有 5 年余。最可能的诊断是

A. 白色水肿　　　　　B. 白色角化病

C. 白色海绵状痣　　　D. 口腔黏膜下纤维化

E. 以上都不是

103. 患者，女性，65 岁，口腔黏膜灼痛，难以忍受，夜间尤其剧烈。检查发现口腔内黏膜颜色、弹性、质地正常，口腔内也无明显龋坏。最可能的诊断是

A. 念珠菌性口炎　　　B. 萎缩性舌炎

C. 坏死性龈口炎　　　D. 灼口综合征

E. 以上都不是

104. 患者，男性，50 岁，口腔多年以来反复出现溃疡，外生殖器也常出现溃疡，近来眼睛也出现不适，经诊断为虹膜睫状体炎，除此以外下肢皮肤可见结节性红斑，手背静脉注射处可见红疹，最可能的诊断是

A. 舍格伦综合征　　　B. 莱特尔综合征

C. 贝赫切特综合征　　D. 梅 - 罗综合征

E. Ramsay - Hunt 综合征

105. 患者，女性，58 岁，舌根两侧后面部分可见红肿，疼痛不适，双侧后牙多数残冠残根，边缘锐利，最可能的诊断是

A. 叶状乳头炎　　　　B. 菌状乳头炎

C. 萎缩性舌炎　　　　D. 轮廓乳头炎

E. 舌部肿瘤

106. 患者，男性，29 岁，口腔黏膜糜烂、疼痛 4 天。口交后出现口腔黏膜大片发红、糜烂、疼痛。检查：两颊可见大面积充血、糜烂面，并覆有黄白色假膜，擦去后可见出血性创面；尿道口可见脓性分泌物。分泌物涂片，革兰染色，镜下可见大量多形核粒细胞，细胞内可见革兰阴性双球菌。应诊断为

A. 二期梅毒　　　　　B. 淋菌性口炎、尿道炎

C. 白塞病　　　　　　D. 一期梅毒

E. 尖锐湿疣

107. 患者，男，14 岁，口咽部出现一无痛性结节，并反复溃烂，周围有硬结，双下颌下淋巴结肿痛，最先应考虑的疾病是

A. 黏液表皮样癌　　　B. 黏液腺囊肿

C. 鳞状细胞癌　　　　D. 梅毒

E. 结核初疮

108. 患者，男性，69 岁，右侧面部及口唇出现群集分布的水疱，伴有剧痛，下列治疗不当的是

A. 免疫增强治疗　　　B. 抗病毒治疗

C. 首选肾上腺皮质激素　D. 抗感染治疗

E. 局部消炎止痛

109. 患者，女性，67 岁，右腮腺肿块 4 年，逐渐增大，近半年来生长加快。镜下观察可见典型的多形性腺瘤结构，瘤细胞伴有明显的异型性并呈浸润性生长，部分区域见坏死。最可能的诊断是

A. 腺样囊性癌

B. 黏液表皮样癌

C. 恶性多形性腺瘤

D. 低度恶性多形性腺癌

E. 唾液腺导管癌

110. 患者，女性，30 岁，主诉：牙龈自发性出血、疼痛 4 天，并伴有低热。临床检查时查及患者有明显的腐败性口臭。该患者最可能的诊断是

A. 疱疹性龈口炎

B. 急性坏死性溃疡性龈炎

C. 慢性龈缘炎

D. 慢性牙周炎

E. 增生性龈炎

111. 患者，女性，牙龈鲜红色、光亮，表面粗糙。镜下见上皮与结缔组织间形成上皮下疱，结缔组织内大量炎症细胞浸润。该疾病是

A. 炎症水肿型慢性龈炎　　B. 纤维增生型慢性龈炎

C. 龈增生　　　　　　　　D. 剥脱性龈病损

E. 药物性龈炎

112. 患者，女性，32 岁。主诉：牙龈自动出血伴牙龈疼痛、腐败性口臭 3 天，未发热。有 2 年吸烟史。检查：CI - S 为 3，龈缘呈虫蚀状，表面覆盖坏死假膜。其最可能的诊断是

A. 慢性牙周炎

B. 急性坏死性溃疡性龈炎

C. 慢性龈缘炎

D. 疱疹性龈口炎

E. 侵袭性牙周炎

113. 患者，女性，26 岁，口腔溃疡反复发作 3 年，多在月经前出现，数目每次 1～3 个不等，主要位于下唇和舌等部位，疼痛明显。下列治疗措施中最好的是

A. 口腔局部对症治疗

B. 全身使用抗生素

C. 补充多种维生素

D. 口服雌激素及对症治疗

E. 注射转移因子

114. 患者，女性，50 岁，下唇唇红覆盖有灰白色鳞屑，唇红及口角区皲裂、出血。脱落上皮直接涂片 PAS 染色发现假菌丝和孢子，最可能的诊断是

A. 腺性唇炎　　　　　　　B. 慢性唇炎

C. 盘状红斑狼疮　　　　　D. 念珠菌性唇炎

E. 史 - 约综合征

115. 患者，男性，13 岁，上前牙先天性畸形，要求矫治。检查：上中切牙切缘中央可见半月形缺陷，切缘比牙颈部狭窄，切牙之间有较大空隙。第一恒磨牙的牙尖皱缩，牙尖向中央偏斜，釉质发育不全，呈多个不规则的小结节和坑窝凹陷，散在于近咬合面处。应诊断为

A. 一期梅毒　　　　　　　B. 二期梅毒

C. 获得性梅毒　　　　　　D. 晚期胎传梅毒

E. 淋病

116. 患者。女性，35 岁，日前出现感冒症状，自行服用复方新诺明、阿司匹林等药物，现发现舌背中央出现一个大面积的水疱，破裂后形成椭圆形的浅溃疡面。最可能的诊断是

A. 扁平苔藓　　　　　　　B. 天疱疮

C. 药敏性口炎　　　　　　D. 多形性红斑

E. 大疱性类天疱疮

117. 慢性非特异性唇炎的临床表现特征是

A. 肿胀、充血、糜烂

B. 肿胀、肥厚、光亮

C. 充血、糜烂、网纹

D. 红肿、发热、触痛

E. 干燥、脱屑、皲裂

118. 婴儿吮吸拇指或用过硬的橡皮奶头引起双侧翼钩处黏膜表面溃疡，称为

A. 创伤性溃疡　　　　　　B. 压疮性溃疡

C. Bednar 溃疡　　　　　　D. Riga - Fede 溃疡

E. 复发性阿弗他溃疡

119. 患者，女，68 岁。戴用全口义齿 1 年后复查，主诉咀嚼无力，经常口角发炎，最可能的原因是

A. 𬌗关系有误　　　　　　B. 垂直距离过小

C. 人工牙为无尖牙　　　　D. 全身情况不佳

E. 颞下颌关节功能紊乱

120. 下面哪项属于复发性口腔溃疡分型

A. 均质型、非均质型

B. 糜烂型、非糜烂型

C. 限膜型、红斑型、增殖型

D. 轻型、重型、口炎型

E. 原发性、复发性

A3/A4 型题

1. （共用题干）患者，男性，38 岁，每日吸烟 2 包十余年。3 个月前发现舌右侧缘中份发白，并有不适，进食时尤为明显。体检见一处白色斑块，形状不规则，大小约 2cm×1cm，颜色均一，呈小颗粒状突起于黏膜表面，触之仍较柔软，口腔内其余黏膜未见明显异常。

（1）结合上述临床表现，最可能的诊断是

A. 白色角化病　　　　　　B. 口腔扁平苔藓

C. 白色念珠菌病　　　　　D. 均质型白斑

E. 非均质型白斑

（2）做出临床诊断以后，还需要首先进行哪一项辅助检查

A. 直接涂片检查　　　　　B. 念珠菌培养

C. 免疫荧光检查　　　　　D. 组织活检

E. 血常规检查

（3）以下疾病中不需要与该病相鉴别的是

A. 白色水肿　　　　　　　B. 白色海绵状痣

C. 迷脂症　　　　　　　　D. 梅毒

E. 淋病

（4）如取舌右侧缘组织活检，出现以下哪种病理表现应该引起重视

A. 上皮过度正角化

B. 上皮异常增生

C. 基底细胞液化变性

D. 固有层淋巴细胞带状浸润

E. PAS 染色见菌丝和孢子

2. （共用题干）患者，女性，36 岁，因口腔黏膜反复起水疱 1 年多就诊，起疱与进食无关，水疱可破溃形成溃疡。检查：下唇内侧黏膜有直径 5mm 的水疱，探针无法伸入水疱周围的黏膜下方，涂片未见 Tzanck 细胞。

（1）该患者的诊断最可能是

A. 疱型扁平苔藓　　　　B. 天疱疮

C. 黏液囊肿　　　　　　D. 单纯疱疹

E. 类天疱疮

（2）本病的最好发部位是

A. 颊　　　　　　　　　B. 唇

C. 牙龈　　　　　　　　D. 舌

E. 硬腭

（3）本病通常不会出现的临床表现是

A. 关节疼痛

B. 悬雍垂发生瘢痕粘连

C. 眼结合膜炎

D. 小口畸形

E. 皮肤水疱

（4）本病组织病理学最主要的特点是

A. 基底细胞液化变性

B. 上皮下疱

C. 固有层中淋巴细胞带状浸润

D. 出现胶样小体

E. 上皮过度角化或不全角化

3. （共用题干）患者，男性，28 岁，疣状新生物 20 天。曾有两个性伴侣，无保护性接触。查体：包皮、包皮系带、冠状沟处直径 2～3mm 大小丘疹，呈乳头状，触之易出血。活检：表皮角化不全，棘层增生肥厚，棘层上部细胞胞体较大，胞质淡染，中央有大而圆深染的核，细胞无异形性及排列紊乱。

（1）本例最可能的诊断是

A. 阴茎珍珠状丘疹　　　B. 尖锐湿疣

C. 扁平湿疣　　　　　　D. 生殖器鳞状细胞癌

E. 生殖器鲍温样丘疹病

（2）目前该病最理想的治疗方法是

A. 联合治疗

B. 手术切除

C. 全身药物治疗

D. 0.5% 足叶草毒素酊外用

E. 液氮冷冻或激光

4. （共用题干）患者，女性，36 岁，因咽痛服磺胺药后，舌背起疱，破溃后疼痛难忍，进食受限。以往曾有类似病史。检查：舌背黏膜表面可见 0.8cm×1.2cm 界限清楚的糜烂面，表面有黄色假膜，渗出较多。

（1）本病例最可能诊断为

A. 急性疱疹性龈口炎　　B. 黏膜血疱

C. 药物过敏性口炎　　　D. 白塞病

E. 接触性口炎

（2）在询问病史时，应特别注意患者的

A. 健康状况　　　　　　B. 吸烟史

C. 家庭发病情况　　　　D. 既往用药史

E. 局部有无创伤史

（3）下列实验室检查对确诊最有帮助的是

A. 血常规及分类

B. 血沉

C. 出凝血时间

D. 嗜酸性粒细胞直接计数

E. 血清钙

（4）下列治疗措施中最重要的是

A. 寻找并及时停用可疑药物

B. 嘱患者多饮水或输液

C. 口服大量的维生素 C 及维生素 B

D. 保持口腔清洁，防止继发感染

E. 口腔局部涂布溃疡膏

5. （共用题干）患者，女性，45 岁，右侧颊黏膜一蓝黑色肿块 1 个月。查体：右颊部有一直径约 1.5cm 的蓝黑色圆形肿块，表面有破溃，右颌下淋巴结肿大。

（1）该病的诊断最可能是

A. 色素痣　　　　　　　B. 黏膜黑斑

C. 黑棘皮病　　　　　　D. 恶性黑色素瘤

E. 多发性神经纤维瘤

（2）该病最常由以下哪种情况转变而来

A. 皮内痣　　　　　　　B. 交界痣

C. 混合痣　　　　　　　D. 黑斑

E. 红斑

（3）诊断该病的主要依据是

A. X 线片　　　　　　　B. 涂片检查

C. 病理检查　　　　　　D. 临床表现

E. 血液检查

（4）该病应采取的主要治疗手段是

A. 手术治疗　　　　　　B. 化学治疗

C. 免疫治疗　　　　　　D. 放射治疗

E. 冷冻治疗

6. （共用题干）患者，女性，64 岁，舌背黏膜光滑，颜色绛红，进食时疼痛不适，食欲减退已有 3 年。

（1）根据上述临床表现，可能的病因有以下几种，除了

A. 贫血　　　　　　　　B. 烟酸缺乏

C. 干燥综合征　　　　　D. 念珠菌感染

E. 细菌感染

（2）根据上面几种可能的病因，可以进行以下辅助检查，除了

A. 血常规检查　　　　　B. 腮腺造影检查

C. 念珠菌培养　　　　　D. 组织活检

E. 以上都不需要

（3）对于上述情况，可以采取以下措施，除了
- A. 口服硫酸亚铁
- B. 口服叶酸
- C. 口服烟酸片
- D. 口服抗生素
- E. 碳酸氢钠溶液漱口

7. （共用题干）患者，女性，60 岁，舌痛 1 年就诊。检查：舌质红，舌背光滑，舌乳头萎缩。血常规检查：红细胞计数、血红蛋白量以及血细胞比容均低于正常值，MCV 及 MCHC 均高于正常值。

（1）口腔最可能的诊断是
- A. 地图舌
- B. 萎缩性舌炎
- C. 叶状乳头炎
- D. 念珠菌口炎
- E. 灼口综合征

（2）该患者可能患哪种系统性疾病
- A. 白血病
- B. 缺铁性贫血
- C. 巨幼细胞贫血
- D. 再生障碍性贫血
- E. 粒细胞缺乏症

（3）治疗该病需补充
- A. 维生素 B_{12}、叶酸
- B. 硫酸亚铁
- C. 维生素 C
- D. 锌
- E. 维生素 A

8. （共用题干）患者，男性，26 岁，舌部溃疡 1 个月。患者近 2 个月来低热、乏力、盗汗。检查：舌部右侧溃疡，较深，约 1.0cm×0.5cm，边缘不齐，表面假膜，基底有细小的颗粒状结节，触痛明显。

（1）该患者最可能患有的疾病为
- A. 创伤性溃疡
- B. 结核性溃疡
- C. 梅毒
- D. 癌性溃疡
- E. 深部真菌感染

（2）为尽早作出诊断，首选的检查方法为
- A. 血培养
- B. 胸透或胸片
- C. 标本动物接种
- D. 结核菌素试验
- E. 活检

（3）下列病理变化对该病的诊断最具价值的是
- A. 形成类上皮结节，中央为干酪样坏死
- B. 上皮坏死，形成溃疡
- C. 固有层炎性细胞带状浸润
- D. 上皮细胞出现非典型增生
- E. 基底细胞液化变性

（4）口腔病损的最佳治疗为
- A. 0.1% 依沙吖啶含漱
- B. 溃疡药膜局部贴附
- C. 2% 普鲁卡因加地塞米松局部注射
- D. 链霉素 0.5g 局部注射，隔日 1 次
- E. 庆大霉素加氢化可的松雾化吸入

B1 型题

1. （共用备选答案）
- A. Down 综合征
- B. 掌跖角化 – 牙周破坏综合征
- C. 白细胞功能异常
- D. 艾滋病
- E. 坏死性溃疡性牙周炎

（1）属于病毒感染性疾病的是

（2）Mongolism 是指

2. （共用备选答案）
- A. 0.18～0.25mm
- B. 3～3.5mm
- C. 2.5～3.5mm
- D. 1～2mm
- E. 2mm

（1）在标准根尖片下，当牙槽嵴顶到釉牙骨质界的距离超过几毫米时，可认为有牙槽嵴顶骨吸收

（2）X 线片上牙周膜间隙的正常宽度为

3. （共用备选答案）
- A. 翻瓣术
- B. 牙龈切除术
- C. 牙冠延长术
- D. 引导组织再生术
- E. 结缔组织移植术

下列情况最适宜采取的术式是

（1）Ⅱ度根分歧病变

（2）骨上袋的慢性牙周脓肿

（3）前牙牙龈退缩，影响美观

4. （共用备选答案）
- A. Ⅰ型变态反应
- B. Ⅱ型变态反应
- C. Ⅲ型变态反应
- D. Ⅳ型变态反应
- E. 以上都不是

（1）药物过敏性口炎主要是

（2）过敏性接触性口炎主要是

（3）血管神经性水肿主要是

5. （共用备选答案）
- A. 疱疹性龈口炎
- B. 唇疱疹
- C. 手 – 足 – 口病
- D. 鹅口疮
- E. 复发性口疮

（1）唇、颊、舌等黏膜反复出现散在的圆形或椭圆形的溃疡，应诊断为

（2）牙龈、上腭等处的口腔黏膜出现成簇的透明小水疱，应诊断为

（3）婴儿口腔黏膜出现白色凝乳状的斑点或斑块，可擦掉，其诊断为

（4）下唇及周围皮肤灼痛瘙痒，局部出现丛集成簇的透明水疱，破溃后干瘪结痂，应诊断为

（5）有前驱症状，继而在口腔黏膜、手掌、足底出现水疱、丘疹等病损，5～7 天愈合，应诊断为

第十七章 口腔颌面外科学

A1/A2 型题

1. 牙槽骨修整术的手术时间应选择在拔牙后
    A. 1 周   B. 2 周
    C. 3 周   D. 1~3 个月
    E. 6 个月标准

2. 颌面部创伤病员伴脑震荡的典型表现是患者有
    A. 剧烈头痛   B. 中间清醒期
    C. 呕吐   D. 逆行性遗忘
    E. 同侧偏瘫

3. 妊娠期妇女可拔牙的时间段为
    A. 整个妊娠期
    B. 妊娠第 1、2、3 个月期间
    C. 妊娠第 4、5、6 个月期间
    D. 妊娠第 7、8、9 个月期间
    E. 整个妊娠期均不能拔牙

4. 不属于心脏病拔牙绝对禁忌证的是
    A. 前壁心肌梗死 1 个月
    B. 充血性心力衰竭
    C. 频发的室性期前收缩，未治疗
    D. 完全性右束支传导阻滞
    E. 不稳定型心绞痛

5. 显微血管外科手术后室温最好保持在
    A. 10℃左右   B. 15℃左右
    C. 20℃左右   D. 25℃左右
    E. 30℃左右

6. 唾液腺造影检查的禁忌证是
    A. 慢性腮腺炎   B. 腮腺恶性肿瘤
    C. 阴性涎石病   D. 腮腺良性肥大
    E. 急性化脓性腮腺炎

7. 种植植入原则中错误的是
    A. 手术的微创性
    B. 种植体的初期稳定性
    C. 种植体植入后即可承受咬合
    D. 尽量保留健康的附着龈
    E. 避免污染

8. 拔除下颌前磨牙采用
    A. 局部浸润麻醉 + 下牙槽神经阻滞麻醉
    B. 下牙槽神经 + 舌神经阻滞麻醉
    C. 颊神经 + 舌神经阻滞麻醉
    D. 下牙槽神经 + 颊神经阻滞麻醉
    E. 颊神经及舌神经阻滞麻醉 + 局部浸润麻醉

9. 减少瘢痕形成的重要措施不正确的是
    A. 平行与皮肤的天然皱纹设计切口
    B. 电刀手术创伤小，切口整齐

C. 术后无感染
    D. 用细针细线正确对位缝合
    E. 适当早期（面部无张力 5 天，颈部无张力 7 天）拆线

10. 口腔内缝线打结应打
    A. 单重结   B. 二重结
    C. 三重结   D. 四重结
    E. 五重结

11. 不属于腮腺腺样囊性癌的生长方式是
    A. 血行转移   B. 直接侵犯邻近组织
    C. 区域淋巴转移   D. 沿血管、神经束生长
    E. 侵犯面神经

12. 双侧颞下颌关节急性脱位的临床特点中，哪项是错误的
    A. 前牙开𬌗、后牙早接触
    B. 双侧耳屏前区出现肿胀
    C. 下颌前伸，两颊变平
    D. 颊部皮肤可能有裂伤
    E. 耳屏前方触诊有凹陷

13. X 线头颅定位片描绘图中表现上颌对颅底的位置关系是
    A. SNA 角度   B. SBN 角度
    C. ANB 角度   D. SAN 角度
    E. SNB 角度

14. 关于显微血管外科的表述，错误的是
    A. 是指外径在 3mm 以上的血管外科手术
    B. 是指外径在 3mm 以下的血管外科手术
    C. 可使手术得到简化
    D. 大型缺损可一次修复成功
    E. 在感染区、放射区可同期组织移植

15. 腭裂整复术中凿断翼钩是为了松弛哪块肌肉的张力
    A. 舌腭肌   B. 腭帆张肌
    C. 腭帆提肌   D. 咽上缩肌
    E. 咽腭肌

16. 单侧唇裂整复术中旋转推进法定点中较灵活的点是
    A. 3 点   B. 7 点
    C. 5 点   D. 6 点
    E. 8 点

17. 腭裂手术法中不包括
    A. 蓝氏法   B. 双瓣后推法
    C. 单瓣法   D. 岛状瓣法
    E. Abbe 瓣法

18. 唇裂的治疗是
    A. 以手术治疗为主
    B. Millard 法和 Tennison 法各有优缺点
    C. 往往需要二期修复鼻、唇畸形
    D. 多学科序列治疗
    E. 以上都是

19. 唇裂术后使用唇弓，患儿的拆线时间，正确的是
   A. 术后 5 ~ 7 日　　　　　B. 术后 10 日后
   C. 术后越长时间越好　　　D. 术后 3 日
   E. 术后半年

20. 口腔医师在确定拔牙适应证时首先应考虑的是
   A. 患者年龄因素
   B. 有无全身系统疾病
   C. 对局部麻醉药是否过敏
   D. 女性患者是否在月经期
   E. 患牙是否能够保存

21. 临床表现出现张口受限的间隙感染不包括
   A. 颞间隙感染　　　　　　B. 颞下间隙感染
   C. 咬肌间隙感染　　　　　D. 翼下颌间隙感染
   E. 颊间隙感染

22. 牙源性角化囊肿易复发的原因不包括
   A. 囊壁薄
   B. 可能存在多发病灶
   C. 同一病灶内有多个囊腔
   D. 可能存在子囊
   E. 囊肿内有角化物

23. 上颌骨骨折后骨折片移位方向一般是
   A. 向后上　　　　　　　　B. 向后内
   C. 向后下　　　　　　　　D. 向后外
   E. 向内前

24. 双侧髁突骨折后出现移位伴开𬌗的合理治疗方法是
   A. 单侧固定 + 颅颌弹性绷带
   B. 颌间固定 + 弹性牵引
   C. 单纯颌间固定
   D. 在双侧磨牙后区垫以 2 ~ 3mm 厚的橡皮垫，再用颅颌弹性绷带进行牵引
   E. 手术切开复位固定

25. 关于颌骨骨折描述不正确的是
   A. 在下颌骨骨折中，影响骨折段移位的主要因素是咀嚼肌的牵拉作用
   B. 单侧髁突颈部骨折可见患侧下颌向外、后移位，不能向对𬌗做侧方运动
   C. Le Fort Ⅰ型骨折是指骨折线自鼻额缝向两侧横过鼻梁、眶部，经颧额缝向后达翼突
   D. 颧骨、颧弓骨折后可表现为颧面部塌陷、张口受限、复视、瘀斑以及神经症状
   E. 下颌骨颏部粉碎性骨折可导致舌后缩，发生窒息

26. 颌面损伤患者发生吸入性窒息的原因是
   A. 异物堵塞咽喉部
   B. 组织移位
   C. 肿胀压迫
   D. 血液、唾液、呕吐物等吸入气管、支气管
   E. 双侧喉返神经损伤

27. 可提高肿瘤局部区域的药物浓度又能减轻药物的毒性与不良反应的是

A. 口服给药　　　　　　　B. 静脉给药
C. 肌内注射　　　　　　　D. 区域性动脉插管
E. 瘤内注射

28. 腐败坏死性蜂窝织炎的特征性表现是
   A. 红、肿、热、痛　　　　B. 功能障碍
   C. 可触及捻发音　　　　　D. 引流区淋巴结肿痛
   E. 以上均是

29. 不属于颞下颌关节紊乱病下颌运动异常的是
   A. 开口度过大或过小
   B. 开闭运动出现关节绞锁
   C. 开口困难或牙关紧闭，暗示疗法可减轻
   D. 开口型偏斜
   E. 开口型歪曲

30. 能用一针法麻醉的三条神经是
   A. 下牙槽神经、舌神经、颊长神经
   B. 下牙槽神经、咬肌神经、颊长神经
   C. 上牙槽后神经、腭前神经、鼻腭神经
   D. 上牙槽后神经、上牙槽中神经、上牙槽前神经
   E. 下牙槽神经、咬肌神经、舌神经

31. 瘘孔中长期排脓且有时可排出死骨片的颌骨骨髓炎是
   A. 中央性颌骨骨髓炎急性期
   B. 中央性颌骨骨髓炎慢性期
   C. 边缘性颌骨骨髓炎增生型
   D. 边缘性颌骨骨髓炎溶解破坏型
   E. 新生儿颌骨骨髓炎

32. 下颌下间隙感染的来源多为
   A. 化脓性下颌下腺炎　　　B. 淋巴结核
   C. 下颌下淋巴结炎　　　　D. 颏下间隙感染所波及
   E. 血源性感染

33. 面部皮肤癌较多见的是
   A. 鳞状细胞癌　　　　　　B. 腺上皮癌
   C. 基底细胞癌　　　　　　D. 未分化瘤
   E. 淋巴上皮癌

34. 拔除下颌阻生第三磨牙的意义不包括
   A. 预防下颌第二磨牙周破坏
   B. 预防阻生牙本身及邻牙远中面龋病
   C. 预防冠周炎
   D. 预防邻牙牙根吸收
   E. 治疗牙列拥挤

35. 慢性原发性血小板减少性紫癜拔牙时机应选择功能良好血小板计数在
   A. $10 \times 10^9/L$ 以上　　B. $20 \times 10^9/L$ 以上
   C. $40 \times 10^9/L$ 以上　　D. $50 \times 10^9/L$ 以上
   E. $80 \times 10^9/L$ 以上

36. 牙挫伤时不会出现的临床症状是
   A. 伤牙伸长　　　　　　　B. 患牙松动
   C. 咬合痛　　　　　　　　D. 牙根折断
   E. 出血

37. 下列哪个临床症状最符合腺样囊性癌
 A. 肿瘤易沿神经扩散，常具有疼痛、面瘫等神经症状
 B. 男女比例约为 6：1
 C. 有消长史
 D. 与吸烟明显相关
 E. 表面光滑，边界清楚

38. 关于颞下颌关节紊乱病，叙述错误的是
 A. 是一组疾病的总称，多发于 20～30 岁的青壮年
 B. 多因素理论被多数学者认同
 C. 临床上三大主要症状为：下颌运动异常、自发性疼痛、弹响和杂音
 D. 本病有自限性，一般不发生关节强直
 E. 以保守治疗为主，遵循一个合理的合乎逻辑的治疗程序

39. 有关节弹响史，近日弹响消失，发生疼痛，开口轻度受限。关节造影，开口可见造影存留前囊内，最符合上述关节症状的诊断是
 A. 可复性关节盘前移位
 B. 不可复性关节盘前移位
 C. 关节滑膜炎
 D. 翼外肌痉挛
 E. 关节盘穿孔

40. 下列情况哪项是皮脂腺囊肿所特有的临床表现
 A. 常见于面部
 B. 发生缓慢
 C. 囊壁与皮肤粘连，中央可有一色素点
 D. 质地软，无压痛
 E. 边界清楚，可活动

41. 下列关于颞下颌关节内强直的临床表现错误的是
 A. 关节内强直主要症状是进行性开口困难或完全不能开口
 B. 单侧关节内强直，面部两侧不对称，颏部偏向健侧
 C. 关节内强直侧，髁突活动减弱或消失
 D. 下颌角前切迹明显凹陷，下颌角显著向下突出
 E. 双侧关节内强直易出现小颌畸形面容，在幼儿易引起阻塞性睡眠呼吸暂停综合征

42. 不属于颞下颌关节复发性脱位的病因为
 A. 翼外肌功能痉挛
 B. 关节韧带、关节囊松弛
 C. 老年人、慢性长期消耗性疾病、肌张力失常
 D. 翼外肌功能亢进
 E. 急性前脱位未适当治疗

43. 整复手术的目的是
 A. 恢复外形与功能　　　B. 预防心理疾病
 C. 恢复功能　　　　　　D. 提高生存质量
 E. 恢复外形

44. 涎石病时沿腮腺导管挤压腺体见下列哪处有脓性分泌物流出
 A. 颊脂垫尖处

 B. 翼下颌皱襞与颊脂垫尖之间
 C. 颊部黏膜的下 1/3 处
 D. 平对下颌第二磨牙冠部的颊黏膜上
 E. 平对上颌第二磨牙冠部的颊黏膜上

45. 不属于口腔颌面部后天畸形和缺损的病因的是
 A. 肿瘤　　　　　　　　B. 结核
 C. 交通事故　　　　　　D. 颌骨发育畸形
 E. 放射性骨坏死

46. 涎石病的临床表现不包括
 A. 涎绞痛
 B. 导管口黏膜红肿挤压有脓性分泌物
 C. 可触及硬块并有压痛
 D. 反复发作
 E. 口干

47. 急性化脓性腮腺炎应与下列哪一类疾病相鉴别
 A. 颌骨骨髓炎　　　　　B. 腮腺区淋巴结炎
 C. 流行性腮腺炎　　　　D. 慢性腮腺炎
 E. 腮腺区肿瘤

48. 一个患有胃癌的患者在气管内插管麻醉下行胃大部切除术，术后当晚出现以耳垂为中心的肿胀，耳垂上抬，周围皮肤发红、水肿伴张口受限。可能是
 A. 甲状腺危象　　　　　B. 气管塌陷
 C. 急性化脓性腮腺炎　　D. 颞下颌关节病
 E. 败血症

49. 关于皮片移植的生理变化，错误的是
 A. 18 小时后，创面毛细血管与皮片毛细血管吻合建立血液循环
 B. 术后 8 天已有足够的血供
 C. 术后 2 年神经末梢开始生长
 D. 48～72 小时后皮片已基本成活
 E. 皮片移植后数分钟，创面毛细血管扩张，血浆渗出维持皮片存活

50. 半月神经节射频控温热术，温度应升至
 A. 75～85℃　　　　　　B. 70～75℃
 C. 60～70℃　　　　　　D. 75～90℃
 E. 50～60℃

51. 颞下颌关节紊乱病防治原则不正确的是
 A. 治疗关节局部症状的同时改进全身状况和精神状态
 B. 以保守治疗为主
 C. 近年来发展起来的微创关节镜外科，由于具有微创、直视等优点，因此关节镜外科手术常作为治疗颞下颌关节紊乱病的首选方法
 D. 遵循一个合理的合乎逻辑的治疗程序
 E. 自我保护关节和改变不良生活行为

52. 下列哪项是舌下腺囊肿口外型的临床表现
 A. 下颌下区出现质地柔软的实性包块
 B. 患者有明显的口干症状
 C. 下颌下区常出现与进食有关的反复肿痛
 D. 口内外双合诊可触及实性硬结

E. 下颌下区出现囊性包块，穿刺可抽出蛋清样黏稠液体

53. 腭裂患儿的正畸治疗是在
- A. 乳恒牙交替期
- B. 新生儿无牙期
- C. 恒牙列期早期
- D. 贯穿以上 3 个时期
- E. 成人期

54. 唾液腺炎最主要的感染途径是
- A. 血源性
- B. 逆行性
- C. 损伤
- D. 淋巴源性
- E. 邻近组织炎症波及

55. 角化囊肿的内容物是哪种性质的
- A. 白色凝乳状物质
- B. 灰白色或淡黄色角化物质
- C. 豆腐渣样物质
- D. 无色透明黏稠液体
- E. 淡黄色含胆固醇结晶液体

56. 一般恶性混合瘤的治疗手段以
- A. 放射治疗为主
- B. 化学治疗为主
- C. 手术治疗为主
- D. 免疫治疗为主
- E. 冷冻治疗为主

57. 唾液腺恶性肿瘤发生率相对较高的是
- A. 腭腺
- B. 舌下腺
- C. 腮腺
- D. 下颌下腺
- E. 唇腺

58. 味觉出汗综合征是
- A. 下颌下腺手术后并发症
- B. 舌下腺手术后并发症
- C. 小唾液腺手术后并发症
- D. 腮腺手术后并发症
- E. 与唾液腺手术无关

59. 颞下颌关节张口初、闭口末弹响，最有可能发生在下列哪种关节病
- A. 可复性盘前移位
- B. 不可复性盘前移位
- C. 翼外肌功能亢进
- D. 骨关节病
- E. 关节盘穿孔

60. 发音时，软腭肌群收缩使软腭上抬，形成腭咽闭合，此时是软腭的哪个部位与咽壁贴合
- A. 软腭后 1/3
- B. 软腭后缘
- C. 软腭中、后 1/3 交界区
- D. 软腭前 1/3
- E. 软腭中 1/3

61. 下列关于颞下颌关节紊乱病临床表现描述不正确的是
- A. 具有下颌运动异常、疼痛、弹响和杂音三大主要症状
- B. 仅有下颌运动异常、疼痛、弹响和杂音三大症状
- C. 常常可伴有各种耳症、各种眼症以及吞咽困难、语言困难、慢性疲劳等症状
- D. 常伴有头痛的症状
- E. 摩擦音可出现于骨关节病

62. 关节强直手术前，必须明确以下几项诊断，才能制定正确的手术计划，其中错误的是
- A. 确定是关节内强直、关节外强直或混合性强直
- B. 确定强直的性质是纤维性，还是骨性
- C. 确定强直是单侧或双侧
- D. 确定病变的部位和范围
- E. 确定是何种原因引起的强直

63. 在可能导致胎儿发生唇腭裂畸形的药物中，不包括
- A. 强心药物
- B. 抗肿瘤药物
- C. 抗组胺药物
- D. 抗惊厥药物
- E. 安眠药物

64. 干热灭菌法消毒时温度和时间是
- A. 160℃持续 120 分钟
- B. 170℃持续 120 分钟
- C. 180℃持续 120 分钟
- D. 190℃持续 120 分钟
- E. 190℃持续 90 分钟

65. 上下颌第三磨牙口外投照片可观察的项目不包括
- A. 第三磨牙的形态
- B. 第三磨牙萌出情况
- C. 第三磨牙阻生方向
- D. 儿童第三磨牙牙胚发育情况
- E. 下颌下腺导管结石情况

66. 最适合用牛角钳拔除的牙齿是
- A. 上颌第一磨牙
- B. 有三个根的下颌第一磨牙
- C. 有两个根的下颌磨牙
- D. 牙冠破坏较大或有大充填物的上颌磨牙
- E. B＋C＋D

67. 用肥皂液刷洗手和臂时浸泡范围应在肘部以上
- A. 5cm
- B. 6cm
- C. 7cm
- D. 8cm
- E. 10cm

68. 颞下颌关节成形术后开口练习应于何时开始
- A. 一般术后 7～10 天
- B. 一般术后 1 个月
- C. 一般术后半年
- D. 一般术后 3 个月
- E. 即刻

69. 根尖片上的骨硬板是
- A. 牙槽间隔的影像
- B. 牙周膜的影像
- C. 牙骨质的影像
- D. 牙槽嵴顶的影像
- E. 牙槽窝内壁的影像

70. 下列局部麻醉药中表面麻醉作用最强的是
- A. 2% 盐酸丁卡因
- B. 4% 盐酸可卡因
- C. 0.5% 布比卡因
- D. 0.5% 盐酸达克罗宁
- E. 2% 利多卡因

71. 表皮损伤超过哪一层会形成瘢痕
- A. 基底层
- B. 棘层
- C. 颗粒层
- D. 透明层
- E. 角质层

72. 面神经的分支有
- A. 眼神经、上颌神经、下颌神经、颊神经、颈神经
- B. 眼神经、耳颞神经、颊神经、下颌神经、颈神经
- C. 眼支、上颌支、下颌支、下颌缘支、颈支
- D. 颞支、颧支、颊支、下颌缘支、颈支
- E. 颞支、颧支、颊支、下颌下支、舌下支

73. 面部的运动神经是
- A. 三叉神经
- B. 舌神经
- C. 面神经
- D. 耳大神经
- E. 眼神经

74. 面神经分支中损伤会导致一侧额纹消失的是
- A. 下颌缘支
- B. 颞支
- C. 颊支
- D. 颧支
- E. 颈支

75. 以下有关皮瓣的叙述中错误的是
- A. 皮瓣感觉的恢复首先为温度觉，最后是痛觉
- B. 术后 72 小时内是游离皮瓣最容易发生血管危象的时候
- C. 皮瓣设计应比缺损处稍大，以预防皮瓣转移后发生收缩
- D. 原则上组织畸形和缺损能用带蒂皮瓣修复就不用游离皮瓣，能用游离皮瓣就不用管状皮瓣
- E. 轴型皮瓣只要在血管的长轴内设计，一般可不受长宽比例的限制

76. 关于三叉神经痛的临床表现描述错误的是
- A. 发作多在白天
- B. 疼痛如电击、针刺或撕裂样剧痛
- C. 多可自行痊愈
- D. 两次发作之间无任何疼痛症状
- E. 患者常有拔牙史

77. 带蒂皮瓣断蒂一般在第一次手术后多长时间进行
- A. 7 天
- B. 7～14 天
- C. 14～21 天
- D. 21～30 天
- E. 30～40 天

78. 根尖片长焦距平行投照技术的优点是
- A. 不需附加其他特殊设备，操作简便
- B. X 线中心线平行于牙长轴，避免影像失真
- C. X 线中心线垂直于牙长轴，避免影像失真
- D. X 线中心线平行于牙长轴与胶片的分角线，避免影像失真
- E. X 线中心线垂直于牙长轴与胶片的分角线，避免影像失真

79. 可扪到静脉石的血管病变是
- A. 葡萄酒斑状毛细血管瘤
- B. 杨梅样毛细血管瘤
- C. 血管痣
- D. 静脉畸形
- E. 蔓状血管瘤

80. 在上颌根尖片上所能看见的颌骨正常的解剖结构有
- A. 切牙孔、营养管、鼻腔、喙突、颧骨、上颌窦及上颌结节
- B. 切牙孔、腭中缝、鼻腔、颏孔、颧骨、上颌窦及上颌结节
- C. 切牙孔、腭中缝、鼻腔、喙突、颧骨、上颌窦及上颌结节
- D. 切牙孔、腭中缝、鼻腔、喙突、颧骨、外斜线及上颌结节
- E. 切牙孔、腭中缝、鼻腔、喙突、颧骨、下颌骨及上颌结节

81. 上颌后部咬合片常用于观察
- A. 上颌前部骨质变化的情况
- B. 上颌后部骨质变化的情况
- C. 一侧上颌后部骨质变化的情况
- D. 颏部骨质变化的情况
- E. 唾液腺导管结石

82. 以下哪项不是流行性腮腺炎的特点
- A. 常双侧同时或先后发病
- B. 腮腺肿痛、分泌物浑浊
- C. 可终身免疫
- D. 有传染性
- E. 儿童多发

83. 舌下囊肿的处理目前常用的治疗是
- A. 袋形缝合
- B. 尽可能摘除囊肿
- C. 完全摘除囊肿
- D. 摘除舌下腺
- E. 引流囊液

84. 哪种唾液腺肿瘤易侵犯面神经，引起疼痛、面瘫等神经症状
- A. 多形性腺瘤
- B. 沃辛瘤
- C. 腺样囊性癌
- D. 黏液表皮样癌
- E. 未分化癌

85. 外渗性黏液囊肿常由下列哪项原因所致
- A. 外伤
- B. 炎症
- C. 过敏
- D. 感染
- E. 化学刺激

86. Mucoepidermoid Carcinoma 为
- A. 腺样囊性癌
- B. 黏液表皮样癌
- C. 鳞癌
- D. 腺淋巴瘤
- E. 圆柱瘤

87. 三叉神经上颌支支配的区域不包括
- A. 下眼睑
- B. 鼻翼
- C. 口角
- D. 鼻唇沟
- E. 前额

88. 始基囊肿属于
- A. 胚胎性软组织囊肿
- B. 潴留囊肿
- C. 牙源性囊肿
- D. 面裂囊肿
- E. 血外渗性囊肿

89. 阻滞麻醉镇痛效果不全时加用
- A. 冷冻麻醉
- B. 表面麻醉
- C. 骨膜上浸润麻醉
- D. 牙周膜注射浸润麻醉
- E. 针刺麻醉

90. 关于口腔颌面部间隙感染的描述错误的是
A. 均为继发性
B. 有时也可为原发性
C. 多为牙源性或腺源性感染扩散所致
D. 多为需氧和厌氧菌引起的混合感染
E. 化脓性炎症可局限于一个间隙内，也可波及相邻的几个间隙

91. 通常不会引起张口受限的间隙感染是
A. 咬肌间隙感染
B. 翼下颌间隙感染
C. 颞下间隙感染
D. 眶下间隙感染
E. 下颌骨急性化脓性骨髓炎

92. 脓肿切开引流操作错误的是
A. 切口的位置在脓肿的低位
B. 切口的位置选择在愈合后瘢痕隐蔽的位置
C. 最好选择在口内切开引流
D. 切开至黏膜下或皮下，可钝性分离扩大创口
E. 颜面危险三角区的脓肿切开后只能轻度挤压，以保证引流通畅

93. 化脓性颌骨骨髓炎急性期的 X 线片表现是
A. 骨小梁有斑点状吸收
B. 有骨膜反应
C. 有死骨形成
D. 破坏区周围有骨质增生
E. 颌骨未见明显改变

94. 颌面部复合伤伴有鼻腔外耳道出血时应考虑有
A. 鼻腔、外耳道软组织挫伤
B. 鼻黏膜撕裂伤
C. 口腔出血反流至鼻腔
D. 颅底骨折脑脊液漏
E. 鼻、耳道骨折

95. 不符合舌损伤的缝合要求的是
A. 保持舌的长度
B. 小针细线缝合
C. 边距稍大
D. 缝得深些，多带些组织
E. 最好加褥式缝合

96. 游离皮片移植失败的主要原因是
A. 皮下有血肿
B. 患者贫血
C. 皮片取得太薄
D. 加压包扎压力过大或过小
E. 缝合过紧

97. 颌骨骨折最重要的临床体征是
A. 咬合错乱
B. 张口受限
C. 骨折段异常活动
D. 局部肿痛
E. 骨摩擦音

98. 多形性腺瘤发生最多的部位是
A. 唇腺
B. 下颌下腺
C. 舌下腺
D. 腭腺

E. 腮腺

99. 关于腮腺多形性腺瘤手术的叙述错误的是
A. 单纯肿瘤摘除术
B. 将肿瘤连同周围腮腺组织一并切除术
C. 肿瘤在浅叶时，将肿瘤和腮腺浅叶一并切除术
D. 肿瘤在深叶时，将肿瘤连同全腮腺切除术
E. 各种术式均要保留面神经

100. 免疫组织化学染色中淀粉酶阳性的唾液腺肿瘤是
A. 多形性腺瘤
B. 嗜酸性腺瘤
C. 腺样囊性癌
D. 腺泡细胞癌
E. 黏液表皮样癌

101. 不属于牙源性囊肿的是
A. 含牙囊肿
B. 根尖周囊肿
C. 角化囊肿
D. 始基囊肿
E. 面裂囊肿

102. 关于沃辛瘤病史特点的描述错误的是
A. 多见于男性，男女比例约 6∶1
B. 好发于 40～70 岁中老年
C. 发病可能与吸烟有关
D. 有消长史
E. 易发生血行转移

103. 肿瘤化疗的主要不良反应是
A. 口腔溃疡
B. 胃肠道反应
C. 骨髓抑制
D. 脱发
E. 肝损害

104. 以下关于腮腺良性肿瘤的诊断与治疗错误的是
A. 可采用"细针吸取活检"作穿刺细胞学检查
B. 术前行活组织检查以明确诊断
C. 术中可行冰冻活组织检查以明确肿瘤性质
D. 术中应保证面神经不受损伤
E. 禁忌做简单的、顺包膜剥离的剜出术

105. 治疗中线致死性肉芽肿应首选
A. 手术
B. 放疗
C. 化疗
D. 激素
E. 冷冻

106. 下颌骨骨折的好发部位中不包括
A. 正中联合部
B. 颏孔区
C. 下颌角部
D. 喙突
E. 髁突颈部

107. 不属于三叉神经功能检查项目的是
A. 颌面部皮肤及黏膜的痛、温觉检查
B. 角膜反向
C. Schirmer 试验
D. 腭反射
E. 咀嚼肌运动功能检查

108. 容易早期发生肺部转移的口腔颌面部肿瘤是
A. 牙龈癌
B. 舌癌
C. 黏液表皮样癌
D. 颊癌

E. 腺样囊性癌

109. 发生黏液性病变时可穿刺出不凝固血性液体的肿瘤是
   A. 神经纤维瘤
   B. 神经鞘瘤
   C. 骨肉瘤
   D. 成釉细胞瘤
   E. 血管内皮瘤

110. 成釉细胞瘤被认作为"临界瘤"的原因是
   A. 有局部浸润性
   B. 易远处转移
   C. 易感染
   D. 易出血
   E. 易恶变

111. 颌骨良性肿瘤的主要 X 线表现为
   A. 骨质破坏
   B. 有骨膜反应
   C. 边界清晰
   D. 有空腔形成
   E. 有虫蚀样破坏

112. 易被误诊为下颌下腺囊肿的是
   A. 黏液囊肿
   B. 舌下腺囊肿单纯型
   C. 舌下腺囊肿口外型
   D. 舌下腺囊肿哑铃型
   E. 口底皮样囊肿

113. 淋巴管瘤好发部位不包括
   A. 腭部
   B. 舌部
   C. 颊部
   D. 唇部
   E. 颈部

114. 以基底细胞癌多见的癌症是
   A. 唇癌
   B. 皮肤癌
   C. 口底癌
   D. 腭癌
   E. 颊黏膜癌

115. 多形性腺瘤的临床表现，正确的是
   A. 最常见于腭腺
   B. 发病年龄以 50 岁以上为多见，女性多于男性
   C. 应根据生长速度来判断有无恶变
   D. 肿瘤长大后除表现畸形外，一般还可引起功能障碍
   E. 肿瘤界限清楚，质地中等，扪诊呈结节状

116. 恶性黑色素瘤多来源于
   A. 皮内痣
   B. 交界痣
   C. 复合痣
   D. 毛痣
   E. 雀斑

117. 上颌骨横断骨折的固定方法是
   A. 单颌固定
   B. 颌间固定
   C. 颅颌固定
   D. 颅颌固定 + 颌间固定
   E. 颅颌固定 + 单颌固定

118. 鼻唇沟变浅可能是因为损伤了面神经的
   A. 颞支
   B. 颧支
   C. 颊支
   D. 颈支
   E. 下颌缘支

119. 唇裂术后使用唇弓减张的时间至少是
   A. 7 天
   B. 10 天
   C. 14 天
   D. 3 周
   E. 3 个月

120. 一般认为，进行单侧唇裂整复术最合适的年龄为

   A. 新生儿期
   B. 1 ~ 3 个月
   C. 3 ~ 6 个月
   D. 6 ~ 12 个月
   E. 1 岁以后

121. 下颌运动异常、疼痛、弹响和杂音是以下哪类疾病的主要症状
   A. 颞下窝肿瘤
   B. 颞下颌关节紊乱病
   C. 颞下颌关节炎
   D. 颞下颌关节强直
   E. 髁突肿瘤

122. 应用以下哪种检查，可发现颞下颌关节紊乱病的一些早期改变，如关节盘糜烂、滑膜充血、关节腔内絮状物等
   A. X 线平片
   B. 关节造影
   C. 颞下颌关节内窥镜
   D. CT
   E. MRI

123. 以下哪一点不是颞下颌关节强直的病因
   A. 感染
   B. 损伤
   C. 类风湿关节炎
   D. 上下颌间瘢痕挛缩
   E. 髁突肿瘤

124. 下列症状中，哪一个是颞下颌关节双侧急性前脱位的特有症状
   A. 呈开口状不能闭合
   B. 双侧耳屏前触诊有凹陷
   C. 咀嚼及吞咽困难
   D. X 线显示髁突位于关节凹外
   E. 完全不能张口

125. 舌根的淋巴管汇入
   A. 下颌下淋巴结
   B. 颏下淋巴结
   C. 颈浅淋巴结
   D. 颈深上淋巴结
   E. 腮腺淋巴结

126. 婴幼儿化脓性颌骨骨髓炎多见于
   A. 下颌骨
   B. 上颌骨
   C. 颞骨
   D. 颧骨
   E. 鼻骨

127. 下颌第三磨牙阻生适宜做龈瓣切除术的情况是
   A. 水平阻生，冠周炎反复发作
   B. 垂直阻生，升支前方有足够空隙，对颌牙位置正常
   C. 前倾阻生，前方邻牙远中龋坏
   D. 前倾阻生，龈瓣上有咬痕
   E. 颊向阻生，对牙位置正常

128. 味觉出汗综合征是下列哪种唾液腺手术常见的并发症
   A. 舌下腺手术后并发症
   B. 下颌下腺手术后并发症
   C. 小唾液腺手术后并发症
   D. 腮腺手术后并发症
   E. 与唾液腺手术无关

129. 在下颌下腺肿瘤的诊断中，以下哪种是一种准确率较高的定性诊断方法
   A. B 超
   B. CT
   C. 术前活检
   D. 细针吸取活检

E. MRI

130. 下列哪项不是牙拔除术后并发症
   A. 拔牙术后出血　　　　B. 拔牙术后感染
   C. 面颊部肿胀反应　　　D. 干槽症
   E. 神经损伤

131. 口腔颌面一般检查不包括的是
   A. 口腔检查　　　　　　B. 颌面部检查
   C. 咽部检查　　　　　　D. 颞下颌关节检查
   E. 唾液腺检查

132. 眶下神经阻滞麻醉的麻醉区不包括
   A. 眶下区　　　　　　　B. 上唇
   C. 上颌前牙　　　　　　D. 上颌前磨牙
   E. 上颌第一磨牙近中和远中颊根

133. 牙根进入颞下间隙不能取出而需再次手术的最佳时间是
   A. 拔牙后 2 周　　　　　B. 拔牙后 3 周
   C. 拔牙后 4 周　　　　　D. 拔牙后 5 周
   E. 拔牙后 6 周

134. 对口腔颌面部外伤吸入性窒息的急救措施是
   A. 气管切开　　　　　　B. 清除口腔内分泌物
   C. 将舌牵出口外　　　　D. 低卧
   E. 经口或鼻气管插管

135. 可以准确显示关节间隙和关节结构形态的投照方法是
   A. 颞下颌关节侧斜位片
   B. 下颌骨升支切线位片
   C. 矫治颞下颌关节侧斜位片
   D. 下颌骨开口后前位片
   E. 下颌骨后前位片

136. 单颌固定不具备的优点是
   A. 可行使张闭口运动
   B. 对进食、语言功能影响较小
   C. 便于保持口腔卫生
   D. 固定坚实可靠
   E. 具有一定功能活动，有利于改善局部血液循环

137. 颜面部疖痈最常见的致病菌为
   A. 金黄色葡萄球菌　　　B. 白色葡萄球菌
   C. 溶血性链球菌　　　　D. 厌氧性链球菌
   E. 铜绿假单胞菌

138. 颌面部"危险三角区"内静脉的特点是
   A. 粗大
   B. 无瓣膜
   C. 有瓣膜
   D. 与进入颅内的动脉吻合
   E. 形成静脉丛与颅内静脉相通

139. 拔牙后注意事项中错误的是
   A. 拔牙当日可刷牙或漱口
   B. 拔牙后 30 分钟可吐掉压迫止血用的棉球
   C. 不宜反复吸吮创口

   D. 拔牙当日进软食
   E. 拔牙当日进食不宜过热

140. 确诊脓肿形成的最可靠依据是
   A. 血培养　　　　　　　B. 穿刺
   C. 触诊　　　　　　　　D. 测体温
   E. 透视

141. 上颌神经属于
   A. 运动神经　　　　　　B. 交感神经
   C. 副交感神经　　　　　D. 混合性神经
   E. 感觉神经

142. 双侧上颌骨横断骨折或颅颌分离的骨折常用
   A. 单颌牙弓夹板固定
   B. 切开复位，骨间固定
   C. 带钩牙弓夹板颌间固定
   D. 黏片颌间固定
   E. 颅颌固定

143. 口角炎的治疗原则为
   A. 局部激素治疗，全身抗生素治疗
   B. 全身激素治疗，局部抗生素治疗
   C. 局部激素治疗，口服维生素
   D. 全身激素治疗，局部维生素外用
   E. 根据不同的病因选择抗菌、抗真菌或补充营养的治疗

144. 舌下腺囊肿的内容物特点是
   A. 白色凝乳状物质　　　B. 灰白色角化物质
   C. 无色透明黏稠液体　　D. 豆腐渣样物质
   E. 淡黄色含胆固醇结晶液体

145. 拔除右侧下颌垂直阻生牙时医生应站在
   A. 患者右前方　　　　　B. 患者左前方
   C. 患者右后方　　　　　D. 患者左后方
   E. 以上均可

146. 骨纤维异常增殖症常见的典型 X 线表现是
   A. 大小不等的圆形齿状阴影
   B. 呈日光放射状排列的骨刺
   C. 不规则骨质破坏
   D. 单囊状阴影
   E. 毛玻璃样阴影

147. 游离移植易发生感染而导致手术失败的组织不包括
   A. 骨及软骨　　　　　　B. 皮肤
   C. 筋膜　　　　　　　　D. 脂肪
   E. 神经

148. 下列关于三叉神经痛定义正确的是
   A. 指在三叉神经分布区域内出现阵发性电击样剧烈疼痛，历时数秒至数分钟，间歇期有轻微症状
   B. 指在三叉神经分布区域内出现阵发性电击样剧烈疼痛，持续时间较长，间歇期无症状
   C. 指在三叉神经分布区域内出现阵发性剧烈跳痛，历时数秒至数分钟，间歇期有症状
   D. 指在三叉神经分布区域内出现阵发性电击样剧烈疼

痛，持续时间较长，间歇期有轻微症状

E. 指在三叉神经分布区域内出现阵发性电击样剧烈疼痛，历时数秒至数分钟，间歇期无症状

149. 三角形皮瓣三角前尖角为多少时可直接缝合

A. 45° B. 90°

C. 60° D. 70°

E. 50°

150. 下列表述不正确的是

A. 恶性肿瘤组织来源不同，治疗方法各异

B. 根据肿瘤侵犯的范围，国际抗癌协会制定了 TNM 分类法

C. N 表示肿瘤大小

D. T 表示原发肿瘤

E. M 表示有无远处转移

151. 腮腺区包块通常不做术前病理活检而采取术中冰冻检查的主要原因是

A. 患者免受两次手术痛苦

B. 有面神经，不易取标本

C. 增加刀口感染机会

D. 重复切口影响美观

E. 增加解剖面神经的困难，并且不符合肿瘤治疗原则

152. 下唇中部的淋巴管先注入

A. 下颌下淋巴结 B. 颏下淋巴结

C. 颊淋巴结 D. 耳前淋巴结

E. 面淋巴结

153. 最常见的口腔癌是

A. 舌癌 B. 牙龈癌

C. 唇癌 D. 颊癌

E. 口底癌

154. 下列哪项是对腭咽闭合不全患者进行缩小咽腔增进腭咽闭合之目的而实行的手术

A. 提肌重建术 B. 两瓣术

C. 单瓣术 D. 咽后壁组织瓣转移术

E. 软腭逆向双"Z"形瓣移位术

155. 囊性淋巴管瘤的临床表现错误的是

A. 主要发生于颈部锁骨上

B. 好发于儿童及青少年

C. 表面皮肤正常，柔软有波动感

D. 内有透明浅黄色水样液体

E. 有可压缩性，体位移动试验阳性

156. 在面部轴型皮瓣的长宽比例为

A. 2:1 B. 3:1

C. 4:1 D. 5:1

E. 在血管长轴内不受长宽比例的限制

157. 贝尔面瘫上下眼睑不能闭合的原因是

A. 眼轮匝肌瘫痪 B. 展神经损伤

C. 滑车神经损伤 D. 动眼神经损伤

E. 上睑提肌瘫痪

158. 不属于前后向发育过度畸形的是

A. 上颌发育过度（前突）

B. 宽面综合征

C. 下颌发育过度（前突）

D. 下颌颏部发育过度

E. 双颌前突

159. 下列说法错误的是

A. 皮瓣移植抗感染力强，愈合快

B. 皮瓣包括皮下脂肪层，可用于凹陷缺损畸形整复

C. 皮瓣不适合于移植在肌腱、关节面、骨面等暴露创面上

D. 皮瓣移植后收缩小

E. 皮瓣可作为重要血管、脑膜等保护之用

160. 三叉神经周围支切断撕脱术主要适用于

A. 下牙槽神经和眶下神经

B. 上牙槽后神经和中神经

C. 上牙槽前神经和下牙槽神经

D. 颊神经和舌神经

E. 眶下神经和腭大神经

161. 不属于牙源性角化囊肿多房性的 X 线表现是

A. 囊腔大小相差悬殊 B. 囊腔大小相近似

C. 常沿颌骨长轴生长 D. 牙根可有吸收

E. 颌骨可向舌侧膨胀

162. 唇裂是由于胚胎发育时期哪两个面突未融合而致

A. 上颌突与内侧鼻突

B. 双侧下颌突球状突与上颌突

C. 球状突与上颌突

D. 双侧球状突

E. 球状突与侧鼻突

163. 观察儿童第三磨牙牙胚情况宜采用

A. 下颌横断𬌗片

B. 口内根尖片

C. 上下颌第三磨牙口外投照片

D. 𬌗翼片

E. 下颌前部𬌗片

164. 外渗性黏液囊肿的特点是

A. 假复层纤毛柱状上皮衬里

B. 复层扁平上皮衬里

C. 扁平上皮衬里

D. 矮柱状上皮衬里

E. 无衬里上皮

165. 牙周间隙变窄或消失的 X 线影像是

A. 牙𬌗向脱位 B. 牙嵌入性脱位

C. 牙根折裂 D. 牙折

E. 致密性骨炎

166. 关于黏液表皮样癌的特征不正确的是

A. 2/3 黏液表皮样癌发生在腮腺

B. 高分化较低分化者常见

C. 血行转移不多见

D. 低分化者常见颈淋巴结转移

E. 高分化者常见区域淋巴结转移

167. 多形性腺瘤易复发的原因是

A. 因为发生在腮腺

B. 包膜不完整，或在包膜内有瘤细胞侵入

C. 该肿瘤好转移

D. 无包膜

E. 有恶变可能

168. 唾液腺黏液囊肿好发于

A. 下唇和下颌下腺　　　B. 舌下腺和下颌下腺

C. 上唇和下颌下腺　　　D. 上唇和舌下腺

E. 下唇和舌下腺

169. 腺样囊性癌最常发生远处转移的脏器是

A. 脑　　　　　　　　　B. 骨

C. 肝　　　　　　　　　D. 肾

E. 肺

170. 耳下结节样肿块首先考虑为

A. 耳下淋巴结　　　　　B. 皮脂腺囊肿

C. 神经鞘瘤　　　　　　D. 腮腺混合瘤

E. 脂肪瘤

171. 口腔颌面部不易早期发现的肿瘤是

A. 腮腺浅叶肿瘤　　　　B. 下颌下腺肿瘤

C. 硬腭肿瘤　　　　　　D. 舌根部肿瘤

E. 舌下腺肿瘤

172. 正颌手术引起牙及骨坏死的原因是

A. 软组织张力过大或覆盖不全引起的小区域骨质暴露

B. 切开牙槽骨时损伤两侧牙周或牙根，引起单纯牙髓坏死

C. 牙－骨复合体软组织蒂部撕伤或断裂，造成严重的供血障碍

D. 创部感染

E. 以上均是原因

173. 下颌正颌手术可能损伤的神经是

A. 下牙槽神经　　　　　B. 舌神经

C. 颏神经　　　　　　　D. 咬肌神经

E. 颊神经

174. 颌骨骨折伴发脑脊液鼻漏时不应

A. 应用抗生素

B. 局部保持清洁

C. 进行鼻腔冲洗，协助引流

D. 观察脑脊液量及色泽

E. 脑脊液停止一定时间后处理颌骨骨折

175. 关于肿瘤手术中"无瘤"原则的叙述，错误的是

A. 对肿瘤外露部分应以纱布覆盖，缝包，表面溃疡者电灼或化学药物处理

B. 保证切除手术在正常组织内进行，避免切破肿瘤，防止挤压肿瘤，应整体切除，不宜分块挖出

C. 缝合前应用大量低渗盐水及化学药物冲洗湿敷，缝合时应更换器械和手套

D. 术中和术后可静脉或区域性动脉内注射化疗药物

E. 为了节约开支，缝合时无须更换手套

176. 患者，男性，38 岁。⌐8重度伸长，无对颌牙，上颌对应位置牙龈红肿，可见咬合印记。最佳的处理方式是

A. ⌐8殆面调磨

B. ⌐8根管治疗后截冠

C. 拔除⌐8

D. ⌐8截冠后，上颌活动义齿修复⌐8

E. ⌐8全冠修复

177. 与颧骨不相连的骨是

A. 上颌骨　　　　　　　B. 鼻骨

C. 颞骨　　　　　　　　D. 蝶骨

E. 颧骨

178. 临床中下颌骨体部骨折固定时间应该为

A. 3 周　　　　　　　　B. 2 个月

C. 3 个月　　　　　　　D. 4 周

E. 半年

179. 颧骨颧弓骨折中复位后不需固定的是

A. 颧骨体骨折向后下内移位，不伴有转位

B. 颧弓骨折

C. 复杂性骨折

D. 内转位颧骨体骨折

E. 颧、上颌骨骨折

180. 贝尔面瘫急性期为发病后多长时间

A. 1～2 周　　　　　　B. 3～6 周

C. 2 年后　　　　　　　D. 1～2 年

E. 1 周内

181. 关于贝尔面瘫损害定位中正确的说法是

A. 鼓索与镫骨肌神经节之间：面瘫＋味觉丧失＋听觉改变

B. 镫骨肌与膝状神经节之间：面瘫＋味觉丧失＋泪腺分泌障碍

C. 茎乳孔以外：面瘫＋味觉丧失

D. 膝状神经节：面瘫＋味觉丧失＋唾液腺、泪腺分泌障碍＋听觉改变

E. 脑桥与膝状神经节之间：面瘫

182. 不是用于治疗三叉神经痛的药物是

A. 苯妥英钠　　　　　　B. 甲氨蝶呤

C. 山莨菪碱　　　　　　D. 卡马西平

E. 氯硝西泮

183. 以下关于唇裂、腭裂的叙述哪项是错误的

A. 外科手术整复是主要的治疗方法

B. 应采用综合序列治疗来达到功能与外形的恢复

C. 唇裂患者无法形成腭咽闭合

D. 腭裂病员术后应作语音训练

E. 颌骨继发畸形的治疗常在 16 岁以后进行

184. 临床上涎石病最常见于

A. 腮腺导管

B. 下颌下腺腺体

C. 下颌下腺导管

D. 腮腺腺体与导管交界处

E. 下颌下腺腺体与导管交界处

185. 舌下腺囊肿最常用的治疗方法是

A. 激光　　　　　　　B. 抗感染治疗

C. 手术切除　　　　　D. 碘酊烧灼

E. 冷冻治疗

186. Le Fort Ⅱ型骨折是指

A. 颧弓上颌骨折　　　B. 锥型骨折

C. 纵行骨折　　　　　D. 水平骨折

E. 矢状骨折

187. 面部随意皮瓣的长宽之比通常不超过

A. 1∶1　　　　　　　B. 2∶1

C.（4～5）∶1　　　D. 3∶1

E.（5～6）∶1

188. 关于血管吻合的基本要求中错误的是

A. 没有血管外膜植入吻合口

B. 吻合口的血管内膜应紧密接触

C. 吻合口不产生狭窄

D. 吻合后的血管应无张力

E. 针距边距大小对吻合效果影响不大

189. 舌下神经切断的症状是

A. 舌同侧半边的感觉丧失

B. 有分泌障碍

C. 有味觉障碍

D. 同侧的舌肌麻痹

E. 没有上述结果

190. 面神经出茎乳孔的体表位置在

A. 乳突尖端下方约1cm处

B. 乳突尖部

C. 乳突根部

D. 乳突前缘中点

E. 茎突尖部

191. 舌的运动神经是

A. 舌神经　　　　　　B. 舌咽神经

C. 舌下神经　　　　　D. 面神经分支

E. 三叉神经分支

192. 下颌骨体部肿物首选的辅助检查是

A. 细针吸取活检　　　B. 组织切取活检

C. 数字减影　　　　　D. 下颌曲面体层X线片

E. 放射性核素扫描

193. 单瓣术适用于哪种腭裂

A. 软腭裂　　　　　　B. 不完全腭裂

C. 单侧完全腭裂　　　D. 双侧完全腭裂

E. 黏膜下裂

194. 唇裂修复术对患儿的白细胞计数的要求是

A. 小于 20×10^9/L　　B. 小于 15×10^9/L

C. 小于 10×10^9/L　　D. 小于 5×10^9/L

E. 无要求

195. 关于舌癌描述错误的是

A. 多数为鳞癌

B. 是最常见的口腔癌

C. 舌后1/3癌肿属口咽癌范畴

D. 主要以血道转移为主

E. 生长快，浸润性较强

196. 颞下颌关节疾病中最常见的是

A. 关节紊乱病　　　　B. 感染

C. 肿瘤　　　　　　　D. 外伤

E. 关节强直

197. 局部麻醉术后麻木症状仍未恢复的可能原因是

A. 注射区有血肿　　　B. 注射区有感染

C. 注射区有神经损伤　D. 注射针折断

E. 注射区有水肿

198. 超声检查在口腔颌面部不适用于

A. 确定有无占位性病变

B. 确定囊性或实性肿物

C. 为评价肿瘤性质提供信息

D. 确定深部肿物与邻近重要血管的关系

E. 确定肿物的解剖结构

199. 不适合用作牙周病影像学检查的方法是

A. 根尖片　　　　　　B. 𬌗翼片

C. 下颌骨侧位片　　　D. 曲面体层片

E. 根尖片数字减影技术

200. 两段式两次法种植术第1次和第2次手术间隔时间为

A. 1个月　　　　　　B. 2个月

C. 2～3个月　　　　　D. 4～6个月

E. 7～9个月

201. 用于皮肤消毒的氯己定溶液浓度为

A. 0.1%　　　　　　B. 0.3%

C. 0.4%　　　　　　D. 0.5%

E. 1%

202. 牙源性腺样瘤的好发部位是

A. 上颌切牙区　　　　B. 下颌切牙区

C. 上颌尖牙区　　　　D. 下颌尖牙区

E. 磨牙区

203. 上颌突和球状突未愈合导致

A. 面斜裂　　　　　　B. 面横裂

C. 腭裂　　　　　　　D. 唇裂

E. 正中裂

204. 慢性再生障碍性贫血经治疗已缓解且血红蛋白含量高于多少时可拔牙

A. 11g/dl　　　　　　B. 12g/dl

C. 10g/dl　　　　　　D. 9g/dl

E. 8g/dl

205. 牙周膜内的上皮剩余来源于

A. 牙板上皮　　　　　B. 前庭板上皮

C. 缩余釉上皮　　　　　　D. 上皮根鞘
E. 口腔黏膜上皮

206. 以下关于双侧颞下颌关节急性前脱位的描述不正确的是
A. 下颌前伸，两颊变平
B. 耳屏前仍可触及髁突
C. 不能闭口，流唾液
D. 前牙开𬌗、反𬌗，部分后牙接触
E. X线检查可排除髁突骨折

207. 口底腐败坏死性感染治疗中错误的是
A. 广泛切开引流
B. 加压包扎消灭无效腔
C. 充分分离脓腔
D. 2%过氧化氢反复冲洗
E. 高压氧治疗

208. 颊间隙脓肿波及下列哪种组织时可形成多间隙感染
A. 黏膜下组织　　　　　　B. 颊部皮下组织
C. 颊肌　　　　　　　　　D. 颊脂体
E. 颊部的神经

209. 口腔颌面部最常见的感染病原菌是
A. 单纯厌氧菌感染
B. 单纯需氧菌感染
C. 需氧菌和厌氧菌混合感染
D. 单纯真菌感染
E. 单纯病毒感染

210. 下列哪项不是中央型颌骨骨髓炎的临床表现
A. 感染来源以下颌智齿冠周炎为主
B. 病变多在颌骨体
C. 骨髓炎累及的牙多数松动
D. 临床表现以弥漫型较多
E. 病变可累及松质骨与密质骨

211. 放射性颌骨骨髓炎临床特征性表现错误的是
A. 发病初期呈持续性针刺样剧痛
B. 病程进展缓慢，有时数月到十余年才出现症状
C. 继发感染后骨面暴露并长期溢脓，经久不愈
D. 死骨与正常骨分界不清，口腔颌面部软组织可形成洞穿性缺损畸形
E. 病程进展缓慢，疼痛不明显

212. 面横裂是由于
A. 一侧上颌突未能与内侧鼻突融合
B. 上颌突与外侧鼻突未融合
C. 上颌突与下颌突未融合
D. 原发腭突未能在一侧与继发腭突融合
E. 原发腭突未能在两侧与继发腭突融合

213. 以下哪一项检查不适合腮腺肿瘤
A. B超　　　　　　　　　B. 造影
C. 穿刺检查　　　　　　　D. CT检查
E. 切取组织活检

214. 腺淋巴瘤主要发生在

A. 腮腺　　　　　　　　　B. 下颌下腺
C. 舌下腺　　　　　　　　D. 唇腺
E. 腭腺

215. 一般24小时内引流量低于多少时即可拔除负压引流
A. 20～30ml　　　　　　B. 30～40ml
C. 60ml　　　　　　　　D. 50ml
E. 70ml

216. 牙槽窝颊侧骨板折断易出现在拔除
A. 下颌中切牙　　　　　　B. 上颌中切牙
C. 上下颌尖牙　　　　　　D. 上颌前磨牙
E. 下颌前磨牙

217. 2%利多卡因较2%普鲁卡因的特点不包括
A. 有较强的组织穿透性和扩散性
B. 毒性较大，但可用作表面麻醉
C. 麻效强，起效快
D. 有抗室性心律失常作用
E. 维持时间较短

218. 粒细胞绝对计数低于多少时属拔牙禁忌证
A. $6 \times 10^9/L$　　　　　　B. $1 \times 10^9/L$
C. $3 \times 10^9/L$　　　　　　D. $5 \times 10^9/L$
E. $2 \times 10^9/L$

219. 下颌下腺导管口位于
A. 舌下肉阜　　　　　　　B. 舌系带
C. 舌腹后分　　　　　　　D. 舌下皱襞
E. 下前牙舌侧

220. 下列哪项不是腺样囊腺癌的临床病理特点
A. 浸润性极强，易沿神经扩散
B. 易侵入血管，早期发生远处转移
C. 极易发生颈部淋巴结转移
D. 可沿骨髓腔扩散
E. 单纯放疗不能达到根治

221. 下列哪项不是影响语音治疗效果的因素
A. 腭咽闭合功能不全　　　B. 牙裂缺损，错𬌗
C. 患儿接受能力　　　　　D. 合作配合程度
E. 腭裂类型

222. 牙周膜注射浸润麻醉适用于血友病患者的原因是
A. 注射时不痛
B. 注射所致的损伤很小
C. 注射用药量较大，故止血好
D. 麻醉效能强度高
E. 麻醉作用时间长

223. 暂时性牙关紧闭是由于麻醉药注入
A. 翼内肌或翼外肌　　　　B. 翼内肌或咬肌
C. 翼内肌或颞肌　　　　　D. 翼外肌或咬肌
E. 翼外肌或颊肌

224. 关节盘不可复性前移位早期的主要表现是
A. 开口末期关节弹响
B. 开口初期关节弹响

C. 开口受限，开口时下颌偏向患侧，患者曾有关节弹响史

D. 开口过度

E. 关节摩擦音

225. 常用于面部疼痛的鉴别诊断和射频治疗的麻醉方法是

A. 上颌神经阻滞麻醉　　　B. 下颌神经阻滞麻醉

C. 鼻腭神经阻滞麻醉　　　D. 腭前神经阻滞麻醉

E. 上牙槽后神经阻滞麻醉

226. 关于三叉神经痛患病分支区域内神经功能描述正确的是

A. 触觉减退　　　　　　　B. 痛觉更敏感

C. 温度觉异常　　　　　　D. 运动支咀嚼功能亢进

E. 以上功能均无变化

227. 关于周围性面瘫临床表现不正确的是

A. 一侧面部表情肌完全瘫痪

B. 一侧眼裂以下表情肌瘫痪

C. 一侧面瘫 + 味觉丧失 + 唾液分泌障碍

D. 一侧面瘫 + 味觉丧失

E. 一侧面瘫 + 味觉丧失 + 唾液分泌障碍 + 听觉改变

228. 以下关于游离皮片移植的叙述错误的是

A. 按皮肤厚度分为刃厚皮片、中厚皮片及全厚皮片3种

B. 中厚皮片包括表皮及真皮全层

C. 面颈部植皮多采用全厚或厚中厚皮片

D. 皮片愈薄生活力愈强，移植后收缩愈大

E. 有感染的肉芽创面或骨面只能采用刃厚皮片移植

229. 三叉神经痛的主要病理表现是

A. 脱髓鞘改变　　　　　　B. 退行性变

C. 轴突节段性断裂　　　　D. 轴突消失

E. 神经细胞坏死

230. 复发率最低的三叉神经痛治疗方法是

A. 封闭治疗　　　　　　　B. 药物治疗

C. 乙醇注射疗法　　　　　D. 三叉神经撕脱术

E. 半月神经节射频控温热凝术

231. 患者，男性，78 岁，左下颌后牙黏膜出现破溃疼痛 1 年。口腔检查：⑥⑦ 残冠，颊侧黏膜上有一个直径 1.5cm 的深溃疡，周围硬，边缘不齐，底部呈菜花状，扪诊基底部有硬结。触诊下颌下淋巴结肿大。为明确诊断，最佳辅助诊断方法是

A. 刮片检查　　　　　　　B. X 线摄片检查

C. 结核菌素试验　　　　　D. 活体组织病理学检查

E. 超声体层检查

232. 患者，女性，25 岁，口底肿胀，肉眼观囊腔内充满豆腐渣样物质。镜下见角化复层扁平上皮衬里，囊壁内未见皮肤附属器。最可能的病理诊断是

A. 表皮样囊肿　　　　　　B. 皮样囊肿

C. 牙源性角化囊肿　　　　D. 皮脂腺囊肿

E. 皮脂腺瘤

233. 患牙龋坏严重，有反复牙痛史和肿胀史，患牙颊侧龈

黏膜可见一肉芽状瘘口。拔除患牙可见根尖粗糙不平，有污秽分泌物，根尖区牙周膜内脓肿形成，周围为炎性肉芽组织。病理诊断为

A. 根尖周肉芽肿　　　　　B. 急性根尖周炎

C. 牙槽脓肿　　　　　　　D. 根尖周囊肿

E. 根尖周脓肿

234. 颞下颌关节急性前脱位的治疗中，哪一项最常用

A. 切开复位　　　　　　　B. 全身麻醉下复位

C. 颌间复位　　　　　　　D. 口外法手法复位

E. 口内法手法复位

235. 颞下颌关节内强直的病因，哪一项是错误的

A. 化脓性中耳炎

B. 颞下颌关节紊乱病肌功能紊乱发展而来

C. 产伤直接损伤颞下颌关节

D. 颏部对冲性损伤

E. 血源性化脓性关节炎和类风湿关节炎

236. 唾液腺结核最常发生于哪个腺体

A. 腮腺　　　　　　　　　B. 下颌下腺

C. 唇腺　　　　　　　　　D. 舌下腺

E. 腭腺

237. 可复性关节盘前移位的主要症状为

A. 关节摩擦音

B. 张口受限

C. 关节破碎音

D. 开口初、闭口末期关节弹响，开口型改变

E. 急性错𬌗

238. 对放射线中度敏感的肿瘤是

A. 恶性黑色素瘤　　　　　B. 骨肉瘤

C. 恶性淋巴瘤　　　　　　D. 鳞状细胞癌

E. 未分化癌

239. 关节盘穿孔时关节上腔造影可见到

A. 关节后间隙变宽　　　　B. 关节前间隙变宽

C. 关节腔不显影　　　　　D. 关节上下腔相通

E. 关节上腔变窄

240. 不属于发育性囊肿的是

A. 鼻腭囊肿　　　　　　　B. 鳃裂囊肿

C. 血外渗性囊肿　　　　　D. 球上颌囊肿

E. 甲状舌管囊肿

241. 儿童时期一侧髁突受损，下颌畸形一般随年龄的增长而日益明显，面容不对称表现为

A. 颏部偏向患侧，健侧面部丰满，患侧面部扁平狭长

B. 颏部偏向健侧，健侧面部丰满，患侧面部扁平狭长

C. 颏部偏向患侧，患侧面部丰满，健侧面部扁平狭长

D. 颏部偏向健侧，患侧面部丰满，健侧面部扁平狭长

E. 颏部偏向患侧，患侧面部丰满，健侧面部亦丰满

242. 上颌神经阻滞麻醉二次进针的方向正确的是

A. 向后 10°，向下 15°　　B. 向上 10°，向前 15°

C. 向下 10°，向前 15°　　D. 向下 10°，向后 15°

E. 向上 10°，向后 15°

243. 以下关于唾液腺肿瘤的叙述哪项是错误的
    A. 腺样囊性癌血行转移率高，常有疼痛
    B. 腺淋巴瘤多见于老年男性，可有消长史
    C. 黏液表皮样癌好发于腮腺，预后主要取决于分化程度和局部手术的彻底性
    D. 巨大的腮腺多形性腺瘤可以妨碍面神经功能，且可以恶变
    E. 腮腺恶性肿瘤如波及面神经应考虑牺牲面神经

244. 涎石病的典型症状是
    A. 炎症症状   B. 阻塞症状
    C. 口干症状   D. 神经症状
    E. 全身症状

245. 单纯涎石摘除术适应于
    A. 涎石发生于下颌第二磨牙以前
    B. 涎石在腺体和导管交接处
    C. 涎石在腺体，腺体无纤维化
    D. 涎石在腺体，腺体纤维化
    E. 导管与腺体都有涎石

246. 急性腮腺炎最常见的病原菌是
    A. 金黄色葡萄球菌   B. 链球菌
    C. 文生螺旋体   D. 肺炎球菌
    E. 厌氧菌

247. 最容易发生囊肿的唾液腺是
    A. 唇腺   B. 腮腺
    C. 舌下腺   D. 下颌下腺
    E. 腭腺

248. 牙槽突裂的最佳植骨时间是
    A. 6～12 个月   B. 3～6 个月
    C. 2 岁左右   D. 9～12 岁
    E. 16 岁以后

249. 关节盘可复性前移位属于下列哪一类疾病
    A. 咀嚼肌紊乱病   B. 结构紊乱病
    C. 骨关节病   D. 炎性疾病
    E. 类风湿疾病

250. 诊断真性颞下颌关节结强直的主要依据是
    A. 关节动度减低或消失
    B. 张口受限
    C. X 线证实关节内呈致密骨性团块阴影
    D. 关节邻近区域炎症史
    E. 小下颌畸形

251. 常用于腐败坏死性口底蜂窝织炎脓腔冲洗的局部用药是
    A. 复方硼砂液   B. 3% 过氧化氢液
    C. 0.1% 氯己定液   D. 10% 过氧化氢液
    E. 0.5% 氯己定液

252. 腭前神经出自
    A. 腭前孔   B. 腭大孔
    C. 蝶腭孔   D. 腭小孔
    E. 眶下孔

253. 下唇、口角出现麻木表示哪种阻滞麻醉显效
    A. 下牙槽神经组织麻醉   B. 舌神经阻滞麻醉
    C. 舌下神经阻滞麻醉   D. 颊长神经阻滞麻醉
    E. 颏神经、切牙神经阻滞麻醉

254. 关于腮腺造影侧位片影像的描述错误的是
    A. 主导管长约 5cm，管径平均 2mm
    B. 主导管在下颌升支上方斜向后下行走
    C. 主导管走行方式以直线形或凹面向上的弧形者多见
    D. 分支导管与主导管相连处近于直角
    E. 儿童腮腺较小，但导管较粗

255. 下列哪项不属于咀嚼肌紊乱疾病
    A. 翼外肌痉挛
    B. 翼外肌功能亢进
    C. 关节囊扩张伴关节盘附着松弛
    D. 肌筋膜痛
    E. 咀嚼肌群痉挛

256. 下牙槽神经阻滞麻醉时出现面瘫的处理方法是
    A. 局部热敷   B. 注射维生素 B_1、B_{12}
    C. 局部理疗   D. 口服镇静剂
    E. 不做特殊处理

257. 眶下神经阻滞麻醉口外注射法进针方向是
    A. 注射针与皮肤成 60°角，向上、后、外进针
    B. 注射针与皮肤成 45°角，向下、后、外进针
    C. 注射针与皮肤成 45°角，向上、后、外进针
    D. 注射针与皮肤成 45°角，向上、后、内进针
    E. 注射针与皮肤成 60°角，向上、后、内进针

258. 用下列哪种消毒剂浸泡的器械使用前需用灭菌蒸馏水冲洗
    A. 戊二醛   B. 乙醇
    C. 聚维酮碘   D. 甲醛溶液
    E. 含氯消毒剂

259. 造成牙齿邻面磨耗的主要原因是
    A. 牙生理性远中移动   B. 牙生理性近中移动
    C. 牙颊向移动   D. 牙垂向移动
    E. 牙舌向移动

260. 牙齿萌出时牙冠周围软组织发生的炎症称为
    A. 冠周炎   B. 牙周炎
    C. 牙髓炎   D. 牙龈炎
    E. 根周炎

261. 智齿冠周炎局部检查的常见表现不包括
    A. 局部糜烂颗粒状增生似菜花状
    B. 挤压龈袋可有脓液溢出
    C. 严重者炎症可波及舌腭弓和咽侧壁
    D. 肿胀的龈瓣覆盖低位阻生齿
    E. 化脓性炎症局限后，可形成冠周脓肿

262. 下列间隙感染中可产生呼吸困难的是
    A. 颞间隙感染   B. 口底多间隙感染
    C. 翼下颌间隙感染   D. 下颌下间隙感染
    E. 颏下间隙感染

263. 临床表现仅为面瘫则表示面神经损害部位在
    A. 茎乳孔以外
    B. 鼓索与镫骨肌神经节之间
    C. 膝状神经节
    D. 镫骨肌与膝状神经节之间
    E. 脑桥与膝状神经节之间

264. 咬肌间隙感染最常见的病灶牙是
    A. 上颌尖牙　　　　　　B. 下颌尖牙
    C. 下颌第一磨牙　　　　D. 下颌第三磨牙
    E. 上颌第二磨牙

265. 腮腺良性肥大的改变属于
    A. 非炎症性　　　　　　B. 炎症性
    C. 特异性感染　　　　　D. 病毒性感染
    E. 家族性

266. 颏部软组织损伤应注意哪个部位骨折
    A. 下颌骨体部　　　　　B. 下颌骨颏部
    C. 下颌骨升支部　　　　D. 下颌骨髁突部
    E. 下颌骨牙槽突

267. 颌面外伤清创时只能清除的组织是
    A. 坏死组织　　　　　　B. 污染组织
    C. 不整齐组织　　　　　D. 多余组织
    E. 可能坏死的组织

268. 常发生牙折的牙位是
    A. 上前牙　　　　　　　B. 下前牙
    C. 前磨牙　　　　　　　D. 尖牙
    E. 磨牙

269. 颧弓骨折必须复位的指征是
    A. 骨折区疼痛
    B. 咀嚼无力
    C. 面部轻微凹陷
    D. 张口受限和骨折区疼痛
    E. 患者要求治疗

270. 下颌骨骨折易移位的主要因素是
    A. 咀嚼肌的牵拉作用　　B. 骨折部位
    C. 骨折线上是否有牙　　D. 骨折线方向
    E. 外力的大小和方向

271. 舌癌最好发的部位是
    A. 舌背　　　　　　　　B. 舌尖
    C. 舌根　　　　　　　　D. 舌腹
    E. 舌侧缘

272. 对放射线敏感的肿瘤是
    A. 腺癌　　　　　　　　B. 骨肉瘤
    C. 恶性黑色素瘤　　　　D. 恶性淋巴瘤
    E. 脂肪肉瘤

273. Pindborg 瘤又名
    A. 牙源性钙化囊肿　　　B. 牙源性腺样瘤
    C. 牙源性钙化上皮瘤　　D. 牙源性纤维瘤
    E. 牙源性黏液瘤

274. 体位试验阳性的肿瘤是
    A. 血管瘤　　　　　　　B. 牙龈瘤
    C. 成釉细胞瘤　　　　　D. 角化囊肿
    E. 神经鞘瘤

275. 较易发生淋巴结转移的肿瘤是
    A. 舌癌　　　　　　　　B. 基底细胞癌
    C. 唇癌　　　　　　　　D. 多形性腺瘤
    E. 腺淋巴瘤

276. 关于成釉细胞瘤的 X 线表现错误的是
    A. 可呈单囊或多囊变
    B. 呈多房性囊肿样阴影
    C. 囊壁边缘不整齐，呈半月形切迹
    D. 囊内根尖不规则吸收
    E. 呈分房状伴有钙化灶

277. 以下关于颞下颌关节紊乱病的叙述哪项是错误的
    A. 好发于青壮年，是一组疾病的总称
    B. 本病会发生关节强直
    C. 咬合因素可以导致该病
    D. 以保守治疗为主
    E. 该病可以出现开口型、开口度的异常

278. 脓肿局部切开引流的目的不包括
    A. 解除局部疼痛、肿胀及张力，以防发生窒息
    B. 使脓液和腐败坏死物迅速排出体外，以达消炎解毒的目的
    C. 颌周间隙脓肿引流，以免并发边缘性骨髓炎
    D. 预防感染向颅内和胸腔扩散或侵入血循环
    E. 便于局部使用抗炎药物

279. 颞下颌关节的功能单位主要是
    A. 髁突后斜面与关节盘双板区及关节窝后斜面
    B. 髁突顶部与关节盘后带及关节窝中央
    C. 髁突前斜面与关节盘前带及关节结节后斜面
    D. 髁突前斜面与关节盘中间带及关节结节后斜面
    E. 髁突前斜面与关节盘中间带及关节结节前斜面

280. 可扪及搏动感的肿瘤是
    A. 牙龈瘤　　　　　　　B. 神经纤维瘤
    C. 成釉细胞瘤　　　　　D. 骨巨细胞瘤
    E. 颈动脉体瘤

281. 下列关于良性肿瘤特点的叙述中错误的是
    A. 永不威胁生命
    B. 细胞分化程度高
    C. 有包膜，界限清，少数可恶变
    D. 多呈膨胀性生长，不发生转移
    E. 肿瘤细胞与来源组织细胞相似

282. 关于唾液腺肿瘤的说法正确的是
    A. 下颌下腺良性肿瘤全是混合瘤
    B. 腮腺肿瘤 80% 发生于腮腺深叶
    C. 舌下腺肿瘤良性多见
    D. 小唾液腺肿瘤大部分发生于腭部
    E. 唾液腺肿瘤大多数发生在小唾液腺

283. 以下关于静脉畸形的叙述错误的是
- A. 扪之柔软，可被压缩
- B. 表浅肿瘤呈现蓝色或紫色
- C. 有时可扪到静脉石
- D. 扪诊有震颤感，听诊有吹风样杂音
- E. 体位移动试验阳性

284. 长期吸雪茄烟和用烟斗的人易发生
- A. 舌癌
- B. 牙龈癌
- C. 颊黏膜癌
- D. 腭癌
- E. 唇癌

285. 目前关节强直的病因一般不包括
- A. 火器伤
- B. 骨折
- C. Ⅲ度烧伤
- D. 肿瘤放疗后
- E. 关节肿瘤

286. 游离皮片移植的皮片越厚则
- A. 收缩越大
- B. 越容易成活
- C. 质地越脆
- D. 越能耐受摩擦
- E. 色泽变化越大

287. 最适合用于口腔内及面颈部植皮的皮片是
- A. 刃厚皮片
- B. 中厚皮片
- C. 带脂肪的全厚皮片
- D. 全厚皮片
- E. 以上均可

288. 面神经在平下颌下缘处的位置是
- A. 二腹肌后腹的表面
- B. 一般在面动脉和面静脉的浅面
- C. 下颌骨骨膜的表面
- D. 颈阔肌的表面
- E. 面动脉的深面

289. 腮腺手术中寻找面神经颊支的解剖标志是
- A. 腮腺上前缘
- B. 腮腺上缘
- C. 腮腺前缘
- D. 腮腺导管
- E. 耳屏前

290. 不损伤面神经下颌下缘的下颌下区切口应位于
- A. 低于下颌下缘 0.5 ~ 1cm
- B. 高于下颌下缘 0.5cm 左右
- C. 低于下颌下缘 1.5 ~ 2cm
- D. 平齐下颌下缘 0.5cm 左右
- E. 低于下颌下缘 2cm 以下

291. 投照上颌牙时
- A. X 线向头侧倾斜，称为负角度
- B. X 线向头侧倾斜，称为正角度
- C. X 线向足侧倾斜，称为正角度
- D. X 线向足侧倾斜，称为负角度
- E. X 线垂直角度为 0°

292. 投照上颌尖牙根尖片时的 X 线中心线应通过
- A. 鼻尖与鼻翼连线的中点
- B. 鼻尖
- C. 鼻翼
- D. 颧骨的前方
- E. 颧骨的下缘

293. 患者投照根尖片所显示的牙齿邻面影像相互重叠的原因是
- A. X 线与被检查牙齿的长轴不垂直
- B. X 线与被检查牙齿的长轴不平行
- C. X 线与被检查牙齿的邻面不平行
- D. X 线与被检查牙齿的邻面不垂直
- E. 正常现象

294. 最多见的颞下颌关节脱位类型是
- A. 陈旧性脱位
- B. 复发性脱位
- C. 急性前脱位
- D. 急性后脱位
- E. 半脱位

295. 下列哪项不是颞下颌关节紊乱病的常见症状
- A. 弹响和杂音
- B. 疼痛
- C. 下颌运动异常
- D. 头痛
- E. 吞咽困难

296. 以下关于牙颌面畸形的叙述错误的是
- A. 畸形可以是对称的或不对称的
- B. 正颌外科是以研究和诊治牙颌面畸形为主要内容的学科
- C. 错𬌗完全可以反映和代表牙颌面畸形基本的病变特征
- D. 牙颌面畸形患者必然存在错𬌗
- E. 常见的颌骨发育畸形包括发育过度与发育不足两大类

297. 单侧翼外肌痉挛的患者开口型是
- A. 偏健侧
- B. 偏患侧
- C. 绞索
- D. 正常
- E. 无法判断

298. 以下哪一种唾液腺疾病在青春期后有自愈趋势
- A. 急性化脓性腮腺炎
- B. 慢性复发性腮腺炎
- C. 舍格伦综合征
- D. 流行性腮腺炎
- E. 腮腺良性肥大

299. 口腔颌面部的开始发育的时间是
- A. 胚胎发育第 3 周
- B. 胚胎发育第 4 周
- C. 胚胎发育第 6 周
- D. 胚胎发育第 5 周
- E. 胚胎发育第 7 周

300. 中腭突未能在一侧或两侧与侧腭突融合，则形成的畸形是
- A. 腭裂
- B. 牙槽突裂
- C. 面斜裂
- D. 面横裂
- E. 上唇正中裂

301. 一般认为，进行双侧唇裂整复术最合适的年龄是
- A. 1 ~ 3 个月
- B. 新生儿期
- C. 3 ~ 6 个月
- D. 6 ~ 12 个月
- E. 1 岁以后

302. 腭裂患者最常出现的继发性牙颌畸形是
- A. 小颌畸形
- B. 上颌前突
- C. 反𬌗
- D. 偏颌畸形
- E. 下颌前突

303. 腭裂的临床特点不包括
    A. 腭部解剖形态的异常　　B. 伴发唇裂
    C. 听力降低　　D. 腭裂语音
    E. 颌骨发育障碍

304. 以下哪项不属于三角瓣法（Tennison）手术矫治单侧唇裂的缺点
    A. 三角瓣嵌入上唇下 1/3，有损正常解剖形态
    B. 要切除部分正常的唇组织
    C. 定点明确，初学者易掌握
    D. 在不完全唇裂常可发生患侧过长的现象
    E. 完全唇裂患侧唇高常嫌不足

305. 小唾液腺肿瘤发生最多的部位是
    A. 颊部　　B. 唇部
    C. 舌部　　D. 口底
    E. 腭部

306. 腺样囊性癌多见于哪个腺体
    A. 舌下腺　　B. 下颌下腺
    C. 唇腺　　D. 腭部小腺体
    E. 皮脂腺

307. Warthin 瘤又称
    A. 牙龈瘤　　B. 混合瘤
    C. 舌腺肿瘤　　D. 唇腺肿瘤
    E. 腺淋巴瘤

308. OSAS 的定义正确的是
    A. 睡眠时口鼻气流停止大于等于 10 秒，每小时暂停加低通气 5 次以上
    B. 睡眠时口鼻气流停止大于等于 15 秒，每小时暂停加低通气 5 次以上
    C. 睡眠时口鼻气流停止大于等于 20 秒，每小时暂停加低通气 10 次以上
    D. 睡眠时口鼻气流停止大于等于 10 秒，每小时暂停加低通气 10 次以上
    E. 睡眠时口鼻气流停止大于等于 15 秒，每小时暂停加低通气 10 次以上

309. 恶性淋巴瘤的治疗应首选
    A. 手术加放疗　　B. 手术加化疗
    C. 化疗加放疗　　D. 中药治疗
    E. 热疗

310. 下列哪项不是茎突过长的常见症状
    A. 吞咽时咽部感觉异常　　B. 吞咽时咽部疼痛
    C. 髁突后区疼痛　　D. 颈部牵涉痛
    E. 开口困难

311. 口腔颌面部感染中最易发生全身并发症的是
    A. 间隙感染　　B. 智齿冠周炎
    C. 化脓性颌骨骨髓炎　　D. 化脓性淋巴结炎
    E. 颜面部疖痈

312. 腮腺区肿物术前不宜进行的检查是
    A. CT 或 MRI　　B. 细针吸取细胞学检查
    C. 唾液腺造影　　D. 切取活检术

E. B 超

313. 环甲膜切开术后插管时间最长为
    A. 10 小时　　B. 8 小时
    C. 12 小时　　D. 24 小时
    E. 48 小时

314. 冠周炎发展形成冠周脓肿后应进行
    A. 局部麻醉下切开引流　　B. 大剂量抗生素治疗
    C. 局部冲洗上药　　D. 局部理疗
    E. 拔除阻生齿

315. 下列有关下颌切牙拔除术的描述中正确的是
    A. 下颌切牙与上颌切牙牙根外形类似可使用旋转力
    B. 下颌切牙牙根较细易折断，不可使用旋转力
    C. 下颌切牙牙根较细但不易折断，故摇动力和旋转力可同时使用
    D. 下颌切牙牙根较细易折断，可稍加旋转力
    E. 下颌切牙牙根较细易折断，故摇动力和旋转力都不能使用

316. 患者，男性，9 岁，舌体外伤出现部分组织缺损，处理原则是
    A. 缝合不宜过深过宽　　B. 细针细线缝合
    C. 保持舌体长度　　D. 保持舌体宽度
    E. 保持舌体厚度

317. 下面关于急性化脓性腮腺炎切开引流指征不正确的是
    A. 穿刺有脓液
    B. 局部明显凹陷性水肿
    C. 扪及波动感
    D. 腮腺导管口有脓液排出
    E. 局部跳痛压痛

318. 血压高于多少时应先治疗后拔牙
    A. 130/85mmHg　　B. 120/80mmHg
    C. 140/85mmHg　　D. 160/90mmHg
    E. 180/100mmHg

319. 下列不属于拔牙禁忌证的是
    A. 充血性心力衰竭　　B. 频发心绞痛
    C. 双束支传导阻滞　　D. 未控制的心律不齐
    E. 8 个月前发生过心肌梗死

320. 普鲁卡因安全剂量是每小时不宜超过
    A. 1.0g　　B. 1.5g
    C. 2.5g　　D. 2.0g
    E. 3.0g

321. 口腔种植学的指导理论是
    A. 骨结合理论　　B. 纤维结合理论
    C. 微创理论　　D. 骨牵张理论
    E. 骨粘连理论

322. 在上颌尖牙腭侧发生吻合的神经是
    A. 鼻腭神经与腭中神经
    B. 上牙槽前神经与上牙槽中神经
    C. 腭前神经与腭中神经

D. 腭中神经与腭后神经

E. 腭前神经与鼻腭神经

323. 口腔颌面部感染的主要途径是

A. 牙源性感染　　　　　B. 腺源性感染

C. 血源性感染　　　　　D. 损伤性感染

E. 医源性感染

324. 以下关于面神经麻痹的叙述错误的是

A. 预后主要取决于病情严重程度和治疗是否及时得当

B. 面神经损害如发生在茎乳孔外，一般不发生味觉、泪液、唾液等方面的变化

C. 分原发性和继发性两种

D. 贝尔麻痹指临床上不能肯定病因的不伴有其他症状或体征的单纯性周围面神经麻痹

E. 贝尔面瘫急性期不宜应用强的刺激疗法

325. 冠周炎最好发的牙齿是

A. 上颌第一磨牙　　　　B. 上颌尖牙

C. 下颌第三磨牙　　　　D. 下颌第一磨牙

E. 下颌第二乳磨牙

326. 髁颈部骨折常伴有

A. 下颌角区骨折　　　　B. 上颌骨骨折

C. 下颌升支部骨折　　　D. 颧弓骨折

E. 对侧颏孔区或颏部骨折

327. 颧骨的上颌突骨折会损伤的结构是

A. 眶下神经　　　　　　B. 面神经颊支

C. 腮腺腺体　　　　　　D. 腮腺导管

E. 上颌动脉

328. 用于智齿冠周炎冲洗的过氧化氢溶液浓度是

A. 1%～3%　　　　　　B. 0.1%～0.3%

C. 0.25%～0.5%　　　　D. 0.3%～0.5%

E. 5%～10%

329. 颌面部损伤患者处理不及时会立即造成生命危险的主要原因是

A. 感染　　　　　　　　B. 出血

C. 休克　　　　　　　　D. 窒息

E. 弥散性血管内凝血

330. 额颞部软组织出血的止血方法是

A. 压迫面动脉　　　　　B. 压迫颞浅动脉

C. 压迫耳后动脉　　　　D. 压迫上颌动脉

E. 压迫颞深动脉

331. 对放射线不敏感的肿瘤是

A. 恶性淋巴瘤　　　　　B. 未分化癌

C. 鳞状细胞癌　　　　　D. 恶性淋巴上皮瘤

E. 骨肉瘤

332. 与黏液表皮样癌临床特点不相符的是

A. 有的无包膜而向周围组织浸润

B. 约2/3 的黏液表皮样癌发生在腮腺

C. 低分化型常见颈淋巴结转移

D. 血行转移多见，且多转移至肝脏

E. 高分化型生长慢，转移率低，预后较佳

333. 唇腭裂的发生与遗传因素有关，属于

A. 常染色体显性遗传　　B. 常染色体隐性遗传

C. 性染色体隐性遗传　　D. 多基因遗传

E. 单基因遗传

334. 急性腮腺脓肿可发生面瘫的原因是

A. 炎症的破坏　　　　　B. 面神经炎

C. 炎症的浸润　　　　　D. 高热使面神经失去功能

E. 肿胀压迫

335. 患者，女性，34 岁，1̲ 慢性根尖周脓肿，X 线示 1̲ 根尖周广泛骨质破坏，根尖 1/3 伸入骨腔内，经反复根管预备，冲洗，封药，根管内仍有较多草黄色液体。此时应采取的治疗措施是

A. 直接根管充填

B. 根管充填，并根尖切除术

C. 全身应用抗生素，并根管充填

D. 空管治疗

E. 拔除

336. 一患者颧骨严重粉碎性骨折，应选用的复位方法是

A. 颌间牵引　　　　　　B. 上颌窦纱布填塞

C. 切开复位内固定　　　D. 颅颌固定

E. 手法复位

337. 患者，男，因颌骨骨折行颌间结扎，用吸管进流食，流食自口腔前庭进入固有口腔的主要途径是

A. 𬌗间隙　　　　　　　B. 牙间隙

C. 牙间隙和𬌗间隙　　　D. 第三磨牙后方的间隙

E. 舌下间隙

338. 患者，男性，30 岁，因 8̲ 智齿冠周炎造成颞间隙、颞下间隙、翼下颌间隙脓肿，切开引流的最佳方法为

A. 于翼下颌韧带内侧切开

B. 于上颌结节外侧前庭沟切开

C. 于下颌角下方切开

D. 于升支后缘切开

E. 于颞部及下颌角下方切开并贯通引流

339. 患者，女性，因左腮腺肿物行"左腮腺浅叶及肿物切除术加面神经解剖术"。术后 3 天发现左眼不能闭合，皱眉力弱，额纹存在，眼睑以下无明显面瘫表现，则该患者术中可能损伤了

A. 面神经额支　　　　　B. 面神经主干

C. 面神经颧支　　　　　D. 面神经颞支

E. 面神经上、下颊支

340. 一患者拟在局部麻醉下拔除 8̲ ，口内法进行下牙槽神经阻滞麻醉后患者很快出现暂时性牙关紧闭，这可能是因为

A. 麻醉了颊长神经

B. 肾上腺素反应

C. 麻醉了下颌舌骨肌神经

D. 麻醉药直接注入翼内肌所致

E. 翼下颌间隙感染

341. 患者，男性，64 岁。腮腺区无痛性包块、界限清楚。镜下见肿瘤由腺上皮和淋巴样间质组成上皮成分常形成腺管或囊腔，有乳头突入囊腔内。瘤细胞大致呈上下两排，细胞质内有嗜酸性颗粒。间质内含有较多淋巴样组织。另外部分区域见鳞状细胞代替嗜酸性细胞。上述所见符合

    A. 乳头状囊腺瘤   B. Warthin 瘤

    C. 大嗜酸性粒细胞增生   D. 嗜酸性腺瘤

    E. 淋巴上皮囊肿

342. 患者右下后牙区有反复疼痛肿胀史，瘘管流脓，有轻度开口受限。X 线可见病变区虫蚀状骨吸收，并有局灶性阻射影。病理表现为明显骨吸收和死骨形成的化脓性病灶，死骨周围有炎性肉芽组织使之与周围组织分开。根据上述描述，该病理诊断为

    A. 急性化脓性骨髓炎

    B. 慢性化脓性骨髓炎

    C. 根尖周脓肿

    D. 慢性局灶性硬化性骨髓炎

    E. 放射性骨髓炎

343. 患者，男性，30 岁，6̄ 近远中向折裂，活动，需拔除，应该麻醉的神经是同侧的

    A. 下牙槽神经

    B. 下牙槽神经 + 舌神经

    C. 下颌神经 + 舌神经 + 颊长神经

    D. 下牙槽神经 + 颊长神经

    E. 下牙槽神经 + 舌神经 + 颊长神经

344. 患者，男性，20 岁，左上第一磨牙深龋，可复性牙髓炎行盖髓术后应何时复诊

    A. 3 ~ 4 天   B. 1 ~ 2 天

    C. 5 ~ 6 天   D. 2 ~ 3 周

    E. 1 ~ 2 个月

345. 患者，男，6 岁，左下颌乳侧切牙和乳尖牙结合在一起，冠部分分离，根部融合。最可能的诊断是

    A. 结合牙   B. 融合牙

    C. 双生牙   D. 额外牙

    E. 阻生牙

346. 患者，女性，34 岁，6̄ 于 1 年前已做干髓治疗，现咬合痛，冷热刺激痛，查 6̄ 充填物完整，叩痛（+），其疼痛的原因及处理方法是

    A. 残髓炎，更换干髓剂

    B. 残髓炎，重新失活牙髓

    C. 残髓炎，改做根管治疗

    D. 慢性根尖周炎，改做根管充填治疗

    E. 慢性根尖周炎，改做塑化治疗

347. 患者，女，30 岁。口腔医师准备为其做桩冠修复。下列哪项不属于桩冠修复的禁忌证

    A. 畸形牙直接预备固位形不良者

    B. 有明显根尖周感染者

    C. 根尖瘘管未愈者

    D. 牙槽骨吸收达根长 1/3 以上者

    E. 根管过细，弯曲及有侧穿伴有感染者

348. X 线检查见颌骨囊肿包含 1 个恒牙牙冠，镜下内衬上皮为复层扁平上皮，上皮较薄，由 2 ~ 3 层扁平细胞构成，无角化，类似于缩余釉上皮。最可能的病理诊断是

    A. 含牙囊肿   B. 牙源性角化囊肿

    C. 牙旁囊肿   D. 根尖周囊肿

    E. 腺牙源性囊肿

349. 患者，男性，59 岁，腭部无痛性渐进性肿大包块半年。肉眼观肿瘤无包膜，镜下见肿瘤细胞形态一致，组织结构表现多样，如巢状、条索状、筛孔状、小梁状、管状和乳头状结构等，肿瘤周边可见单列的瘤细胞浸润。最可能的诊断是

    A. 恶性多形性腺瘤   B. 腺样囊性癌

    C. 恶性肌上皮瘤   D. 上皮肌上皮癌

    E. 多形性低度恶性腺癌

350. 患者，女性，24 岁，因下颌第一恒磨龋坏要求拔除，行下牙槽神经阻滞麻醉后，患者出现头晕、胸闷、面色苍白、全身湿冷、脉快。可能的原因是

    A. 晕厥   B. 麻醉药过敏

    C. 麻醉药中毒   D. 肾上腺素反应

    E. 以上都不是

351. 患者，女性，28 岁。左下颌后牙出现反复肿痛 3 个月。现无明显症状。口腔检查：左下第三磨牙近中斜位阻生，冠周组织无明显红肿，盲袋无溢脓，拟在局部麻醉下拔除，进针点正确的是

    A. 在翼下颌韧带中点处

    B. 在翼下颌韧带中点内侧 2 ~ 3mm

    C. 在翼下颌韧带上 1/3 外侧 2 ~ 3mm

    D. 在翼下颌韧带下 1/3 外侧 2 ~ 3mm

    E. 在翼下颌韧带中点外侧 2 ~ 3mm，颊脂体尖端所指处

352. 患儿，女，9 岁。上颌前牙出现松动 10 天，要求拔除。口腔检查：右上中切牙开始萌出，右上乳中切牙滞留，松动Ⅲ度。最佳麻醉方法是

    A. 冷冻麻醉

    B. 2% 盐酸丁卡因表面麻醉

    C. 1% 普鲁卡因局部浸润麻醉

    D. 鼻腭神经阻滞麻醉

    E. 眶下神经阻滞麻醉

353. 患者，男性，46 岁，左下牙槽神经传导阻滞麻醉后 3 天出现发热，左咽侧深部疼痛，张口受限，左下颌升支后缘压痛。此患者可能发生了

    A. 翼下颌间隙感染   B. 咬肌间隙感染

    C. 颞下间隙感染   D. 颞间隙感染

    E. 翼内肌痉挛

354. 一患者上颌骨骨折块后下移位，应采取的急救处理是

    A. 维持患者头高脚低

    B. 紧急从鼻腔气管插管

C. 使用呼吸兴奋剂

D. 用压舌板等物将上颌骨向上提吊并固定

E. 将舌拉出口外并固定

355. 一患者单侧颏孔区骨折，前骨折段向下后方移位，并稍偏向患侧，是由于
   A. 患侧降颌肌群的作用
   B. 健侧降颌肌群的作用
   C. 双侧降颌肌群的作用
   D. 双侧升颌肌群的作用
   E. 健侧升颌肌群的作用

356. 患者，男性，35 岁，因急性根尖周炎接受了根管治疗，开始 1 周症状明显缓解。因工作出差不能及时复诊，3 个月期间换了 3 次 FC 封药，第 3 次封药后症状加重。主要应考虑的原因可能为
   A. 药效丧失
   B. 感染没有控制
   C. 机体抵抗力降低
   D. 药物半抗原作用
   E. 操作中带入新的感染

357. 患者，男性，24 岁，上颌表现为无痛性的骨膨胀，颜面部不对称，上下牙咬合错位。X 线见病变骨区阻射性降低，呈磨砂玻璃样改变，病变区与周围正常骨界限不明显。肉眼见病变部位骨髓腔被灰白色结缔组织代替，镜下见疏松的细胞性纤维组织代替了正常骨组织，形成了形态不一的编织骨骨小梁，类似 O、C、V、W 等英文字母形态。该病理诊断可以为
   A. 骨纤维结构不良
   B. 慢性化脓性骨髓炎
   C. 慢性局灶性硬化性骨髓炎
   D. 根尖周脓肿
   E. 放射性骨髓炎

358. 患者，男性，25 岁，1 周前在右上颌结节传导阻滞麻醉下拔除右上 6 残根。4 天前出现右侧面深区域疼痛，开口困难，发热，白细胞水平升高。口内检查拔牙创基本愈合，右上颌结节外方前庭沟饱满，压痛明显。此患者最有可能的临床诊断为
   A. 翼下颌间隙感染
   B. 颞下间隙感染
   C. 颞间隙感染
   D. 咽旁间隙感染
   E. 拔牙创感染

359. 某一患者拟拔除右下阻生第三磨牙，行下牙槽神经 + 舌神经 + 颊神经阻滞麻醉后患者出现右侧面瘫症状，这是由于
   A. 肾上腺素反应
   B. 局部麻醉药注入颊肌内
   C. 局部麻醉药注入右腮腺内
   D. 癔症
   E. 过敏反应

360. 临床拔除下颌后牙行下牙槽组织麻醉时，可以口腔前庭处哪一部位作为解剖标志
   A. 磨牙后区
   B. 颊垫尖
   C. 颊系带
   D. 翼下颌皱襞
   E. 以上都不是

361. 患者，男性，65 岁，右上第一和第二磨牙仅剩残根，

不松动。拔除该两残根时应麻醉的神经是
   A. 眶下神经 + 腭后神经
   B. 上牙槽前神经 + 上牙槽后神经 + 腭前神经
   C. 上牙槽后神经 + 上牙槽中神经 + 鼻腭神经
   D. 上牙槽中神经 + 上牙槽后神经 + 腭前神经
   E. 上牙槽后神经 + 腭前神经

362. 患者，女性，43 岁，晨起刷牙时发现右侧口角漏水，即刻照镜子发现右口角下垂，右眼不能闭合，即来就诊。门诊检查发现除上述表现外，右侧舌前 2/3 味觉迟钝，同侧舌、颊及口底黏膜较对侧均显无光泽、干燥，听力检查右侧明显较对侧差。Schirmer 试验双侧泪液分泌均正常、对称。请判断该患者面神经损害发生的部位可能在
   A. 膝状神经节
   B. 脑桥与膝状神经节之间
   C. 镫骨肌与膝状神经节之间
   D. 鼓索与镫骨肌神经节之间
   E. 茎乳孔以外

363. 一患者面部刀砍伤，临床检查发现同侧眼睑闭合困难，考虑为哪一支面神经受损
   A. 颞支
   B. 颧支
   C. 颊支
   D. 下颌缘支
   E. 颈支

364. 一额颞部外伤出血的患者，为了暂时止血，行压迫止血的合理部位是
   A. 耳屏前区域
   B. 颈动脉三角区
   C. 颈外动脉走行区
   D. 下颌下缘与咬肌附着前缘交界处
   E. 下颌角区

365. 患者，男性，17 岁，因左上第三磨牙颊向高位阻生，要求拔除。拔该牙时应麻醉的神经是同侧的
   A. 上牙槽后神经 + 鼻腭神经
   B. 上牙槽中神经 + 腭前神经
   C. 上牙槽后神经 + 腭前神经
   D. 上牙槽后神经 + 腭后神经
   E. 上牙槽中神经 + 上牙槽后神经 + 腭前神经

366. 某一患者因外伤致双侧髁突颈部骨折，其临床特点中哪一项是错误的
   A. 前牙开𬌗、后牙早接触
   B. 下颌侧方运动正常
   C. 双侧耳屏前区肿胀
   D. 颏部皮肤可能裂伤
   E. 下颌无法前伸

367. 患者，男，3 岁，左上颌中切牙因碰到硬物致牙齿嵌入牙槽窝，最恰当的处理是
   A. 若牙冠偏向唇侧，拔除乳牙
   B. 拉出嵌入的乳牙复位
   C. 复位后固定
   D. 拔出后再植

E. 不处理

368. 患者 3 年前鼻咽癌手术后放疗半年。近来感觉上颌骨深部持续性剧痛，开口受限，牙龈和周围软组织蜂窝织炎，瘘管形成，口臭明显。病检为：骨组织变性坏死，骨破坏加重区层板骨结构消失断裂，骨细胞大部分消失，形成死骨。该病理诊断为
   A. 急性化脓性骨髓炎
   B. 慢性化脓性骨髓炎
   C. 慢性局灶性硬化性骨髓炎
   D. 根尖周脓肿
   E. 放射性骨髓炎

369. 一患者髁突区开放性骨折，X 线片提示髁突粉碎性骨折，应选择哪种治疗措施
   A. 切开复位内固定　　　　B. 颌间结扎 + 颅颌固定
   C. 颌间结扎固定　　　　　D. 髁突摘除术
   E. 弹性绷带颅颌固定

370. 患者，男，11 岁，上颌肿物发现半个月，面部变形明显，且口内多个牙齿松动，X 线照片表现为虫蛀状，边界不清。镜下观瘤细胞形态一致，中等大小，核分裂多见，并易见吞噬细胞反应。瘤细胞 CD20 表达阳性，S-100 表达阴性。最可能的病理诊断是
   A. 勒雪病　　　　　　　　B. 恶性淋巴瘤
   C. 汉-许-克病　　　　　 D. 嗜酸性肉芽肿
   E. 原发性骨内癌

371. 患者，男性，26 岁，左下第一磨牙咬合面深龋伴可复性牙髓炎。治疗用的材料是
   A. 银汞合金　　　　　　　B. 复合树脂
   C. 羧酸锌粘固粉　　　　　D. 玻璃离子粘固粉
   E. 氧化锌丁香油粘固剂

372. 患者主诉左上后牙自发性阵发性痛 2 日，现怀疑左上第二磨牙急性牙髓炎，进行温度测验时应首先检查
   A. 左上第二磨牙　　　　　B. 右上第一磨牙
   C. 右上第二磨牙　　　　　D. 左上第一磨牙
   E. 左上第二前磨牙

373. 患者，女性，70 岁。诉患牙不适半年余，要求拔除。检查：血压 160/95mmHg，患牙松动，叩痛（-），牙龈无炎症。何时拔牙最妥
   A. 服降压药后即刻拔牙　　B. 即刻拔牙
   C. 服药 1 天后拔牙　　　　D. 服药控制血压后拔牙
   E. 服药控制血压后也不能拔牙

374. 患者，男性，70 岁，诉全口余留牙松动求治。患者无明显的全身系统性疾病。口腔检查：全口余留牙左下中切牙，右下切牙至第二前磨牙，松动Ⅰ~Ⅱ度，拟一次拔除。正确的拔牙顺序是
   A. 先拔除右下切牙
   B. 先拔除左下切牙
   C. 先拔除右下尖牙
   D. 先拔除右下第一前磨牙
   E. 从右下第二前磨牙开始由右向左顺序拔除

375. 患者，女性，35 岁，诉左下颌后牙出现反复肿痛 3 个月要求拔除。口腔检查：左下第三磨牙阻生，冠周无明显炎症。确定拔牙前应询问
   A. 是否补过牙　　　　　　B. 是否拔过牙
   C. 是否在月经期间　　　　D. 是否服用过抗生素
   E. 是否测量过血压

376. 患者，男性，35 岁，左下第一磨牙急性根尖周脓肿，造成左下颌骨急性中央性骨髓炎，左下第一、第二前磨牙和第二磨牙松动，牙周溢脓。下列治疗方法错误的是
   A. 全身使用足量有效的抗生素
   B. 左下第一磨牙拔除，尽量保留其余松动牙
   C. 引流不畅时可去除部分骨外板
   D. 形成骨膜下脓肿后应尽早切开
   E. 局部可行超短波理疗

377. 一额颞部撕裂伤的患者，现场有急救包的情况下，能够采用的止血方法是
   A. 压迫止血　　　　　　　B. 包扎止血
   C. 填塞止血　　　　　　　D. 结扎止血
   E. 缝扎止血

378. 患者，男性，42 岁，因车祸致双侧髁突骨折后出现移位伴开𬌗，合理的治疗方法是
   A. 颌间固定 + 弹性牵引
   B. 单侧固定 + 颅颌弹性绷带
   C. 单纯颌间固定
   D. 在双侧磨牙后区垫以 2~3mm 厚的橡皮垫，再用颅颌弹性绷带进行牵引
   E. 手术切开复位固定

379. 患者，女性，48 岁，口底黏膜白色斑块 6 个月。活检标本见黏膜上皮角化层增厚，棘层增生，粒层内透明角质颗粒明显，固有层有慢性炎细胞浸润。病理诊断为
   A. 白斑　　　　　　　　　B. 扁平苔藓
   C. 上皮异常增生　　　　　D. 单纯过度角化
   E. 假上皮瘤性增生

380. 患者，男，检查发现左侧口角下垂，口水长流，可能损伤的面神经部位是
   A. 面神经颞支　　　　　　B. 面神经颧支
   C. 面神经颊支　　　　　　D. 面神经下颌缘支
   E. 面神经颈支

381. 一严重颧骨复合体损伤的患者，最不可能出现的是
   A. 眶周淤血　　　　　　　B. 眶下区麻木
   C. 复视　　　　　　　　　D. 张口受限
   E. 脑脊液漏

382. 某患者，8 垂直低位阻生拟拔除。在拔除过程中，最可能受损伤的神经是
   A. 颊神经　　　　　　　　B. 颏神经
   C. 舌神经　　　　　　　　D. 下牙槽神经
   E. 下颌神经

383. 患者，女性，46 岁，诉口干伴关节疼痛。行口腔检查时欲寻找腮腺导管开口，与之相对的牙是
A. 上颌第一前磨牙   B. 上颌第二前磨牙
C. 上颌第二磨牙   D. 上颌第一磨牙
E. 下颌第二磨牙

384. 患者，男性，龈右侧腮腺腺淋巴瘤，行右腮腺部分腺体加肿瘤切除术，术后 3 天发现患者不能鼓气，口角歪斜，其余无异常。可能原因是术中损伤了
A. 面神经颞支和下颌缘支   B. 面神经总干
C. 面神经颊支与颧支   D. 面神经颞支与颧支
E. 面神经上下颊支

385. 某患者上颌第三磨牙废用伸长，经常咬颊，欲拔除。在行上牙槽后神经组织麻醉时，正确的进针点为
A. 上颌第一磨牙远中颊侧前庭沟处
B. 上颌第三磨牙远中前庭沟底
C. 上颌第二磨牙远中颊侧前庭沟处
D. 上颌第二磨牙腭侧龈缘与腭中线连线的中外 1/3 处
E. 翼下颌韧带中点外 3~4mm 处

386. 临床上应注意根尖距离上颌窦最近的牙是
A. 上颌第一前磨牙   B. 上颌第二前磨牙
C. 上颌第一磨牙   D. 上颌第二磨牙
E. 上颌第三磨牙

387. 患者，男性，因外伤导致颌面部严重骨折，并出现呼吸困难。最后可能引起此症状的骨折是
A. 髁突颈部骨折   B. 颧弓骨折
C. 喙突骨折   D. 下颌角线性骨折
E. 下颌正中区粉碎性骨折

388. 某患者拔除上颌第一磨牙时，需麻醉
A. 上牙槽后神经、腭前神经
B. 上牙槽后神经、腭前神经、上牙槽中神经
C. 上牙槽后神经、上牙槽中神经
D. 上牙槽中神经、腭前神经
E. 上牙槽后神经、上牙槽中神经、鼻腭神经

389. 某患者出现左侧鼻唇沟平坦、口角下垂，鼓腮漏气，但两侧额纹对称，其原因可能为
A. 左面神经颞支、颧支、颊支受累
B. 左面神经颞支、颧支、下颌缘支受累
C. 左侧上颌神经、面神经颞支、下颌缘支受累
D. 左侧面神经核下瘫
E. 右侧面神经核上瘫

390. 患者，女性，25 岁，2|2 因外伤缺失半年余，余留牙健康，牙周情况好，唇侧牙槽嵴丰满。下列说法不正确的是
A. 上颌为 Kennedy 第一类牙列缺损
B. 唇侧可不放基托以利美观
C. 可采用前斜方就位，使人工牙与天然牙间龈乳头位的间隙减小
D. 人工牙排列避免深覆𬌗
E. 可在 63|36 上放𬌗支托

391. 某患者发生以颞下间隙为中心的多间隙感染，需建立贯通式引流，引流管可能通过的间隙为
A. 颞深间隙、颞下间隙、翼下颌间隙、下颌下间隙
B. 颞浅间隙、颞下间隙、翼下颌间隙、下颌下间隙
C. 颞浅间隙、颞下间隙、咬肌间隙、下颌下间隙
D. 颞深间隙、颞下间隙、咬肌间隙、下颌下间隙
E. 颞深间隙、颊间隙、翼下颌间隙、下颌下间隙

392. 患者，男，12 岁，右下后牙咬合痛 1 周。检查 5 畸形中央尖已穿髓，探痛（－），叩痛（＋＋），温度试验（－）。X 线示根管口呈喇叭口状，根尖无明显暗影，最佳治疗方案为
A. 活髓切断术   B. 直接盖髓术
C. 间接盖髓术   D. 根管治疗
E. 根尖诱导成形术

393. 患者，35 岁，口腔检查时，被要求做以下动作：下颌自然闭合到与上颌牙齿接触，并紧咬。检查发现，此时他口内的所有牙都保持接触，磨耗面对𬌗良好，此时，患者下颌所处的位置是
A. 牙尖交错𬌗   B. 牙尖交错位
C. 正中关系   D. 正中关系位
E. 肌接触位

394. 患者，女性，35 岁。肿块位于右侧颊部皮下缓慢生长 4 年。检查见肿块与皮肤紧密粘连，中央可见 1 个小色素点，圆形，与周围组织界限明显，质地软，无压痛，可移动，无自觉症状。可诊断为
A. 皮脂腺囊肿   B. 皮样囊肿
C. 甲状舌管囊肿   D. 表皮样囊肿
E. 鳃裂囊肿

395. 患者，男性，65 岁。经唾液腺专家门诊以"右腮腺多形性腺瘤"收入院。以下哪项与此诊断无关
A. 患者有 20 年大量吸烟史
B. 肿物增大缓慢
C. 肿物活动度较好
D. 右侧腮腺表面均可触及结节状，质硬肿物
E. 该肿瘤女性发病率高于男性

396. 患者，男性，56 岁，近 1 个月来始有左侧舌根、软腭及咽部阵发性剧烈疼痛，并向外耳道放射。吞咽、说话均可引起疼痛，甚至夜间有疼醒现象。临床检查以上部位未见明显肿胀，黏膜色正常无溃疡，服用卡马西平有效。最有可能的原因是
A. 三叉神经痛   B. 非典型性口炎
C. 蝶腭神经痛   D. 舌咽神经痛
E. 鼻咽癌

397. 某女性患者，因患左舌下腺囊肿于门诊行左舌下腺及囊肿摘除术，术后第 2 天左下颌下区发生肿胀，且进食时明显。最可能的原因是
A. 因左下颌下腺导管结石所致
B. 因左舌下腺囊肿口外型，口外部分未处理所致
C. 因前日术中误扎左下颌下腺导管所致
D. 左下颌下淋巴结反应性肿胀

E. 因急性左下颌下腺炎症所致

398. 某人开口困难，有走马疳史，X 线片示颞下颌关节强直，可能的诊断是
    A. 咀嚼肌痉挛
    B. 真性颞下颌关节强直
    C. 颌间瘢痕挛缩
    D. 破伤风性牙关紧闭
    E. 癔症

399. 患者，女性，50 岁，右侧腮腺无痛进行性肿大，有类风湿关节炎史，γ 球蛋白增高，针刺活检有大量淋巴细胞。最可能的诊断是
    A. 慢性化脓性腮腺炎
    B. 舍格伦综合征
    C. 腺淋巴瘤
    D. 腮腺多形性腺瘤
    E. 黏液表皮样癌

400. 患儿，5 岁，双侧腮腺肿胀，发热，检查尿淀粉酶增高，最可能的诊断是
    A. 舍格伦综合征
    B. 慢性化脓性腮腺炎
    C. 腮腺多形性腺瘤
    D. 流行性腮腺炎
    E. 急性化脓性腮腺炎

401. 患者，女性，20 岁，进食右侧下颌下区肿胀疼痛，可自行缓解，下颌横断殆片检查见右侧口底绿豆大椭圆形密度增高区。诊断应是
    A. 舍格伦综合征
    B. 下颌下腺肿瘤
    C. 下颌下腺结石
    D. 下颌下腺结核
    E. 舌下腺囊肿

402. 临床在行颞下颌关节手术时，需注意保护位于髁突颈部深面的哪一动脉
    A. 上颌动脉
    B. 上牙槽后动脉
    C. 颞浅动脉
    D. 面横动脉
    E. 咬肌动脉

403. 患者，男性，20 岁，右下颌第三磨牙的颊侧肿胀。有冠周炎反复发作的病史。病检见一囊肿位于第三磨牙侧方。最可能的病理诊断是
    A. 含牙囊肿
    B. 根侧囊肿
    C. 牙旁囊肿
    D. 根尖周囊肿
    E. 龈囊肿

404. 患者，男性，36 岁，左面部肿胀 3 年，无任何不适。近期引起面部畸形，牙齿移位咬合错乱。X 线片示左上颌骨局限性膨胀、骨密度降低，其中可见不规则钙化。最可能的诊断是
    A. 成釉细胞瘤
    B. 牙骨质瘤
    C. 牙瘤
    D. 颌骨囊肿
    E. 骨化纤维瘤

405. 患者，女性，48 岁，左舌缘溃烂 3 个月。活检病理报告为"高分化鳞癌"。检查见左舌缘一 1.0cm × 1.0cm，菜花状溃疡，同侧下颌下淋巴结肿大，直径大于 3cm、小于 6cm，胸片、腹部 B 超阴性。按 UICC、TNM 分类分期，应是
    A. T1N0M0
    B. T2N0M0
    C. T3N0M0
    D. T4N0M0
    E. T1N2M0

406. 患者，男性，53 岁，左鼻旁包块 20 年，约 2cm 大小，凸于体表。近期出现溃烂，疼痛及出血，经久不愈。最可能的诊断是
    A. 皮脂腺囊肿伴感染
    B. 色素痣感染
    C. 疖痈
    D. 皮肤感染
    E. 基底细胞癌

407. 一患者因烧伤后遗留颏颈部纵向条索状瘢痕，长约 10cm，患者仰头等活动受限，对该患者治疗最好采用
    A. "Y－V"成形术
    B. 沿瘢痕长轴切除后拉拢缝合
    C. 切除瘢痕后刃厚皮片移植术
    D. "Z"成形术
    E. 瘢痕打磨术

408. 患者，男性，33 岁，⌐1 外伤 4 个月后就诊。查：⌐1 牙冠完整，无明显变色，松动 I 度，叩痛（＋＋），牙髓活力测定阴性，X 线示⌐1 根尖周 0.4mm×0.3mm 透光区，边界不清，根尖 1/4 折断。此时宜采用的治疗方案是
    A. 抗感染治疗
    B. 根管充填治疗
    C. 根尖切除术
    D. 断根摘除术并根管倒充填
    E. 拔除

409. 患者，女性，40 岁，常有天气变冷时双手指关节疼痛。检查时发现双手指关节已明显变形；患者主诉近 2 个月出现双侧颞下颌关节区不适，张口度也明显减小，化验示 CRP（＋），ESR 加快，类风湿因子 RA（＋）。该患者应考虑为
    A. 翼外肌痉挛
    B. 双侧关节盘不可复性前移位
    C. 咀嚼肌群痉挛
    D. 类风湿性颞下颌关节炎
    E. 双侧颞下颌关节骨性强直

410. 患者，女性，40 岁，左颞下颌关节开口运动时有磨砂玻璃样杂音，伴关节区持续的疼痛。X 线片示：髁突表面骨皮质不连续。该患者首先考虑的诊断是
    A. 颞肌痉挛
    B. 翼外肌痉挛
    C. 翼外肌功能亢进
    D. 骨关节病
    E. 关节盘穿孔

411. 患者，女性，56 岁。右耳前发现核桃大小肿物近 1 年，有疼痛，渐进性长大史，偶发疼痛，向耳颞部放射，触肿物扁平，质硬，松动度差，与周围组织似有粘连，界限不十分清楚。最有可能的诊断是
    A. 腮腺混合瘤
    B. 腮腺黏液表皮样癌
    C. 腮腺区结核
    D. 腮腺腺样囊性癌
    E. 慢性阻塞性腮腺炎

412. 患者，男性，60 岁。左耳发现似核桃大小肿物 1 年，在唾液腺专家门诊诊断为腮腺腺样囊性癌。下面检查方法不恰当的是
    A. 细针吸细胞学检查
    B. 切取组织活检术

C. 腮腺造影　　　　　　　D. CT

E. 拍胸片

C. 术后 8~10 天　　　　　D. 术后 3 周

E. 术后 2 个月

413. 患者，女性，28 岁，2|2 因为龋坏而拔除 1 年余，缺
牙间隙及殆龈距离正常，邻牙无倾斜，遗留牙健康，
牙周情况良好，不正确的说法是

A. 上颌为 Kennedy 第三类第一亚类牙列缺损

B. 缺失牙可行固定桥修复

C. 缺失牙可行种植义齿修复

D. 若为活动设计，可用前腭板相连

E. 上述说法都不对

414. 一成年患者因颊部烫伤后瘢痕挛缩，发生张口受限，
其面部畸形表现为

A. 健侧下颌骨较长，面部外观丰满

B. 健侧下颌骨较长，但患侧面部外观丰满

C. 颏点偏向健侧，健侧外观丰满

D. 颏点偏向患侧，健侧外观丰满

E. 患者面部除颊部软组织畸形外，颌骨一般没有明显
畸形

415. 患者，25 岁，|4 拔牙 3 个月余，在设计桥体时，选择
下列哪种龈端类型最合理

A. 鞍式　　　　　　　　　B. 卫生桥

C. 球形　　　　　　　　　D. 改良盖嵴式

E. 盖嵴式

416. 患者右上第一磨牙严重龋坏，拔除后送检物为囊壁样
组织，镜下囊壁内衬复层扁平上皮，厚薄不均，有不
规则上皮钉突形成；囊壁内主要为淋巴细胞、浆细胞，
也混有中性粒细胞浸润，部分囊壁区域可见针形裂隙。
上述描述为

A. 慢性牙周炎　　　　　　B. 根尖周囊肿

C. 牙槽脓肿　　　　　　　D. 根尖周肉芽肿

E. 慢性根尖周脓肿

417. 患者，男性，30 岁，右下颌骨体膨大 3 年，检查见右
下颌骨体有一 2cm×2cm×2cm 的肿块，按之有乒乓
球感。X 线片示透明囊性阴影，呈多房性，房室大小
不一致，阴影边缘呈切迹状。最可能的诊断是

A. 牙源性角化囊肿　　　　B. 成釉细胞瘤

C. 牙源性钙化囊肿　　　　D. 牙源性黏液瘤

E. 牙源性纤维瘤

418. 患者，男性，23 岁，下唇正中撕裂伤后形成楔状缺
损，其范围约为下唇的 1/5。以下处理原则中不正确
的是

A. 直接拉拢缝合

B. "Z" 成形术

C. 采用上唇组织瓣转移修复下唇缺损

D. 应用抗生素

E. 注射 TAT

419. 患者，女性，31 岁，因左面部巨大毛痣，行毛痣切除
植皮术，术后更换敷料的时间是

A. 术后 6 周　　　　　　　B. 术后 3~5 天

420. 患者，男性，55 岁，要求拔除左上后牙残根，投照左
上颌第二磨牙根尖片后，腭侧根与上颌窦底影像重叠，
可根据下列哪种征象判断牙根是否位于上颌窦内

A. 上颌窦底是否突入牙根之间

B. 上颌窦是否过大

C. 垂直角度是否过大

D. 牙周膜及骨硬板是否连续

E. 根尖周是否密度减低

421. 一患者张口、咀嚼食物时，右侧关节区深部疼痛，口
内上颌结节后上方有压痛；张口中度受限，被动张口
度可大于自然开口度，张口型偏向右侧。最可能的诊
断是

A. 右侧颞下颌关节紊乱病的炎性疾病类

B. 右侧翼外肌亢进

C. 右侧不可复性关节盘前移位

D. 右侧翼外肌痉挛

E. 左侧翼外肌亢进

422. 患者，女性，45 岁，近 1 年来出现左侧腮腺肿大，口
内黏膜灼热感，吞咽食物困难，饮水增多。查：口内
黏膜干燥，舌乳头萎缩，口内大量残根残冠。腮腺造
影显示唾液腺末梢导管扩张，排空功能减退。此患者
可诊断为

A. 腮腺混合瘤　　　　　　B. 慢性复发性腮腺炎

C. 舍格伦综合征　　　　　D. 腮腺黏液表皮样癌

E. 以上均不对

423. 右侧颞下颌关节开口初发出单音清脆弹响，开口型先
偏向右侧，弹响发生后又回到中线。关节检查关节区
压痛，张口度为 3.5cm。X 线见关节后间隙变窄，前
间隙变宽。此患者的诊断应该是

A. 右侧可复性关节盘前移位

B. 右侧滑膜炎

C. 左侧翼外肌功能亢进

D. 右侧翼外肌痉挛

E. 右侧关节盘穿孔

424. 颞下颌关节内强直，X 线检查骨粘连范围较广，下颌
切迹变得狭小或已消失，最适宜选择下列哪种截骨手
术方式

A. 髁突顶截骨 0.5cm

B. 在髁突颈平面以上截骨 1~1.5cm

C. 在下颌孔平面以下截骨 1~1.5cm

D. 在下颌切迹以下，下颌孔平面以上截骨 1~1.5cm

E. 在下颌角处截骨 1~1.5cm

425. 患者，男性，36 岁，进食时左侧下颌下区肿胀疼痛，
进食数小时后方可逐渐消退，下颌下腺导管开口处红
肿，轻压腺体导管口溢脓，经 X 线片确诊涎石位于下
颌下腺导管与腺体交界。采用的手术方法是

A. 下颌下腺导管取石术　　B. 下颌下腺导管结扎术

C. 下颌下腺切除术　　　　D. 保守疗法

E. 抗生素治疗

426. 患者，女性，25 岁，无意中发现甲状腺肿块 7 天，近 3 天肿块迅速增长，伴有胀痛，甲状腺 SPECT 检查甲状腺右叶冷结节，应初步诊断为
　　A. 单纯性甲状腺肿　　　B. 结节性甲状腺肿
　　C. 甲状腺瘤　　　　　　D. 甲状腺癌
　　E. 甲状腺囊腺瘤并囊内出血

427. 患者，男性，60 岁，左耳垂下无痛性肿物缓慢长大 4 年，局部有胀感。检查见肿块位于腮腺后下极，表面光滑，质中偏软，不可压缩，与皮肤无粘连。最可能的诊断是
　　A. 腮腺混合瘤　　　　　B. 腮腺腺淋巴瘤
　　C. 腮腺内慢性淋巴结炎　D. 腮腺血管瘤
　　E. 腮腺囊肿

428. 患者主诉左侧后牙自发性阵发性痛 2 日，无法定位患牙是位于上颌还是下颌。检查发现左侧上、下后牙具有龋坏患牙，采用哪种方法可以鉴别患牙是位于上颌还是下颌
　　A. 热诊法测验　　　　　B. 冷诊法测验
　　C. 咬诊法测验　　　　　D. 麻醉法测验
　　E. 染色法测验

429. 患者，男性，56 岁，上下唇明显肿胀，左眼关闭不全，左口角歪斜，口腔内检查可见有沟纹舌，该病称为
　　A. 史－约综合征　　　　B. 舍格伦综合征
　　C. 梅－罗综合征　　　　D. Ramsay－Hunt 综合征
　　E. 以上都不是

430. 患儿，男，6 岁，1 小时前上前牙外伤。查：1|唇向错位，松动Ⅱ度，叩痛（±），牙龈轻度红肿，1|2 叩痛（－），松动（－），牙髓活力测验同对照牙。X 线未见根折，最合适的治疗方案为
　　A. 调𬌗观察　　　　　　B. 自行愈合
　　C. 复位固定，观察　　　D. 牙髓治疗后复位固定
　　E. 拔除

431. 患儿，7 岁，上颌中切牙间见多生牙，圆锥形，正确的处理应为
　　A. 拔除　　　　　　　　B. 保留
　　C. 冠修复　　　　　　　D. 光敏树脂恢复外形
　　E. 根管治疗后桩冠修复

432. 骨性牙颌面畸形是一种复杂的畸形，但不包括
　　A. 颅与颌　　　　　　　B. 𬌗与颌
　　C. 上颌与下颌　　　　　D. 发育过度与不足
　　E. 颌骨上某一解剖部位

433. 患者，女性，64 岁。发现左上牙龈菜花样溃疡 2 个月，病检诊为"鳞癌Ⅰ级"。查见溃疡 2cm×2cm 大小，X 线片示溃疡区牙槽突骨质有破坏，颌面颈部未触及明显肿大淋巴结。该患者应选择的最佳治疗方案为
　　A. 病变区上颌骨区域性扩大切除术加根治性颈清扫术

B. 病变区上颌骨区域性扩大切除术加功能性颈清扫术
C. 病变区上颌骨区域性扩大切除术，定期复查，密切注意颈部淋巴结改变
D. 病变侧上颌骨次全切除术加功能性颈清扫术
E. 病变侧上颌骨全部切除术加功能性颈清扫术

434. 患者，女性，19 岁，右下颌后牙出现肿痛张口稍困难 3 天。口腔检查：右下第三磨牙萌出不全，龈瓣红肿覆盖大半牙冠，龈袋内有脓液溢出。右下第一、二磨牙颊侧牙龈缘红肿。拟诊断为
　　A. 右下第三磨牙急性冠周炎
　　B. 右下第二磨牙急性牙周炎
　　C. 右下第一磨牙急性牙周炎
　　D. 右下第二磨牙急性根尖周炎
　　E. 右下第一磨牙急性根尖周炎

435. 患者，男性，42 岁，发现腭部包块半年，伴有明显疼痛。肉眼观察肿物与周围组织无明显界限。镜下见瘤细胞包括腔上皮细胞和肌上皮细胞，结构上以瘤细胞排列成筛状结构为主，此外肿瘤细胞可构成管状、实性小条索或团块，并可见瘤细胞小条索浸润神经。上述所见最符合的诊断是
　　A. 肌上皮癌　　　　　　B. 腺样囊性癌
　　C. 多形性低度恶性腺癌　D. 恶性混合瘤
　　E. 上皮肌上皮癌

436. 患者，男性，48 岁，3 天前出现左上前牙持续剧烈跳痛，昨日疼痛缓解，但自下睑至下唇鼻旁颧部肿胀明显，皮肤红、热。此时应诊断为
　　A. 急性上颌窦炎　　　　B. 眶下间隙感染
　　C. 上唇痈　　　　　　　D. 上颌骨中央性骨髓炎
　　E. 眶下淋巴结炎

437. 受累牙萌出时呈亮黄色，暴露于光线后呈灰色或棕色。磨片上，见牙本质生长线有黄色的色素条带，紫外线下条带显示为黄色荧光。该疾病是
　　A. 氟牙症　　　　　　　B. 四环素牙
　　C. 牙本质结构不良　　　D. 先天性梅毒牙
　　E. 遗传性乳光牙本质

438. 颌面部无菌创口一般的处理原则是
　　A. 每日更换敷料
　　B. 创口湿敷
　　C. 创口冲洗
　　D. 创口严密缝合，早期暴露
　　E. 大剂量应用抗生素

439. 患者，女性，56 岁。双侧腮腺肿大，口、眼干燥 5 年，类风湿关节炎 3 年，口内导管口无唾液分泌。该患者行唇腺活检支持舍格伦综合征的表现，其镜下主要表现为
　　A. 大量散在淋巴细胞浸润
　　B. 无明显组织病理学改变
　　C. 大量单核细胞浸润
　　D. 明显的组织变性、坏死
　　E. 局灶性淋巴细胞浸润

440. 关于上颌结节麻醉的特点，错误的是
A. 适用于上颌磨牙的拔除
B. 麻醉的是上牙槽中神经
C. 进针点一般在上颌第二磨牙远中颊侧前庭沟
D. 注射针与上颌牙的长轴成 45°角
E. 进针方向为向上后内方刺入

441. 患者，男性，34 岁。诉右下颌下肿胀 1 年，有消长史。触及 2.5cm×2.5cm 大小囊性肿物，波动感明显。诊断为舌下腺囊肿口外型，在行穿刺手术时，其穿刺物可能为
A. 棕色清亮液体
B. 蛋清样可拉丝液体
C. 黏稠乳白色液体
D. 豆渣样物
E. 脓液

442. 患者，男性，36 岁。左侧腮腺区有反复肿胀感 3 年，自觉进食时肿胀感加重。最合适的诊断是
A. 流行性腮腺炎
B. 舍格伦综合征
C. 化脓性腮腺炎
D. 第一鳃裂囊肿
E. 慢性阻塞性腮腺炎

443. 患者，男性，40 岁。左颈部发现肿块 1 年。检查：左侧颈部上 1/3 处有一个 2cm×2cm×2cm 的肿块，可移动，无压痛，与周围组织无粘连。拟行活组织检查术。行颈丛神经阻滞麻醉时出现瞳孔缩小、上睑下垂、面色潮红、面部皮肤干燥无汗、鼻塞等症状，诊断为霍纳征。主要是因为麻痹了
A. 面神经颈支
B. 副交感神经
C. 交感神经
D. 舌咽神经
E. 舌下神经

444. 患者，男性，18 岁，左上中切牙变色、唇颊沟肿胀伴瘘道。X 线显示根尖阴影约 2cm 大小，边缘整齐，无骨质增强影。最可能的诊断是
A. 鼻腭囊肿
B. 含牙囊肿
C. 球上颌囊肿
D. 上颌正中囊肿
E. 根端囊肿

445. 患者 3 个月来感觉左上后牙持续性胀疼，可放射至头面部，伴有头痛、鼻塞、脓涕，该患者最可能患哪种疾病
A. 急性上颌窦炎
B. 急性牙髓炎
C. 慢性牙髓炎
D. 可复性牙髓炎
E. 深龋

446. 葡萄酒斑状血管瘤属于
A. 毛细管型血管瘤
B. 海绵状血管瘤
C. 混合型血管瘤
D. 蔓状血管瘤
E. 杨梅状血管瘤

447. 患者，男性，50 岁。诉左上颌后牙出现肿痛 1 周，张口困难 3 天。口腔检查：左上第二磨牙残冠，叩痛（＋＋），颊侧前庭沟稍变浅。仔细检查后发现颧弓上下及下颌支后方稍肿，有深压痛，张口受限（一横指），拟诊断为
A. 眶下间隙感染
B. 颞间隙感染

C. 颞下间隙感染
D. 颊间隙感染
E. 翼下颌间隙感染

448. 患者，男性，30 岁。诉右上颌后牙出现反复肿痛 1 个月余，右颊部肿胀 1 周。口腔检查：右上第一磨牙残冠，叩痛（＋～＋＋），松动 I 度。X 线片示：根尖阴影。右颊部红肿，触痛明显，有波动感。诊断为牙源性颊间隙脓肿，口内切开引流时切口设计应为
A. 在颊部之前庭沟之上做牙槽骨平行切口
B. 腮腺导管口之下做垂直切口
C. 在颊部上前庭沟之下做水平切口
D. 在下前庭沟之上做垂直切口
E. 在上前庭沟之下做垂直切口

449. 某患者发生严重的上颌骨骨折，急救时应首先检查
A. 骨折段移位情况
B. 咬合关系
C. 是否合并颅脑和重要脏器损伤
D. 拍 X 线片，了解骨折情况
E. 是否并发颧骨颧弓骨折

450. 患儿，女，6 岁半，下颌两颗乳中切牙滞留，来医院就诊，拔除这两颗滞留牙。不正确的医嘱是
A. 30 分钟后吐去压在创口上的棉纱
B. 当天不刷牙，可漱口，保持创面清洁
C. 2 小时内勿进食
D. 勿用手指触摸伤口
E. 当天不能游泳

451. 患者，女性，19 岁，左侧颞下颌关节区疼痛伴开闭、前伸、侧方运动的任何阶段有多声破碎音 1 个月。根据杂音判断，该患者最可能的诊断是
A. 左可复性关节盘前移位
B. 左翼外肌功能亢进
C. 左关节盘穿孔、破裂
D. 左关节囊扩张伴关节盘附着松弛
E. 以上均不对

452. 患者，男性，21 岁，下面部进行性右侧偏斜 4 年，咬合功能紊乱，右侧关节曾出现阵发性弹响，下颌曲面体层片显示左侧髁突颈部伸长，颌面部骨核素扫描显示左侧髁突影像较对侧浓集。该患者诊断为
A. 左颞下颌关节肿瘤
B. 右颞下颌关节肿瘤
C. 右髁突肥大
D. 左髁突肥大
E. 以上均不对

453. 患者，女性，30 岁，拔除右上第一磨牙残根时，根不慎进入上颌窦，最佳处理方法是
A. 填塞吸收性明胶海绵
B. 经牙槽窝探查
C. 行上颌窦开窗术
D. 扩大牙槽窝底
E. 不处理

454. 患者，男性，59 岁，<u>1</u>慢性根尖周囊肿，根管预备时，小号根管器械不能进入根尖 1/2。此时宜采用的

治疗方案是

A. 根管上 1/2 行根管充填

B. 塑化治疗

C. 根尖切除术并囊肿摘除术

D. 根尖倒充填术并囊肿摘除术

E. 拔除

455. 患者，女性，43 岁，双侧腮腺区弥漫性肿大 8 年，反复发作，有胀痛感，唾液浑浊黏稠。病理检查见导管上皮增生，囊性扩张，周围有淋巴细胞浸润或形成淋巴滤泡。最可能的诊断是

　　A. 流行性腮腺炎　　　　　B. 慢性复发性腮腺炎

　　C. 涎石病　　　　　　　　D. 急性腮腺炎

　　E. 病毒性流行性腮腺炎

456. 患者，女性，16 岁，右侧下颌骨逐渐膨大 8 年，近来增大速度减慢。检查见下颌骨体部弥漫性膨大，但以颊侧更明显，质硬。X 线片示右下颌骨体部呈磨砂玻璃样，与骨皮质相移行。术后标本病理检查发现纤维组织代替正常骨组织，其中有较多的纤细骨小梁。诊断为

　　A. 骨化性纤维瘤　　　　　B. 牙骨质化纤维瘤

　　C. 骨纤维异常增殖症　　　D. 巨颌症

　　E. 牙源性纤维瘤

457. 患者，男性，21 岁，7 岁开始左面颊肿胀畸形，表面皮肤可见咖啡色斑。检查见左右面部不对称，左面颊可扪及多发性结节，质软，皮肤松弛下垂；面部、胸部与背部可见大片棕褐色色素斑。最可能的诊断是

　　A. 血管瘤　　　　　　　　B. 淋巴管瘤

　　C. 神经鞘瘤　　　　　　　D. 神经纤维瘤

　　E. 脂肪瘤

458. 一患者因颏部粉碎性骨折导致舌后坠，引起窒息，最合理的急救方法是

　　A. 经口、鼻腔进行气管插管

　　B. 牵舌至口外

　　C. 固定下颌骨骨折

　　D. 托下颌角向前

　　E. 牵舌至口外，并托下颌角向前

459. 一面颊部切割伤患者因伤后很长时间才就诊，出血较多，有休克症状时，应采用的根本措施是

　　A. 安静　　　　　　　　　B. 补充血容量

　　C. 清创缝合　　　　　　　D. 镇静

　　E. 防止感染

460. 患者，男性，30 岁，医源性右翼下颌间隙脓肿，切开引流出大量灰白色稀薄腐臭脓液，此为哪种感染所致

　　A. 变形链球菌　　　　　　B. 大肠埃希菌

　　C. 结核杆菌　　　　　　　D. 肺炎双球菌

　　E. 混合性感染

461. 患者，男性，60 岁，因牙龈癌术后放疗造成左下颌骨放射性骨坏死并继发感染，伴剧烈疼痛，局部反复肿胀。对此患者的治疗，下列方法错误的是

A. 全身抗生素治疗

B. 局部冲洗，保持引流通畅

C. 理疗

D. 高压氧

E. 可在死骨外正常骨内切除死骨

462. 患者，男性，20 岁。左下后牙肿痛 7 天。张口困难，咀嚼食物及吞咽时疼痛 2 天。口腔检查：左下第三磨牙萌出不全，前倾阻生，远中牙龈瓣红肿；翼下颌皱襞处黏膜水肿，下颌支后缘内侧有轻度肿胀，深压痛；张口受限（两横指）。可能的诊断是

　　A. 下颌第三磨牙急性冠周炎引起的颊间隙感染

　　B. 下颌第三磨牙急性冠周炎引起的翼下颌间隙感染

　　C. 下颌第三磨牙急性冠周炎引起的咽旁间隙感染

　　D. 下颌第三磨牙急性冠周炎引起的舌下间隙感染

　　E. 下颌第三磨牙急性冠周炎引起的下颌下间隙感染

463. 患者，女性，30 岁，开口受限 1 年，既往有关节弹响史。临床检查见开口度一指半，开口型左偏，X 线片及体层摄影检查发现颞下颌关节前间隙增宽，髁突骨质未见异常。应进一步进行下列哪项检查

　　A. 许勒位开口位体层片

　　B. 颞下颌关节侧位体层片

　　C. 颞下颌关节正位体层片

　　D. 颞下颌关节 CT 检查

　　E. 颞下颌关节造影

464. 患者，女性，56 岁，右上第二磨牙疼痛半个月，糖尿病 6 年，服药控制血糖在 5.96mmol/L。要求拔牙此时应进行治疗的方案是

　　A. 局部冲洗上药　　　　　B. 口服抗生素

　　C. 拔牙 + 抗生素　　　　　D. 暂缓拔牙

　　E. 抗生素 + 上药

465. 一患者颏部被钝器打击后，出现双侧后牙早接触，前牙开𬌗，双侧颞下颌关节区肿胀疼痛，正确诊断应是

　　A. 双侧颞下颌关节急性前脱位

　　B. 双侧髁突颈骨折

　　C. 双侧升颌肌群痉挛

　　D. 双侧关节盘穿孔破裂

　　E. 双侧翼外肌痉挛

466. 患者，男性，46 岁，口底多间隙感染，肿胀明显，可及捻发音及波动感，主诉呼吸困难，下列处理正确的是

　　A. 加大抗生素剂量　　　　B. 局部冷敷

　　C. 穿刺抽脓　　　　　　　D. 广泛切开引流

　　E. 气管切开

467. 某患者，45 岁，右耳垂下肿物 5 年，生长缓慢，无痛。检查：肿物以耳垂为中心，界限清楚，活动，呈椭圆形，表面呈结节状，硬度中等。最可能的诊断是右侧腮腺

　　A. 混合瘤　　　　　　　　B. 腺淋巴瘤

　　C. 血管瘤　　　　　　　　D. 黏液表皮样癌

　　E. 淋巴结炎

468. 患者，男性，60 岁，右侧鼻翼有 1 个深棕色结节 7 年。近 2 周出现疼痛并长大。检查见：结节 1cm × 1cm ×1cm 大小，表面有破溃，深棕色，周围皮肤出现多个黑色点状小结节。最可能的临床诊断为

　　A. 皮内痣恶变　　　　　B. 复合痣恶变

　　C. 交界痣恶变　　　　　D. 毛痣恶变

　　E. 雀斑样色素痣恶变

469. 患者，男性，26 岁，颈部肿物数年，可活动无明显症状。镜检见囊肿内含物呈浓稠黏液样，囊肿内衬复层扁平上皮，部分区域似复层柱状上皮，纤维囊壁内见大量淋巴样组织。最可能的病理诊断是

　　A. 甲状舌管囊肿　　　　B. 鳃裂囊肿

　　C. 黏液囊肿　　　　　　D. 皮样囊肿

　　E. 表皮样囊肿

470. 患者，男性，40 岁，因右腮腺混合瘤行右腮腺浅叶切除术＋肿物切除术＋面神经解剖术，术后 1 周复诊发现右侧口角偏斜，右鼻唇沟变浅，余无异常。这是因为术中损伤了

　　A. 面神经颞支和颧支

　　B. 面神经颧支和上颌支

　　C. 面神经总干

　　D. 面神经颊支和下颌缘支

　　E. 面神经颈支

471. 某患者，因右侧关节疼，开口受限，来院就诊。临床检查发现，开口度 28mm，开口型偏右侧，右侧髁突动度明显低于左侧，患者否认外伤史，颌面部其他部位触诊无压痛，右侧关节造影显示为右侧关节盘不可复性前移位。患者的下颌之所以右偏，其原因是

　　A. 右侧关节盘妨碍右侧髁突运动，导致下颌在开口过程中右偏

　　B. 由于右侧关节有疼痛，而使左侧关节的功能发挥过度，而出现下颌开口时右偏

　　C. 可能是牙齿咬合关系不良

　　D. 由于右侧关节疼痛，而使右侧咀嚼肌比左侧咀嚼肌的咀嚼力量减小

　　E. 以上都不是

472. 某患者因腮腺良性肿瘤将于次日行腮腺浅叶切除术加面神经解剖术，术前家属签字时，谈话中以下哪项是不必要的

　　A. 术后可能出现面瘫　　B. 耳垂麻木

　　C. 涎瘘　　　　　　　　D. Frey 综合征

　　E. 可能出现半侧下颌骨麻木

473. 患者，男性，35 岁，右下颌骨急性中央性骨髓炎，松动牙周溢脓，下列治疗方法错误的是

　　A. 全身使用足量有效的抗生素

　　B. 尽量保留患牙及其余松动牙

　　C. 形成骨膜下脓肿后应尽早切开

　　D. 引流不畅时可去除部分骨外板

　　E. 营养支持

474. 患者，女，12 岁，右上颌尖牙区肿胀半年，X 线片见边界清楚的透射区并有不透光的钙化区。病检肿物呈实性，肿瘤细胞排列成腺管状结构或实性团，并可见玫瑰花样结构。最可能的病理诊断是

　　A. 成釉细胞瘤　　　　　B. 牙源性钙化囊肿

　　C. 牙源性钙化上皮瘤　　D. 牙源性角化囊肿

　　E. 牙源性腺样瘤

475. 患者，女性，40 岁，右上颈部肿物发现 5 年，增长不明显。近 3 天发生上呼吸道感染，肿物突然增大，伴疼痛。检查见肿物位于胸锁乳突肌上 1/3 前缘，质软，有波动感，无搏动，体位试验阴性。最可能的诊断是

　　A. 海绵状血管瘤　　　　B. 神经鞘瘤

　　C. 囊性水瘤　　　　　　D. 鳃裂囊肿

　　E. 甲状舌管囊肿

476. 患者下颌后牙肿痛 1 周后自觉吞咽时疼痛，进食困难，张口困难，并出现声音嘶哑，进食呛咳。检查可见咽侧壁红肿，腭扁桃体突出，腭垂被推向健侧。诊断为

　　A. 下颌第三磨牙急性冠周炎引起的颊间隙感染

　　B. 下颌第三磨牙急性冠周炎引起的翼下颌间隙感染

　　C. 下颌第三磨牙急性冠周炎引起的舌下间隙感染

　　D. 下颌第三磨牙急性冠周炎引起的咽旁间隙感染

　　E. 下颌第三磨牙急性冠周炎引起的下颌下间隙感染

477. 一患者被硬物击伤面部，拍片证实上颌前部牙槽骨骨折，并伴有牙龈撕裂伤，以下处理方法哪项正确

　　A. 颌间结扎固定

　　B. 去除活动的牙槽骨，缝合软组织

　　C. 复位牙槽骨，单颌固定，缝合软组织

　　D. 将牙及牙槽骨复位，缝合软组织

　　E. 单纯缝合软组织

478. 一患者因车祸致 Le Fort Ⅰ型骨折，关于其临床表现正确的是

　　A. 多伴有颅脑损伤

　　B. 骨折线由鼻额缝向两侧横过鼻梁、眶下到达翼突

　　C. 咬合异常，可发生前牙开𬌗

　　D. 颅面分离，面中份凹陷变长

　　E. 出现眶下区麻木

479. 患者，男性，30 岁，因上颌第三恒磨牙拔除，立即出现患侧面部肿胀，下列处理错误的是

　　A. 立即局部冰敷　　　　B. 立即绷带加压

　　C. 立即热敷理疗　　　　D. 口服止血药

　　E. 口服抗菌药

480. 患者，男性，70 岁，⌐6 因慢性牙髓炎就诊，根管预备过程中发现 4 个根管均狭小，15 号根管锉难以进入根尖 1/3，可行的治疗方案是

　　A. 干髓治疗　　　　　　B. 根尖倒封闭术

　　C. 空管治疗　　　　　　D. 塑化治疗

　　E. 根管治疗

481. 患者，女性，39 岁，双侧颞下颌关节区弹响、不适 2 年多，明显加重 1 周。近来因家事繁多，精神紧张，睡眠差并出现紧咬牙，自觉肌肉酸痛。临床检查示：

精神忧虑，张口度 **38mm**，张口型偏摆不定，右侧关节张口末及左侧开口初弹响，咬肌、颞肌、翼外肌触痛。**87** 非工作侧干扰。合适的治疗方案为

A. 理疗（消除肌肉疼痛）、治疗关节内病变、心理治疗

B. 调拾、心理治疗

C. 治疗关节内病变、调拾

D. 心理治疗、理疗

E. 心理治疗、理疗、调拾

482. 患者，男性，45 岁，因右上颌肿物行右上颌骨切除加植皮术。术后所植皮片大部分坏死，遗留较大肉芽创面，准备再行皮肤移植消灭创面，此病例植皮时最好采用

A. 中厚皮片 　　　　 B. 刃厚皮片

C. 全厚皮片 　　　　 D. 皮瓣

E. 带真皮下血管网的全厚皮片

483. 患者，女性，28 岁，左上第二磨牙因龋致牙髓炎，患牙在根管治疗过程中的工作长度具体指

A. X 线片上牙齿的长度

B. 根管长度

C. 牙齿实际长度

D. 根管口一根尖部的长度

E. 洞缘某点到根尖狭窄部的长度

484. 患者，男性，32 岁，右侧下颌下区进食时肿痛 1 个月，口内右舌下腺触及黄豆大小之硬结，对该患者应首先选择下列哪种检查

A. 曲面体层片 　　　　 B. 右下颌下腺造影

C. 下颌骨正位片 　　　　 D. 舌下区活检

E. 右下颌下腺造影 + 右侧口底横断拾片

485. 成年人上前牙外伤，冠折 1/3，露髓，根正常。其治疗原则为

A. 活髓切断术 　　　　 B. 直接盖髓

C. 干髓术 　　　　 D. 根管治疗

E. 塑化治疗

486. 患者，女，10 岁，右上第二磨牙曾做过充填治疗，口腔检查发现靠近材料边缘的牙体透黑色，叩痛（－），松动度（－）。最不宜考虑的治疗方案是

A. 暂时观察，定期检查

B. 去除原充填物及继发龋坏

C. 重新充填

D. 视情形做根管治疗

E. 拔除

487. 患者，女，10 岁，左上颌中切牙及侧切牙受外伤，未发现硬组织折断，叩痛（＋），松动（－），诊断为牙齿震荡。不合理的处置方法是

A. 消除咬合创伤

B. 减少或避免不良刺激

C. 服用抗菌药

D. 釉质若出现裂纹，可用复合树脂修复

E. 定期追踪复查

488. 患者，男性，27 岁，在某医院被确诊为慢性腮腺炎，并进行腮腺导管扩张术。进行这种手术的原因主要是由于

A. 导管有涎石 　　　　 B. 导管或管口狭窄

C. 腮腺肿大不明显 　　　　 D. 导管有阻塞症状

E. 腺体有感染

489. 某一医生用拔牙钳先后拔除上颌中切牙和侧切牙时，发现他在同样施用旋转的方式，而且拔牙钳安放位置正确。施力的大小和速度基本一致情况下，侧切牙的牙根尖 1/3 折断在牙槽窝内，分析其原因最有可能是

A. 侧切牙的牙根比中切牙的牙根更易折断

B. 侧切牙牙根尖 1/3 常有弯曲，施用旋转力拔除时较易折断

C. 拔除侧切牙时，旋转力施用不够

D. 与拔除中切牙和侧切牙的先后顺序有关

E. 以上都不是

490. 患者，男性，38 岁，要求拔除左下水平低位埋伏阻生智齿。此时不正确的处理是

A. 行下牙槽神经麻醉

B. X 线片检查

C. 舌侧翻瓣

D. 术后仔细清理牙槽窝

E. 术后口服抗生素

491. 患者，男性，40 岁。诉左上颌后牙出现咬合痛 7 天求治。口腔检查：左上第一磨牙近远中向纵折，松动 I 度，叩痛（＋），牙龈稍红肿。拟局部麻醉下拔除，采用的麻醉方法是

A. 上牙槽后神经阻滞麻醉 + 腭前神经阻滞麻醉

B. 上牙槽后神经阻滞麻醉 + 眶下神经阻滞麻醉

C. 上牙槽后神经阻滞麻醉 + 近中颊根局部浸润麻醉

D. 上牙槽后神经阻滞麻醉 + 近中颊根局部浸润麻醉 + 眶下神经阻滞麻醉

E. 上牙槽后神经阻滞麻醉 + 近中颊根局部浸润麻醉 + 腭前神经阻滞麻醉

492. 患者，男性，40 岁，右咽旁间隙脓肿，切开引流出大量灰白色稀薄腐臭脓液，此为何种感染所致

A. 变形链球菌 　　　　 B. 大肠埃希菌

C. 混合性感染 　　　　 D. 肺炎双球菌

E. 铜绿假单胞菌

493. 患者，女性，35 岁，因智齿冠周炎，造成颞间隙、颞下间隙、翼下颌间隙脓肿，切开引流的最佳部位是

A. 于翼下颌韧带稍内侧切开

B. 于上颌结节外侧前庭沟切开

C. 于口内咽旁部切开

D. 于颞部及下颌角下方切开并行贯通引流

E. 于颞部切开

494. 患者，男性，58 岁，行舌大部切除术，舌体缺损采用左前臂皮瓣游离血管吻合移植，皮瓣转移术后 24 小时出现皮瓣苍白发凉、起皱。其原因是

A. 静脉缺血 　　　　 B. 静脉淤血

C. 动脉淤血　　　　　　D. 动脉缺血

E. 动静脉同时缺血

495. 患者，女性，20 岁，因车祸颌面外伤 6 小时急诊，患者右面部肿胀，压痛，右眶周淤血，眶下区皮肤麻木，张口度一指，咬合关系正常，应考虑诊断为

A. 右侧上颌骨骨折

B. 右侧颧骨颧弓骨折

C. 右侧下颌骨体部骨折

D. 右侧上、下颌骨联合骨折

E. 右侧下颌髁状突颈部骨折

496. 患者颏部外伤 2 周，现患者开口受限，拟排除髁突颈部骨折，X 线检查首选片位是

A. 下颌骨后前位　　　　B. 曲面体层

C. 下颌骨开口后前位　　D. 华特位

E. 下颌升支切线位

497. 患者，男性，50 岁，颊部黏膜处反复出现电击、针刺样疼痛，每次持续数十秒，其诊断首先考虑是

A. 偏头痛　　　　　　　B. 牙痛

C. 三叉神经痛　　　　　D. 颞下颌关节疾患

E. 舌咽神经痛

498. 患者，女性，19 岁，张口受限十余年，幼时有左侧中耳炎病史。查体：开口度不足一指，左侧下颌体小、面部丰满，右侧下颌狭长。此患者最可能诊断是

A. 左颞下颌关节强直　　B. 右颞下颌关节强直

C. 左髁突肥大　　　　　D. 右髁突肥大

E. 双侧关节强直

499. 患者，男性，37 岁。右下颌下区胀痛 2 周，进食时痛加剧，继而可减轻。该患者体检中最可能发现的是

A. 下颌下区波动

B. 开口困难

C. 下颌舌沟隆起、舌上抬

D. 下颌下腺导管口唾液分泌增多

E. 可扪及下颌下腺导管结石

500. 新生儿唇腭裂的患病率大约为

A. 1：100

B. 1：1000

C. 1：5000

D. 1：10000

E. 1：10

501. 患者，女，25 岁。3 天前因重度牙周炎在阻滞麻醉下拔除左下 6，术后逐渐出现开口受限，吞咽疼痛。检查：开口度一横指，下颌支后缘稍内侧轻度肿胀、深压痛。最可能的诊断是

A. 翼下颌间隙感染　　　B. 颞下间隙感染

C. 口底多间隙感染　　　D. 下颌下间隙感染

E. 咬肌间隙感染

502. 患者，男，48 岁。行左下 6 拔除，1 个月后下唇麻木。不正确的处理是

A. 拔牙窝刮除　　　　　B. 理疗

C. 针灸　　　　　　　　D. 服用维生素 B₁₂

E. 服用维生素 B₁

503. 双侧唇腭裂欲恢复牙弓形态和改善鼻畸形，应采用

A. 鼻畸形整复术　　　　B. 腭裂整复术

C. 牙槽突植骨术　　　　D. 正畸矫治器

E. 唇裂整复术

504. 舌下腺囊肿手术治疗的关键是

A. 吸净囊液

B. 同时切除舌下腺和囊壁

C. 完整切除舌下腺

D. 囊肿摘除囊壁

E. 术后局部加压包扎

505. 听诊有吹风样杂音的是

A. 动静脉畸形　　　　　B. 静脉畸形

C. 微静脉畸形　　　　　D. 囊性水瘤

E. 血管瘤

506. 拔除上颌第三磨牙，牙挺安放的位置是

A. 近中牙槽嵴　　　　　B. 远中牙槽嵴

C. 颊侧骨板　　　　　　D. 腭侧骨板

E. 第二磨牙和第三磨牙之间

A3/A4 型题

1.（共用题干）患者，女性，31 岁，左下后牙、左下颌角区反复肿胀 3 个月，开口困难。检查开口度一指半，阻生牙牙龈充血糜烂，挤压有少量脓液溢出，咬肌区膨隆明显，质硬，轻度压痛。

（1）此患者最可能的诊断为

A. 急性智齿冠周炎　　　B. 左咬肌间隙脓肿

C. 左下颌骨结核　　　　D. 左咬肌区放线菌病

E. 左下颌骨边缘性骨髓炎

（2）此时最简单有效的 X 线检查方法为

A. 左下颌升支切线位片 + 左下颌骨侧位片

B. 下颌体腔片 + 左下颌骨侧位片

C. 左下颌后部横断咬合片 + 左下颌骨侧位片

D. CT

E. MRI

（3）应选择下列哪种措施

A. 观察　　　　　　　　B. 局部理疗

C. 大剂量抗生素的使用　D. 切开引流

E. 病灶刮治术

2.（共用题干）患者，男性，54 岁，右面颊疼痛似刀割，阵发，间歇期较长，神经系统检查无阳性体征。

（1）该患者的诊断最大的可能是

A. 三叉神经痛　　　　　B. 脊神经痛

C. 脑肿瘤痛　　　　　　D. 血管神经痛

E. 继发性神经痛

（2）患者神经痛的分支可能是

A. 三叉神经Ⅲ支　　　　B. 三叉神经Ⅰ支

C. 三叉神经Ⅱ支　　　　D. 三叉神经Ⅰ、Ⅱ支

E. 三叉神经Ⅱ、Ⅲ支

3. （共用题干）患者，男性，51 岁，近 1 年来左面颊部、下唇部因触摸等诱因多次发生阵发性剧痛，近半年发作频繁，疼痛剧烈难忍。初起卡马西平治疗有效，近来治疗无效。

（1）该患者诊断为

　　A. 三叉神经第Ⅰ支痛

　　B. 三叉神经第Ⅱ支痛

　　C. 三叉神经第Ⅲ支痛

　　D. 三叉神经第Ⅰ、Ⅱ支痛

　　E. 三叉神经第Ⅱ、Ⅲ支痛

（2）根据目前病情首选的治疗是

　　A. 加大卡马西平剂量

　　B. 行三叉神经病变支撕脱术

　　C. 2% 普鲁卡因三叉神经病变支封闭

　　D. 三叉神经病变支 95% 乙醇局部注射

　　E. 三叉神经病变支射频电凝术

4. （共用题干）患者，男性，18 岁，右下颌下区出现无痛性质软肿物 3 年余。检查见：肿块表面皮肤正常，口内检查也无异常。行下颌下肿块手术时见肿块呈囊性，术中囊壁破裂，流出黏稠且略带黄色蛋清样液体，遂将囊壁及下颌下腺一并摘除，但术后不久囊肿复发。

（1）本病最可能的诊断是

　　A. 下颌下腺囊肿

　　B. 潜突型舌下腺囊肿

　　C. 下颌下区软组织囊肿

　　D. 囊性水瘤

　　E. 鳃裂囊肿

（2）术前对诊断最有帮助的检查是

　　A. 下颌下腺侧位片　　　B. 下颌下腺造影

　　C. 舌下腺造影　　　　　D. 囊肿穿刺检查

　　E. B 超检查

（3）最适治疗方法是

　　A. 切除下颌下腺，吸尽囊液，加压包扎

　　B. 完整摘除囊壁，加压包扎

　　C. 切除下颌下腺及摘除囊壁

　　D. 切除舌下腺及摘除囊壁

　　E. 切除舌下腺，吸尽囊液，加压包扎

5. （共用题干）一女工不慎将头发卷入机器，造成大面积头皮撕脱。

（1）关于其创面的描述不正确的是

　　A. 出血较多，疼痛剧烈易发生休克

　　B. 创面整齐，有明显的出血点

　　C. 皮下组织及肌肉有明显的出血点

　　D. 颅骨暴露

　　E. 部分耳郭、眉毛连同眼睑同时撕裂

（2）患者出现休克症状时以下处理方法不正确的是

　　A. 安静

　　B. 止痛

　　C. 止血

　　D. 出现呼吸障碍时，使用吗啡镇静

　　E. 补充血容量

（3）患者生命体征稳定，采用的救治步骤中，以下哪一项最恰当

　　A. 及时清创，复位缝合

　　B. 补液，抗感染

　　C. 服用止痛药物

　　D. 用敷料覆盖创口，加压包扎

　　E. 密切观察生命体征变化

（4）进行清创缝合时，若血管条件允许，应进行

　　A. 松解创缘，减小张力尽量拉拢缝合

　　B. 撕脱的皮肤清创后，切削成全厚或中厚皮片再植

　　C. 立即行血管吻合再植

　　D. 采用局部皮瓣关闭创口

　　E. 切取健康组织皮片游离移植消灭创面

（5）若损伤时间超过 6 小时，撕脱组织瓣损伤过重，组织已不能利用，应进行

　　A. 松解创缘，减小张力尽量拉拢缝合

　　B. 撕脱的皮肤清创后，切削成全厚或中厚皮片再植

　　C. 立即行血管吻合再植

　　D. 采用局部皮瓣关闭创口

　　E. 切取健康组织皮片游离移植消灭创面

6. （共用题干）患者，男性，36 岁，以"反复左下颌下区进食后肿痛不适半年"为主诉。患者病程中有明显的进食时左侧下颌下区肿胀疼痛，进食后数小时方可逐渐消退。临床查体见患者左下颌下腺导管开口处红肿，轻压腺体导管口溢脓，口内外双合诊于左侧口底近第一磨牙处可触及一黄豆大小硬物。

（1）该患者的诊断为

　　A. 涎石病伴左下颌下腺炎

　　B. 左下颌下腺囊肿

　　C. 左舌下腺囊肿口外型

　　D. 左侧慢性硬化性下颌下腺炎

　　E. 左下颌下腺混合瘤

（2）下列哪一项检查有助于确定诊断

　　A. 左下颌下腺造影

　　B. 左下颌下腺穿刺

　　C. 下颌横断殆片（下颌咬合片）

　　D. 左下颌下腺活检

　　E. ECT 核素扫描

（3）该患者的治疗方案可考虑

　　A. 临床及实验室检查，若结石较小且位于导管前段，可扪及者可采用保守治疗，或导管取石术。若结石较大，或位于导管后部、腺体内、腺体反复感染、继发慢性硬化性下颌下腺炎、腺体萎缩时则应行腺体切除术

　　B. 直接手术切除左侧下颌下腺

　　C. 用生理盐水或抗生素液反复冲洗左下颌下腺导管

　　D. 左下颌下腺理疗

E. 左下颌下腺切开排脓引流

E. 神经损伤

7. （共用题干）患儿，女，7 岁，进食冷饮时左后牙感到酸痛 2 周，无自发痛史，检查：$\overline{6}$ 颊𬌗面深龋，龋蚀范围稍广，腐质软而湿润，易挖除，但很敏感。测牙髓活力同正常牙，叩痛（－）。

（1）根据上述临床表现和检查结果，拟诊断为
　　A. 慢性根尖周炎　　　　B. 急性牙髓炎
　　C. 急性龋　　　　　　　D. 慢性龋
　　E. 慢性闭锁性牙髓炎

（2）治疗方案应考虑为
　　A. 间接盖髓术　　　　　B. 活髓切断术
　　C. 干髓术　　　　　　　D. 根管治疗术
　　E. 活髓摘除术

8. （共用题干）患儿，男，10 岁。颈部正中出现圆形肿块 6 年。生长缓慢，无自觉症状。检查见颈正中舌骨下部 1 个 2cm×2cm×2cm 的肿物，质软，周界清楚，与表面皮肤及周围组织无粘连，肿块随吞咽及伸舌等动作而移动，穿刺抽出透明黄色液体。

（1）临床拟诊断为
　　A. 鳃裂囊肿　　　　　　B. 海绵状血管瘤
　　C. 神经鞘瘤　　　　　　D. 甲状舌管囊肿
　　E. 皮样囊肿

（2）手术必须切除舌骨中份的原因是
　　A. 舌骨中份阻挡手术进路
　　B. 肿块与舌骨中份粘连
　　C. 肿块来自于舌骨
　　D. 舌骨中可能存在微细的副管
　　E. 舌骨是肿块转移的靶器官

9. （共用题干）患者，女性，22 岁，因右下第三磨牙低位埋伏阻生，要求拔除。

（1）为减少出血，保持术野清晰，常在麻醉药中加入
　　A. 肾上腺素　　　　　　B. 巴曲酶（立止血）
　　C. 卡巴克络　　　　　　D. 酚磺乙胺
　　E. 氨甲苯酸

（2）拔除该牙应麻醉的神经是同侧的
　　A. 下牙槽神经 ＋ 舌神经
　　B. 下牙槽神经 ＋ 颊神经
　　C. 颊神经 ＋ 舌神经
　　D. 腭神经 ＋ 舌神经 ＋ 颊神经
　　E. 下牙槽神经 ＋ 颊神经 ＋ 舌神经

（3）注射麻醉药后出现左眼睑闭合不全，可能的原因是
　　A. 麻醉了下牙槽神经　　B. 麻醉了嚼肌神经
　　C. 麻醉了颊神经　　　　D. 麻醉了面神经
　　E. 口服激素

（4）拔牙后第 3 天，拔牙区剧烈疼痛并向耳颈部放射，检查：张口正常，牙槽窝空虚，并覆盖有白色假膜，可能的原因是
　　A. 间隙感染　　　　　　B. 牙槽脓肿
　　C. 干槽症　　　　　　　D. 三叉神经痛

10. （共用题干）患者，男性，35 岁，右上后牙夜痛不能眠 1 日，3 个月来右侧下后牙冷水引起疼痛，咬物不适。近日夜痛影响睡眠，并引起右半侧头、面和耳后部痛。检查时见右侧上、下磨牙均有咬合面和邻面深龋洞，右下第三磨牙近中阻生。

（1）根据患者疼痛的性质，主患牙最可能的诊断是
　　A. 深龋　　　　　　　　B. 可复性牙髓炎
　　C. 急性牙髓炎　　　　　D. 智牙冠周炎
　　E. 急性中耳炎

（2）为确定患牙进行的检查是
　　A. 探诊　　　　　　　　B. 叩诊
　　C. 松动度　　　　　　　D. 温度测验
　　E. X 线片检查

（3）检查结果发现主诉牙为右下第二磨牙时，患者自觉为右上后牙痛。医师当日应采用的方法是
　　A. 说服解释　　　　　　B. 局部麻醉实验
　　C. 再做温度测验　　　　D. X 线摄片检查
　　E. 治疗右上后牙

（4）经检查：右上第一磨牙咬合面深龋洞，探敏感，叩痛（－），不松动，冷测引起一过性尖锐痛。右上第一磨牙疾病的诊断为
　　A. 深龋　　　　　　　　B. 牙本质过敏
　　C. 急性牙髓炎　　　　　D. 慢性牙髓炎
　　E. 可复性牙髓炎

（5）主诉牙当日的治疗是
　　A. 垫底充填　　　　　　B. 安抚观察
　　C. 开髓拔髓　　　　　　D. 冲洗上药
　　E. 消炎止痛

11. （共用题干）一颌面外伤患者，经检查发现外耳道流血性液体，渐转清亮液体。

（1）该液体很可能是
　　A. 脑脊液　　　　　　　B. 血液
　　C. 组织渗出液　　　　　D. 外耳道分泌物
　　E. 其他

（2）对下述哪类脑损伤有诊断意义
　　A. 脑震荡　　　　　　　B. 硬脑膜外血肿
　　C. 颅中窝骨折　　　　　D. 颅前窝骨折
　　E. 脑挫裂伤

（3）对该患者的处理错误的是
　　A. 用碘仿纱条填塞外耳道
　　B. 姿势引流
　　C. 抗感染治疗，预防感染
　　D. 保持外耳道通畅、干净
　　E. 先保守治疗

12. （共用题干）患者，男性，32 岁，6 天前感冒后出现左下后牙区胀痛，进食、吞咽时加重。昨日起出现局部自发性跳痛，张口受限，低热，头痛。检查可见：左下颌角区颊部稍肿胀，无压痛，张口度两指，左下第三磨牙

近中阻生牙龈红肿充血，挤压可见远中盲袋内少量脓液溢出，颊侧前庭沟丰满、充血，压痛明显、叩痛（－），无松动，咽侧壁稍充血，无压痛。

（1）此患者的正确诊断为
　　A. 根尖脓肿　　　　　　B. 左咬肌间隙感染
　　C. 急性根尖周炎　　　　D. 急性智齿冠周炎
　　E. 左咽旁间隙感染

（2）颊侧肿胀原因为
　　A. 根尖周脓肿　　　　　B. 牙周脓肿
　　C. 根尖周囊肿继发感染　D. 炎症流注引起
　　E. 颊间隙感染引起

（3）颊侧肿胀处理方法应为
　　A. 切开引流　　　　　　B. 开髓扩通根管引流
　　C. 拔除　　　　　　　　D. 牙周治疗
　　E. 口服抗生素，局部可不处理

（4）此患者如处理不当，可引起下列间隙感染，但不包括
　　A. 咽旁间隙　　　　　　B. 翼下颌间隙
　　C. 眶下间隙　　　　　　D. 咬肌间隙
　　E. 颊间隙

（5）患者如出现明显张口受限，面部肿胀不明显，仅口外升支后缘稍红肿、压痛明显，此时应怀疑合并
　　A. 翼下颌间隙感染　　　B. 咬肌间隙感染
　　C. 咽旁间隙感染　　　　D. 下颌下间隙感染
　　E. 颊间隙感染

13.（共用题干）患者，男性，24 岁，上唇部肿胀疼痛 3 天伴全身发热。检查：体温 37.5℃，上唇肿胀明显，可见多个脓头。

（1）此部位感染最常见的致病菌为
　　A. 铜绿假单胞菌　　　　B. 大肠埃希菌
　　C. 金黄色葡萄球菌　　　D. 变形链球菌
　　E. 白色念珠菌

（2）此部位感染易引发海绵窦化脓性血栓性静脉炎的主要原因为
　　A. 血运丰富　　　　　　B. 面静脉无静脉瓣
　　C. 上唇运动较多　　　　D. 细菌毒力强
　　E. 局部皮脂腺丰富

（3）此患者局部处理的正确方法为
　　A. 挤出脓头　　　　　　B. 切开引流
　　C. 红外线理疗　　　　　D. 药物湿敷
　　E. 局部热敷

14.（共用题干）一患者被人用刀划伤面部软组织，耳前区皮肤有长约 6cm 的纵形创口，创缘整齐，有活动出血。

（1）确切的诊断是
　　A. 挫伤　　　　　　　　B. 挫裂伤
　　C. 切割伤　　　　　　　D. 撕裂伤
　　E. 刺伤

（2）如有血管断裂，最宜采用的止血方法是
　　A. 指压止血　　　　　　B. 包扎止血
　　C. 结扎止血　　　　　　D. 填塞止血

　　E. 药物止血

（3）本病例不会损伤的重要结构是
　　A. 腮腺腺体损伤　　　　B. 腮腺导管损伤
　　C. 面静脉和面动脉损伤　D. 面神经分支损伤
　　E. 颌骨骨折

（4）应采取的处理措施是
　　A. 清创止血，检查是否合并重要的结构损伤，并用无菌敷料覆盖
　　B. 局部冷敷加压包扎
　　C. 尽早行清创缝合术
　　D. 创面用油纱布覆盖
　　E. 暴露创口全身用抗生素

15.（共用题干）新生儿，诊断为双侧完全唇裂、腭裂。

（1）最先实施的手术治疗是
　　A. 新生儿正畸　　　　　B. 牙槽突裂植骨术
　　C. 唇裂修复术　　　　　D. 腭裂修复术
　　E. 正颌手术

（2）牙槽突裂植骨术应在何时进行
　　A. 出生后 3～6 个月　　B. 出生后 6～12 个月
　　C. 出生后 12～18 个月　D. 患儿 9 岁左右
　　E. 患者成年后

（3）腭裂修复术应在何时进行
　　A. 出生后 3～6 个月　　B. 出生后 6～12 个月
　　C. 出生后 12～18 个月　D. 患儿 9 岁左右
　　E. 患者成年后

16.（共用题干）一患者因左侧鼻咽癌而行局部放射治疗，放疗 1 年后患者出现张口受限，张口度只有一横指，该患者以张口受限而就诊。

（1）该患者的诊断可考虑为
　　A. 左侧颞下颌关节纤维性强直
　　B. 左侧颞下颌关节骨性强直
　　C. 左侧颞下颌关节外强直
　　D. 左侧颞下颌关节混合性强直
　　E. 双侧颞下颌关节骨性强直

（2）该患者的治疗可考虑为
　　A. 加强张口训练，必要时手术松解挛缩的肌肉
　　B. 左侧髁突高位切除
　　C. 左侧颞下颌关节成形术
　　D. 左侧翼外肌封闭治疗
　　E. 佩戴调𬌗位型𬌗垫

17.（共用题干）患者，男性，68 岁，右下牙龈癌，拟行颌颈联合根治术加胸大肌、肋骨复合组织瓣修复术。

（1）该骨肌皮瓣血供来源于
　　A. 胸背动脉　　　　　　B. 胸肩峰动脉
　　C. 颈横动脉　　　　　　D. 肋间动脉
　　E. 胸廓内动脉

（2）该块骨肌皮瓣所带的肋骨源于
　　A. 第 5 肋　　　　　　　B. 第 6 肋
　　C. 第 7 肋　　　　　　　D. 第 8 肋

E. 第 9 肋

（3）该骨肌皮瓣转移修复后，应主要注意观察的是
    A. 伤口渗血   B. 水肿
    C. 血液循环   D. 质地
    E. 感觉

（4）如组织瓣出现血管危象，应采取的措施是
    A. 继续观察
    B. 静脉滴注低分子右旋糖酐
    C. 及时手术探查
    D. 头部制动
    E. 补足血容量

18. （共用题干）患者，女性，24 岁，左下第三磨牙低位阻生。注射麻醉药后出现头晕、胸闷、面色苍白、脉快而弱、恶心、呼吸困难，血压下降，并有短暂意识丧失。

（1）根据上述症状可诊断为
    A. 癔症   B. 肾上腺素反应
    C. 中毒   D. 晕厥
    E. 过敏反应

（2）针对上述情况采取的措施中错误的是
    A. 输氧   B. 迅速放平椅位
    C. 氨水刺激呼吸   D. 针刺人中穴
    E. 多巴胺 20mg 静脉注射

（3）为了避免类似情况发生，无须采用的方法是
    A. 做好术前思想工作
    B. 消除紧张情绪
    C. 避免空腹手术
    D. 必要时术前口服镇静药
    E. 术前口服升压药

19. （共用题干）患者，男性，34 岁，左上第三磨牙阻生颊侧移位，要求拔除。行上牙槽后神经阻滞麻醉后左面颊部立即肿胀。

（1）可能的诊断是
    A. 注射麻醉药过量   B. 翼静脉丛损伤
    C. 颊间隙感染   D. 注射区水肿
    E. 过敏反应

（2）发生上述情况时，处理不正确的是
    A. 立即冰敷   B. 立即热敷
    C. 加压包扎   D. 应用止血药
    E. 应用抗生素

（3）可能发生的术中并发症不包括
    A. 出血   B. 断根
    C. 牙槽骨骨折   D. 邻牙损伤
    E. 干槽症

20. （共用题干）患儿，男，10 岁，开口严重受限 3 年，幼时曾有面部外伤史。

（1）应拍照哪些片位进行检查
    A. 许勒位及经咽侧位
    B. 许勒位及曲面体层
    C. 曲面体层及颅底位

D. 曲面体层及下颌骨后前位
E. 许勒位及颞下颌关节造影

（2）如果在 X 线片表现为关节结构消失，呈致密团块，角前切迹加深，其开口受限的原因可能是
    A. 髁突骨折   B. 颌间瘢痕挛缩
    C. 关节脱位   D. 颞下颌关节强直
    E. 颞下颌关节紊乱病

21. （共用题干）患者，男性，28 岁，右下后牙、右下颌角区反复肿胀 3 个月，开口困难。检查开口度一指半，右下第三磨牙近中位阻生牙龈充血，挤压有少量脓液溢出，右下颌角咬肌区膨隆明显，质硬，轻度压痛。

（1）此患者最可能的诊断为
    A. 急性智齿冠周炎
    B. 右咬肌间隙脓肿
    C. 右下颌骨骨结核
    D. 右下颌骨边缘性骨髓炎
    E. 右咬肌区放线菌病

（2）此时最简单有效的 X 线检查方法为
    A. 右下颌升支切线位片 + 右下颌骨侧位片
    B. 下颌体腔片 + 右下颌骨侧位片
    C. 右下颌后部横断殆片 + 右下颌骨侧位片
    D. CT
    E. MRI

（3）此患者如诊断成立，除拔除右下第三磨牙外，还应选择下列哪一种措施
    A. 观察   B. 局部理疗
    C. 大剂量抗生素的使用 D. 切开引流
    E. 病灶刮治术

22. （共用题干）一患者因车祸伤及颅面部，有一过性昏迷病史。急诊检查发现面中份凹陷，眶周淤血，咬合错乱，后牙早接触，前牙开殆。

（1）应首先做哪项辅助检查
    A. 头颅 CT   B. 上颌骨华特位片
    C. 颧弓位片   D. 上颌咬合片
    E. 鼻颏位片

（2）根据临床检查，对面骨骨折的诊断可能是
    A. Le Fort Ⅰ型骨折   B. Le Fort Ⅱ型骨折
    C. Le Fort Ⅲ型骨折   D. 上颌骨纵行骨折
    E. 颧骨颧弓骨折

（3）在检查过程中发现患者出现呼吸困难，可能的原因是
    A. 患者出现休克症状
    B. 口内异物堵塞咽喉部
    C. 血液、唾液等误吸入气管、支气管
    D. 上颌骨向下移位，推软腭向后，缩小咽腔
    E. 迷走神经损伤

（4）出现呼吸困难时，紧急处理是
    A. 手法复位，用压舌板等吊起下移的上颌骨
    B. 颌间栓结
    C. 颌间栓结 + 颅颌固定

D. 手术切开复位、固定

E. 气管切开

23.（共用题干）一患者不慎摔伤面部，临床检查及 X 线片提示下颌骨体部骨折。

（1）患者最不可能出现的症状是

A. 牙龈出血

B. 牙脱位

C. 颧部塌陷

D. 咬合错乱

E. 前牙开𬌗

（2）患者最具特征性的体征是

A. 上唇及牙龈的肿胀和撕裂

B. 摇动损伤区某一牙时，余牙随之移动

C. 上前牙松动

D. 咬合错乱

E. 下唇麻木

（3）以下患者的治疗最合理的是

A. 复位牙及牙槽骨

B. 单颌固定

C. 仅缝合软组织

D. 坚强内固定

E. 不做处理

24.（共用题干）患者，男性，34 岁，右下颌下区无痛性质软肿物发现 3 个月，表面皮肤正常，口内检查亦未见异常。行下颌下手术时见肿物呈囊性，术中囊壁破裂，流出黏稠而略带黄色蛋清样液体，遂将囊壁及下颌下腺一并摘除，但术后不久囊肿复发。

（1）该病最可能的诊断是

A. 下颌下腺囊肿

B. 潜突型舌下腺囊肿

C. 下颌下区软组织囊肿

D. 囊性水瘤

E. 鳃裂囊肿

（2）该病的最佳治疗方法是

A. 切除下颌下腺，吸尽囊液，加压包扎

B. 完整摘除囊壁，加压包扎

C. 切除下颌下腺及摘除囊壁

D. 切除舌下腺及摘除囊壁

E. 切除舌下腺，吸尽囊液，加压包扎

25.（共用题干）患者，男性，43 岁，上唇中部挫裂伤后形成上唇中部组织缺损达 2.5cm×2cm，上前牙外露。

（1）清创缝合术时应选择哪一种方法

A. 唇交叉组织瓣转移术

B. 滑行皮瓣成形术

C. 旋转皮瓣成形术

D. "Z"字成形术

E. 岛状皮瓣成形术

（2）如果选择唇交叉组织瓣转移术整复上唇缺损，其断蒂的时间是

A. 1 周

B. 2 周

C. 2～3 周

D. 3～4 周

E. 4～5 周

26.（共用题干）新生儿，诊断为单侧完全性唇裂合并单侧完全性腭裂，同时伴有鼻部畸形。

（1）最先实施的手术治疗是

A. 唇裂整复术

B. 牙槽突植骨术

C. 新生儿正畸

D. 腭裂整复术

E. 颌骨正畸术

（2）腭裂的正畸治疗应开始于

A. 唇裂整复术后

B. 乳恒牙交替期

C. 恒牙期

D. 腭裂整复术后

E. 新生儿无牙期

（3）何时行鼻部畸形手术修复

A. 行唇裂整复术时同时修复鼻部畸形

B. 行腭裂整复术时同时修复鼻部畸形

C. 4～6 岁时

D. 20 岁左右

E. 13 岁左右

（4）何时进行语音治疗

A. 2 岁

B. 3 岁

C. 4 岁

D. 患儿能与医师配合时

E. 患儿上小学后

27.（共用题干）患者，女性，39 岁。诉左上颌后牙残冠，要求拔除。口腔检查：左上第一磨牙牙冠大面积龋损，已无法修复。牙周检查未见异常。X 线片示：腭根有边界清楚的圆形阴影，似与上颌窦无骨壁相隔。

（1）拔除左上第一磨牙采用的麻醉方法是

A. 上牙槽后神经阻滞麻醉

B. 上牙槽后神经阻滞麻醉＋左上第一磨牙近中根浸润麻醉

C. 上牙槽后神经阻滞麻醉＋腭前神经阻滞麻醉

D. 上牙槽后神经阻滞麻醉＋腭前神经阻滞麻醉＋左上第一磨牙近中根浸润麻醉

E. 上牙槽后神经阻滞麻醉＋腭前神经阻滞麻醉＋左上第一磨牙近中根浸润麻醉＋鼻腭神经阻滞麻醉

（2）拔除牙的腭根上连有一团肉芽组织，怀疑与上颌窦相通，常用的临床检查方法是

A. 器械检查

B. 鼻腔鼓气法测试

C. 直接直视下检查

D. 再摄 X 线片

E. 以上均可采用

（3）经检查发现已穿通上颌窦，但估计穿孔孔径为 4mm 左右，正确的处理方法是

A. 按拔牙后常规处理，待其自愈

B. 拔牙创表面加"8"字缝合

C. 鼻腔喷减轻充血的药剂

D. 行口腔上颌窦修补术

E. B＋C

（4）拔牙后 1 个月复诊，穿孔未愈合，应做

A. 拔牙后常规处理，待其自愈

B. 拔牙创表面加"8"字缝合

C. 鼻腔喷减轻充血的药剂

D. 行口腔上颌窦修补术

E. 填塞碘仿纱条

28.（共用题干）患者，女性，60 岁。口腔干燥、无泪、双眼异物感 1 年余。两侧腮腺区有反复肿胀史。检查发现：唇黏膜发红，舌表面光滑潮红呈"镜面舌"。口内

大多数牙有龋坏，两侧腮腺弥漫性肿大，无压痛。挤压腺体导管口唾液溢出很少。

（1）为明确诊断而应做的辅助检查不包括
  A. 施墨试验
  B. 四碘四氯荧光素染色
  C. 腮腺造影
  D. 血脂检测
  E. 唇腺活检

（2）腮腺造影示：主导管扩张不等，边缘毛糙，呈葱皮样或花边样改变，末梢导管呈点状、球状扩张。血沉加快，γ-球蛋白增高，泪液分泌减少，结合临床最可能的诊断是
  A. 急性化脓性腮腺炎
  B. 流行性腮腺炎
  C. 慢性阻塞性腮腺炎
  D. 慢性复发性腮腺炎
  E. 舍格伦综合征继发感染

29.（共用题干）患者，男性，65岁，X线片、造影显示颞下颌关节盘穿孔，骨质破坏、吸收，关节盘不可复性前移位。

（1）关节盘穿孔的常见部位是
  A. 关节盘中间带
  B. 关节盘前带
  C. 关节盘后带
  D. 关节盘双板区
  E. 任一部位

（2）其开口型最有可能会出现以下何种改变
  A. 开口型偏患侧
  B. 开口型偏健侧
  C. 开口型不偏
  D. 开口型歪曲
  E. 牙关紧闭

（3）其临床症状一般不伴有
  A. 关节痛
  B. 张口受限
  C. 开口度过大
  D. 咀嚼痛
  E. 弹响

（4）应首先采取的措施是
  A. 关节镜检查穿孔部位
  B. 手术修复穿孔
  C. 观察不处理
  D. 保守治疗
  E. 调𬌗治疗

30.（共用题干）患者，男性，63岁，颊癌术后7年，术后曾行颈部及下颌下区放疗，剂量不详。3个月前行出现下颌牙龈溃疡，经久未愈且局部骨外露伴下颌区域针刺剧痛。

（1）此患者可能的诊断为
  A. 下颌牙龈癌
  B. 放射性颌骨坏死
  C. 中央性颌骨骨髓炎
  D. 边缘性颌骨骨髓炎
  E. 原发性三叉神经痛

（2）对此患者疾病治疗有意义的方法是
  A. 高压氧治疗
  B. 局部放疗
  C. 全身化疗
  D. 射频治疗
  E. 切开引流

（3）此患者如进行手术治疗应选择的术式为
  A. 待死骨分离后摘除死骨
  B. 行骨髓炎刮治术
  C. 三叉神经撕脱术
  D. 在死骨边缘的正常骨内行死骨切除
  E. 局部方块切除

（4）口腔颌面部软组织对放射线平均耐受量为6~8周给予
  A. 20~40Gy
  B. 40~60Gy
  C. 60~80Gy
  D. 80~100Gy
  E. 100Gy以上

31.（共用题干）患者，男性，45岁。诉左下颌后牙出现不适6个月求治。口腔检查：左下第二前磨牙和第一磨牙残冠，叩痛（±），松动（-），已做过牙髓治疗，牙龈稍红，无法再修复，拟拔除。口内其他牙未见明显异常。X线片示：左下第一磨牙远中根尖有阴影，距离下颌神经管较近。

（1）左下第二前磨牙和第一磨牙拔除不需麻醉的神经是
  A. 下牙槽神经
  B. 舌神经
  C. 咬肌神经
  D. 颊神经
  E. 以上神经均需麻醉

（2）左下第二前磨牙和第一磨牙拔除时断根，颊侧切开去骨后取出，2天后出现激烈疼痛，并向耳颞部、下颌下区放散。口内检查：左下第二前磨牙和第一磨牙牙槽窝有腐败变性的残留血凝块，有恶臭。引起疼痛的原因是
  A. 下颌神经损伤
  B. 干槽症
  C. 邻牙损伤
  D. 邻牙牙髓炎
  E. 牙龈撕裂

（3）最佳应急处理方法是
  A. 局部麻醉下彻底去除牙槽窝内腐败物，冲洗后填入碘仿纱条
  B. 服用大量抗生素
  C. 消炎漱口液含漱
  D. 局部封闭止痛
  E. 服用止痛药

（4）假如处理7天后疼痛消失，但左侧口唇及颊部麻木感，为确定诊断应做
  A. 牙槽窝探查
  B. 摄X线片
  C. 邻牙探诊
  D. 局部麻醉定位检查
  E. 以上均需做

B1 型题

1.（共用备选答案）
  A. 舌下腺
  B. 下颌下腺
  C. 腮腺
  D. 腭腺
  E. 磨牙后腺

（1）黏液表皮样癌发生部位最多的是

（2）涎石病最容易发生于

（3）腺泡细胞癌主要发生在

2.（共用备选答案）
  A. Le Fort Ⅰ型骨折
  B. Le Fort Ⅱ型骨折
  C. Le Fort Ⅲ型骨折
  D. 牙槽突骨折
  E. 纵形骨折

（1）腭中缝裂开属于

（2）骨折线从梨状孔下方、牙槽突上方两侧水平延伸至上

颌骨翼上颌缝属于

（3）骨折线位于根尖上方，骨折段整体活动属于

（4）骨折线自鼻额缝向两侧横过鼻梁、眶内壁、眶底、颧
　　上颌缝，沿上颌侧壁达翼突属于

3.（共用备选答案）

A. 下颌角下2cm绕下颌角弧形切口

B. 口内翼下颌皱襞内侧纵形切口

C. 下颌骨缘下2cm作平行切口

D. 口内翼下颌皱襞处横形切口

E. 下颌骨下缘下1~1.5cm作平行切口

（1）咬肌间隙脓肿应做

（2）下颌下间隙脓肿应做

（3）翼下颌间隙脓肿应做

4.（共用备选答案）

A. 扳机点　　　　　　　　B. 触痛点

C. 敏感点　　　　　　　　D. 刺激点

E. 疼痛点

（1）三叉神经分布区内某个固定象限的小块皮肤或黏膜特
　　别敏感，对此点加强碰撞，立即引起疼痛发作即称

（2）某一牙体冠面或颈面牙质缺损处遇冷热刺激后即感不
　　适即称

5.（共用备选答案）

A. 牙源性颌骨囊肿　　　　B. 发育性囊肿

C. 阻塞性囊肿　　　　　　D. 牙源性肿瘤

E. 孤立性囊肿

（1）血外渗性囊肿属于

（2）皮脂腺囊肿属于

（3）根尖周囊肿属于

6.（共用备选答案）

A. 出生后即刻　　　　　　B. 3~6个月

C. 6~12个月　　　　　　D. 1~2岁

E. 9~11岁

（1）单侧唇裂手术修复的最佳时间为

（2）双侧完全性唇裂修复术的最佳时机为

（3）牙槽嵴裂植骨术的最佳时机为

（4）腭裂修复术的最佳时机为

7.（共用备选答案）

A. 下颌骨体有大小不等的多房阴影

B. 下颌骨内有单房透明阴影，四周有白色骨质线

C. 颌骨内虫蚀状骨质破坏区，四周骨质可有破坏

D. 下颌角见骨质疏松脱钙，并有骨质增生

E. 下颌骨体有骨质破坏，并有死骨形成

（1）成釉细胞瘤X线表现是

（2）颌骨囊肿X线表现是

8.（共用备选答案）

A. 颞下颌关节区及其周围疼痛，一般为非剧痛的钝痛

B. 关节区可见红肿，压痛明显，后牙上下不能对𬌗，稍
　　用力即可引起关节区剧痛

C. 颞下颌关节区及其周围疼痛，常伴有全身游走性、多
　　发性关节炎，晚期可发生关节强直

D. 吞咽时咽部疼痛和感觉异常

E. 阵发性点击样剧烈疼痛

（1）颞下颌关节紊乱病可出现

（2）急性化脓性颞下颌关节炎可出现

（3）类风湿性颞下颌关节炎可出现

9.（共用备选答案）

A. 腺样囊性癌

B. 黏液表皮样癌

C. 多形性低度恶性腺癌

D. 腺泡细胞癌

E. 沃辛瘤

（1）主要发生在腮腺，下颌下腺和舌下腺少见，小唾液腺
　　罕见的肿瘤是

（2）2/3发生在腮腺，其次为腭腺、磨牙后腺和下颌下腺
　　的肿瘤是

（3）好发于小唾液腺和大唾液腺中较小的腺体的肿瘤是

（4）仅发生在小唾液腺的肿瘤是

10.（共用备选答案）

A. 没有知名血管供血，在设计皮瓣时，其长宽比例要
　　受到一定限制的带蒂皮瓣

B. 通过肌组织发出营养支，垂直穿透深筋膜至皮下组
　　织及皮肤的游离皮瓣

C. 营养皮肤的动脉在穿出深筋膜后与皮肤表面平行，
　　走行于皮下组织内，并沿途发出小支以供养皮下组
　　织及皮肤的游离皮瓣

D. 有一对知名血管供血与回流，因而只要在血管的长
　　轴内设计皮瓣，一般可不受长宽比例的限制

E. 由动脉干上直接发出许多微细的血管支，组成丰富
　　的网状结构，直接营养其所属的皮肤的游离皮瓣

（1）肌皮血管皮瓣

（2）动脉干网状血管皮瓣

11.（共用备选答案）

A. 颏下淋巴结　　　　　　B. 下颌下淋巴结

C. 颈二腹肌淋巴结　　　　D. 颈肩胛舌骨肌淋巴结

E. 颈深上淋巴结

（1）下唇中部的淋巴管先注入

（2）舌后1/3的淋巴管汇入两侧

12.（共用备选答案）

A. 注射点过高　　　　　　B. 针尖刺入过深

C. 针尖刺入过前　　　　　D. 针尖刺入过后

E. 麻醉药注射入血管内

（1）下牙槽神经阻滞麻醉时发生面瘫的原因是

（2）下牙槽神经阻滞麻醉时发生烦躁不安，多话思睡，循
　　环衰竭等现象，可能是由于

（3）腭前神经阻滞麻醉时出现恶心或呕吐，可能是由于

13.（共用备选答案）

A. 上牙槽前神经　　　　　B. 上牙槽中神经

C. 上牙槽后神经　　　　　D. 鼻腭神经

E. 腭前神经

（1）分布于上颌切牙、侧切牙和尖牙的腭侧牙龈及黏骨膜

的神经是

(2) 分布于上颌尖牙、第一、第二前磨牙和第一、第二、第三磨牙的腭侧牙龈及黏骨膜的神经是

14.（共用备选答案）

    A. 暂时制动   B. 牙间结扎

    C. 颌间结扎   D. 切开复位内固定术

    E. 暂不处理，随访

(1) 移位明显的骨折，不能手法复位的，需要

(2) 没有移位的骨折，需要

(3) 移位不明显的骨折，需要

(4) 牙槽骨骨折，可行

15.（共用备选答案）

    A. 偏向健侧   B. 偏向患侧

    C. 两者均有   D. 两者均无

    E. 以上均不对

(1) 单侧翼外肌痉挛可能出现的开口型异常为

(2) 单侧滑膜炎可能出现的开口型异常为

(3) 单侧不可复性关节盘前移位可能出现的开口型异常为

16.（共用备选答案）

    A. 颏下淋巴结

    B. 下颌下淋巴结

    C. 颈二腹肌淋巴结

    D. 颈肩胛舌骨肌淋巴结

    E. 颈深上淋巴结

(1) 舌尖淋巴管大部引流至

(2) 舌体边缘的淋巴管部分引流至下颌下淋巴结，另一部分引流至

17.（共用备选答案）

    A. 急性化脓性骨髓炎   B. 颌骨慢性骨髓炎

    C. 放射性骨髓炎   D. 婴儿骨髓炎

    E. 急性骨髓炎

(1) 由急性冠周炎或根尖周炎等原因引起的骨髓炎为

(2) 由放射治疗引起的骨髓炎为

18.（共用备选答案）

    A. 颅底 - 上牙槽座角   B. 颅底 - 下牙槽座角

    C. 面角   D. 颌平面角

    E. 上中切牙角

(1) 前颅底平面与下颌平面之间的夹角是

(2) 前颅底平面与鼻根点至下牙槽座点连线之间的夹角是

19.（共用备选答案）

    A. 面横裂   B. 面斜裂

    C. 单侧唇裂   D. 上唇正中裂

    E. 下唇唇裂

(1) 上颌突与侧鼻突未融合是

(2) 上颌突与下颌突未融合是

(3) 两侧下颌突未联合是

20.（共用备选答案）

    A. 耳、鼻出血性液体   B. 颅面分离

    C. 复视   D. 局部水肿

    E. 张口受限

(1) 颅底骨折常伴有

(2) 颧弓骨折常伴有

(3) Le Fort Ⅱ骨折常伴有

(4) 颧上颌骨折常伴有

(5) 眶底骨折常伴有

21.（共用备选答案）

    A. 髁突硬化   B. 髁突前斜面模糊不清

    C. 髁突骨质增生   D. 髁突小凹陷缺损

    E. 髁突囊样变

(1) 表现为髁突密质骨板下有较大的低密度影，周围有硬化边缘的是

(2) 表现为髁突边缘呈唇样或骨赘形成的是

(3) 表现为髁突前斜面骨质不规则增厚、密度增高的是

22.（共用备选答案）

    A. Tennison 法   B. Langenbeck 法

    C. Furlow 法   D. Millard 法

    E. Brian Sommerlad 法

(1) 腭裂修复的基本术式是

(2) 目前临床上最常用的单侧唇裂修复法是

(3) 能充分延长软腭的手术方法是

(4) 唇高恢复好，但容易出现患侧唇过长现象的单侧唇裂修复法是

23.（共用备选答案）

    A. 唇裂修复术   B. 腭成形术

    C. 牙槽突裂植骨术   D. 咽成形术

    E. 正畸矫治治疗

(1) 唇腭裂患者恢复上唇的正常生理功能及形态的治疗方法是

(2) 可实现通过唇肌生理运动压迫作用促使牙槽突裂隙逐渐调节的目的的治疗方法是

(3) 以增进腭咽闭合为主的治疗方法是

24.（共用备选答案）

    A. 乳白色豆渣样

    B. 黄白色角化物

    C. 草黄色，含胆固醇结晶

    D. 棕褐色

    E. 白色凝乳状

(1) 根尖周囊肿的穿刺囊液是

(2) 皮样囊肿的穿刺囊液是

(3) 牙源性角化囊性瘤穿刺囊液是

25.（共用备选答案）

    A. 丁卡因   B. 利多卡因

    C. 氯乙烷   D. 普鲁卡因

    E. 麻卡因

(1) 临床上主要用作冷冻麻醉的药物是

(2) 临床上主要用作阻滞麻醉的药物是

第十八章　口腔修复学

A1/A2 型题

1. 造成铸造全冠就位困难的原因不包括
　　A. 石膏代型磨损　　　　　　B. 蜡型变形
　　C. 间隙涂料涂得过厚　　　　D. 牙颈部肩台不整齐
　　E. 铸造冠缘过长

2. 戴全口义齿后患者出现恶心的原因不包括
　　A. 义齿基托后缘伸展过长
　　B. 义齿基托与组织面不贴合
　　C. 咬合不平衡
　　D. 垂直距离过高
　　E. 咬合力过大

3. 固定义齿桥体刚性不够时会产生
　　A. 基牙扭曲移位　　　　　　B. 连接部位断裂
　　C. 桥体挠曲反应　　　　　　D. 固定义齿移动
　　E. 固定义齿下沉

4. 牙列缺损最常见的病因为
　　A. 龋病、牙周病
　　B. 牙及牙槽骨外伤
　　C. 颌骨骨髓炎
　　D. 颌面部肿瘤和发育障碍
　　E. 心脏病

5. 以下哪项不是常用的咀嚼功能检查
　　A. 𬌗力检查　　　　　　　　B. 咀嚼效能检测
　　C. 颞下颌关节检查　　　　　D. 下颌运动轨迹检查
　　E. 肌电图检查

6. 下列哪种方法不能增强固定桥的固位
　　A. 修复体与预备体的接触面密合
　　B. 增大修复体与预备体的接触面积
　　C. 减少𬌗向聚合度
　　D. 适当增加预备体表面的粗糙度
　　E. 设计羽状边缘

7. 上前牙缺隙过窄时，排牙错误的做法是
　　A. 将人工牙做不同程度的扭转
　　B. 使人工牙与邻牙重叠
　　C. 加大人工牙的近远中向倾斜度
　　D. 将人工牙减径
　　E. 将人工牙减数

8. 以下关于储金球说法哪项是错误的
　　A. 可避免铸件缩孔
　　B. 直径略大于铸件蜡型最厚处
　　C. 补偿铸金冷却后体积的收缩
　　D. 位置距蜡型 1mm
　　E. 应在铸圈温度中心区

9. 当义齿基托组织面黏附有不易去除的石膏时，可将义齿
浸泡在
　　A. 清水　　　　　　　　　　B. 乙醇
　　C. 30% 枸橼酸钠溶液　　　　D. 过氧化氢
　　E. 次氯酸钠

10. 固定桥使用一段时间后，出现冷热刺激痛，其可能的原因是
　　A. 基牙产生继发龋　　　　　B. 牙龈退缩
　　C. 牙周创伤　　　　　　　　D. 粘固剂溶解
　　E. 以上都是

11. 复合固定桥的优越性是
　　A. 增加了抗力臂的长度
　　B. 增加了对抗杠杆力的作用
　　C. 加强了固定桥的稳定性
　　D. A + B
　　E. A + B + C

12. 关于口腔检查的顺序，以下错误的是
　　A. 先整体后局部　　　　　　B. 先内后外
　　C. 先一般后特殊　　　　　　D. 先上后下
　　E. 先左后右

13. 影响牙槽嵴吸收速率的局部因素是
　　A. 失牙原因　　　　　　　　B. 失牙时间
　　C. 局部骨质密度　　　　　　D. 是否经过牙槽嵴修整
　　E. 以上都是

14. 牙槽嵴修整术适用于
　　A. 口腔内瘢痕组织
　　B. 牙槽嵴表面的松动软组织
　　C. 唇舌系带附着过高
　　D. 拔牙后造成的骨尖或者骨突起
　　E. 以上均适合

15. 一般拔牙后多长时间可考虑固定义齿修复
　　A. 1 个月　　　　　　　　　B. 2 个月
　　C. 3 个月　　　　　　　　　D. 4 个月
　　E. 6 个月

16. 垂直牙体牙根裂常发生在使用桩核修复的牙齿。使用哪一类桩核修复后，垂直牙体牙根裂的可能性最大
　　A. 有螺纹的圆柱形桩核　　　B. 有螺纹的圆锥形桩核
　　C. 无螺纹的圆柱形桩核　　　D. 无螺纹的圆锥形桩核
　　E. 以上无差异

17. 影响基牙数量确定的因素是
　　A. 牙周健康程度　　　　　　B. 𬌗力大小
　　C. 缺牙间隙大小　　　　　　D. 固定桥类型
　　E. 以上都是

18. 下列关于烤瓷熔附金属全冠的说法正确的是
　　A. 制作工艺较简单
　　B. 瓷层韧性好

C. 牙体切割量较少

D. 不需要专门的设备和材料

E. 兼具金属的强度和瓷的美观

19. 前牙 3/4 冠金属不是最厚的地方是

A. 颈缘　　　　　　　　B. 近中轴沟

C. 远中轴沟　　　　　　D. 舌面

E. 切缘沟

20. 下列何种修复方法不属于牙体缺损的修复

A. 嵌体　　　　　　　　B. 金属全冠

C. 套筒冠　　　　　　　D. 桩核冠

E. 部分冠

21. 固定义齿与牙体缺损修复对基牙要求的主要差别在于

A. 牙冠有足够的固位形

B. 牙根粗长稳固

C. 要求活髓

D. 牙周组织健康

E. 基牙的轴向位置基本正常，有共同就位道

22. 非金属全冠不包括

A. 复合树脂全冠　　　　B. 玻璃陶瓷全冠

C. 烤瓷瓷全冠　　　　　D. 锤造全冠

E. 硬质树脂全冠

23. 缺隙两端各有一基牙，一侧为可动连接体、一侧为不动连接体的固定桥称为

A. 双端固定桥　　　　　B. 种植体固定桥

C. 半固定桥　　　　　　D. 复合固定桥

E. 黏结固定桥

24. 下列哪项不是固定义齿的特点

A. 𬌗力由牙周组织承担　B. 咀嚼效率高

C. 舒适　　　　　　　　D. 稳固

E. 磨除牙体组织少

25. 倾斜基牙固定桥取得共同就位道的方法，错误的是

A. 正畸　　　　　　　　B. 备牙

C. 改变固位体设计　　　D. 双套冠

E. 拔除倾斜牙

26. 对重度伸长牙的处理原则不正确的是

A. 为保存健康牙，应避免磨除健康牙体组织

B. 对修复治疗有妨碍时可调磨

C. 对下颌运动有妨碍时可调磨

D. 可拔除无对𬌗的第三磨牙

E. 严重者可行根管治疗后截冠修复

27. 影响牙槽嵴吸收的全身因素有

A. 全身健康状况差　　　B. 骨质疏松

C. 营养不良　　　　　　D. 高龄

E. 以上都是

28. 牙列缺损的影响不包括下列哪一项

A. 咀嚼功能减退　　　　B. 牙周组织病变

C. 龋坏　　　　　　　　D. 发音功能障碍

E. 影响美观

29. 以下关于上前牙金瓷冠牙体预备的描述，哪项是错误的

A. 切缘预备成与牙体长轴唇向 45° 角

B. 唇面分两个平面磨除

C. 保留舌隆突外形

D. 唇侧形成龈下肩台

E. 形态圆钝

30. 以下对烤瓷 Ni－Cr 合金描述正确的是

A. 属高熔合金，熔点约为 1060℃

B. 属低熔合金，熔点约为 870℃

C. 属高熔合金，熔点约为 1320℃

D. 属中熔合金，熔点约为 1060℃

E. 属中熔合金，熔点约为 1320℃

31. 以下关于沟固位形的说法中错误的是

A. 深度一般为 1mm

B. 可抗水平脱位和𬌗向脱位

C. 分有肩台式和无肩台式

D. 对修复体有加固作用

E. 与就位道方向一致

32. 以下哪项对全冠龈边缘位置设计无影响

A. 固位力大小　　　　　B. 美观因素

C. 牙龈的保护　　　　　D. 边缘密合

E. 牙体预备操作的难易

33. 固定桥戴用后出现基牙松动，其正确处理方法是

A. 先采取保守治疗，调𬌗以减轻基牙负担

B. 牙周洁治

C. 在固位体上钻孔，对松动基牙行根管治疗

D. 拆除固定桥

E. 调磨天然牙以减轻咬合接触

34. 卡环主要起固位作用的是

A. 卡环体　　　　　　　B. 卡环臂

C. 卡环尖　　　　　　　D. 𬌗支托

E. 连接体

35. 以下关于金瓷冠的描述哪项是错误的

A. 瓷层越厚越好

B. 镍铬合金基底冠较金合金强度好

C. 多次烧结可提高瓷的热膨胀系数

D. 体瓷要在真空中烧结

E. 上釉在空气中完成

36. 下列有关嵌体说法不正确的是

A. 在口外的模型上制作完成

B. 颌面形态均应与对颌牙协调

C. 预备牙体洞形时，应制备倒凹以加强固位

D. 强度及耐久性能好

E. 可高度抛光

37. 全口义齿初戴，侧方𬌗选磨，通常应调整

A. 上尖牙　　　　　　　B. 上前牙

C. 下尖牙　　　　　　　D. 下前牙

E. 上后牙

38. 下面关于暂时冠桥的说法不正确的是

A. 可保护剩余牙体组织

B. 不利于自洁

C. 可恢复部分咀嚼功能

D. 美观

E. 防止患牙伸长

39. 全口义齿初戴，义齿唇颊侧边缘应是

A. 越厚越好，固位力强　　B. 越薄越好，舒适轻巧

C. 让开唇颊系带处　　D. 半圆形略越过唇颊沟

E. 圆形离开唇颊沟

40. 下颌基托后缘应止于

A. 磨牙后垫前缘

B. 磨牙后垫的前 1/3 ~ 1/2

C. 磨牙后垫的前 1/2 ~ 2/3

D. 磨牙后垫的 2/3 到后缘

E. 磨牙后垫后缘

41. ART 充填效果，正确的是

A. 充填 3 年后，充填效果高于银汞合金

B. 儿童与成年人修复效果有显著差异

C. 医生与护士操作修复效果有显著差异

D. 𬌗面充填保留率低于其他面

E. 单面洞的保留率低于复面洞

42. 黏结力的形成不包括

A. 化学结合　　B. 内聚结合

C. 机械嵌合　　D. 分子间结合

E. 氢键结合

43. 对提高全口义齿固位和稳定意义最小的是

A. 准确印模　　B. 有利的磨光面形态

C. 合理的排牙　　D. 尽量扩大基托面积

E. 指导患者正确使用义齿

44. 以下对于连接体的设计，正确的是

A. 连接体的设计应考虑功能、强度、美观

B. 应适当增加连接体磨牙𬌗龈方向的高度以提高强度

C. 前牙桥的连接体应适当向舌侧加厚以增进唇侧的立体感

D. 后牙固定桥的邻间隙应适当加大以利于清洁

E. 以上都正确

45. 全口义齿修复与固位有关的因素，下列哪一项是错误的

A. 牙槽骨致密程度　　B. 口腔黏膜的性质

C. 颌骨的解剖形态　　D. 颊侧基托的伸展

E. 前伸𬌗平衡

46. 牙列缺失后牙槽嵴吸收较慢的部位是

A. 前磨牙区　　B. 磨牙区

C. 腭穹窿　　D. 上颌结节

E. 以上都是

47. 对于固定桥破损后的处理，正确的是

A. 检查咬合，是否存在𬌗干扰等咬合不平衡

B. 对于树脂变色、磨损等，可以在口内用光固化树脂直接修补

C. 对于瓷少量缺损而未暴露金属底冠者，可在口内用

专用树脂修补

D. 对于瓷裂和崩瓷者，必要时可拆除后重新制作

E. 以上都正确

48. 缺牙后长期未修复可能导致的牙周组织改变，除了

A. 继发龋　　B. 邻接丧失

C. 牙周袋　　D. 早接触

E. 对颌牙伸长

49. 全口义齿修复中，作用于唾液与唾液之间的力应称之为

A. 黏固力　　B. 吸引力

C. 黏着力　　D. 黏附力

E. 附着力

50. 贵金瓷冠的金属基底冠有瓷覆盖部位的厚度最少为

A. 0.3mm　　B. 0.5mm

C. 0.7mm　　D. 0.8mm

E. 1mm

51. 下列关于铸造金属全冠的特点的说法错误的是

A. 主要用于后牙

B. 与牙体的接触面积大，固位力强

C. 外形、厚度与邻接状况均可调整

D. 不能用于固定桥

E. 对剩余牙体有保护作用

52. 金瓷冠唇面肩台一般为

A. 0.5mm 肩台　　B. 1.0mm 肩台

C. 1.2mm 肩台　　D. 1.5mm 肩台

E. 2.0mm 肩台

53. 无牙颌患者初诊可以暂时不过问的情况是

A. 患者的主观要求

B. 患者以往的牙科治疗情况

C. 患者的全身健康状况

D. 患者的性格

E. 患者的职业

54. 固定桥修复前的口腔准备是

A. 治疗龋病　　B. 治疗牙周疾患

C. 外科处理　　D. 余留牙的调𬌗

E. 以上都是

55. 导致全口义齿基托折裂或折断的原因是

A. 由于牙槽嵴的吸收，基托组织面与组织间不密合

B. 两侧后牙排列在牙槽嵴顶的外侧，咬合时以牙槽嵴为支点或上颌硬区为支点，造成基托左右翘动

C. 前伸𬌗、侧方𬌗不平衡

D. 牙尖早接触或牙尖干扰

E. 以上都是

56. 全口义齿唇、颊侧基托折断的修理方法中错误的是

A. 将折断的基托在口内复位后，取模、灌注石膏模型，在模型上进行义齿的修理

B. 如折断的基托断端丢失或呈碎块，不能对合时，可用蜡或印模膏放在基托折断的部位，在口内修整外形后，灌模型、装盒，用自凝塑料或热凝塑料恢复

C. 如折断的唇、颊侧基托断端较小，可用黏结剂（如

502 胶）将断端粘住，然后灌石膏模型，口外修补

D. 如折断的唇、颊侧基托断端较小，对义齿的使用情况无影响时，可以不做任何处理

E. 如折断的唇、颊侧基托断端较小，可用自凝塑料直接在口内修复

57. 以下关于桩冠时冠桩长度的说法中，不正确的是

A. 不破坏根尖封闭的情况下应该尽量长

B. 至少达根长的 4/5

C. 越长固位越好

D. 至少等于冠长

E. 根尖部保留至少 3~5mm 根充物

58. 有中间基牙的多单位固定桥，近中末端无基牙，其称为

A. 双端固定桥　　　　　　B. 种植体固定桥

C. 半固定桥　　　　　　　D. 复合固定桥

E. 黏结固定桥

59. 全口义齿初戴，患者使用易出现

A. 义齿容易松动脱位　　　B. 不会用来进食

C. 发音不清晰　　　　　　D. 唾液多

E. 以上全部

60. 固定桥龈上边缘的缺点是

A. 容易造成菌斑附着　　　B. 边缘不易密合

C. 易产生继发龋　　　　　D. 在前牙区不美观

E. 易形成肩台

61. 固定修复体戴用一段时间后出现过敏性疼痛，其原因除了

A. 继发龋　　　　　　　　B. 牙龈退缩

C. 修复体不密合、松动　　D. 粘固剂刺激

E. 粘固剂溶解

62. 有关腭杆下面哪一项是错误的

A. 前腭杆位于腭隆突之前，腭皱襞的后份

B. 后腭杆过后容易引起恶心

C. 后腭杆位于腭隆突之后，两端微弯向前至第一、第二磨牙之间

D. 侧腭杆用以连接前后缺牙区或前后腭杆

E. 侧腭杆距腭侧龈缘应有 3~4mm

63. 烤瓷熔附金属全冠边缘为烤瓷者，牙体颈缘应预备成

A. 羽状　　　　　　　　　B. 凹槽状

C. 直角斜面形　　　　　　D. 135°凹面或直角

E. 以上颈缘预备形均可

64. 仅作为暂时性固定桥的桥体的是

A. 金属桥体　　　　　　　B. 金属与塑料联合桥体

C. 金属与树脂联合桥体　　D. 烤瓷熔附金属桥体

E. 塑料桥体

65. 固定桥若有中间基牙，此基牙的固位体不应选择

A. 烤瓷熔附金属全冠修复　B. 3/4 冠

C. 铸造全冠　　　　　　　D. 开面冠

E. 嵌体

66. 磨除基牙牙体组织最少的固定桥是

A. 双端固定桥　　　　　　B. 单端固定桥

C. 半固定桥　　　　　　　D. 黏结固定桥

E. 固定－可摘联合桥

67. 前牙固定桥最好的固位体设计是

A. 开面冠　　　　　　　　B. 金瓷冠

C. 3/4 冠　　　　　　　　D. 金塑冠

E. 邻切嵌体

68. 半固定桥的活动连接体的栓体位于

A. 固位体　　　　　　　　B. 桥体

C. 固定连接体　　　　　　D. 基牙

E. 以上都不是

69. 以下各类材料制作的桥体最光滑的是

A. 塑料桥体　　　　　　　B. 铸造金属桥体

C. 锤造金属桥体　　　　　D. 表面上釉的烤瓷桥体

E. 高贵金属桥体

70. 下列与圆锥形套筒冠固位力大小关系最密切的是

A. 内外冠密合度　　　　　B. 内冠垂直高度

C. 内冠表面粗糙度　　　　D. 内冠的聚合度

E. 固位体材料

71. 活髓牙全冠黏固后很快出现过敏性疼痛，其主要原因除了

A. 预备体表面过分吹干　　B. 粘固剂刺激

C. 腐质未去净　　　　　　D. 消毒剂刺激

E. 冠试戴时刺激

72. 可摘局部义齿戴用后出现基牙疼痛的原因可能不是以下哪种

A. 基牙有龋坏或牙周病

B. 𬌗支托断裂

C. 基牙与卡环接触过紧

D. 基托与基牙接触过紧

E. 咬合高

73. 可摘局部义齿基托伸展范围错误的是

A. 基托的唇颊侧边缘伸展至黏膜转折处，不妨碍唇颊的正常活动

B. 下颌基托的舌侧边缘伸展至舌侧黏膜转折处，不妨碍舌的正常活动

C. 上颌基托的后缘伸展至翼上颌切迹，远中颊侧盖过上颌结节

D. 上颌基托后缘中份伸展至腭小凹

E. 下颌基托后缘应覆盖磨牙后垫 1/3~1/2

74. 牙列缺损会引起的不良影响是

A. 咀嚼功能减退　　　　　B. 发音功能障碍

C. 美观差　　　　　　　　D. 颞下颌关节紊乱病

E. 以上均是

75. 对牙槽嵴损伤最大的人工牙是下列哪种

A. 解剖式瓷牙　　　　　　B. 半解剖式瓷牙

C. 解剖式塑料牙　　　　　D. 半解剖式塑料牙

E. 非解剖式塑料牙

76. 人正常开口度为

    A. 3.0 ~ 3.5cm   B. 3.3 ~ 4.0cm

    C. 3.5 ~ 4.3cm   D. 3.7 ~ 4.5cm

    E. 4.0 ~ 4.7cm

77. 颌面部检查不包括

    A. 颌面部畸形   B. 系带附着

    C. 面部皮肤颜色   D. 笑线位置

    E. 侧面轮廓

78. 以下患者中排牙最困难的是

    A. 牙槽嵴呈刃状的患者   B. 颌弓呈尖圆形的患者

    C. 颌间距离较小的患者   D. 依从性较差的患者

    E. 开口受限的患者

79. 牙周病易受到以下哪个系统疾病的影响

    A. 糖尿病   B. 心脏病

    C. 高血压   D. 吸烟

    E. 胃病

80. 口腔专科病史中的修复治疗史不包括

    A. 是否曾作过牙体修复

    B. 是否曾作过牙列缺损修复

    C. 曾采用何种修复方式

    D. 现有修复体的使用情况

    E. 患者希望的修复方式

81. 系统病史是

    A. 疾病的发生发展   B. 发病时间

    C. 家族史   D. 机体所有疾病

    E. 以上都不正确

82. 哪项不是固定桥修复后引起龈炎的原因

    A. 食物嵌塞   B. 桥体轴面外形不良

    C. 𬌗力过大   D. 多余的粘固剂

    E. 光洁度差，边缘粗糙

83. 口腔专科病史不包括

    A. 发病的时间

    B. 病情发展的进程

    C. 曾经接受过的检查和治疗

    D. 患者家庭成员有关类似疾病

    E. 缺失的原因和时间（对牙缺失的患者）

84. 桩冠中冠桩末端的要求为

    A. 至少距根尖部 0.5 ~ 1mm

    B. 至少距根尖部 1 ~ 2mm

    C. 至少距根尖部 2 ~ 3mm

    D. 至少距根尖部 3 ~ 5mm

    E. 至少距根尖部 5 ~ 8mm

85. 上后牙 3/4 冠邻沟的方向

    A. 与颊面𬌗 2/3 平行   B. 与颊面龈 1/3 平行

    C. 与轴壁平行   D. 与舌侧壁平行

    E. 与颊面𬌗 1/3 平行

86. 有关后牙 3/4 冠的牙体预备正确的是

    A. 正常𬌗关系时，冠的𬌗边缘要覆盖颊、舌尖

    B. 舌面预备可不去除倒凹

    C. 邻面轴沟可预备在邻面舌侧 1/3 与中 1/3 交界处

    D. 𬌗面沟预备是为了防止修复体𬌗向脱位

    E. 必要时可在邻面增加邻面轴沟数目，或在𬌗面增加钉洞固位形

87. 上颌基托的哪个部分适宜做薄，以减少发音影响

    A. 前腭 2/3 部分   B. 前腭 1/2 部分

    C. 前腭 1/3 部分   D. 后腭 2/3 部分

    E. 后腭 1/3 部分

88. 全口义齿初戴时，产生疼痛的原因不包括

    A. 组织面有小瘤   B. 颌位关系不正确

    C. 个别牙有早接触   D. 印模、模型不准

    E. 选用的人工牙为瓷牙

89. 下面哪项不是义齿就位困难的原因

    A. 基托进入倒凹区   B. 卡环臂进入倒凹区

    C. 卡环体进入倒凹区   D. 支托位置不当

    E. 义齿变形

90. RPI 卡环的邻面板的作用不包括

    A. 防止食物嵌塞   B. 防止义齿脱位

    C. 有利美观   D. 增强义齿的固位

    E. 防止基托下沉

91. 下列关于部分冠的说法错误的是

    A. 前牙 3/4 冠覆盖舌面及近、远中邻面

    B. 后牙 4/5 冠覆盖舌面，近、远中邻面和𬌗面

    C. 部分冠比全冠更符合保存修复原则

    D. 部分冠的试戴与黏固的过程与要求同嵌体

    E. 部分冠不可作为固定桥的固位体

92. 下列关于预成桩的优点，说法错误的是

    A. 减少患者就诊次数

    B. 根据根管选用预成桩核

    C. 预成桩横切面是椭圆形

    D. 牙体预备和取印模可在一次就诊完成

    E. 预成桩主要依靠黏结力固位

93. 一般情况下固定桥最理想的固位体是

    A. 全冠   B. 部分冠

    C. 多面嵌体   D. 桩冠

    E. 高嵌体

94. 下列何种情况不属于烤瓷熔附金属全冠的禁忌证

    A. 不宜做正畸治疗的扭转患牙

    B. 未经治疗的牙髓腔宽大的患牙

    C. 深覆𬌗、咬合紧，无足够备牙空间的患牙

    D. 严重错位的患牙

    E. 患者不配合治疗

95. 前牙 3/4 冠牙体预备

    A. 唇壁长度为舌壁长度的 2 倍

    B. 唇、舌两壁的交角小于 90°

    C. 均必须做切沟

    D. 轴沟位于邻面中份

    E. 以上均不对

96. 前牙 3/4 冠邻面预备时下面哪一点是错误的
A. 冠覆盖区内应无倒凹
B. 在唇舌向与邻面外形一致
C. 近远中面在切龈方向上平行
D. 两邻面向长轴稍聚合 2°~5°
E. 唇侧边界止于接触区

97. 钴铬合金全冠抛光所用抛光剂是
A. 氧化铁　　　　　B. 氧化铬
C. 硼砂　　　　　　D. 浮石
E. 石膏

98. 金合金全冠抛光所用抛光剂是
A. 氧化铁　　　　　B. 氧化铬
C. 硼砂　　　　　　D. 浮石
E. 石膏

99. 对牙髓刺激性小的黏固剂是
A. 自凝塑料　　　　B. 热凝塑料
C. 磷酸锌黏固剂　　D. 玻璃离子黏固剂
E. 环氧树脂黏固剂

100. 临床上在灌注石膏模型后多久可利用模型制作修复体
A. 2 小时　　　　　B. 4 小时
C. 12 小时　　　　　D. 24 小时
E. 48 小时

101. 以下关于固定桥连接体的说法哪个是错误的
A. 是固定桥结构中的应力集中区
B. 为增加强度连接体应向龈端延伸至龈缘处
C. 分为固定连接体和活动连接体
D. 连接体的外形应圆钝
E. 增加连接体的龈龈厚度可增加强度

102. 印模膏一般的软化温度是
A. 80℃　　　　　　B. 60℃
C. 70℃　　　　　　D. 20℃
E. 50℃

103. 增加基牙数目的主要作用是
A. 分散龈力
B. 使两端基牙承受的龈力相同
C. 可将单端固定桥改为双端固定桥
D. 使两端基牙数目相同
E. 增加桥体跨度

104. 选择人工前牙时不必考虑的因素是
A. 余留牙的颜色、形状和大小
B. 患者过去是否戴过义齿
C. 患者的面型
D. 患者的肤色
E. 患者的年龄

105. 修复体黏固后短期内出现咬合痛多是由什么引起
A. 创伤龈　　　　　B. 咬合过低
C. 黏固不良　　　　D. 修复体不密合
E. 修复体制作不良

106. 支点线是指
A. 两个基牙的连线　　B. 两个卡环的连线
C. 两个固位体的连线　D. 两个支托的连线
E. 两个主要基牙上直接固位体上龈支托的连线

107. 不适用调节倒凹法确定就位道的是
A. 后牙游离缺失　　　B. 前牙缺失
C. 一侧后牙非游离缺失　D. 前后牙同时缺失
E. 缺牙间隙多，倒凹大

108. 下颌单侧游离端缺失，选择局部可摘义齿修复，错误的设计是
A. 在近缺隙侧的基牙上设置直接固位体
B. 大连接体设计为舌杆
C. 在对侧前牙上设置间接固位体
D. 在对侧牙弓后面部分设置两个间接固位体
E. 间接固位体与鞍基连接

109. 上颌两侧多个后牙缺失，混合支持式可摘局部义齿设计时连接两侧鞍基的大连接体一般不考虑
A. 后腭杆　　　　　B. 前腭杆
C. 变异腭板　　　　D. 全腭板
E. 关闭马蹄状腭板

110. 混合支持式义齿受力后，龈力由
A. 基牙承载
B. 龈支托承载
C. 基牙和基托下黏膜、牙槽骨承载
D. 基托承载
E. 基托下的黏膜、牙槽骨承载

111. 可摘局部义齿修复前口内检查的内容不包括
A. 缺牙区的部位和数目
B. 缺牙区牙槽嵴的骨表面状态
C. 余留牙的情况
D. 口内软组织的情况
E. 唾液的黏度和分泌量

112. 下列关于铸造卡环的叙述正确的是
A. 铸造卡环较适合于Ⅲ型观测线
B. 铸造卡环固位臂一般需要 0.75mm 的水平倒凹
C. 铸造卡环臂一般设计为Ⅰ杆
D. 铸造卡环较锻丝卡环弹性、韧性好，不易折断
E. 铸造卡环与基牙的接触面积较锻丝卡环大

113. 上颌磨牙进行全冠修复时，为避免食物嵌塞应有哪种观念
A. 生物力学　　　　B. 生物材料学
C. 动态　　　　　　D. 静态
E. 形态学

114. 关于复合固定桥，下列哪一点是错误的
A. 含有两个以上基牙
B. 基牙数目多而分散，获得共同就位道较难
C. 有两种或三种基本类型的固定桥组合
D. 常含有 4 个或 4 个以上的牙单位
E. 当承受龈力时，各个基牙的受力反应基本一致

115. 下列不属于瓷全冠适应证的是
A. 前牙牙髓坏死而变色
B. 前牙切角切缘缺损
C. 错位牙不宜进行正畸治疗
D. 牙冠充填治疗后需美观修复者
E. 夜磨牙患者

116. 以下属于可逆性弹性印模材的是
A. 藻酸盐
B. 硅橡胶
C. 琼脂
D. 印模膏
E. 印模石膏

117. 牙槽嵴过度吸收，导致义齿固位较差，可以采用的方法不包括
A. 生物材料增高重建牙槽嵴
B. 前庭沟加深术
C. 骨隆突修整术
D. 自体骨移植重建牙槽嵴
E. 改变黏膜和肌肉的附着位置

118. 牙列缺失后，附着在颌骨周围的软组织位置关系改变的原因是
A. 软组织弹性作用
B. 软组织萎缩
C. 𬌗关系改变
D. 牙槽骨不断吸收
E. 咀嚼肌牵拉

119. 瓷全冠的优点不包括下列哪一项
A. 导热低
B. 色泽稳定自然
C. 脆性大，不耐磨损
D. 不导电
E. 生物相容性好

120. 下列哪项不属于铸造金属全冠的适应证
A. 后牙邻接关系不良
B. 固定义齿的固位体
C. 后牙牙冠短小
D. 后牙牙本质过敏严重，伴牙体缺损
E. 后牙牙体严重缺损，无足够固位形与抗力形

121. 以下关于前牙 3/4 冠切沟的描述哪项是错误的
A. 连接两邻轴沟
B. 平行于切嵴
C. 可增加 3/4 冠强度
D. 最主要的抵抗舌侧脱位的结构
E. 可用倒锥钻预备

122. 以下关于前牙 3/4 冠切斜面的要求，错误的是
A. 近远中向成平面，与牙长轴呈直角
B. 预备出 0.35mm 以上间隙
C. 上前牙由唇侧斜向舌侧
D. 尖牙要形成近远中两个斜面
E. 下前牙由舌侧斜向唇侧

123. 下列哪项措施不利于增加黏结力
A. 黏结面清洁，无唾液
B. 黏结表面光滑
C. 黏结面积越大越好
D. 黏结面尽量密合
E. 黏结剂黏度合适

124. 以下关于前牙 3/4 冠邻沟的说法哪项是错误的

A. 位于邻面舌 1/3 与中 1/3 交界处
B. 可向切方聚合 2°～5°
C. 深度应大于或等于 1mm
D. 位于邻面唇 1/3 与中 1/3 交界处
E. 可用 700 号裂钻预备

125. 前牙 3/4 冠邻轴沟的主要作用是
A. 阻止𬌗向脱位
B. 阻止舌向脱位
C. 阻止唇向脱位
D. 阻止近远中向脱位
E. 阻止龈向移位

126. 下列关于固位钉的设计说法错误的是
A. 脆弱牙尖可通过横向固位钉与修复体连成整体
B. 固位钉尽可能多以获得更好固位
C. 前牙选直径小较长的固位钉
D. 钉道的位置应选在牙体最坚实的部位
E. 后牙选直径大较短的固位钉

127. 以下关于增加冠桩固位的方法，不正确的是
A. 增加桩与管壁的密合度
B. 尽可能利用根管长度
C. 选用性能优良的黏结剂
D. 尽可能保留残冠健康的牙体组织
E. 以上都不是

128. 下列何种情况不适宜制作金属烤瓷冠
A. 四环素牙
B. 牙体缺损大，无法充填治疗
C. 青少年恒牙
D. 前牙错位
E. 釉质发育不全

129. 在哪一种咬合类型下，发生牙尖折裂的概率最大
A. 前牙保护𬌗
B. 尖牙保护𬌗
C. 部分组牙功能𬌗
D. 组牙功能𬌗
E. 都一样

130. 下列哪项不是单端固定桥的适应证
A. 承受𬌗力不大
B. 缺牙间隙小
C. 基牙牙根长大
D. 桥体设计合理
E. 基牙牙冠形态正常

131. 以下描述错误的是
A. 对残根缺损达龈下的患牙，可以考虑用矫治的方法将其牵出
B. 修复前对错位牙使用牙少量移动的矫治技术，能改善修复的效果
C. 牙列缺损并且有上前牙间隙的病例，可先将间隙关闭后再修复
D. 对进行性牙周炎的患者，可用矫治技术解决牙周病造成的牙齿移位
E. 正确使用牙少量移动的矫治技术可以获得良好的效果

132. 以下对骨隆突的描述错误的是
A. 如修复前发现双侧上颌结节均肥大，则一般只需手术修整单侧肥大的上颌结节

B. 骨隆突就是正常骨骼上的骨性隆起

C. 下颌前磨牙舌侧处常出现骨隆突

D. 无论是否影响义齿摘戴，出现骨隆突即应手术修整

E. 组织学上来说骨隆突与正常骨组织无区别

133. 以下对牙槽嵴上的骨尖和骨突的描述错误的是

A. 由于患者喜欢咀嚼过硬的食物而造成

B. 拔牙时造成牙槽嵴骨折又未能及时复位所引起

C. 若不修整可能影响义齿摘戴

D. 拔牙后骨质吸收不均而引起

E. 可手术去除

134. 修复前对口腔软组织的处理正确的是

A. 当舌系带位置影响义齿的固位和功能时，应进行外科修整

B. 当口腔黏膜有溃疡，白色损害等黏膜病时，必须先做治疗

C. 修复前，对严重的松软牙槽嵴应切除

D. 口腔内瘢痕组织对义齿的固位稳定有影响时，可考虑切除

E. 以上都对

135. 对于松软牙槽嵴的认识，下列正确的是

A. 该组织对义齿有很好的支持作用

B. 由于长期缺牙，骨质大量吸收引起

C. 该组织在修复前不必切除

D. 该组织受压后不会产生炎症和疼痛

E. 该组织由于牙槽嵴压迫性吸收形成

136. 𬌗支托可放在

A. 基牙近远中边缘嵴上
B. 上颌磨牙颊沟处

C. 下颌磨牙舌沟处
D. 尖牙舌隆突上

E. 以上均可

137. 对于倾斜基牙，难以获得共同就位道时，可行的处理方法是

A. 对于轻度倾斜移位的基牙，可以在倒凹大的一侧多磨除适当的牙体组织

B. 正畸治疗以改变牙体长轴方向

C. 根管治疗后行桩冠修复改变方向

D. 对倾斜面的预备不要求将最大周径线降至颈缘

E. 以上都是

138. 以下哪种情况一般有可能设计单端固定桥

A. 上颌侧切牙缺失
B. 上颌尖牙缺失

C. 第二、第三磨牙缺失
D. 第一、第二磨牙缺失

E. 间隔缺失

139. 以下哪项是固定桥最重要的支持基础

A. 牙周膜
B. 牙槽骨

C. 牙龈
D. 结合上皮

E. 黏膜

140. 上颌牙列中牙周膜面积最小的是

A. 中切牙
B. 侧切牙

C. 尖牙
D. 第一前磨牙

E. 第二前磨牙

141. 冠桩直径一般不超过

A. 根径的 1/3
B. 根径的 1/2

C. 根径的 3/4
D. 根径的 2/3

E. 根径的 3/5

142. 可摘局部义齿的基本要求不包括

A. 完全恢复咀嚼功能

B. 保护口腔组织的健康

C. 舒适美观

D. 良好的固位和稳定作用

E. 坚固耐用

143. 对松软牙槽嵴的处理办法，正确的是

A. 可采取有孔无牙颌托盘，取模时用轻压力就位

B. 停戴义齿，可自行消失

C. 口服钙剂，增加骨密度

D. 直接手术切除

E. 局部涂抹消炎药

144. 关于根分叉受累牙临床分类第二类，下列哪项不正确

A. 牙周支持组织在垂直方向上有 1mm 以上、3mm 以下的少量丧失

B. 在根分叉水平上可横向探测到 1mm 以上

C. 通过牙周洁治和保持良好的口腔卫生，能有效地控制病变

D. X 线显示牙周有相当的骨量，牙周膜结构保持完整

E. 正确处理后，预后良好

145. 哪一种不是可摘局部义齿固位力的组成

A. 吸附力
B. 摩擦力

C. 咬合力
D. 大气压力

E. 重力

146. 关于观测线，不正确的描述是

A. 观测线以下，龈向部分为基牙的倒凹区，观测线以上𬌗向部分为基牙的非倒凹区

B. 是指按共同就位道描画的、用以区分硬、软组织的倒凹和非倒凹的分界线

C. 在基牙观测线亦可称为基牙的导线

D. 观测线为基牙的解剖外形高点线

E. 观测线是随观测方向改变而改变的外形高点连线

147. 不能实现卡环稳定作用的部分是

A. 卡环体
B. 卡环臂

C. 𬌗支托
D. 连接体

E. 卡环肩

148. 可摘局部义齿卡环设计时的一型观测线指的是

A. 近缺牙区的倒凹区大，非倒凹区大

B. 远缺牙区的倒凹区小，非倒凹区大

C. 近缺牙区的倒凹区小，非倒凹区小

D. 近缺牙区的倒凹区小，非倒凹区大

E. 倒凹区均大，非倒凹区均小

149. 金属基托一般要求厚度为

A. 1.5mm
B. 2.0mm

C. 1.0mm
D. 2.5mm

E. 0.5mm

150. 可摘局部义齿基托延展范围不当的是
   A. 上颌可摘局部义齿的远中游离端的基托颊侧覆盖上颌结节
   B. 在系带处做切迹缓冲
   C. 上颌可摘局部义齿的远中游离端的基托后缘应到软硬腭交界处稍后的硬腭上
   D. 上颌可摘局部义齿两侧伸到翼上颌切迹
   E. 基托的唇、颊侧边缘应伸至黏膜转折处

151. 可摘局部义齿前牙的设计中哪项不正确
   A. 形态、大小、颜色与口腔中余留牙类似
   B. 选牙时，应在灯光下与口腔余留牙对比
   C. 所选择的人工牙唇面，应与脸部的侧面外形弧度一致
   D. 与患者的肤色、脸型等相协调
   E. 颜色是选择人工前牙的主要依据

152. 桩核冠修复中，对所修复残冠的处理不正确的是
   A. 沿龈乳头顶连线切断
   B. 去除腐质
   C. 去除无基釉
   D. 去除薄壁
   E. 尽可能保留残冠硬组织

153. 以下哪项不是全冠印模的要求
   A. 𬌗面清晰
   B. 边缘清晰
   C. 𬌗关系正确
   D. 无变形
   E. 印模边缘伸展充分

154. 牙支持式可摘局部义齿承担咀嚼压力的主要是
   A. 人工牙
   B. 基托
   C. 基托和人工牙
   D. 基牙
   E. 牙槽骨

155. 关于间接重衬的说法正确的是
   A. 可用于义齿基托边缘的加强
   B. 重衬面积较大时使用
   C. 对自凝塑料过敏者使用
   D. 可以使用弹性印模材放入义齿组织面取模
   E. 以上均正确

156. 具有下列哪种情况的牙不能作为固定桥的基牙
   A. 牙根粗长、稳固
   B. 高度适宜，形态正常，牙体组织健康
   C. 经过彻底的牙髓治疗的死髓牙
   D. 牙槽骨吸收超过根长 1/2 的牙
   E. 轴向位置基本正常的牙

157. 固定桥试戴时不能就位的主要原因是
   A. 两侧基牙制备时未取得共同就位道
   B. 基牙过高
   C. 邻牙倒凹过大
   D. 铸造时金属收缩
   E. 印模不准确

158. 下颌 Kennedy 第三类缺失，颌骨量和缺牙间隙尚可，最佳的治疗设计是
   A. 可摘局部义齿
   B. 种植支持修复
   C. 单端固定桥
   D. 双端固定桥
   E. 不修复

159. 右上侧切牙缺失，间隙小，尖牙根长大，但牙冠切角少量缺损，下颌对颌牙为局部义齿，最好的设计是
   A. 双端固定桥
   B. 单端固定桥
   C. 种植义齿
   D. 局部可摘义齿
   E. 暂不修复

160. 下列哪种材料不能用作桥体的龈端
   A. 合金
   B. 陶瓷
   C. 复合树脂
   D. 热凝塑料
   E. 自凝塑料

161. 固定桥桥体应具备的条件，不包括
   A. 桥体龈端必须与牙槽嵴黏膜接触
   B. 恢复缺失牙功能
   C. 有足够的机械强度
   D. 符合口腔卫生条件
   E. 使用材料应不损伤口腔组织

162. 选择固定桥基牙的最低限度是
   A. 冠根比为 2∶3
   B. 冠根比为 1∶2
   C. 冠根比为 1∶1
   D. 冠根比为 2∶1
   E. 冠根比为 3∶2

163. 暂时固定桥修复的主要目的是
   A. 维持缺牙间隙
   B. 减少活髓基牙的过敏现象
   C. 暂时恢复咀嚼、发音等主要功能
   D. 保护基牙
   E. 以上都是

164. 在口腔条件正常时，设计右上第一前磨牙桥体的最合理的类型是
   A. 鞍式
   B. 球形
   C. 改良盖嵴式
   D. 卫生桥
   E. 盖嵴式

165. 下列哪项不是黏结桥的适应证
   A. 牙周组织健康，无显著动度
   B. 基牙牙釉质健康完整
   C. 髓腔较大的年轻患者
   D. 多用于两颗以内缺失牙的修复
   E. 牙列不整齐，咬合异常

166. 关于可摘局部义齿间接固位体的作用，错误的是
   A. 防止义齿下沉
   B. 辅助固位，防止义齿翘动
   C. 分散𬌗力，减轻基牙负担
   D. 对抗侧向力，有防止义齿侧向移位的作用
   E. 保护基牙，减少义齿沿支点线转动、翘动、摆动时对基牙的扭伤

167. 2̲缺失，以 3̲为基牙设计单端固定桥的条件是
   A. 2̲缺隙大
   B. 3̲牙槽骨吸收超过根长 1/3
   C. 2̲缺隙小，𬌗力不大

D. 患者殆力大

E. ③牙冠短小

168. X线牙片可以了解的内容不包括

　　A. 龋坏部位　　　　　B. 颞下颌关节情况

　　C. 髓腔形态大小　　　D. 牙根的长短和数目

　　E. 根尖周情况

169. 使用桩核冠修复比使用普通桩冠修复的优点，不包括

　　A. 易取得固定桥共同就位道

　　B. 固位体边缘密合好

　　C. 固定桥损坏后易修改

　　D. 固定桥的固位好

　　E. 牙根应力分布较好

170. 下列哪项关于金瓷冠瓷层的叙述是正确的

　　A. 不透明瓷至少0.4mm

　　B. 体瓷厚度一般为0.5mm

　　C. 金瓷冠的颜色主要靠上色获得

　　D. 瓷烧结次数增加则瓷的热膨胀系数增加

　　E. 瓷烧结次数增加则瓷的热膨胀系数减少

171. 下列哪项关于金瓷固定桥金属支架的要求是不确切的

　　A. 咬合接触最好在瓷面上

　　B. 连接体偏舌侧

　　C. 金瓷衔接处避开咬合功能区

　　D. 尽量增加连接体的强度

　　E. 钴铬合金强度较好

172. 为提高金瓷结合强度，下列哪项要求是不正确的

　　A. 基底冠表面喷砂处理

　　B. 瓷的热膨胀系数略小于合金

　　C. 基底冠表面不应使用含有机物的磨具打磨

　　D. 可在基底冠表面设计倒凹固位

　　E. 应清除基底冠表面油污

173. 下面是铸造全冠修复后出现损坏的主要原因，不相关的是

　　A. 铸造缺陷　　　　　B. 金合金制作全冠

　　C. 戴牙时调磨过多　　D. 牙体制备不足

　　E. 磨耗过多

174. 全冠黏固后出现龈缘炎，可能的原因除外

　　A. 全冠的轴壁凸度不良　B. 冠边缘过长

　　C. 冠边缘悬突　　　　　D. 试冠时损伤牙龈

　　E. 冠边缘位于龈下

175. 全冠戴用几天后出现咬合痛，如何处理

　　A. 调磨早接触和干扰点　B. 进行根管治疗

　　C. 药物治疗　　　　　　D. 拔除患牙

　　E. 保守观察

176. 以下是修复体松动脱落主要的原因，与其无关的是

　　A. 基牙轴壁聚合角过大

　　B. 基牙殆龈距短

　　C. 基牙远中没有邻牙依靠

　　D. 黏固时组织面有污染

　　E. 侧向咬合干扰

177. 琼脂印模材由溶胶变为凝胶的温度是

　　A. 80℃　　　　　　B. 60℃

　　C. 40℃　　　　　　D. 20℃

　　E. 0℃

178. 下颌牙列中牙周膜面积最小的是

　　A. 中切牙　　　　　　B. 侧切牙

　　C. 尖牙　　　　　　　D. 第一前磨牙

　　E. 第二前磨牙

179. 卫生桥桥体龈面与牙槽嵴黏膜之间的间隙至少为

　　A. 0.5mm　　　　　B. 1mm

　　C. 1.5mm　　　　　D. 2.5mm

　　E. 3mm

180. 全口义齿初戴时，常常需要选磨，以下哪个原因不正确

　　A. 殆架不可能完全模拟人的下颌关节的各种运动

　　B. 义齿制作过程中的每一步均可能有误差

　　C. 人工牙殆面形态不一定符合要求

　　D. 初戴义齿可能下沉不均匀

　　E. 垂直距离一般过高

181. 以下关于半固定桥的说法哪项是错误的

　　A. 倾斜基牙为获得共同就位道

　　B. 保护缺隙一侧支持力较弱的基牙

　　C. 含中间基牙的多单位固定桥，保护中间基牙

　　D. 可动连接体的栓道位于固位体上

　　E. 可动连接体一般用栓道式附着体

182. 关于高嵌体，下列说法错误的是

　　A. 由MOD嵌体衍变而来

　　B. 洞形预备简单，固位力好

　　C. 后牙的多面嵌体可选用

　　D. 改变牙体洞壁受力性质，减少牙折

　　E. 修复体边缘线较长

183. 以下最适宜作桥体龈面的材料是

　　A. 金合金　　　　　　B. 镍铬合金

　　C. 烤瓷　　　　　　　D. 复合树脂

　　E. 塑料

184. 下列哪种情况适合采用平均倒凹法确定就位道

　　A. 后牙游离缺失　　　B. 前牙缺失

　　C. 单侧多数牙缺失　　D. 前、后牙同时缺失

　　E. 缺牙间隙多，倒凹大

185. 可摘局部义齿不稳定现象不包括

　　A. 义齿游离端翘起　　B. 义齿脱落

　　C. 义齿摆动　　　　　D. 义齿旋转

　　E. 义齿下沉

186. 活动义齿模型设计时，将模型向后倾斜的原因是

　　A. 使义齿从前向后倾斜

　　B. 制作方便

　　C. 利用倒凹固位

　　D. 牙槽嵴丰满，唇侧倒凹过大

　　E. 减少义齿前份基托与余留牙间的间隙

187. 隙卡沟的宽度一般为

　　A. 0.3~0.5mm
　　B. 0.3~0.9mm
　　C. 0.5~1.0mm
　　D. 1.0~1.2mm
　　E. 1.2mm以上

188. 以下哪一项并非基托缓冲的目的

　　A. 防止压迫黏膜组织
　　B. 防止压痛
　　C. 防止义齿翘动
　　D. 防止压迫牙龈组织
　　E. 防止有碍发音

189. 下列何种修复方法一般不用于前牙

　　A. 烤瓷全冠
　　B. 金属全冠
　　C. 部分冠
　　D. 嵌体
　　E. 瓷全冠

190. 下列哪项可不用𬌗堤记录𬌗关系

　　A. 缺牙多,余牙少,余留牙分布局限在某一区,其他区域不能保持正确关系者
　　B. 单侧或双侧游离端缺失,每侧连续缺牙2个以上
　　C. 咬合紊乱
　　D. 上下牙列无对颌牙者
　　E. 缺牙少,余留牙多并可有𬌗关系正常者

191. 固定桥修复中,影响基牙数目确定的因素是

　　A. 咬合情况
　　B. 邻牙牙槽骨情况
　　C. 邻牙牙周膜情况
　　D. 患者咀嚼习惯
　　E. 以上都是

192. 关于牙列缺失后舌的改变,错误的是

　　A. 舌体萎缩
　　B. 舌体形态改变
　　C. 舌体功能异常
　　D. 味觉异常
　　E. 舌与颊部内陷软组织接触

193. 可摘局部义齿后牙的设计中哪项不正确

　　A. 人工后牙的牙尖斜度不宜过大,以免产生较大的侧向力妨碍义齿固位
　　B. 主要是恢复咀嚼功能
　　C. 与对颌牙保持一定的覆𬌗覆盖关系
　　D. 前磨牙应与尖牙协调
　　E. 颊舌径应尽可能大以恢复咀嚼

194. 下列关于直接重衬的说法中正确的是

　　A. 在需要重衬的组织面均匀磨去2mm,形成粗糙面
　　B. 在不需要重衬的磨光面上涂上凡士林或蜡
　　C. 将调和好的室温固化材料在面团期时放在义齿的组织面
　　D. 待自凝塑料完全固化后从患者口中取出
　　E. 重衬时,患者的口腔黏膜不用作任何处理

195. 在义齿重衬前不必特别注意的是

　　A. 义齿的正中关系是否正确
　　B. 义齿的非正中关系有无𬌗干扰
　　C. 在重衬前适当选磨调𬌗
　　D. 患者的牙槽骨有无吸收
　　E. 义齿戴用时有无疼痛和黏膜破溃

196. 义齿重衬适用于

　　A. 全口义齿戴用一段时间后,由于组织的吸收所致的固位不好
　　B. 义齿初戴时发现基托不密合
　　C. 义齿折断修理后的义齿基托的重衬
　　D. 适用于全口或局部义齿的修理
　　E. 以上都对

197. 全口义齿戴牙时需检查的内容为

　　A. 咬合关系
　　B. 义齿的稳定和固位
　　C. 发音及面容协调
　　D. 垂直距离
　　E. 以上都是

198. 全口义齿试戴时检查后牙应包括以下几个方面,除了

　　A. 排列在牙槽嵴顶的适当位置
　　B. 下颌𬌗平面在舌侧缘或略高处
　　C. 有稳定的尖窝接触关系
　　D. 没有早接触
　　E. 两侧对称协调

199. 全口义齿试戴时检查前牙应包括以下几个方面,除了

　　A. 形状、位置、排列、中线
　　B. 前牙切嵴线
　　C. 前牙与上下唇的关系
　　D. 下前牙应略向舌侧倾斜
　　E. 下颌义齿的唇侧基托应略有凹陷

200. 全口义齿试戴时,判断颌位关系是否正确的方法很多,除了

　　A. 后牙咬合时,双侧颞肌的收缩是否有力
　　B. 后牙咬合时,双侧颞肌的动度是否一致
　　C. 后牙咬合时,下颌是否偏斜
　　D. 卷舌咬合时,下颌是否还能后退
　　E. 嘱患者发含"斯"的舌齿音

201. 下列哪项是全口义齿垂直距离过大的表现

　　A. 颏唇沟变深
　　B. 鼻唇沟变浅
　　C. 发舌齿音困难
　　D. 所需咀嚼力无明显改变
　　E. 两侧颞肌动度不一致

202. 以下关于上颌后堤区的描述,哪项是错误的

　　A. 该区组织柔软,有一定可让性
　　B. 是上颌全口义齿后缘的封闭区
　　C. 在义齿承受压力时,该区组织可随义齿而移动
　　D. 在模型上可采用刮除石膏的方法形成后堤区
　　E. 后堤区可作为排牙的标志

203. 桩核舌侧应为金瓷冠留出的间隙为

　　A. 0.1mm
　　B. 0.2mm
　　C. 0.3mm
　　D. 0.5mm
　　E. 1.0mm

204. 大气压力与义齿哪个结构关系最密切

　　A. 缓冲区
　　B. 主承托区
　　C. 副承托区
　　D. 边缘封闭区

E. 咬合面

205. 桩核唇侧应为金瓷冠留出的间隙为
A. 0.5mm
B. 1.0mm
C. 1.5mm
D. 2.0mm
E. 1.8mm

206. 全口义齿戴入后，若出现疼痛，可能的原因是
A. 组织面有塑料小瘤
B. 颌位关系不正确，或个别牙早接触
C. 印模、模型不准
D. A + C
E. A + B + C

207. 全口义齿制作有误，患者做正中咬合时，不可能有下列哪种现象
A. 下颌后退
B. 下颌偏斜
C. 前牙开𬌗
D. 与𬌗架上完成排牙状态一样
E. 垂直距离增高

208. 关于外科修整，以下说法中错误的是
A. 会给患者带来精神和经济负担
B. 易造成承托面积减小
C. 对骨吸收速度没有明显影响
D. 与义齿能否成功恢复外形和功能有关
E. 有利于义齿的固位和稳定

209. 检测某颗牙的牙周袋深度，通常应检查几个位点
A. 2个
B. 3个
C. 4个
D. 6个
E. 8个

210. 牙齿Ⅱ度松动是指牙松动幅度为
A. 0.5 ~ 1.5mm
B. 1.0 ~ 2.0mm
C. 1.5 ~ 2.5mm
D. 2.0 ~ 3.0mm
E. 2.5 ~ 3.5mm

211. 咬合关系检查不包括
A. 检查是否存在牙尖干扰
B. 息止𬌗间隙检查
C. 覆盖检查
D. 上、下颌牙列中线检查
E. 牙齿磨耗检查

212. 原有全口义齿的检查不包括
A. 基牙情况
B. 行使功能
C. 人工牙排列
D. 咬合关系
E. 边缘密合性

213. 记录口腔一般检查结果时，下列哪项是不正确的
A. 牙龈炎
B. 探诊出血
C. 红肿
D. 笑线高
E. 开闭口时，颞下颌关节弹响

214. 下颌剩余牙槽嵴的平均吸收速率比上颌高
A. 1/2 ~ 1/4
B. 3 ~ 4 倍

C. 1/2 ~ 1/3
D. 2 ~ 3 倍
E. 4 ~ 5 倍

215. 全口义齿初戴时，需向患者说明的内容不包括
A. 增强使用义齿的信心
B. 睡觉时将义齿浸在冷水中
C. 感觉不适，应怎样自行修改
D. 进食后应及时清理义齿
E. 纠正不正确的咬合习惯

216. 关于自凝软衬材料重衬的说法错误的是
A. 无刺激性，可在口腔内直接重衬
B. 刃状牙槽嵴和黏膜较厚的患者适用
C. 能增加义齿的固位，消除压痛和其他不适，提高咀嚼效能
D. 软衬材料如有不适可及时添加
E. 待软衬材料在口内凝固定形后方可取出

217. 与活动义齿固位关系不大的是
A. 口腔解剖形态
B. 唾液的质和量
C. 基托面积大小
D. 基托边缘伸展
E. 咬合力大小

218. 若 321|456 ， 6|7 缺失，确定𬌗位关系的方法是
A. 利用蜡堤记录
B. 利用模型上余留牙的咬合关系
C. 利用𬌗堤记录
D. 利用现有颌位关系记录
E. 根据医师个人经验

219. 下列不属于双面嵌体的是
A. 近中𬌗远中嵌体
B. 颊𬌗嵌体
C. 舌𬌗嵌体
D. 远中𬌗嵌体
E. 近中𬌗嵌体

220. Kennedy 第一类缺失者，设计黏膜支持式义齿时，错误的减小𬌗力的措施是
A. 减小人工牙颊舌径
B. 选用塑料人工牙
C. 减少基托面积
D. 采用功能性印模
E. 减小人工牙牙尖高度

221. 大连接体的主要作用是
A. 保护口腔的软组织
B. 连接义齿的各部分成一体
C. 增加固位
D. 形态美观
E. 提高咀嚼效率

222. 上前牙缺失，可摘义齿戴入后，基托前后翘动，常见的原因是
A. 基托伸展过长
B. 塑料填塞期选择不当
C. 基托过薄
D. 弯制卡环时模型被磨损
E. 未设置卡环

223. 双侧磨牙缺失拟用舌杆，牙槽嵴呈倒凹形，安放舌杆的位置是

A. 根据义齿设计类型决定
B. 与黏膜轻轻接触
C. 与黏膜有 0.5mm 间隙
D. 位于非倒凹区
E. 位于倒凹区

224. Kennedy 第一类义齿蜡型装盒法应用
A. 反装法　　　　　B. 正装法
C. 混装法　　　　　D. 倒置法
E. 正置法

225. 延伸卡环一般用于
A. 靠近缺隙区，松动但又可保留的前磨牙
B. 孤立前磨牙
C. 健康正常的基牙
D. 最后孤立倾斜的磨牙
E. 游离缺失的基牙

226. 外伤性牙折伴牙周膜撕裂伤时若要行桩冠修复，根管治疗后应至少观察
A. 3 天　　　　　B. 1 天
C. 1 周　　　　　D. 2 周
E. 1 个月

227. 后牙游离缺失牙槽嵴严重吸收，切牙槽嵴顶腭向移位时人工牙排列一般应该
A. 与对颌牙呈反𬌗关系
B. 与对颌牙呈正常𬌗关系
C. 加大颊舌向倾斜度
D. 与对颌牙呈对刃𬌗关系
E. 与对颌牙没有咬合关系

228. 牙列缺损引起颞下颌关节病变的原因不包括
A. 一侧后牙缺失较多　　B. 余留牙移位
C. 双侧后牙缺失　　　　D. 少数牙缺失
E. 对颌牙伸长

229. 黏膜支持式和牙支持式局部可摘义齿的主要区别是
A. 基托大小　　　　B. 缺牙多少
C. 有无𬌗支托　　　D. 卡环多少
E. 患者的意愿

230. 金属烤瓷固定桥的瓷折裂和剥脱的原因可能是
A. 金属桥架表面处理不当
B. 瓷层过厚
C. 咬合不平衡
D. 咬硬物时𬌗力过大
E. 以上均有可能

231. 设计半固定桥的主要原因是
A. 应力缓冲
B. 以便获得共同的就位道
C. 制作方便
D. 美观
E. 价格便宜

232. 哪种方法不能减轻桥体所承受的𬌗力
A. 扩大𬌗面舌外展隙

B. 加深𬌗面颊舌沟
C. 加厚桥体金属层
D. 𬌗面的舌侧边缘嵴处添加副沟
E. 减小桥体颊舌径宽度

233. 固定桥试戴时，下列哪项不是引起翘动的原因
A. 组织面有金属瘤
B. 邻接触过紧
C. 未完全就位
D. 预备体轴壁聚合度过大
E. 就位道不一致

234. 固定桥金属支架就位的标志是
A. 桥体无翘动　　　B. 边缘密合
C. 不影响咬合　　　D. 以上都是
E. 以上都不是

235. 上颌牙列中牙周膜面积的排列顺序从大到小是
A. 76543　　　　　B. 67345
C. 76345　　　　　D. 67453
E. 67543

236. 下颌牙列中牙周膜面积的排列顺序从大到小是
A. 67543　　　　　B. 76543
C. 67354　　　　　D. 76534
E. 67534

237. 用于远中孤立并向近中舌侧或颊侧倾斜磨牙上的卡环是
A. 环形卡环　　　　B. 对半卡环
C. 联合卡环　　　　D. 回力卡环
E. Ⅰ型卡环

238. 在做窝沟封闭时，一般乳牙酸蚀时间应是
A. 30 秒　　　　　B. 60 秒
C. 120 秒　　　　　D. 90 秒
E. 150 秒

239. 关于 C 型预防性充填，正确的是
A. 去除龋坏组织，作预防性扩展
B. 龋坏未达牙本质
C. 酸蚀后，用氢氧化钙垫底
D. 用窝沟封闭剂充填窝洞并封闭其他窝沟
E. 术后检查咬合是否过高

240. 酸蚀后，釉质定性微孔层的深度大约是
A. 10μm　　　　　B. 20μm
C. 40μm　　　　　D. 30μm
E. 50μm

241. 主承托区可承受较大的咀嚼压力的主要原因是
A. 此处牙槽嵴无骨尖　　B. 此处牙槽嵴宽
C. 面积大　　　　　　　D. 牙槽骨致密
E. 有坚韧的黏膜下层

242. 以下为种植全口义齿的特点，除了
A. 制作过程复杂
B. 价格较贵

C. 适用于牙槽嵴低平患者
D. 固位好
E. 咀嚼效率不佳

243. 舌侧翼缘区不包括
A. 舌下腺
B. 舌系带
C. 下颌舌骨肌
D. 咽上缩肌
E. 磨牙后垫

244. 全口义齿戴入后，一般不会引起全口义齿基托折断的是
A. 基托较薄
B. 殆力不平衡
C. 牙槽骨继续吸收
D. 基托与黏膜不贴合
E. 垂直距离恢复的不够

245. 全口义齿戴入后，下列无牙颌解剖标志中哪一个不需要缓冲
A. 颧突
B. 下颌隆突
C. 舌侧翼缘区
D. 切牙乳头
E. 牙槽骨骨尖

246. 牙列缺损导致受影响的发音不包括
A. 啊
B. 知
C. 特
D. 飞
E. 迟

247. 关于基托磨光面形态的描述，正确的是
A. 基托磨光面凹形过分，进餐时易堆积食物
B. 凸形基托磨光面影响义齿固位
C. 下颌侧翼缘区基托磨光面为凹形
D. A + B
E. A + B + C

248. 牙列缺损对面部美观的影响表现为
A. 下前牙缺失，使下唇失去支持而内陷
B. 上前牙缺失，使上唇失去支持而内陷
C. 多数前牙缺失，鼻唇沟加深
D. 多数前牙缺失，面部下 1/3 高度变短
E. 多数后牙缺失，面部下 1/3 高度变长

249. 制作准确的全口义齿可恢复适当的垂直距离，其作用不包括
A. 避免下颌前伸
B. 使面部比例和谐
C. 发挥最大咀嚼效能
D. 使肌张力正常
E. 有益于颞下颌关节健康

250. 全口义齿初戴时，义齿不稳定的原因很多，除了
A. 外斜嵴处基托组织面未做缓冲
B. 上颌硬区处基托组织面未做缓冲
C. 下颌隆突处基托组织面未做缓冲
D. 基托变形
E. 一侧上颌结节过大

251. 全口义齿初戴时，关于下颌出现后退的现象说法错误的是
A. 上下前牙水平开殆
B. 确定颌位关系时，如果患者误做了前伸咬合，而又未被及时发现

C. 垂直距离增高
D. 如果仅有小范围的后退，适当调改有关牙尖即可
E. 必须返工重做

252. 全口义齿初戴时，前牙开殆的原因可能是，除了
A. 磨牙后垫区取模时过分受压
B. 外斜嵴处形成硬区
C. 颌位关系错误
D. 义齿基托组织面有支点
E. 垂直距离过低

253. 全口义齿初戴，下颌义齿基托需要缓冲的地方有
A. 磨牙牙槽骨区
B. 前牙牙槽骨区
C. 磨牙后垫
D. 下颌舌骨嵴
E. 舌侧翼缘区

254. 下列哪项不属于间接固位体
A. 连续卡环
B. 舌支托
C. 殆支托
D. 邻间钩
E. 舌杆

255. 支托长度要求为
A. 基牙殆面颊舌径的 1/3 （前磨牙）或 1/2 （磨牙）
B. 基牙殆面颊舌径的 1/3 （磨牙）或 1/2 （前磨牙）
C. 殆面近远中径的 1/4 （磨牙）或 1/3 （前磨牙）
D. 殆面近远中径的 1/4 （前磨牙）或 1/3 （磨牙）
E. 一般要求为 1 ~ 1.5mm

256. 下列哪项不是可摘局部义齿设计的生理性原则
A. 不影响口腔软组织的生理活动
B. 尽可能广泛而均匀地分布义齿所承受的殆力
C. 保持正确的垂直距离
D. 建立生理殆关系
E. 完全恢复咀嚼功能

257. 制作无误的全口义齿，患者做正中咬合时，应该
A. 和殆架上的排牙一样
B. 上、下颌牙列有良好的咬合关系
C. 双侧颞部肌肉动度一致
D. 患者无不适感
E. 以上均应该达到

258. 烤瓷合金的热膨胀系数（金 a）与烤瓷粉的热膨胀系数（瓷 a）的关系是
A. 金 a 略大于瓷 a
B. 金 a 明显大于瓷 a
C. 金 a 明显小于瓷 a
D. 金 a 略小于瓷 a
E. 两者无差别

259. 下列关于各类卡环设计中描述错误的是
A. 双臂卡环多用于松动牙，牙周支持能力较差的基牙，或咬合太紧，不能制备出殆支托窝的基牙
B. 隙卡属于单臂卡环
C. 三臂卡环为临床上最常用的卡环
D. 回力卡环多用于前后均有缺牙间隙的孤立后牙
E. 联合卡环有防止食物嵌塞的作用

260. 关于基牙选择的原则，不正确的是
A. 除仅留切牙外的牙列缺损病例，一般不选切牙为

基牙

B. 基牙倒凹深度不超过1mm，坡度应小于20°

C. 选用多个基牙时，基牙越分散越好

D. 松动Ⅱ度或者牙槽骨吸收Ⅱ度的牙不宜单独选作基牙

E. 选择位置适当的牙作基牙，首选近缺牙间隙的、条件好的牙作为基牙

261. 牙槽嵴重建术的目的是

A. 治疗无牙颌骨牙槽嵴严重吸收、萎缩

B. 去除牙槽嵴上的骨尖或者骨突起

C. 治疗牙槽嵴的炎症，消除疼痛

D. 修整骨隆突以利修复

E. 植入生物材料以增高牙槽嵴

262. 根管治疗完成后，一般多长时间可行桩冠修复

A. 1天后　　　　　　　B. 可即刻修复

C. 3天后　　　　　　　D. 1周后

E. 任何时间

263. 桩冠的固位力不包括

A. 摩擦力　　　　　　　B. 范德华力

C. 约束力　　　　　　　D. 黏结力

E. 吸附力

264. 镍铬合金基底冠铸造后，在上瓷前可行的处理，除了

A. 磨光　　　　　　　　B. 试冠

C. 预氧化　　　　　　　D. 喷砂

E. 超声清洗

265. 以下关于桩外形的描述，正确的是

A. 直径为根径的1/2　　B. 卵圆形

C. 与根管壁不宜太密合　D. 与根部外形一致

E. 一般为平行的圆柱状

266. 桩冠根管预备时在根尖保留 **4mm** 的充填物是因为

A. 提高桩冠的固位效果　B. 保证良好的根尖封闭

C. 防止桩冠下沉　　　　D. 防止桩冠旋转

E. 利于桩冠就位

267. 上颌可摘局部义齿恢复功能的部分是

A. 𬌗支托　　　　　　　B. 腭杆

C. 基托　　　　　　　　D. 人工牙

E. 人工牙和基托

268. 通常前牙金属烤瓷冠唇面龈边缘的最佳选择是

A. 龈上凹形边缘　　　　B. 龈下肩台边缘

C. 龈下凹形边缘　　　　D. 龈上肩台边缘

E. 平龈边缘

269. 以下关于全冠牙体预备的说法中，错误的是

A. 要消除轴壁倒凹

B. 大面积损者宜先行充填再预备

C. 要去除无基釉

D. 进行预防性扩展

E. 牙体预备量大，有利于修复体制作

270. 下列哪种情况不宜做桩冠修复

A. 牙槽骨内残根，经冠延长术后可暴露出断面

B. 牙冠缺损致颈缘

C. 前牙斜折至牙槽嵴下，牙根尚有足够长度

D. 畸形牙直接预备，固位形不良

E. 牙槽骨以下的斜形根折，伴牙根松动

271. 骨隆突不常出现的部位是

A. 下颌前磨牙舌侧　　　B. 下颌磨牙舌侧

C. 腭中缝处　　　　　　D. 上颌尖牙唇侧

E. 上颌结节

272. 上颌牙中最不适合单独作为桥基牙的是

A. 1　　　　　　　　　　B. 2

C. 5　　　　　　　　　　D. 4

E. 8

273. 下列所指缺牙区，哪一类属 **Kennedy** 第一类、第二亚类

A. 761|246　　　　　　　B. 8764|246

C. 621|123　　　　　　　D. 8764|3678

E. 64|13678

274. 钉洞固位形不可设计在

A. 后牙牙尖处

B. 前牙舌面窝近舌隆突处

C. 后牙牙尖间的窝沟处

D. 前牙舌面切嵴与近远中边缘嵴交界处

E. 死髓牙的𬌗面

275. 下列关于桩核冠的固位形与抗力形的说法错误的是

A. 保证根尖不少于1mm的根尖封闭

B. 保证桩的长度大于等于临床冠的长度

C. 桩在牙槽骨内的长度大于根在牙槽骨内总长度的1/2

D. 桩的直径一般不超过根径的1/3

E. 最终修复体边缘最好覆盖所有缺损和旧修复体

276. 影响桥体的因素是

A. 桥体金属层的厚度与长度

B. 制作桥体材料的机械强度

C. 桥体的结构形态

D. 𬌗力的大小

E. 以上因素均包括

277. 设计双端固定桥时，若一端基牙的牙周条件较差时，应考虑

A. 在牙周条件较差的一端，先用固位力较强的固位体

B. 在牙周条件较差的一侧，多增加一个基牙

C. 选用机械强度略低的材料制作固定桥

D. 在牙周条件较差的一侧，适当减少固位体的固位力

E. 减小桥体𬌗面的牙尖高度

278. 以下边缘类型中密合度最差的是

A. 刀状　　　　　　　　B. 90°肩台

C. 凹面　　　　　　　　D. 90°肩台＋斜面

E. 135°肩台

279. 全冠修复时，不可能对牙龈造成危害的因素是

A. 取印模　　　　　　　B. 牙体预备
C. 轴面外形　　　　　　D. 邻面接触
E. 调改对颌牙

280. 与普通桩冠相比，桩核冠的优点为

A. 强度好　　　　　　　B. 固位力强
C. 制作方便　　　　　　D. 可用于咬合紧时
E. 作固定桥固位体时易形成共同就位道

281. 下列哪项是正确的

A. 三面嵌体可以用于常规固位体
B. 高嵌体必须用于低殆牙
C. 嵌体洞斜面可相对降低洞的深度
D. 嵌体洞斜面必须是 45°角
E. 嵌体洞形各轴壁之间不得小于 90°角

282. 上颌磨牙桩冠修复时最可能利用的根管是

A. 近中舌侧根管　　　　B. 近中颊侧根管
C. 腭侧根管　　　　　　D. 以上都是
E. 以上都不是

283. Kennedy 第三类单侧多个后牙缺失，余留牙健康，可摘局部义齿的支点线应设计成

A. 直线式　　　　　　　B. 斜线式
C. 横线式　　　　　　　D. 平面式
E. 纵线式

284. 修复 Kennedy 第一类、第二类缺损的主要难点是

A. 防止义齿对牙槽嵴损伤
B. 防止义齿对基牙损伤
C. 防止义齿沿支点线旋转
D. 防止义齿殆向移位
E. 防止义齿龈向移位

285. 上颌 Kennedy 第一类牙列缺损者可以采取单侧分别设计的病例是

A. 87|78　　　　　　　B. 876|45678
C. 87|3678　　　　　　D. 87642|3678
E. 8765|78

286. Kennedy 第一类牙列缺损者，选用混合支持式义齿，游离端鞍基左右摆动的影响因素一般不考虑

A. 牙尖斜度的大小　　　B. 侧向殆力的大小
C. 游离鞍基的下沉量　　D. 牙槽嵴的高低
E. 牙槽嵴黏膜的厚度

287. 杆形卡环与圆环形卡环相比，主要不足之处是

A. 稳定作用差　　　　　B. 固位作用差
C. 弹性作用差　　　　　D. 美观作用差
E. 对基牙损伤大

288. 以下哪项不属于系统病史

A. 正在接受的全身性系统疾病治疗
B. 与修复相关的系统疾病史
C. 系统疾病对口腔疾病的影响
D. 药物对口腔疾病的影响
E. 疾病发生时间

289. 设计隙卡制备牙体时，不能预备成楔形，也不能破坏两相邻牙的接触点，这样做的原因是

A. 防止基牙间食物嵌塞
B. 尽量利用天然间隙
C. 尽量少磨除牙体组织
D. 防止基牙龋坏
E. 避免形成楔力使基牙移位

290. I 型观测线的特点是

A. 基牙近缺隙侧倒凹小，远缺隙侧倒凹大
B. 基牙近缺隙侧倒凹小，远缺隙侧倒凹也小
C. 基牙近缺隙侧倒凹大，远缺隙侧倒凹也大
D. 基牙近缺隙侧倒凹大，远缺隙侧倒凹小
E. 基牙颊侧倒凹大，舌侧倒凹小

291. 卡环臂尖位于基牙的

A. 外形高点线殆方　　　B. 外形高点线上
C. 外形高点线龈方　　　D. 导线的殆方
E. 导线的龈方

292. 卡环需用对抗臂的主要目的是

A. 加强稳定作用　　　　B. 加强固位作用
C. 防止义齿移位　　　　D. 防止基牙移位
E. 防止义齿摆动

293. 在相同条件下，如果固定桥桥体的厚度减半，则其挠曲变形量变为

A. 增加至原来的 4 倍　　B. 增加至原来的 2 倍
C. 增加至原来的 6 倍　　D. 增加至原来的 8 倍
E. 增加至原来的 9 倍

294. Kennedy 第一类缺损应采用

A. 解剖式印模法　　　　B. 功能性印模法
C. 印模胶印模法　　　　D. 无压力印模法
E. 开口印模法

295. 导致拔牙的牙槽窝早期迅速吸收的最可能的原因是

A. 根尖周病　　　　　　B. 龋齿
C. 拔牙　　　　　　　　D. 牙周病
E. 外伤

296. 以下哪项不是固定桥的组成部分

A. 固位体　　　　　　　B. 小连接体
C. 活动连接体　　　　　D. 桥体
E. 固定连接体

297. 关于基牙条件的叙述错误的是

A. 基牙牙冠殆龈高度适当
B. 基牙最好是健康活髓牙
C. 多根基牙的根分叉度越大越好
D. 基牙牙槽骨吸收不能超过根长 1/2
E. 单根牙中固位力最大的为上颌尖牙

298. 对下颌双侧游离端可摘局部义齿基托的要求中，错误的是

A. 应有良好的边缘封闭作用
B. 颊舌侧边缘伸至黏膜转折处
C. 后缘应盖过磨牙后垫

D. 边缘应圆钝，不刺激黏膜

E. 不妨碍颊舌的功能活动

299. 前牙𬌗支托凹位于

A. 切缘　　　　　　　B. 切角

C. 舌侧颈 1/3 处　　　D. 舌侧中 1/3 处

E. 舌侧颈 1/3 和中 1/3 交界处

300. 可摘局部义齿的组成其修复缺失的部分是

A. 𬌗支托、基托　　　B. 人工牙、𬌗支托

C. 固位体、人工牙　　D. 连接体、基托

E. 人工牙、基托、𬌗支托

301. 下列哪个部分不属于可摘局部义齿的部件

A. 固位体　　　　　　B. 桥体

C. 邻面板　　　　　　D. 𬌗支托

E. 基托

302. 咬合位垂直距离是指

A. 天然牙列上下牙接触时，鼻底到颏底的距离

B. 瞳孔连线到口裂间的距离

C. 上下颌牙槽嵴顶之间的距离

D. 天然牙列位于正中𬌗位时鼻底至颏底的距离

E. 无牙颌上下颌之间的距离

303. 全口义齿初戴而未咀嚼时固位良好，与下列哪项因素关系最大

A. 印模是否准确

B. 颌位记录是否准确

C. 排牙位置是否正确

D. 颌弓关系是否正常

E. 基托边缘伸展是否合适

304. 固定桥修复一段时间后出现咬合痛，应先做何种辅助检查

A. 检查牙松动度　　　B. 测试基牙牙髓活力

C. 拍 X 线片　　　　　D. 检查对颌牙

E. 颅脑 CT 检查

305. 全口义齿人工牙排列成平衡𬌗主要是为了

A. 防止咬颊、咬舌　　B. 增强义齿固位

C. 提高咀嚼效率　　　D. 提高义齿稳定性

E. 有利于美观

306. 全口义齿初戴，组织面不易出现疼痛的部位是

A. 牙槽嵴上骨尖骨突的部位

B. 上颌隆突、上颌结节的腭侧

C. 有组织倒凹的区域

D. 下颌舌隆突等骨质隆起处

E. 下颌舌骨嵴覆盖黏膜较薄的区域

307. 全口义齿初戴一段时间需要再调𬌗是因为

A. 义齿基托长短已可确定

B. 全口义齿固位明显加强

C. 义齿咬合平衡已经建立

D. 由于𬌗力的作用，出现基托下沉

E. 患者已经可以用新义齿咀嚼食物

308. 下列戴牙指导中错误的是

A. 纠正不良的咬合习惯

B. 增强义齿的使用信心

C. 可以先练习咀嚼小块食物

D. 使用时要保护口腔组织健康

E. 睡觉时将义齿摘下，浸泡于消毒药水中

309. 全口义齿合适的凹形磨光面形态可以

A. 使发音清晰　　　　B. 降低咀嚼效能

C. 帮助义齿固位　　　D. 避免咬颊、咬舌

E. 增加面部丰满度

310. 全口义齿初戴时，选磨方式错误的是

A. 选磨侧方𬌗干扰时，选磨非支持尖上的𬌗干扰点

B. 选磨正中𬌗接触时，主要选磨与早接触支持尖相对应的近远中边缘嵴和中央窝

C. 选磨侧方𬌗干扰时，如为尖牙的干扰通常以选磨上尖牙为主

D. 前伸𬌗不干扰时，如前牙接触而后牙不接触时，选磨以下前牙唇斜面为主

E. 前伸𬌗不干扰时，如后牙接触而前牙不接触时，选磨上牙尖的远中斜面或下牙尖的近中斜面

311. 全口义齿初戴，与义齿稳定无关的因素是

A. 良好的咬合关系　　B. 适当的基托伸展

C. 合理的人工牙排列　D. 理想的磨光面形态

E. 具有平衡𬌗

312. 为了增加全冠的固位力，下列哪种方法是错误的

A. 增大修复体与预备体的接触面积

B. 修复体与预备体的接触面要密合

C. 窝洞的点线角清楚

D. 备牙时增加预备体表面的粗糙度

E. 设计针道辅助固位形

313. 无牙颌口腔专项检查不包括

A. 口腔黏膜　　　　　B. 牙槽嵴

C. 咬合关系　　　　　D. 舌体

E. 唾液

314. 以下关于颌位记录错误的说法是

A. 颌位关系记录包括垂直关系和水平关系记录两部分

B. 用𬌗托确定和记录患者面下 1/3 的适宜高度

C. 所确定的颌位上下颌关系是息止𬌗关系

D. 恢复两侧髁突在下颌关节凹生理后位的上下颌关系

E. 便于在这个上下颌骨的位置关系上重建患者的正中𬌗关系

315. 颞下颌关节检查不包括以下哪项

A. 髁突　　　　　　　B. 下颌运动

C. 淋巴结　　　　　　D. 开口型

E. 外耳道

316. 以下关于双端固定桥固位体的说法中错误的是

A. 固位体固位力与桥体跨度相适应

B. 两端的固位体固位力相似

C. 固位体固位力与𬌗力大小相适应

D. 共同就位道与牙长轴平行

E. 有共同就位道

317. 家族史是

A. 尚需对患者家庭成员有关类似疾病作相应调查

B. 对于某些与遗传因素有关的口腔疾病，应仔细询问

C. 能为诊断和治疗提供必要参考

D. 是病史中的重要部分

E. 以上都正确

318. 在同样咬合力情况下，哪一颗牙患牙隐裂综合征的概率最高

A. 有楔状缺损的 4|

B. 有银汞 MOD 充填的 |7

C. 冷测反应阳性的 6|

D. 松动Ⅱ度的 6|

E. 有 3/4 金属冠的 |5

319. 邻切嵌体牙体预备

A. 针道不可做在龈壁上

B. 切缘台阶长度不超过其 1/2

C. 针道与唇面切 1/3 平行

D. 邻面舌壁做洞斜面

E. 制备倒凹以增加固位力

320. 下列哪项措施不利于增加人造冠的摩擦力

A. 备牙时增大聚合角度

B. 接触面适当粗糙

C. 尽量使冠的各轴壁平行

D. 人造冠与患牙紧密结合

E. 以上都是

321. 以下关于邻殆嵌体邻面片切洞形的描述错误的是

A. 用于邻面缺损大面而浅时

B. 可在片切面内制备箱型固位

C. 片切面颊舌边缘应达到自洁区

D. 可在片切面内制备小肩台

E. 用于邻面凸度较大时

322. 关于高嵌体牙体预备说法错误的是

A. 非功能尖磨除约 1.0mm

B. 功能尖磨除 1.5mm

C. 轴壁下肩台约 1.0mm

D. 洞缘斜面 0.5～0.7mm

E. 牙体制备倒凹增加固位力

323. 残根缺损达龈下时，正确的处理方法是

A. 消炎后，直接在根上修复

B. 一律拔除

C. 残根根管治疗后，直接在根上修复

D. 不处理

E. 可考虑残根根管治疗后，使用正畸牵引至合适的位置后修复

324. 按照牙体缺损由小到大的程度，牙体缺损程度最大时应选用

A. 嵌体　　　　　　　　B. 全冠

C. 桩冠　　　　　　　　D. 部分冠

E. 高嵌体

325. 以下修复体边缘类型中强度最差的是

A. 刃状　　　　　　　　B. 90°肩台

C. 凹面　　　　　　　　D. 90°肩台 + 斜面

E. 135°肩台

326. 如果根桩过长，易引起

A. 根折

B. 断桩

C. 拆桩困难

D. 只要根尖愈合，无明显影响

E. 根尖周炎

327. 固定桥与可摘局部义齿相比，其优点是

A. 固位力强

B. 对基牙要求不高

C. 制作复杂

D. 损坏后容易修补和添加

E. 可以恢复骨缺损区

328. 衡量一个牙是否为固定桥良好基牙的最重要的指标是

A. 牙槽骨的密度　　　　B. 牙槽骨的量

C. 牙周膜面积　　　　　D. 牙根长度

E. 牙根数目

329. 选择固定桥基牙时不必考虑的因素是

A. 牙槽骨　　　　　　　B. 牙周膜

C. 对侧牙的情况　　　　D. 根形态

E. 根长

330. 关于固定桥的说法错误的是

A. 各基牙之间有共同的就位道

B. 基牙和人工牙是一个功能整体

C. 桥体部分和黏膜紧密接触

D. 殆力通过基牙传递给牙周支持组织和颌骨

E. 分为双端固定桥、半固定桥、单端固定桥以及复合固定桥

331. 采用固定桥修复时，以下基牙数目确定的影响因素，正确的是

A. 邻牙牙槽骨情况　　　B. 邻牙牙根情况

C. 邻牙牙周膜情况　　　D. 咬合情况

E. 以上都是

332. 以下哪项不属于固定桥的适应证

A. 咬合关系正常

B. 单颗前牙缺失

C. 基牙牙周组织健康

D. 前牙缺失伴大量骨缺损

E. 对颌牙正常

333. 下列哪项属于高嵌体的适应证

A. 剩余牙体能提供足够的支持固位

B. 能用充填法修复的牙体缺损

C. 剩余牙体能耐受功能状态下的殆力

D. 殆面洞形较大，有牙尖需恢复

E. 剩余牙体组织能提供足够的抗力形

334. 为增强金瓷结合，其方法有很多，除了
 A. 预氧化   B. 喷砂
 C. 超声清洗   D. 除气
 E. 电解蚀刻

335. 金瓷冠不透明瓷的厚度一般为
 A. 0.1mm   B. 0.2mm
 C. 0.4mm   D. 0.3mm
 E. 0.5mm

336. 以下哪项不属于主诉
 A. 肿胀   B. 疼痛
 C. 出血   D. 功能障碍
 E. 发病时间

337. 为了牙龈的健康，全冠龈边缘要达到的最基本要求是
 A. 应位于龈沟内   B. 应位于龈上
 C. 应平齐龈缘   D. 边缘要密合
 E. 选用凹形边缘

338. 黏结桥的固位是依靠
 A. 摩擦力   B. 酸蚀，黏结技术
 C. 吸附力   D. 卡环
 E. 黏结和卡环

339. 患者，男性，45 岁，3|46 缺失，6| 间隙小，|6 伸长，行可摘局部义齿修复 1 年后该义齿后牙基托处折裂，前牙区亦有裂纹。究其原因，下面说法不正确的是
 A. 缺牙间隙小，卡环连接体放置不合理或埋入支架过多
 B. 塑料基托过厚
 C. 上前牙缺失区加强丝未超过𬌗力作用点
 D. 后牙𬌗龈距离小，咬合紧，使得人工牙基托很窄很薄，强度不足
 E. 冲胶、热处理过程操作不符合要求，造成基托内气泡

340. 患者，男性，26 岁，外伤致 2|冠折伴牙周膜撕裂伤，断面位于龈上。日前行根管治疗，现来医院要求桩冠修复，一般情况下开始修复的时间是
 A. 即刻备牙取模   B. 观察 1 周后复诊
 C. 观察 1 个月后复诊   D. 观察 2 周后复诊
 E. 观察 3 周后复诊

341. 患者，男性，22 岁，与人打斗造成|1 冠折，残根位于龈下 2mm，余留牙正常。最佳修复设计为
 A. 残根拔除后，固定桥修复
 B. 残根根管治疗后，行根上桩牙修复
 C. 残根根管治疗，桩核冠修复
 D. 残根根管治疗后，将牙根牵引至合适位置后再行桩核冠修复
 E. 残根拔除后行隐形义齿修复

342. 患者，男，12 岁，6| 远中缺损 3mm。口腔检查后决定对此牙进行修复，是为了
 A. 减少 6|的龋发病率   B. 防止 6|后倾或后移

C. A 与 B 都对   D. A 与 B 都错
E. 以上都不对

343. 患者，男性，19 岁，因外伤造成右上颌中切牙切 1/3 折裂露髓，已行完善根管治疗 1 周，无症状，X 线片无异常。目前应首选哪种修复方式
 A. 烤瓷全冠   B. 金属全冠
 C. 烤瓷桩核冠   D. 充填修复
 E. 嵌体修复

344. 患者，|2 大面积树脂充填物，要求修复。检查：MO 树脂充填物，边缘密合，无松动无叩痛，其余无明显异常情况。拟行金瓷冠修复，关于牙体预备要求正确的是
 A. 切端磨除 2mm
 B. 唇侧磨除 1mm
 C. 唇侧龈边缘位于龈沟底
 D. 唇侧龈边缘应放龈上
 E. 牙体预备分次磨除

345. 患者下颌第二磨牙邻𬌗邻银汞充填，剩余颊舌壁硬组织充足，但牙冠高度仅约 4mm。若全冠修复，以下增加固位的措施哪项是错误的
 A. 龈下边缘
 B. 适当增加龈边缘宽度
 C. 增加钉洞或箱型辅助固位形
 D. 设计嵌体冠
 E. 以上都不是

346. 患者，男性，45 岁，6| 的远中边缘嵴缺损与 7 之间食物嵌塞，最佳的修复方式为
 A. 铸造全冠   B. 远中𬌗嵌体
 C. 树脂充填   D. 烤瓷全冠
 E. 银汞充填

347. 患者，女性，右上磨牙 1 个月前曾行根管治疗，现功能良好。今日就诊想咨询患牙是否需要进行预防性冠修复。陈女士的情况可能与下列某项相符，哪种需要进行预防性冠修复
 A. 功能尖缺损
 B. 牙冠缺损严重，1/2 以上冠缺损
 C. 隐裂牙
 D. Ⅱ类洞缺损
 E. 以上均需要

348. 患者，男性，65 岁，6|牙体缺损已行完善根管治疗，树脂充填，临床牙冠长，选择铸造全冠修复，边缘位置的最佳选择是
 A. 龈上 1mm   B. 平齐龈缘
 C. 龈下 2mm   D. 龈下 1mm
 E. 龈下 0.5mm

349. 患者，|1 缺失，为判断 1|、|2 是否有条件做基牙设计双端固定桥，最重要的一项检查是
 A. 牙髓温度测试   B. 牙髓电活力测试
 C. X 线片检查   D. 叩诊

E. 牙周探诊

350. 患者，女性，48 岁，<u>876|35678</u> 缺失，行可摘局部义齿修复后 1 周仍然觉得发音障碍，推测其原因，下列说法不正确的是

A. 暂时不习惯

B. 戴义齿后由于口腔空间变小，舌运动受限

C. 人工牙排列偏颊侧

D. 舌体肥大

E. 基托过厚，过大

351. 患者，女性，40 岁，<u>21|12</u> 缺失，行可摘局部义齿修复后 3 年，人工牙<u>1</u>脱落，正确的处理方式是

A. 将残存的塑料牙及其唇、颊侧龈缘磨去

B. 与患者解释修复效果不佳，建议重做

C. 选择合适人工牙进行修改排列

D. 自凝塑料修补完马上修形，抛光

E. 修理加工完成后，直接让病人戴走，嘱不适随诊

352. 一老年患者以"不能嚼碎食物，要求修复"来医院治疗。临床检查发现，口内仅有 $\frac{621}{7654}\left|\frac{1237}{456}\right.$ 存在，这些牙无明显松动，无颞下颌关节及咀嚼肌不适。患者不能嚼碎食物的主要原因是

A. 上下颌牙齿的功能性接触面积太少

B. 因年纪大了，咀嚼食物的能力也下降了

C. 无法明确原因

D. 患者不愿咀嚼食物

E. 以上都不是

353. 患者，男性，65 岁。右上颌后牙缺失 6 个月求修复。口腔检查：右上第一、第二前磨牙缺失，右上尖牙腭侧骨质增生明显，影响义齿修复。拟行牙槽突修整术，正确的麻醉方法是

A. 唇侧浸润麻醉 + 鼻腭神经阻滞麻醉

B. 鼻腭神经阻滞麻醉

C. 腭前神经阻滞麻醉 + 鼻腭神经阻滞麻醉

D. 腭前神经阻滞麻醉

E. 唇侧浸润麻醉 + 鼻腭神经阻滞麻醉 + 腭前神经阻滞麻醉

354. 患者，女性，23 岁，<u>2|2</u> 因外伤缺失半年余，后行可摘局部义齿修复，修复 3 个月余，义齿折裂，究其原因，下面说法不正确的是

A. 塑料基托过薄或有气泡发生

B. 咬合过紧

C. 主要是塑料部件老化

D. 咀嚼过硬的食物

E. 对义齿的维护方法不正确

355. 患者<u>21</u>缺失，间隙正常，余牙健康，固定义齿最佳设计为

A. <u>3|</u>单端桥修复<u>2|</u>，<u>|1</u>单端桥修复<u>1|</u>

B. <u>3|</u>单端桥修复

C. <u>3|</u>、<u>|1</u>双端固定桥修复

D. <u>3|</u>、<u>|1</u>、<u>2</u>双端固定桥修复

E. <u>3|</u>、<u>4|</u>、<u>|1</u>、<u>|2</u>双端固定桥修复

356. 牙骨质表面有许多小而浅的凹陷，内有大量细菌。牙骨质磷灰石晶体出现程度不同的溶解、破坏，胶原纤维断裂消失。病损相应髓腔处出现修复性牙本质。该疾病是

A. 牙骨质发育不全　　　B. 慢性牙周炎

C. 牙骨质过度增生　　　D. 牙骨质龋

E. 牙本质龋

357. 患儿，男，3 岁，右侧完全性唇裂拟行腭裂修复术，术中凿断翼钩的目的是

A. 松弛腭帆张肌的张力　　B. 松弛腭帆提肌的张力

C. 松弛腭舌肌的张力　　　D. 松弛咽上缩肌的张力

E. 松弛腭咽肌的张力

358. 患者，男性，71 岁，<u>8－4|256</u> 缺失，行可摘局部义齿修复 2 年后诉义齿容易翘动和脱落，口内检查发现义齿基托和黏膜之间出现间隙，下列正确的处理方法是

A. 重衬方法只有直接重衬法和间接重衬法

B. 与患者解释修复效果不佳，建议重做

C. 若重衬范围广，可用直接法重衬术，即在义齿组织面放印模材料，在口内取咬合印模，用蜡封好边缘后，常规装盒

D. 若是局部重衬，可用间接法，将基托组织面均匀磨去一层，将自凝塑料涂布需重衬的部位，将义齿戴入口内

E. 间接法重衬前，可用印模材料取闭口式印模

359. 患者，男性，66 岁，牙列缺失 3 年。1 周前制作全口义齿，戴用后反复出现咬舌现象。患者询问原因，正确的解释应该是

A. 患者的咬合习惯不良

B. 患者的口颌运动协调能力下降

C. 义齿颌弓过小

D. 长期失牙造成舌体增大

E. 以上原因皆有可能

360. 患者两上颌侧切牙缺失，缺牙间隙较小，两中切牙之间有 2mm 间隙，最佳的修复方案为

A. 先光敏树脂关闭两中切牙之间的间隙，再修复

B. 只固定桥修复缺牙

C. 先正畸关闭两中切牙之间间隙，再固定修复

D. 可摘局部义齿修复缺牙以及牙间隙

E. 两中切牙烤瓷冠修复，然后可摘局部义齿修复缺牙

361. 患者行双端固定桥修复后基牙出现持续性疼痛，伴夜间自发性疼痛，应做的处理是

A. 口服消炎药

B. 口服止痛药

C. 拆除固定桥，行根管治疗

D. 局部上碘酚

E. 不做任何处理，观察

362. 患者，女性，55 岁，要求全口义齿修复，在行口腔检

查时，为判断其固位力好坏，应检查，除了

A. 黏膜的性质

B. 颌骨的解剖形态

C. 是否有口腔材料过敏史

D. 唾液的质和量

E. 牙槽突倒凹

363. 患者，男性，48 岁。上颌多个后牙陆续因龋患缺失近 4 年，曾做可摘义齿修复。检查：8765|4578 缺失，牙槽嵴丰满，余留牙正常，上颌隆突明显，呈结节状。可摘局部义齿的大连接体应采用

A. 前、后腭杆 B. 前腭杆

C. 前腭板 D. 马蹄形腭板

E. 全腭板

364. 一患者在正中𬌗位时其下颌切牙切缘咬在上颌切牙舌面的中 1/3，则应诊断为

A. Ⅰ度深覆𬌗 B. Ⅰ度深覆盖

C. Ⅱ度深覆盖 D. Ⅱ度深覆𬌗

E. Ⅲ度深覆盖

365. 患者，女性，35 岁。右上第一磨牙𬌗面纵向隐裂且累及牙髓，临床牙冠较短，咬合紧，根管治疗已完成，叩痛（−），根尖周未见异常。该病例的最佳修复体设计是

A. 合金嵌体 B. 瓷嵌体

C. 全瓷冠 D. 铸造金属全冠

E. 金属烤瓷冠

366. 患者，6̄ 缺失，行双端固定桥修复。固定桥试戴时，用力戴入后，邻牙出现胀痛，最可能的原因是

A. 就位道不一致 B. 有早接触

C. 邻接点过紧 D. 出现电位差刺激

E. 邻牙有根尖病变

367. 患者，25 岁，2̄1|1̄ 缺失，间隙正常，要求固定修复，则最佳设计为

A. 3̄|2̄ 做基牙的双端固定桥

B. 3̄|23 做基牙的双端固定桥

C. 3̄做基牙单端修复21|，|2做基牙单端修复|1

D. 3̄做基牙单端修复21|，|23做基牙单端修复|1

E. 43̄|23 做基牙的双端固定桥

368. 一位总义齿修复的患者，在调𬌗时发现，下颌前伸至上下颌前牙切缘相对时，左右侧上下颌第二磨牙有接触，左右侧下颌第一磨牙与上颌第二前磨牙也有接触。可以描述为

A. 前伸𬌗三点接触𬌗平衡

B. 前伸𬌗多点接触𬌗平衡

C. 前伸𬌗不平衡

D. 前伸𬌗完善接触𬌗平衡

E. 以上都不是

369. 患者，男性，50 岁，因"口内多数牙齿缺失，要求修复"，来医院治疗。患者平躺在治疗椅上，在检查过程中，发现患者口腔在不说话、不咀嚼、不吞咽时，

上下颌牙弓脱离接触。此时，患者下颌所处的位置是

A. 正中关系 B. 息止颌位

C. 下颌姿势位 D. 正中颌位

E. 以上都不是

370. 患者，男性，65 岁，76|67 缺失，|34 磨耗较重，后牙工作尖及非工作尖磨耗均较重。临床修复时，人工牙的选择应为

A. 无尖牙 B. 有尖牙

C. 牙尖斜度大 D. 牙尖斜度小

E. 线性𬌗

371. 患者长期不进行义齿修复，临床检查中错误的说法是

A. 左右两侧咀嚼肌强度不一致

B. 出现早接触点

C. 左右两侧颞下颌关节松紧度不一致

D. 𬌗面磨耗程度不一致

E. 以上情况都不可能发生

372. 患者，男性，70 岁，上下牙列缺失，上下总义齿修复，使用 8 年。患者主诉为上下全口义齿易掉，咀嚼无力。临床检查示：正中𬌗位时面下 1/3 垂直距离过低，义齿严重磨损，义齿固位和稳定性差。戴用这样的不良修复体会对病人的咀嚼运动有什么影响

A. 咀嚼时义齿不稳定

B. 咀嚼效率低，硬韧性食物不易嚼碎

C. 剩余牙槽骨骨密质低

D. 对食物味道的品尝能力下降

E. 以上影响都有

373. 患者，男，现拔除上中切牙，欲行固定修复，合适的修复时间为

A. 3 周后 B. 2 个月后

C. 即刻 D. 3 个月后

E. 1 周后

374. 患者，男性，因外伤致前牙折断，口腔检查示断端位于龈下 3mm，如进行桩冠修复，除行根管治疗外还应做

A. 龈修整术

B. 正畸牵引残根至合适位置

C. 牙周洁治术

D. 牙周塞治术

E. 植入种植体

375. 患者，女性，72 岁，全口义齿试戴时疼痛，无法就位。口腔检查：双侧上颌结节增生形成骨性倒凹，最优先考虑的处理方法是

A. 调磨双侧义齿组织面 B. 调磨单侧义齿组织面

C. 行双侧骨隆突修整术 D. 行单侧骨隆突修整术

E. 重做义齿

376. 患者，男性，54 岁，诉义齿戴用时疼痛，口腔检查发现牙槽嵴上有数个骨突，周围软组织红肿破溃，最好的处理方法是

A. 嘱患者坚持佩戴义齿

B. 义齿重做

C. 待破溃处愈合后行牙槽嵴修整术

D. 缓冲义齿组织面

E. 调𬌗

377. 患者下颌第二磨牙，邻𬌗邻银汞充填，剩余颊舌壁硬组织强壮，但牙冠高度仅约 **4mm**。若全冠修复，以下增加固位的措施哪项是错误的

A. 龈下边缘

B. 适当增加龈边缘宽度

C. 设计嵌体冠

D. 增加钉洞或箱型辅助固位形

E. 减小轴壁聚合度

378. 某患者，右下第一磨牙行铸造全冠修复后不久，𬌗面穿孔，应做以下哪项处理

A. 不予处理

B. 银汞充填

C. 原则上拆除重做

D. 调对颌牙

E. 玻璃离子充填

379. 患者，男性，25 岁，$\overline{2}$牙折裂达龈下，断端与牙槽嵴顶平齐，如需全冠修复，应考虑

A. 根向复位瓣术

B. 牙龈切除术

C. 改良 Widman 翻瓣术

D. 骨成形术

E. 牙冠延长术

380. 患者，女性，24 岁，左上颌侧切牙折断，X 片显示已做完善根管治疗，叩痛（－），松动（－），断面在龈缘上约 2mm，此时应作哪种修复

A. 金属全冠

B. 暂时冠

C. 烤瓷桩核冠

D. 瓷全冠

E. 3/4 冠

381. 患者，女性，60 岁，上下颌牙列缺失。对该患者颌面部的检查不包括

A. 上唇的长度

B. 面部的比例

C. 张口习惯

D. 侧面面型

E. 颌间距离

382. 患者，女，9 岁，因上唇外伤性缺损行下唇组织瓣转移修复上唇缺损，其组织瓣成活后断蒂的时间为

A. 术后 1 周

B. 术后 3 周

C. 术后 10 天

D. 术后 1 个月

E. 术后 2 个月

383. 患者，男性，50 岁，$\overline{8754}|\overline{178}$缺失，行可摘局部义齿修复后 3 天觉得恶心和唾液增多，下列说法不正确的是

A. 基托后缘伸展不够

B. 基托后缘与黏膜不贴合

C. 可适当磨改基托后缘

D. 坚持戴用义齿，逐渐习惯，唾液分泌过多现象可消失

E. 可进行重衬

384. 患者$\overline{25}$缺失，固定义齿修复最佳设计方案为

A. $\underline{1}$单端桥修复$\underline{2}$，$\overline{6}$单端桥修复$\overline{5}$

B. $\underline{1}$、$\underline{3}$双端固定桥修复$\underline{2}$，$\overline{46}$双端固定桥修复$\overline{5}$

C. $\overline{346}$ 为基牙的复合固定桥

D. $\overline{1346}$为基牙的复合固定桥

E. 以上设计均不合理

385. 患者，男性，60 岁，至$\underline{21}|\underline{15678}$ 和$\overline{6}|\overline{678}$缺失。戴义齿后左侧后牙经常咬腮，原因可能是人工后牙的

A. 覆盖过大

B. 覆盖过小

C. 𬌗平面偏低

D. 𬌗平面偏高

E. 牙尖斜度过大

386. 患者$\overline{67}$缺失，$\overline{8}$未萌，以下设计合理的是

A. $\overline{45}$单端桥修复$\overline{67}$

B. $\overline{345}$单端桥修复$\overline{67}$

C. $\overline{2345}$单端桥修复$\overline{67}$

D. $\overline{12345}$单端桥修复$\overline{67}$

E. 活动义齿修复

387. 患者血糖 7.8mmol/L，下颌后牙活动义齿修复$\overline{21}$松动 Ⅲ度，对其下颌的处理应该是

A. 说服患者拔除$\overline{21}$重新设计制作下颌义齿

B. 对$\overline{21}$进行牙周治疗后仍用原义齿

C. 对$\overline{21}$进行牙周治疗后在下前牙区设计牙周夹板重新制作义齿

D. 对$\overline{21}$进行牙周治疗后制作套筒冠义齿

E. 暂不处理

388. 患者，男性，65 岁，于半年前因全口牙缺失而做全口义齿的修复治疗，现在使用过程中觉得义齿不稳定，但咀嚼效能和面部形态均较好，要求修理，应如何处置

A. 修改基托边缘

B. 调𬌗

C. 重做

D. 重衬

E. 修整牙槽骨

389. 一上颌无牙颌的患者在佩戴上颌义齿的过程中，左上切牙脱落，来医院要求修理，下列处理过程中错误的是

A. 将脱落义齿处的唇颊侧基托部分磨除

B. 按照义齿上人工牙的形状，颜色大小选择相应的人工牙

C. 经磨改后用蜡将所选人工牙与邻牙的唇面黏着固定

D. 用常规方法热处理，或用调拌好的室温固化塑料从舌侧磨去的基托部位填入

E. 塑料完全硬固后，去除黏蜡，磨光后完成

390. 一无牙颌患者，全口义齿戴用 10 年。主诉使用旧义齿咀嚼无力，要求重新修复。检查发现：牙槽嵴低平，黏膜红肿，旧义齿固位差，人工牙磨耗严重。最好的处理方法是

A. 取印模，重新修复

B. 调𬌗

C. 重衬

D. 基托组织面缓冲

E. 停戴旧义齿

391. 患者，女性，83 岁，牙列缺失，牙槽嵴狭窄，全口义齿修复后咀嚼效率低，其原因不可能是

A. 牙槽嵴狭窄，固位较差

B. 垂直距离过低

C. 咬合接触少

D. 年龄过大

E. 人工牙过小

392. 一无牙颌患者，牙槽嵴低平，戴义齿后主诉咬合痛，检查时未发现黏膜有明显改变。合适的处理方法是

A. 基托组织面缓冲　　　B. 基托边缘磨短

C. 加大后牙牙尖斜度　　D. 选磨调𬌗

E. 检查戴用，逐渐适应

393. 患者，女性，72岁，戴全口义齿数周，由于疼痛前来求治；检查发现全口义齿固位良好，而患者无准确定位疼痛点，口腔黏膜也未见明显压疼点。分析最有可能的原因是

A. 垂直距离过大　　　B. 垂直距离过小

C. 正中𬌗时𬌗接触不良　D. 没有达到前伸𬌗平衡

E. 牙槽嵴上有骨尖

394. 患者1缺失，欲采用黏结桥修复，关于基牙的预备以下不正确的是

A. 一般要超过釉质层

B. 舌面预备应有 0.3~0.5mm 间隙

C. 降低舌面隆突高度至龈上 1~2mm

D. 保留舌侧切端 1~2mm 不磨切

E. 基牙各邻面均预备浅沟

395. 患儿，女，2岁，检查可见左侧自腭悬雍垂至切牙孔完全裂开，并斜向外直抵牙槽突，与牙槽突裂相连。其最常用的腭裂修复法是

A. 蓝氏法　　　　　B. 单瓣法

C. 双瓣法　　　　　D. 腭咽肌瓣转移术

E. 咽后壁组织瓣转移术

396. 患者，男，14岁，1外伤拔除半年余，影响美观，来修复科就诊，最佳修复方法为

A. 1种植义齿　　　B. 2|1双端固定桥

C. |1单端固定桥　　D. 1|单端固定桥

E. 活动义齿

397. 患者，2|拔除，拟行固定桥修复，最佳修复时间为

A. 拔牙后3周　　　B. 拔牙后1周

C. 拔牙后1个月　　D. 拔牙后2个月

E. 拔牙后3个月

398. 患者，5|缺失，间隙小，6|正常4|牙根吸收1/3，松动I度，采用固定义齿修复的最佳设计为

A. 6|设计单端固定桥

B. 46|设计双端固定桥

C. 34|作联冠的单端固定桥

D. 34|做联冠，6|作全冠的双端固定桥

E. 4|设计单端固定桥

399. 患者，男性，32岁，6|有一铸造全冠，探查冠边缘悬突，邻接不良，周围龈缘红肿。如何进行治疗

A. 药物治疗　　　B. 牙周治疗

C. 拆除重做　　　D. 边缘抛光

E. 局部处理

400. 患者，男性，47岁。5|为残根，位于龈上 1~1.5mm，叩痛（-），无松动。患者要求仅修复5|，选用桩核冠修复。则最宜选用的桩核为

A. 预成桩核　　　B. 纤维桩核

C. 金属铸造桩核　D. 银汞桩核

E. 银粉玻璃离子桩核

401. 患者，女性，27岁，1|冠折 2/3，已作完善根管治疗，咬合关系正常，以下哪种修复方案较恰当

A. 金属舌面桩冠　　B. 成品桩桩冠

C. 金属桩核烤瓷冠　D. 不锈钢丝弯制桩桩冠

E. 金属桩塑料冠

402. 患者，女性，28岁，前日不慎将上前牙摔掉，因美观原因，要求进行固定修复。口腔检查：无残根及其他异常，目前首选哪种修复方式

A. 过渡性固定义齿修复

B. 固定义齿修复

C. 可摘局部义齿过渡性修复

D. 种植义齿修复

E. 暂不修复

403. 患者，女性，27岁，6|牙体缺损，已行根管充填治疗，余留牙情况良好，欲行桩冠修复，不必要的检查内容是

A. X线片　　　B. 口腔内检查

C. X线曲面体层片　D. 牙齿松动度

E. 牙周组织情况

404. 患者，男性，70岁，全口无牙颌。初戴义齿时发现前伸时5|颊尖与6|近中颊尖有干扰。应该选择调磨

A. |5颊尖及其近中斜面

B. |5颊尖及其远中斜面

C. |6近中颊尖及其近中斜面

D. |6近中颊尖及其远中斜面

E. |5颊尖及其远中斜面和|6近中颊尖及其近中斜面

405. 患者，男性，50岁，全口牙列缺失，牙槽嵴高度中等，上颌散在骨尖，左侧上颌结节略大，颌间距离正常。修复前应做的处理是

A. 行牙槽骨重建术　B. 去骨尖

C. 行唇颊沟加深术　D. 上颌结节修整术

E. 牙周洁治

406. 患者，男性，78岁，戴用全口义齿1周后诉左侧后牙经常咬腮。最可能的原因是

A. 左侧后牙覆盖过大

B. 左侧后牙覆盖过小

C. 左侧后牙工作侧𬌗干扰

D. 左侧后牙平衡侧𬌗干扰

E. 以上都不是

407. 患者，女性，65岁，8-4|5-8缺失，可摘局部义齿修复1个月后诉左下尖牙疼痛，下面说法不正确的是

A. 下颌属于 Kennedy 第一类牙列缺失

B. 3|可能无咬合接触

C. 牙体预备造成牙本质过敏

D. 卡环可能过紧

E. 只在 3 上放支托，基牙负担过重

408. 患者，男，5 岁，右下颌第一乳磨牙因大面积缺损做预成冠修复，近几日冠脱落，少见的原因是

A. 预成冠过大   B. 黏结冠的粘固粉溶解

C. 预成冠薄，硬度较差 D. 冠缘与牙颈部不密合

E. 黏冠时就位时间过长致使粘固粉开始凝固

409. 患者，女性，54|4 缺失，可采用的活动义齿设计形式为

A. 混合支持式   B. 牙支持式

C. 牙支持式或黏膜支持式 D. 黏膜支持式

E. 牙支持式或混合支持式

410. 患者，男性，65 岁，8 - 2|34678 缺失，行可摘局部义齿义齿修复 2 年后诉咬合无力、咀嚼效率降低。检查发现，人工牙磨耗，下列正确的处理方法是

A. 若人工牙广泛性磨耗，可用自凝塑料在口内直接加高恢复正常的咬合关系

B. 与患者解释修复效果不佳，建议重做

C. 若人工牙广泛性磨耗，应在人工牙𬌗面咬蜡𬌗记录

D. 若人工牙广泛性磨耗，无须上𬌗架

E. 若人工牙广泛性磨耗，无须咬蜡𬌗记录，但需要上𬌗架

411. 患儿，男，2 岁，左侧完全性唇裂拟行腭裂修复术，术中凿断翼钩的目的是

A. 松弛腭帆张肌的张力 B. 松弛腭帆提肌的张力

C. 松弛咽上缩肌的张力 D. 松弛腭舌肌的张力

E. 松弛腭咽肌的张力

412. 一患者右下第一磨牙为死髓牙且伴有牙冠缺损 3/4。如果此牙需行桩冠修复，则最可能利用的根管是

A. 近中颊根管   B. 远中根管

C. 近中舌根管   D. 以上都是

E. 以上都不是

413. 患者，68 岁，因牙齿缺失，欲行义齿修复，患者主诉多年来口内多数牙都因龋坏松动拔除或自行脱落。临床检查发现：口内仅剩 4 个尖牙，而且松动度在 I 度以内，除牙尖有明显磨耗外；无龋坏。4 个尖牙之所以还能留在口内，从牙体解剖的角度分析，其原因是

A. 尖牙位于口角，口角有促进牙齿自洁的作用

B. 尖牙的牙根长，而且牙冠各面光滑，自洁作用好

C. 尖牙的作用是穿刺和撕裂食物，这种作用有利于牙齿稳固

D. 从牙体解剖的角度无法说尖牙比其他牙在口内保留时间更长

E. 以上都不是

414. 某女性患者，诉右侧后牙经常咬腮，处理方法是

A. 调磨右上后牙颊面

B. 磨低右上后牙颊尖

C. 调磨右下后牙尖斜面

D. 磨低右下后牙颊尖

E. 磨低左下后牙颊尖

415. 56 岁无牙颌患者，义齿戴用 7 年，自觉咀嚼不利，面显苍老。其原因是

A. 垂直距离过高 B. 垂直距离过低

C. 咬合不平衡   D. 下颌前伸

E. 义齿固位差

416. 患者，男性，62 岁，因颞下颌关节弹响来就诊。使用全口义齿 10 年，义齿人工牙𬌗面磨耗严重，面容苍老。正确的处理方法是

A. 不予处理

B. 重新制作全口义齿升高咬合，观察颞下颌关节症状

C. 重衬义齿

D. 升高人工牙𬌗面

E. 按照旧义齿的垂直距离制作新义齿

417. 患儿，2 岁，左侧完全性腭裂，行腭裂修复术。术后如果出现瘘口，最常见的部位在

A. 悬雍垂根部   B. 硬腭前部

C. 牙槽嵴部   D. 硬、软腭交界处

E. 软腭中部

418. 患者，|2 缺失，间隙小，|3 切角缺损 1/3，X 线片检查根长大，牙周膜健康，|2 为局部义齿。最好的设计是

A. 双端固定桥   B. 单端固定桥

C. 局部义齿   D. 种植义齿

E. 暂不修复

419. 患者，男，30 岁。因上牙列缺失后来医院就诊。关于牙列缺失后的上颌骨牙槽骨吸收方向的叙述，正确的是

A. 顺牙根方向，向上、向内吸收

B. 逆牙根方向，向上、向内吸收

C. 顺牙根方向，向下、向内吸收

D. 顺牙根方向，向上、向外吸收

E. 逆牙根方向，向下、向外吸收

420. 患者，73 岁，上下无牙颌，全口义齿修复 3 年余，自觉义齿固位不佳，首先应采取的措施为

A. 全面检查   B. 调𬌗

C. 修整基托   D. 组织面重衬

E. 重新制作全口义齿

421. 患者，男性，65 岁，下颌牙列缺失，欲行全口义齿修复，不必做的检查是

A. 口腔内检查   B. 头颅 CT

C. 口腔外检查   D. 模型检查

E. 𬌗关系检查

422. 一位 56 岁的男性患者来院看牙，自诉口腔卫生良好，几乎没有牙垢，每天刷 3 次牙齿，每次 4 分钟。患者爱吃甜食，爱喝碳酸饮料。口腔局部检查无异常，无充填物，除了|4 和|3 牙尖半圆形缺损外。缺损表面光滑，牙本质已露出，但无冷热刺激痛和叩痛，牙体颜

色无异常。咬合基本正常，双侧组牙平衡殆。牙龈轻度萎缩。**X** 线片无异常。患者问 $\overline{4}$ 和 $\overline{3}$ 缺损的主要的原因，它最主要的原因是

A. 龋坏　　　　　　　B. 酸蚀

C. 刷牙损伤　　　　　D. 自然磨耗

E. 外伤

423. 患者，女性，**43** 岁，主诉左下颌食物嵌塞，经检查发现，左下颌第一磨牙远中颊殆面银汞充填，**X** 线片显示已行根管治疗，此时应作哪种牙体修复

A. 暂时冠　　　　　　B. 金属全冠

C. 塑料全冠　　　　　D. 重新银汞充填

E. 不需修复

424. 患者，男性，**32** 岁，左上颌中切牙冠 **1/2** 缺损，已露髓，相应的检查和治疗过程包括

A. 前牙区牙片　　　　B. 患牙根管治疗

C. 患牙桩核冠修复　　D. 以上都需要

E. 以上都不需要

425. 患者，6 死髓，牙体大部缺损，4 个壁尚完好，已行根管治疗，临床牙冠短，要求修复，最佳治疗方案是

A. 复合树脂充填治疗　　B. 银汞充填治疗

C. 铸造嵌体修复　　　　D. 高嵌体修复

E. 银粉玻璃离子充填

426. 患者，$\overline{5}$ 舌尖部分折断，牙髓活力正常，牙无松动，但咬合较紧。拟行 **3/4** 冠修复，其牙体预备正确的是

A. 冠的殆边缘终止于殆缘嵴下方

B. 冠的殆边缘一定要覆盖颊尖以保护牙尖

C. 殆面应至少预备大于 **1.0mm** 的间隙

D. 沿中央沟预备成宽深各 **1mm** 的殆面沟

E. 邻轴沟位于邻面舌侧 **1/3** 与中 **1/3** 交界处

427. 患者，$\overline{7}$ 铸造全冠修复后 **2** 个月松动脱落。检查：预备体良好，咬合检查发现全冠近中舌尖有明显早接触点，正确的处理是

A. 调磨对颌牙尖

B. 调磨对颌牙早接触点

C. 使用更优质的黏结剂

D. 调磨全冠上的早接触点，抛光后重新黏固

E. 重做全冠

428. 患者，$\overline{6}$ 缺失，设计双端固定桥时，对于固定连接体的要求正确的是

A. 位于基牙的非接触区

B. 面积不能小于 $4mm^2$

C. 不必形成正常的唇颊、舌外展隙

D. 面积不能大于 $4mm^2$

E. 应当占据整个邻间隙

429. 患者，$\overline{6}$ 缺失，行 $\overline{5}$、$\overline{7}$ 双端固定桥修复，戴牙后 **2** 天复诊诉咬合时疼痛，最可能的原因是

A. 牙龈炎　　　　　　B. 根尖炎

C. 咬合早接触　　　　D. 固位体边缘过长

E. 牙髓充血

430. 患者，$\overline{6}$ 缺失，缺牙区牙槽骨吸收严重，如果设计卫生桥，那么桥体龈面与牙槽嵴黏膜之间的间隙至少为

A. 1.5mm　　　　　　B. 1mm

C. 2mm　　　　　　　D. 2.5mm

E. 3mm

431. 患者，$\overline{6}$ 缺失，$\overline{5}$ 颊向倾斜，要求固定修复，可行的对策是

A. 单端桥

B. 半固定桥

C. 3/4 冠修复 $\overline{5}$ 再固定桥修复

D. $\overline{5}$ 根管治疗后桩冠固位体固定桥修复

E. 拔除 $\overline{5}$ 后固定桥修复

432. 患者，男性，**49** 岁，$\overline{8}\overline{1}|\overline{2}$ 缺失，患者欲修复其缺失前牙，关于分类，正确的是

A. 为 Kennedy 第一类第一亚类牙列缺损

B. 为 Kennedy 第二类第一亚类牙列缺损

C. 为 Kennedy 第三类第一亚类牙列缺损

D. 为 Kennedy 第四类牙列缺损

E. 为 Kennedy 第三类第二亚类牙列缺损

433. 患者，女性，**38** 岁，$\overline{6}|$ 缺失 **10** 年余，间隙小，$\overline{5}|$、$|\overline{7}$ 无倾斜无松动，$\overline{6}|$ 伸长，不正确的说法是

A. 下颌为 Kennedy 第三类牙列缺损

B. 常规选 $\overline{5}|$、$|\overline{7}$ 为基牙

C. 应设计金属网加强、金属殆面

D. 颊舌侧应为弯制卡环

E. 殆支托、卡环应整体铸造

434. 患者，男性，**70** 岁，$\overline{765421}|\overline{124567}$ 缺失，$\overline{8}|\overline{8}$ 向近中、舌侧倾斜，余留牙无松动，不正确的说法是

A. 下颌为 Kennedy 第三类第二亚类牙列缺损

B. 可在 $\overline{8}|\overline{8}$ 上设置圈卡

C. $\overline{3}|\overline{3}$ 上设置舌隆突支托

D. $\overline{3}|\overline{3}$ 上设置切支托

E. 应设计为牙与黏膜共同支持式

435. 患者，男性，**53** 岁，$\overline{1}|\overline{1}$ 缺失，重度深覆殆，$\overline{3}|\overline{3}$ 咬至上腭黏膜，不正确的说法是

A. 下前牙去髓作大量磨改

B. 可采用矫治性可摘局部义齿修复

C. 腭侧采用铸造金属基托

D. 下前牙不做磨改，腭侧采用树脂基托

E. 采用矫治性可摘局部义齿修复，要定期复查以免个别下前牙发生疼痛、松动

436. 患者 $\overline{24}$ 缺失，设计 $\overline{35}$ 修复 $\overline{4}$，$|\overline{3}$ 修复 $|\overline{2}$ 的固定桥，该种固定桥称

A. 双端固定桥　　　　B. 半固定桥

C. 单端固定桥　　　　D. 复合固定桥

E. 种植固定桥

437. 患者，男性，**70** 岁，$\overline{1}|\overline{3567}$ 缺失，行可摘局部义齿修复 **1** 个月后诉容易出现食物嵌塞和滞留，下列说法不正确的是

A. 卡环与基牙不密合
B. 基托与黏膜组织不密合
C. 义齿松脱、翘动
D. 垂直距离恢复过高
E. 可用局部衬垫或修理的方法来改善

438. 患者，女性，65 岁；8-4|678 缺失，可摘局部义齿修复半年后诉义齿咀嚼食物容易脱落，推测其原因下面说法不正确的是
A. 制锁作用
B. 卡环不密合
C. 基牙牙冠短小，固位形差
D. 基托不密合，边缘密封性差或基托面积过小
E. 有早接触点

439. 患者，男性，60 岁，7|7 缺失，可摘局部义齿修复 1 周后诉左侧黏膜几处发生疼痛，下面说法不正确的是
A. 基托边缘过长、过锐
B. 上颌属于 Kennedy 第四类牙列缺失
C. 义齿不稳定，咬合时义齿发生移动，致使基托摩擦软组织而发生疼痛
D. 基托进入牙槽嵴倒凹区
E. 卡环臂过低刺激牙龈

440. 患者，男性，35 岁，1| 冠折 1/2，已作完善根管治疗，深覆𬌗，以下哪种修复方案较恰当
A. 成品桩桩冠
B. 金属舌面烤瓷桩冠
C. 不锈钢丝弯制桩桩冠
D. 金属桩核烤瓷冠
E. 金属桩塑料冠

441. 患者，6| 缺失，间隙较大，如果行双端固定桥修复，为了减轻桥体所受的𬌗力，以下方法哪个不正确
A. 减少𬌗面颊舌径
B. 扩大𬌗面舌外展隙
C. 加深𬌗面颊舌沟
D. 增加𬌗面副沟
E. 脱离𬌗接触

442. 患者，|45 缺失，间隙正常，余牙健康，固定义齿最佳设计为
A. 3|单端桥修复|4，|6 单端桥修复|5
B. 23|单端桥修复|4，|6 单端桥修复|5
C. |6 单端桥修复
D. 23|单端桥修复
E. 36|双端固定桥修复

443. 一颗有银汞 MOD 充填的 4| 与一颗有同样大小树脂 MOD 充填的 4| 进行对比，哪一颗牙累及到牙尖折裂后，比较利于修复
A. 有银汞 MOD 充填的 4|
B. 有树脂 MOD 充填的 4|
C. 都一样
D. 都不利于修复
E. 以上都不对

444. 患者，上前牙残根，进行完善的根管治疗后要进行桩冠修复，在根管预备完毕、完成蜡型至最后黏固前，患者的根管应
A. 放 95% 乙醇棉球，以氧化锌粘固剂暂封
B. 放生理盐水棉球，以氧化锌粘固剂暂封
C. 放 75% 乙醇棉球，以氧化锌粘固剂暂封
D. 放干棉球，以氧化锌粘固剂暂封
E. 放 FC 棉球，以氧化锌粘固剂暂封

445. 某患者，2| 的近中邻面浅龋，且该牙牙冠短小，切端较厚。在 3/4 冠修复中为增加固位作用和加强阻挡舌向脱位作用，除邻沟外可考虑预备
A. 切沟
B. 轴壁保持平行
C. 轴壁龈端的肩台
D. 两邻面保持聚合度 2°~5°
E. 舌侧制成两个斜面

446. 某患者，2| 锥形牙，与邻牙之间约有 1mm 间隙，可选择的修复方法，除了
A. 树脂贴面   B. 瓷贴面
C. 金属烤瓷冠   D. 全瓷冠
E. 3/4 冠

447. 某患者，6| 大面积银汞充填，要求修复治疗。检查：MOD 大面积银汞充填体，牙冠剩余硬组织少，仅残留颊舌薄壁，无松动、无叩痛，已行完善根管治疗。最佳的治疗方案是
A. 嵌体   B. 高嵌体
C. 铸造金属全冠   D. 烤瓷全冠
E. 桩核加全冠

448. 某患者，右上中切牙牙冠 3/4 缺损，无叩痛、无松动，牙龈无红肿，X 线示该牙已经过完善的根管治疗，根尖无阴影。最适合的治疗方案是
A. 嵌体   B. 3/4 冠
C. 开面冠   D. 桩核 + 全冠
E. 全冠

449. 患者，6| 缺失，7| 单端桥，诉修复后基牙出现疼痛，X 线片检查牙周膜增宽，应做的处理是
A. 调𬌗
B. 口服消炎药
C. 局部上药
D. 拆除固定桥，重新设计修复方案
E. 不做任何处理

450. 某患者口腔黏膜对义齿基托材料过敏，应优先推荐哪一种修复方法
A. 全口义齿   B. 覆盖义齿
C. 种植义齿   D. 套筒冠义齿
E. 暂不修复

451. 患者，男性，45 岁，主诉冷热敏感数月。检查发现口内多数牙颈部出现楔状缺损；冷测（±），余留牙磨耗严重；可以看到在旧的楔缺处的充填物上呈 V 形

沟。该患者楔缺最可能的病因是

A. 应力过大   B. 不正确的刷牙方式

C. 磨损   D. 酸蚀

E. 喜食酸性饮料

452. 患者，5⌋缺失，行固定桥修复后，诉该侧后牙出现食物嵌塞痛。检查发现6⌋与7⌋间见大量嵌塞的食物，牙线通过无阻力，牙龈红肿。最佳的处理是

A. 局部冲洗上药

B. 口服消炎药

C. 拆除固定桥，重新制作

D. 调𬌗

E. 牙周洁治

453. 患者，12岁，⌊1缺失，余牙正常，适合采用的固定修复方法为

A. 双端固定桥   B. 单端固定桥

C. 种植义齿   D. 黏结桥

E. 暂不修复

454. 患者，女性，60岁，765⌋缺失，行可摘局部义齿修复1周后觉得义齿人工牙咬颊黏膜。下面说法不正确的是

A. 人工牙过于偏向颊侧

B. 𬌗平面过高

C. 上下颌覆盖不够

D. 颊部组织因为长期缺牙变肥厚

E. 可加厚颊侧基托以撑开颊侧组织

455. 患者，男性，7⌋7缺失，行可摘局部义齿修复3个月后诉咀嚼效率差，下面说法不正确的是

A. 恢复的垂直距离过高或过低

B. 人工牙𬌗面过大

C. 义齿咬合恢复不良

D. 人工牙低𬌗

E. 基牙少或牙周情况差、牙槽嵴低平，牙槽嵴黏膜薄

456. 患者，女性，35岁，52⌋2缺失，行可摘局部义齿修复1年后𬌗支托折断，下列说法正确的是

A. 应先检查支托间隙

B. 不用检查，建议患者重新修复

C. 若支托间隙不够，只能建议患者重做

D. 若无法备出支托间隙，也不能调磨对𬌗牙

E. 重新预备支托间隙后可不对义齿做任何处理，直接取模后重新制作𬌗支托

457. 患者，男性，38岁，653⌋36缺失，行可摘局部义齿修复2年后，基托折裂，下列说法正确的是

A. 不用检查，和患者解释修理效果不佳，建议重做

B. 首先应仔细查找裂断原因

C. 若检查义齿仅为裂缝而未折断，需对接后直接在义齿组织面灌注石膏后进行修理

D. 基托折断如无残缺，则不需要对接

E. 若基托折断伴有较大的缺损不能对接复位，则在基托组织面直接灌石膏，待其凝固后，在基托磨光面磨去一层，放置加强丝，最后用自凝塑料或热凝塑

料加以修补

458. 患者，女性，35岁，6⌋缺失，⌊6伸长，𬌗龈间隙3mm，哪种处理较适当

A. 义齿支架和支托整体铸造

B. 义齿用铸造金属面

C. 义齿𬌗面和支托整体铸造

D. ⌊6牙髓根管治疗后磨改

E. 不治疗

459. 患者，男性，⌊654缺失，余留牙情况良好，可摘局部义齿的支点线应设计为

A. 斜线式   B. 直线式

C. 横线式   D. 平面式

E. 纵线式

460. 患者，⌊6缺失，⌊75双端固定桥修复，诉义齿出现破损，检查：⌊6桥体与⌊5固位体之间的连接体折断。此时应采取的措施是

A. 调磨对颌牙

B. 调磨⌊65

C. 拆除固定桥，重新制作

D. 口内用光固化树脂将桥体与固位体重新连接

E. 不做任何处理

461. 患者，女性，23岁，⌊4近中颊大面积银汞充填，牙髓经过完善的根管治疗，患者美观要求高，最佳修复设计是

A. 树脂嵌体   B. 金合金全冠

C. 金属烤瓷冠   D. 塑料全冠

E. 3/4冠

462. 患者，⌊6缺失，⌊7稳固，⌊5牙根吸收1/3。设计双端固定桥时，最佳选择为

A. ⌊5设计冠内固位体

B. ⌊5设计全冠固位体

C. 增加⌊4作基牙

D. 适当降低桥体𬌗面的牙尖斜度

E. 适当减少桥体颊舌径

463. 某一患者的右上第一恒磨牙因隐裂，经牙髓治疗后，将行冠修复，在形成冠𬌗面形态时，第一恒磨牙𬌗面的斜嵴是连接哪两个牙尖

A. 近中颊尖与远中颊尖 B. 近中颊尖与近中舌尖

C. 近中颊尖与远中舌尖 D. 近中舌尖与远中颊尖

E. 以上都不是

464. 一个30岁男性患者，因外伤，右侧上颌中切牙和侧切牙冠折断，经完善根管治疗及桩核修复后，开始进行烤瓷冠修复。临床检查发现上颌牙弓排列整齐，外形正常，前牙呈浅覆𬌗，浅覆盖关系。在形成中切牙及侧切牙冠时，下列说法哪个是错误的

A. 上颌侧切牙外形与中切牙外形相似，但体积稍小，形态窄而长

B. 上颌侧切牙的唇面比中切牙窄小而圆突，发育沟不如中切牙明显

C. 中切牙和侧切牙舌面的边缘嵴都很明显，而且两者的舌面窝的窄深程度基本一样

D. 侧切牙切嵴向远中舌侧的倾斜度较中切牙大

E. 上颌侧切牙邻面三角形的唇缘较中切牙圆突

465. 患者，男性，40 岁，6 缺失，间隙正常，7 舌侧倾斜较大，最佳的设计方案是
A. 5 做全冠的单端固定桥
B. 4、5 做联冠的单端固定桥
C. 5 做全冠，7 做颊面牙体预备的 3/4 冠双端固定桥
D. 5 做全冠，7 殆面放置殆支托
E. 5、7 做全冠的双端固定桥

466. 患者，男性，50 岁，因深楔状缺损，致左侧上颌尖牙牙冠折断。现已行完善根充及桩核修复，即将开始用冠修复尖牙外形。临床检查发现，尖牙在牙弓中的位置及咬合关系基本正常，对侧尖牙外形正常，在形成冠外形时，下列说法哪一个是正确的
A. 在邻面与侧切牙相邻的面比与前磨牙相邻面更为突出且短小
B. 从唇面观，近中牙尖嵴比远中牙尖嵴更长
C. 在舌窝中央，没有明显的纵嵴出现
D. 与侧切牙的接触区距牙尖嵴近，与前磨牙的接触区距牙尖嵴远中而且偏舌侧
E. 以上都不是

467. 患者，女性，25 岁，因重度四环素牙，欲行切牙贴面修复。临床检查发现：除牙齿颜色呈深褐色外，无明显牙体缺损，在制作树脂贴面形成中切牙唇面外形时，下列说法哪个是正确的
A. 近中边缘嵴和远中边缘嵴一样，比较直
B. 切缘与近远中边缘嵴都成直角
C. 颈缘成直线形
D. 切缘与远中边缘嵴所成的角度比与近中边缘嵴所成的角度要圆钝
E. 切缘与近中边缘嵴成直角

468. 患者，7 已行根管治疗，原银汞充填物经常脱落，现要求全冠修复。检查：无叩痛，无松动，咬合距离正常，临床牙冠较高，不宜采用的修复方法是
A. 铸造金属全冠   B. 塑料全冠
C. 高强度全瓷冠   D. 金属烤瓷全冠
E. 嵌体

469. 患者，男，6 邻颊银汞充填，剩余颊舌壁牙体组织较多，但牙冠高度较低。若行全冠修复，以下增加固位的措施中错误的是
A. 颊、舌轴面预备轴沟
B. 龈下边缘
C. 设计嵌体冠
D. 增加钉洞或箱型辅助固位形
E. 在轴壁上制备倒凹

470. 患者，7 牙髓健康，殆龈距离短，近中殆远中银汞合金充填，远中食物嵌塞，最佳的治疗设计是
A. 直接全冠修复   B. 嵌体修复

C. 直接 3/4 冠修复   D. 去髓后桩冠修复
E. 金属冠修复

471. 患者，46 缺失，间隙正常，患者要求行固定义齿修复，最合理的设计为
A. 357 做基牙的固定桥
B. 35 双端固定桥修复 47 单端固定桥修复 6
C. 3 单端固定桥修复 457 双端固定桥修复 6
D. 5 单端固定桥修复 47 单端固定桥修复 6
E. 2357 做基牙的固定桥

472. 患者，男，7 牙髓坏死，经根管治疗后以金属烤瓷全冠修复，在牙体预备取模后至金属烤瓷冠初戴之间，尚需
A. 用塑料全冠作保护性修复
B. 用金属全冠作保护性修复
C. 用牙龈保护剂保护牙龈
D. 带环作保护性修复
E. 不作任何处理

473. 患者，1 牙列拥挤严重扭转并伴有轻度唇侧倾斜，牙体组织及牙周健康。患者要求快速解决前牙美观问题，最佳的治疗方案为
A. 拔除后可摘局部义齿修复
B. 拔除后固定桥修复
C. 拔除后种植义齿修复
D. 根管治疗后桩冠修复
E. 根管治疗后覆盖义齿修复

474. 患者，男性，30 岁，7 游离缺失，患者要求行固定义齿修复，欲采用单端固定桥修复，需要满足的最好条件是
A. 基牙牙周状况良好
B. 以第二前磨牙和第一磨牙为基牙
C. 缩小 7 的近远中径
D. 缩小 7 的颊舌径
E. 以上均是

475. 患者，女性，71 岁，无烟酒嗜好，口腔内未进行义齿修复，舌腹区域出现大面积白色损害，边界清楚，表面粗糙，但触之柔软，无明显疼痛。最可能的诊断是
A. 斑块状白斑   B. 颗粒状白斑
C. 皱纸状白斑   D. 疣状白斑
E. 溃疡状白斑

476. 一个 29 岁的男性患者，因 5 缺失，行 6 固定桥修复，修复后经常出现 76 间食物嵌塞。临床检查发现：76 间有接触关系，对颌牙无充填式牙尖，龈外展隙有龈乳头，76 间接触点在 6 远中面的中 1/3，该患者之所以出现食物嵌塞，其可能原因为
A. 患者使用不当，应避免食物进入 76 间的区域
B. 76 间接触点部位不对，接触点应建立在 6 远中邻面殆 1/3 与中 1/3 交界处
C. 固定桥的殆调整不够理想
D. 这只是偶然发生，不必处理
E. 以上都不是

477. 患者，女性，40 岁，654|缺失，余留牙无松动，不正确的说法是
    A. 在缺牙区对侧牙弓上设置直接固位体
    B. 上颌为 Kennedy 第三类牙列缺损
    C. 义齿应呈面支承式
    D. 应采用牙支持式的设计
    E. 应采用黏膜支持式设计

478. 患者，男性，49 岁，8654|4568 缺失，余留牙无松动，不正确的说法是
    A. 可采用后腭杆前腭板相连的设计
    B. 上颌为 Kennedy 第三类第一亚类牙列缺损
    C. 可采用前腭板的设计
    D. 3|3 上设卡环
    E. 7|7 上设𬌗支托

479. 患者，女性，50 岁，86|67 缺失，余留牙无明显松动，口底深度大于 8mm，无较大的骨突，舌侧牙槽嵴无明显倒凹，正确的说法是
    A. 下颌为 Kennedy 第一类第一亚类牙列缺损
    B. 可设计舌杆
    C. 应设计黏膜支持式
    D. 应设计舌板
    E. 拔除余留牙

480. 患者，男性，78 岁，8-5|5-8 缺失，余留牙无明显松动，口底深度大于 8mm，无较大的骨突，缺牙区牙槽嵴吸收，牙槽嵴呈垂直型，不正确的说法是
    A. 可设计舌杆
    B. 下颌为 Kennedy 第一类牙列缺损
    C. 可设计连续舌杆
    D. 舌杆与黏膜应平行接触
    E. 应设计舌板

481. 患者，男性，40 岁，7632|245 缺失，余留牙 II 度松动，有广泛的龋齿，牙槽骨吸收至根中 3/5。下列说法正确的是
    A. 活动设计应采用牙支持式
    B. 上颌为 Kennedy 第三类第一亚类牙列缺失
    C. 应采用天然牙固定桥修复
    D. 可直接采用套筒冠修复
    E. 上述说法都不对

482. 患者，女性，55 岁，上颌牙列缺失，双侧上颌结节较大，上前牙区牙槽嵴略有倒凹。对该患者的处理正确的是
    A. 手术修整双侧上颌结节后制作全口义齿
    B. 手术修整单侧上颌结节、缓冲对侧义齿基托
    C. 不做手术，缓冲双侧义齿基托
    D. 手术修整上颌前牙区倒凹
    E. 不做手术，改变义齿就位方向

483. 患者，女性，35 岁，自诉后牙松动来院求治。检查发现6根分叉完全暴露，水平方向可穿通。X 线片示：牙根周围明显骨丧失，对其根分叉病变分类正确的是
    A. 二类根分叉病变　　　　B. 一类根分叉病变

C. 三类根分叉病变　　　　D. 四类根分叉病变
    E. 五类根分叉病变

484. 患者因龋坏充填治疗后 1 年，牙齿折裂，要求治疗。查：6银汞充填体，近远中牙冠纵向劈裂达根部，下列哪项不是造成牙冠劈裂的可能原因
    A. 剩余牙体存在薄壁弱尖
    B. 剩余牙体组织过少
    C. 咬合力过大
    D. 充填体过大
    E. 充填材料选择不当

485. 患者，|46 缺失，拟行 357| 作基牙的固定桥修复，对于 5 固位体的选择最合适的是
    A. 黏结冠　　　　　　　　B. 嵌体
    C. 全冠　　　　　　　　　D. 3/4 冠
    E. 7/8 冠

486. 患者 2 个月前，因上后牙龋坏去医院做复面洞充填。现自觉胀痛，咬物痛。查：该患牙充填体表面完好，叩痛（＋），充填体下方龈乳头探痛、出血。医师诊断为牙间乳头炎。其最可能的原因是
    A. 充填未垫底　　　　　　B. 充填体高点
    C. 充填体折断　　　　　　D. 充填时软龋未去尽
    E. 充填体悬突

487. 患者，女性，68 岁，8-4|4-8 缺失，余留前牙 I 度松动，口底较浅、舌侧软组织附加高、舌隆突明显，下列说法正确的是
    A. 应设计舌杆
    B. 下颌为 Kennedy 第一类第一亚类牙列缺损
    C. 应设计舌板
    D. 舌板应覆盖在下颌舌隆突之下，进入舌间外展隙
    E. 义齿基托应尽量小

488. 可摘局部义齿中没有传导𬌗力作用的部件是
    A. 人工牙　　　　　　　　B. 基托
    C. 大、小连接体　　　　　D. 卡环体
    E. 卡臂尖

489. 铸造全冠最常用的颈缘形态为
    A. 直角肩台型　　　　　　B. 斜面型
    C. 刃状型　　　　　　　　D. 凹面型
    E. 凹斜型

490. 可摘局部义齿中，金属基托的厚度应为
    A. 0.3mm　　　　　　　　B. 0.5mm
    C. 1.0mm　　　　　　　　D. 1.5mm
    E. 2.0mm

491. 需要考虑增加固定桥基牙数目的情况是
    A. 基牙为单根牙
    B. 基牙轻度倾斜
    C. 基牙牙周膜增宽
    D. 基牙牙槽骨吸收 1/3 以上
    E. 无对𬌗功能的基牙

492. 正常人的开口度为

A. 30～36mm B. 25～29mm
C. 37～45mm D. 20～24mm
E. 46～49mm

493. 铸造金属全冠颈部肩台宽度不小于
A. 1.5mm
B. 2.5mm
C. 0.5mm
D. 1.0mm
E. 2.0mm

494. 后堤区属于无牙颌功能分区的
A. 缓冲区 B. 舌侧翼缘区
C. 副承托区 D. 主承托区
E. 边缘封闭区

495. 人造冠完全就位的标志不包括
A. 咬合基本良好
B. 无翘动
C. 边缘密合
D. 修复体的龈边缘达到设计位置
E. 接触点松紧适当

496. 女，15 岁，1|2 缺失 2 个月，其余牙正常，牙槽嵴正常，最佳修复方式是
A. 塑料冠 B. 可摘局部义齿
C. 固定桥 D. 烤瓷冠
E. 桩核冠

A3/A4 型题

1.（共用题干）患者，女性，30 岁，诉上牙因龋坏拔除两颗，已 3 个月余，影响美观，要求修复。口腔检查见 53| 缺失，缺隙正常，牙槽嵴无明显吸收，余牙未见异常。

（1）选择固定义齿修复的优点是
A. 美观舒适 B. 牙体预备量不大
C. 自洁作用较好 D. A + C
E. A + B + C

（2）最佳固定义齿修复方案是
A. 6|4复合固定桥 B. 6|42复合固定桥
C. 6|4黏结桥 D. 6|42黏结桥
E. 6|421复合固定桥

（3）若2|为过小牙，则应选择的修复方案为
A. 6|4复合固定桥 B. 6|42复合固定桥
C. 6|421复合固定桥 D. 6|4黏结桥
E. 6|42黏结桥

（4）固位体④应设计为
A. 全冠固位体 B. 部分冠固位体
C. 三面嵌体 D. 桩冠固位体
E. 以上均可

（5）若患者5|缺牙间隙较大，桥体的设计方法中正确的是
A. 尽量加大桥体颊面凸度
B. 加大桥体舌面近远中邻间隙
C. 桥体颊面的颊嵴向近中移动，使近中面至颊嵴的宽

度与 4|的相应的宽度相等
D. 桥体颊面的颊嵴向远中移动，使远中面至颊嵴的宽度与 4|的相应的宽度相等
E. 桥体舌面的舌嵴向远中移动，使远中面至舌嵴的宽度与 4|的相应的宽度相等

2.（共用题干）患者，男性，57 岁，|678 缺尖，下颌牙正常。戴用义齿 3 天后发现咀嚼时义齿不稳，左后上牙槽黏膜咀嚼时疼痛。检查：左侧义齿单侧设计，|4 近中隙卡，|5 单臂卡；咬合时义齿下沉，并产生旋转。

（1）义齿产生下沉的原因是
A. 基托伸展不够 B. 基托下组织条件不好
C. 咬合不平衡 D. 义齿设计不合理
E. 对颌牙咬力过大

（2）义齿产生旋转的原因是
A. 咬合不平衡 B. 基托伸展不够
C. 隙卡形成支点 D. 对颌牙咬力过大
E. 基托下组织条件不好

（3）此类缺损较为适合的设计为
A. 双侧设计义齿，|4 近中隙卡，|5 单臂卡，|6 三臂卡
B. 双侧设计义齿，|4 近中隙卡，|5 单臂卡，|5 近中隙卡
C. 双侧设计义齿，|5 RPA 卡环，|6 三臂卡
D. 双侧设计义齿，|5 RPI 卡环，|5 近中隙卡
E. 双侧设计义齿，|5 RPI 卡环，|6 三臂卡，|4 近中𬌗支托

3.（共用题干）患者，女性，58 岁。牙列缺失，要求修复。

（1）制取无牙颌上颌印模时，下列哪项做法不正确
A. 医生站在患者的右后方
B. 托盘柄对准面部中线
C. 肌功能修整时牵拉颊部肌肉向下前内方向
D. 合适的个别托盘放入口内，在唇、颊、舌活动时保持不动
E. 利用个别托盘取模可以不做边缘整塑

（2）帮助患者的下颌自然回到正中关系位，下列哪种方法不正确
A. 哥特式弓描记法 B. 面部外形观察法
C. 卷舌后舔法 D. 后牙咬合法
E. 肌监控仪法

（3）若患者在义齿戴入后反映下颌弥漫性疼痛，肌肉酸痛，其原因是
A. 基托组织面未对骨突、骨嵴做有效缓冲
B. 垂直距离过高
C. 咬合有个别牙早接触
D. 黏膜过薄
E. 牙槽嵴窄而低平

4.（共用题干）患者，女性，63 岁，8764|8 缺失，上颌牙基本正常。活动义齿戴用 1 周后出现右下牙疼痛，进食时义齿翘动。检查：|6 三臂卡，|5 远中𬌗支托、三臂卡，|3 舌支托，舌杆大连接体连接；义齿各部分密合，咬合

第十八章 口腔修复学

不高；$\overline{5|}$叩痛，咀嚼时义齿翘动。

（1）$\overline{5|}$叩痛的原因是
    A. $\overline{5|}$卡环设计不合理，产生扭力，牙周膜损伤
    B. 患者使用不当
    C. 基托边缘过长，压迫牙龈
    D. 基托下组织提供的支持力不够
    E. 咬合不平衡

（2）$\overline{5|}$上较为合理的卡环设计为
    A. RPA 卡环   B. 近中𬌗支托，三臂卡
    C. 回力卡环   D. RPI 卡环
    E. 对半卡环

（3）解决义齿翘动的方法是
    A. 人工牙减径   B. 调磨对颌牙
    C. 加大基托面积   D. 在$\overline{4|}$上加隙卡
    E. 在$\overline{4|}$上加近中𬌗支托作为间接固位体

5.（共用题干） 患者，女性，75 岁，神经内科转诊。患者诉头部疼痛 1 年余。口外检查见张口度一指；口内检查见 $\dfrac{764\,|\,4567}{7651\,|\,24567}$ 缺失，长期戴用活动义齿。

（1）对诊断最有帮助的检查是
    A. 唇外形检查   B. 颞下颌关节弹响检查
    C. 咀嚼肌检查   D. 义齿检查
    E. 牙槽嵴检查

（2）分析产生头痛症状的原因，最可能的是
    A. 神经性头痛
    B. 义齿基托不密合
    C. 义齿人工牙排列位置不对
    D. 精神问题
    E. 义齿𬌗位关系不正常

（3）除以上症状外，可能还伴有的症状是
    A. 咀嚼效率低下   B. 咬颊
    C. 发音障碍   D. 食物嵌塞
    E. 唾液增多

（4）最佳的治疗方案为
    A. 镇痛药   B. 调𬌗
    C. 义齿重衬   D. 增加固位体
    E. 重新制作义齿

6.（共用题干） 患者，男性，22 岁，因外伤拔除上前牙 4 个月余，现要求固定修复。检查见$\underline{21|12}$缺失。

（1）设计固定桥前还需检查
    A. 前牙咬合情况   B. 缺隙大小
    C. 邻牙的情况   D. 牙周情况
    E. 以上均是

（2）若缺隙不大，咬合正常，邻牙健康，最佳设计方案为
    A. ③|③双端固定桥
    B. ④③|③双端固定桥
    C. ④③|③④双端固定桥
    D. ④③|单端固定桥
    E. |③④单端固定桥

（3）若咬合大，邻牙Ⅱ度松动，则最佳设计方案为
    A. ③|③双端固定桥
    B. ④③|③双端固定桥
    C. ④③|③④双端固定桥
    D. ④③|单端固定桥
    E. |③④单端固定桥

（4）牙体预备时，需要特别注意的是
    A. 3|3髓腔较大，备牙时要防止穿髓；桥基牙预备面要相互平行，且与就位道方向一致
    B. 龈上冠边缘
    C. 龈下冠边缘
    D. A + C
    E. A + B

（5）牙体预备后戴暂时桥的主要原因是
    A. 使活髓牙的切磨面避免受各种刺激
    B. 暂时性维护前牙的美观，恢复前牙语音功能
    C. 维持缺牙间隙的位置
    D. 防止基牙意外折断
    E. 以上均是

7.（共用题干） 患者$\overline{6|}$缺失 3 个月，要求固定修复。

（1）决定其能否固定桥修复的因素，除了
    A. 邻牙牙周支持能力   B. 缺牙区黏膜厚度
    C. 邻牙的位置   D. 咬合关系
    E. 邻牙牙冠大小、形态

（2）如果第二前磨牙牙根较短，支持力不足，最佳的固定桥设计是
    A. 缺隙近中为可动连接体
    B. 减轻第二前磨牙咬合力
    C. 增加第三磨牙作基牙
    D. 增加第一前磨牙作基牙
    E. 桥体𬌗面减径

8.（共用题干） 患者，女性，58 岁，$\overline{8765|678}$缺失，活动义齿修复，$\overline{4|5}$ RPI 卡环，大连接体为舌杆。戴用义齿 1 周后，诉义齿压痛，基牙咬合痛。检查：$\overline{4|}$叩痛（+），舌系带根部小溃疡。义齿各部位密合，咬合不高。

（1）右下第一前磨牙疼痛的原因是
    A. 𬌗干扰   B. 牙周炎
    C. 受力过大   D. 根尖周炎
    E. 牙本质过敏

（2）右下第一前磨牙疼痛的处理措施是
    A. 牙周治疗   B. 人工牙减径减数
    C. 调𬌗   D. 根管治疗
    E. 牙髓治疗

（3）舌系带根部溃疡的原因是
    A. 义齿摘戴困难   B. 义齿下沉
    C. 义齿前后翘动   D. 舌杆未缓冲
    E. 舌杆位置过低

9.（共用题干） 患者，男性，57 岁，$\overline{3|3}$缺失，$\overline{76|67}$邻𬌗

· 211 ·

间隙较大。选择4|4做基牙，4|三臂卡，|4隙卡。

(1) 此下颌牙列缺损的类型是
A. Kennedy 第一类
B. Kennedy 第二类
C. Kennedy 第三类
D. Kennedy 第四类
E. Kennedy 第一类型第一亚类

(2) 此时义齿最容易出现的不稳定现象是
A. 游离端基托下沉
B. 游离端基托沿4|4支点线翘动
C. 游离端基托沿4|支点摆动
D. 游离端基托沿|4支点摆动
E. 游离端基托沿左侧牙槽嵴纵轴旋转

(3) 对此牙列缺损，较为合理的设计是
A. |4三臂卡，4|三臂卡
B. |4隙卡，4|三臂卡
C. |4隙卡，4|隙卡
D. |4远中𬌗支托，近中邻面板，I卡；4|远中𬌗支托，近中邻面板，I卡，|6三臂卡
E. |4远中𬌗支托，近中邻面板，I卡；4|远中𬌗支托，近中邻面板，I卡，76|67联合卡环

10. （共用题干）患者，男性，戴用全口义齿1周后，复诊自诉义齿易脱落。

(1) 询问病史时，最需要了解的是
A. 过去是否戴义齿
B. 是否有压痛
C. 每天戴义齿多长时间
D. 什么情况下义齿脱落
E. 是否有偏侧咀嚼习惯

(2) 若患者说明口腔不运动时，义齿易脱落，可能的原因是
A. 义齿边缘过度伸展
B. 系带处未缓冲
C. 义齿咬合不平衡
D. 基托与边缘不密合或边缘伸展不足
E. 垂直距离过高

(3) 在行口腔检查时，发现患者牙槽嵴低平，导致义齿易松脱，若经济条件允许，应
A. 重新制作义齿
B. 改行种植全口义齿修复
C. 在义齿基托组织面进行缓冲处理
D. 义齿重衬
E. 调整基托长度

(4) 若患者说明，大张口或下颌左右晃动时义齿脱落，检查时喙突有压痛，可能的原因是
A. 系带缓冲不足
B. 基托边缘过长
C. 边缘伸展不足
D. 上颌义齿后颊侧基托太厚
E. 义齿磨光面抛光不够

(5) 若患者说明，咀嚼、吞咽时义齿易脱落，可能的原因是
A. 义齿排列不整齐
B. 正中关系不正确
C. 垂直距离不足
D. 存在𬌗干扰
E. 义齿边缘伸展不足

11. （共用题干）患者，男性，75岁，牙列缺失时间长。习惯下颌前伸，左下牙槽嵴骨吸收较右侧明显，1周前全口义齿修复。

(1) 患者诉戴全口义齿讲话时和进食时上下牙有撞击声，可能是由于
A. 排牙不准确
B. 下颌前伸
C. 下颌后退
D. 垂直距离过低
E. 垂直距离过高

(2) 检查时发现下牙弓明显后退，其原因可能是
A. 人工牙排列不当
B. 患者下颌骨过于后退
C. 𬌗架前后移动
D. 确定水平颌位关系时，下颌前伸
E. 垂直距离过低

(3) 经返工重做后，再次初戴时发现，正中𬌗一侧上颌舌尖早期接触，侧方𬌗也有早期接触，应选磨
A. 上颌舌尖
B. 下颌舌尖
C. 上颌颊尖
D. 下颌颊尖
E. 下颌中央窝

(4) 正中𬌗正常，前伸𬌗前牙早接触，应调整
A. 上切牙切缘舌斜面
B. 上切牙切缘唇斜面
C. 上切牙舌窝
D. 上切牙切缘
E. 下切牙舌斜面

12. （共用题干）患者，女性，50岁，主诉双侧腮腺反复肿胀1年，口干半年。

(1) 做口内检查时，下列症状不可能出现的是
A. 口腔黏膜干燥，口底唾液池消失
B. 挤压腺体，导管口唾液分泌很少或无分泌
C. 挤压腺体导管口有脓液或胶冻状液体溢出
D. 全口多个牙龋坏
E. 舌背丝状乳头萎缩，舌表面光滑潮红

(2) 较符合舍格伦综合征的X线造影表现是
A. 主导管不整齐扩张
B. 主导管中断，造影剂外溢
C. 末梢导管扩张，排空功能减退
D. 腺体内占位性病变
E. 主导管、叶间和小叶间导管部分狭窄、部分扩张，呈腊肠样改变

(3) 患者如为舍格伦综合征，则查体时可见其腮腺表现为
A. 腮腺局部肿大
B. 边界清楚，表面触及结节感
C. 与周围组织粘连
D. 腺体触诊质软
E. 无压痛，挤压腺体导管口未见唾液分泌

(4) 对舍格伦综合征没有诊断意义的辅助检查是

A. 施墨试验　　　　　　　B. 唾液流量测定

C. 唾液腺造影　　　　　　D. 四碘四氯荧光素染色

E. Kveim 抗原皮肤试验

13.（共用题干）患儿，8 岁，鼻音浓重、发音不清数年，曾有唇腭裂手术史，口腔检查见咽腔宽大。

（1）最恰当的诊断应是

A. 唇裂术后畸形　　　　　B. 腭咽闭合不全

C. 鼻畸形　　　　　　　　D. 腭裂

E. 唇裂

（2）最佳的治疗措施是

A. 语音治疗　　　　　　　B. 心理治疗

C. 咽成形手术　　　　　　D. 正畸治疗

E. 修复治疗

14.（共用题干）患者，女性，30 岁，开口受限 1 年，既往有关节弹响史。临床检查见开口度一指半，开口型左偏。

（1）首先应进行下列哪项检查

A. 许勒位及下颌开口后前位

B. 许勒位及经咽侧位

C. 许勒位及升支侧位

D. 曲面体层及下颌开口后前位

E. 曲面体层及经咽侧位

（2）下列表现中，哪一项不是颞下颌关节紊乱病的表现

A. 关节间隙改变

B. 髁突运动度改变

C. 两侧关节形态不对称

D. 髁突骨质硬化

E. 关节结构为 T 形致密团块代替

（3）平片及体层摄影检查发现颞下颌关节前间隙增宽，髁突骨质未见异常，应进一步进行下列哪项检查

A. 许勒位开口位

B. 颞下颌关节侧位体层

C. 颞下颌关节正位体层

D. 颞下颌关节 CT 检查

E. 颞下颌关节造影

（4）左侧颞下颌关节造影侧位体层闭口位，关节盘后带位于髁突横嵴前方，开口位见髁突前方的关节盘变形，似一肿块压迫造影剂的影像。应诊断为

A. 不可复性盘前移位　　　B. 关节肿瘤

C. 关节盘附着松弛　　　　D. 关节盘内移位

E. 关节盘可复性前移位

（5）颞下颌关节上腔造影侧位体层闭口位片的正常影像应当是

A. 关节盘后带恰位于髁突横嵴之上

B. 关节盘中带恰位于髁突横嵴

C. 关节盘前带恰位于髁突横嵴

D. 关节盘后带恰位于髁突横嵴前方

E. 关节盘后带恰位于髁突横嵴后方

15.（共用题干）患者，男性，65 岁，76|567 缺失，其余牙

健康状况良好，无松动。上下颌咬合紧。义齿以 5|4 作为基牙，预备远中𬌗支托。1 个月后，舌侧树脂基托折断，患者自诉异物感重。

（1）金属基托的优点不包括

A. 外形精确恒定　　　　　B. 组织反应小

C. 温度传导性好　　　　　D. 增加基托丰满度

E. 刚性强

（2）若原义齿发生翘动，最理想的解决方案是

A. 增加𬌗支托　　　　　　B. 设计舌板

C. 加大基托的边缘伸展　　D. 制作金属基托

E. 调𬌗

（3）该患者最理想的设计应为

A. 金属舌板　　　　　　　B. 金属舌杆

C. 树脂舌板　　　　　　　D. 树脂舌杆

E. 塑料舌板

（4）下列哪项不符合一般舌杆的要求

A. 距牙龈缘 3～4mm

B. 位于龈缘与舌系带、黏膜皱褶之间

C. 宽 5～6mm

D. 厚 2～3mm

E. 舌杆需具有一定刚性

16.（共用题干）患者，男性，88 岁，戴用全口义齿 2 周后复诊，自诉义齿易松动。

（1）询问病史时，最重要的是应了解患者

A. 每天带义齿多长时间　　B. 什么情况下义齿松动

C. 过去是否曾戴过义齿　　D. 是否能够吃饭和喝汤

E. 是否有偏侧咀嚼习惯

（2）首先应做的检查是

A. 正中关系是否正确

B. 垂直距离是否正常

C. 义齿的固位力如何

D. 让患者进食，看有无疼痛

E. 重新制作义齿

（3）若患者说明在大张口或打哈欠时义齿易松动，可能的原因是

A. 义齿边缘过度伸展　　　B. 义齿排列不整齐

C. 义齿咬合不平衡　　　　D. 正中关系不正确

E. 患者未适应义齿

（4）进食时义齿亦容易松动，可能的原因是

A. 义齿边缘过度伸展　　　B. 系带处缓冲不足

C. 垂直距离恢复过低　　　D. 义齿磨光面抛光不足

E. 咬合不平衡

（5）修改后，患者仍然坚持要求重衬，以下哪种情况需重衬处理

A. 正中关系不正确

B. 垂直距离过低

C. 义齿咬合不平衡

D. 义齿边缘封闭差，不密合

E. 患者要求

17.（共用题干）患者，男性，3 年前行全口修复，使用 1 年后，一颗人工牙完整脱落，同时发现吃食物费力，咬合恶心，出现疼痛，要求诊治。

（1）人工牙完整脱落的原因不包括
A. 人工牙盖嵴部黏的蜡未去净
B. 人工牙盖嵴部未磨粗糙
C. 人工牙盖嵴部未用单体膨胀
D. 人工牙盖嵴部有分离剂
E. 人工牙大小不合适

（2）出现疼痛的原因是
A. 牙槽嵴骨尖　　B. 咬合力过大
C. 黏膜有炎症　　D. 咬合不平衡
E. 牙槽嵴吸收致基托边缘过长

（3）咀嚼费力的原因是
A. 患者年龄增加　　B. 咬合面磨损
C. 咬合不平衡　　D. 咬合疼痛
E. 选用的为塑料牙

（4）出现恶心感的原因是
A. 基托边缘过长　　B. 患者年龄过大
C. 基托过厚　　D. 垂直距离降低
E. 后牙磨损，前牙早接触致基托后缘与黏膜间出现间隙

（5）应如何处理
A. 修复脱落的人工牙　　B. 调𬌗
C. 修整基托边缘　　D. 重衬
E. 返工重做

18.（共用题干）患者，女性，70 岁，因无牙颌戴全口义齿 10 年，因旧义齿折断要求重新制作，检查见上颌弓小于下颌弓，牙槽嵴中度吸收，戴用全口义齿后发现咬颊。

（1）原因是
A. 垂直距离过高
B. 垂直距离过低
C. 患者不习惯
D. 新旧义齿人工牙位置差别太大
E. 义齿固位差

（2）如何进行检查
A. 检查义齿的固位力
B. 检查义齿的平衡
C. 检查义齿的覆盖
D. 检查义齿的基托伸展情况
E. 检查义齿的垂直距离

（3）理想的处理方法是
A. 改变垂直距离
B. 调磨使其达到平衡𬌗
C. 修改义齿基托的长度
D. 调磨上后牙颊尖的舌斜面或加厚上颌唇颊基板
E. 调磨下后牙颊尖的舌斜面

19.（共用题干）患者右上中切牙扭转近 90°角，且伴有唇

侧倾斜，牙髓正常，牙根长、粗大，牙槽骨轻度吸收，牙龈红肿，探诊易出血。

（1）在患者不愿意接受正畸治疗的情况下，以下哪项是最佳的治疗方案
A. 拔除后可摘局部义齿修复
B. 拔除后固定桥修复
C. 根管治疗后桩冠修复
D. 根管治疗后覆盖义齿修复
E. 拔除后种植义齿修复

（2）如果选择桩冠修复，则根管治疗后开始桩冠修复的最早时间是
A. 根充后 2 天　　B. 根充后 3 天
C. 根充后 1 周　　D. 根充后 2 周
E. 根充后任何时间

（3）修复开始前要做的准备工作，不必要的是
A. 牙周洁治
B. X 线牙片
C. 根管治疗
D. 与患者讲明治疗方案
E. 曲面体层片

（4）如果选择桩核和金瓷冠修复，对此牙牙冠的错误处理是
A. 按照金瓷冠牙体预备的要求磨除牙冠硬组织
B. 去除薄壁
C. 去除无基釉
D. 齐龈磨除牙冠
E. 去除腐质

（5）桩核切端应为金瓷冠留出的间隙为
A. 1mm　　B. 2mm
C. 1.5mm　　D. 2.5mm
E. 3.0mm

20.（共用题干）患儿，2 个月，患儿足月剖宫产，出生后就发现上唇左侧一裂隙，出生后患儿喂养情况一般。临床检查见患儿左侧上唇一裂隙，裂隙至上唇皮肤，鼻底未见裂开，口内牙槽突及腭部未见裂开。

（1）该患儿的诊断是
A. 左侧Ⅰ度唇裂　　B. 左侧Ⅱ度唇裂
C. 左侧Ⅲ度唇裂　　D. 左侧完全性唇裂
E. 混合性唇裂

（2）这种疾病的手术时机一般在出生后
A. 1 个月　　B. 6～9 个月
C. 3～6 个月　　D. 1 年
E. 2 岁

（3）关于这种患儿术前术后的护理，下列哪项不正确
A. 术前 3 天开始练习汤匙喂养
B. 术后患儿清醒后即可母乳喂养
C. 术前 4～6 小时开始禁食水
D. 术后可使用唇弓减张
E. 术后患儿完全清醒后 4 小时可予少量流质食物，汤

匙喂养

21.（共用题干） 患者，男性，48 岁，实习医生接诊后检查发现，6 MOD 缺损，𬌗面可见银汞充填物。𬌗龈距离较短，深覆𬌗。X 线示，6 为活髓牙。

（1）该实习医生拟行全冠修复，但代教老师建议嵌体修复，主要原因是
    A. 活髓牙　　　　　　B. MOD 缺损
    C. 深覆𬌗　　　　　　D. 𬌗龈距离短
    E. 实习医生接诊

（2）在行牙体预备后，进行取模时，最宜选用的材料是
    A. 藻酸盐　　　　　　B. 琼脂
    C. 硅橡胶　　　　　　D. 聚醚橡胶
    E. 印模膏

（3）带教老师建议备牙后行临时冠修复，原因是
    A. 𬌗龈距离短　　　　B. 深覆𬌗
    C. MOD 缺损　　　　　D. 护髓
    E. 防止充填物脱落

（4）患者戴牙后 1 个月出现疼痛。可能的原因是
    A. 黏结剂的过敏性疼痛　　B. 继发龋
    C. 牙髓炎　　　　　　D. 根尖周炎
    E. 𬌗创伤

22.（共用题干） 患者，男性，59 岁。8765|5678 缺失，舌侧前部牙槽骨为斜坡型，口底深，上颌牙正常。

（1）如果采用舌杆做大连接体，连接体与舌侧黏膜的关系是
    A. 轻轻接触
    B. 密切接触
    C. 离开黏膜 0.3～0.4mm
    D. 离开黏膜 0.5～1.0mm
    E. 进入软组织倒凹

（2）为了减小 4 所受的扭力，防止义齿翘动，使基牙和牙槽嵴合理分担负荷，可采取以下措施，除了
    A. 取解剖式印模
    B. 扩大游离端基托伸展范围
    C. 减小人工牙的颊、舌径
    D. 减小人工牙的近、远中径或减数
    E. 设计近中𬌗支托

（3）此患者需如何确定颌位关系
    A. 在石膏模型上利用余留牙直接确定
    B. 用蜡𬌗堤记录确定
    C. 用蜡𬌗堤确定水平及垂直关系
    D. 用面部外形观察法确定
    E. 医师经验法

23.（共用题干） 患者，男性，46 岁。6 可见大面积银汞充填，远中食物嵌塞，冷热测（-），X 线显示，已行完善的根管治疗。

（1）修复问诊了解的问题，除了
    A. 此牙以前的治疗情况　　B. 治疗的效果如何
    C. 牙体缺损的原因　　　　D. 患者的要求

E. 为什么用银汞合金充填

（2）为确定修复方案，要检查的主要内容，除了
    A. 缺损情况　　　　　　B. 口腔黏膜情况
    C. 咬合情况　　　　　　D. 牙髓治疗情况
    E. 邻接接触情况

（3）食物嵌塞的可能原因是
    A. 邻接接触不良　　　　B. 𬌗平面与邻牙不一致
    C. 𬌗面外形不良　　　　D. 邻间乳头萎缩
    E. 包括以上各项

（4）决定此牙修复设计的因素，除了
    A. 缺损大小　　　　　　B. 牙髓情况
    C. 患者要求　　　　　　D. 患者性别
    E. 患者经济情况

（5）如果此牙为死髓牙，牙冠缺损 3/4，未行根管治疗，根长、粗大，牙槽骨良好。最佳的治疗方案为
    A. 根管治疗后全冠修复
    B. 根管治疗后铸造桩核加全冠修复
    C. 根管治疗后银汞充填加全冠修复
    D. 根管治疗后嵌体修复
    E. 高嵌体修复

24.（共用题干） 患者，女性，69 岁。8765|567 缺失，8 𬌗面浅龋、近中舌向倾斜、不松动，余留牙牙石 II 度，左侧下颌隆凸明显、倒凹大，上颌牙基本正常。

（1）患者在开始修复治疗前需进行哪些口腔处理
    A. 拔除 8
    B. 拔除 8，牙周洁治剩余牙
    C. 充填 8 𬌗面龋坏，牙周洁治剩余牙
    D. 拔除 8，牙周洁治剩余牙，手术去除左侧下颌隆凸
    E. 充填 8 𬌗面龋坏，牙周洁治余留牙，手术去除左侧下颌隆凸

（2）可摘局部义齿的支持类型为
    A. 牙支持式　　　　　　B. 牙槽骨支持式
    C. 黏膜支持式　　　　　D. 混合支持式
    E. 游离端支持式

（3）8 如果设计铸造圈形卡环时，卡臂尖应位于
    A. 颊面远中　　　　　　B. 颊面近中
    C. 远中面　　　　　　　D. 舌面远中
    E. 舌面近中

25.（共用题干） 患者，女性，52 岁，6|56 缺失，余留牙有不同程度的牙周炎。

（1）该患者牙列缺损属于
    A. Kennedy 第二类第一亚类
    B. Kennedy 第二类第二亚类
    C. Kennedy 第三类第一亚类
    D. Kennedy 第四类第二亚类
    E. Kennedy 第三类第二亚类

（2）该患者局部可摘义齿的大连接体最好采用哪种形式
    A. 宽腭杆　　　　　　　B. 厚腭杆
    C. 马蹄形腭板　　　　　D. 全腭板

E. 以上都不是

（3）该患者可不需要采用下列哪种印模
A. 一次印模
B. 解剖式印模
C. 开口式印模
D. 选择性压力印模
E. 分层印模

26.（共用题干）患者，男性，62 岁。8765缺失，活动义齿修复，4 RPI卡环，4 近中牙合支托，6 三臂卡。义齿戴用 1 周后，主诉义齿游离端压痛、咀嚼不适。口腔内检查发现：义齿各部分均密合，固位及稳定性好，咬合无高点，基托伸展不影响软组织活动，缺牙区黏膜无明显压痛点、红肿或溃疡。

（1）此下颌牙列缺损的类型是
A. Kennedy 第一类
B. Kennedy 第二类
C. Kennedy 第三类
D. Kennedy 第四类
E. Kennedy 第一类第一亚类

（2）造成义齿压痛的原因是
A. 卡环固位力差
B. 基托下沉
C. 基托翘动
D. 牙槽嵴负担过重
E. 使用不当

（3）处理方法是
A. 基托组织面重衬
B. 人工牙减径或减数
C. 增加右下尖牙舌支托
D. A 与 B 与 C
E. B 与 C

27.（共用题干）一患者6大面积银汞合金充填，远中食物嵌塞，要求固定修复。

（1）问诊时要了解的问题，除了
A. 此牙牙体缺损的原因
B. 以前治疗的情况
C. 治疗的效果如何
D. 患者的要求
E. 为什么要用银汞合金充填

（2）为了确定修复方案，要检查的主要内容，除了
A. 缺损情况
B. 口腔黏膜情况
C. 咬合状态
D. 牙髓治疗情况
E. 邻接触点情况

（3）食物嵌塞的可能原因是
A. 邻接触不良
B. 牙合平面与邻牙不一致
C. 邻面充填物有悬突
D. 牙合面外形不良
E. 包括以上各项

（4）决定此牙修复设计的因素，除了
A. 缺损大小
B. 牙髓情况
C. 患者要求
D. 患者职业
E. 咬合情况

（5）如果此牙为死髓牙，牙冠缺损 3/4，未行根管治疗，根长大，牙槽骨良好。则最佳的治疗方案为
A. 根管治疗后全冠修复
B. 根管治疗后桩核 + 全冠修复
C. 根管治疗后银汞充填 + 全冠修复
D. 根管治疗后嵌体修复
E. 高嵌体修复

28.（共用题干）患者，女性，48 岁，76 67缺失数年，下颌无牙列缺损，7 牙合面大面积银汞充填物，伸长超出牙合平面 4mm，松动（-），叩痛（-）。

（1）修复7哪项诊治手段不需要
A. 根管治疗术
B. 牙周洁治术
C. 根尖刮治术
D. 截冠术
E. X 线片观察

（2）如果条件合适，最理想的修复方案是
A. 牙种植术
B. 固定义齿修复
C. 可摘局部义齿修复
D. 固定可摘联合修复
E. 暂不修复

（3）若采用可摘局部义齿修复此类缺损，下列哪项属于和 Kennedy 第三类缺损修复的相同点
A. 支持方式
B. 印模方式
C. 直接固位体
D. 间接固位体
E. 基托材料

（4）可摘局部义齿修复后出现哪种问题应该重衬
A. 基牙、软组织疼痛
B. 义齿人工牙咬颊、咬舌
C. 食物嵌塞、发音障碍
D. 义齿摘戴困难
E. 牙合接触丧失、义齿翘动

（5）可摘局部义齿戴入后，不用检查
A. 咬合是否平衡
B. 义齿有无翘动
C. 唇齿音是否改变
D. 基托伸展是否适中
E. 卡环支托是否到位

29.（共用题干）患者，男性，57 岁，糖尿病史，上颌牙列缺失，8765 45678缺失。上颌全口义齿修复 2 年，下颌可摘局部义齿修复 3 年余。因上颌义齿戴用不适就诊，要求重新制作。检查见上前牙区松软牙槽嵴，义齿固位、稳定差，下颌余留牙舌侧见牙结石，21松动Ⅲ度，下颌义齿固位稳定尚可。

（1）上颌松软牙槽嵴形成的原因是
A. 上前牙缺失后牙槽嵴自然吸收形成
B. 上颌义齿长期刺激所致
C. 下前牙较大的牙合力造成上前牙区牙槽嵴压迫性吸收
D. 牙槽嵴吸收与软组织萎缩速度不一致造成
E. 以上原因皆有可能

（2）对该患者松软牙槽嵴的处理应该是
A. 手术切除，待伤口愈合后重新制作义齿
B. 用有孔托盘取模后重新制作义齿
C. 缓冲松软牙槽嵴相对应的旧义齿组织面
D. 重衬旧义齿组织面
E. 暂不处理

（3）患者口腔内不可能出现的情况是
A. 唾液分泌过多
B. 黏膜变性
C. 软组织易受损伤
D. 黏膜容易破溃
E. 易感染

30.（共用题干）患者，男性，40岁，因龋坏拔除7|，要求修复。

（1）若检查见8|健康且位置正常，6|健康，咬合、牙周情况良好，最佳修复方案是
A. ⑥单端固定桥
B. ⑧⑥双端固定桥
C. ⑧⑥⑤双端固定桥
D. ⑥⑤单端固定桥
E. 活动桥修复

（2）若检查发现8|缺失，6|、5|健康，咬合、牙周情况良好，最佳固定修复方案是
A. ⑥单端固定桥
B. ⑧⑥双端固定桥
C. ⑧⑥⑤双端固定桥
D. ⑥⑤单端固定桥
E. 活动桥修复

（3）若检查见8|健康且位置正常，6|粉面至远中邻面深龋，持续性钝痛，最佳修复方案是
A. 6|根管治疗后行7⑥单端固定桥修复
B. 6|根管治疗后7⑥双端固定桥修复
C. 6|根管治疗后桩核+⑧7双端固定桥修复
D. 6|根管治疗后桩核+7⑥单端固定桥修复
E. 暂不修复

（4）作后牙桩可选择的方案是
A. 成品金属桩
B. 间接法取模制作桩核
C. 制作分瓣桩核蜡型做铸造桩核
D. 以上均可
E. 以上均不可

（5）固定桥选择带桩核的根桩固位体，其优越性在于
A. 提高固位力
B. 更容易获得共同就位道
C. 制作简单
D. A+B
E. A+B+C

31.（共用题干）患者，男性，65岁，65|、876|45缺失。|8残根，牙槽骨吸收至根分叉以下，松动Ⅱ度。|6近中粉面龋，探痛（-）。余留牙卫生状况差，无松动。右侧下颌隆突明显、倒凹大。

（1）以下操作欠妥的是
A. 拔除|8残根
B. 牙周洁治
C. 治疗|6龋坏
D. 全口X线片检查
E. 手术修整右侧下颌隆突

（2）下颌可摘局部义齿修复时，基牙一般选择
A. 5|36
B. 4|36
C. 5|367
D. 4|367
E. 3|36

（3）制备铸造粉支托时，哪项描述错误
A. 呈匙形，厚而宽
B. 长度约为1/4磨牙或1/3前磨牙的近远中径

C. 宽度约为1/3磨牙或1/2前磨牙的颊舌径
D. 厚度为1~1.5mm
E. 粉支托应具有刚性

（4）以下描述错误的是
A. 上颌义齿主要为牙支持式
B. 上颌牙列缺损属于Kennedy第三类
C. 下颌大连接体可设计为舌杆
D. 下颌小连接体为粉支托
E. 下颌印模为压力印模

32.（共用题干）患者，男性，65岁，6|冠部严重缺损，仅余留颊侧及近中壁，远中壁位于龈上，舌侧壁位于龈下1mm。X线显示，已行完善的根管治疗。

（1）选择正确的治疗设计
A. 核成型再作牙体预备
B. 切龈，桩核成型再做全冠的牙体预备
C. 直接行铸造全冠的牙体预备
D. 直接行烤瓷全冠的牙体预备
E. 直接行嵌体的牙体预备

（2）如果该患者冠根比例大，应将冠边缘设计在
A. 平齐龈缘
B. 龈缘以上
C. 龈缘以下1mm
D. 龈缘以下2mm
E. 龈缘以下0.5mm

（3）如果6|原来存在水平性食物嵌塞，在设计时应
A. 选择合适的修复方式
B. 选择合适的修复材料
C. 选择合适的边缘位置
D. 考虑食物流向的控制
E. 选择合适的就位方向

（4）如果6|向舌侧倾斜，如何选择就位道
A. 根据牙体预备的方向确定就位道
B. 根据桩核的方向确定就位道
C. 根据患牙的方向确定就位道
D. 根据患牙的方向及邻牙的情况确定就位道
E. 根据对颌牙的方向确定就位道

（5）按照牙体缺损的程度，修复方式的选择顺序应是
A. 全冠-桩冠-部分冠-嵌体-高嵌体
B. 高嵌体-全冠-桩冠-部分冠嵌体
C. 部分冠-全冠-桩冠-嵌体-高嵌体
D. 高嵌体-全冠-部分冠-嵌体-桩冠
E. 嵌体-高嵌体-部分冠-全冠-桩冠

33.（共用题干）患儿，9岁，出生时左侧唇腭部裂开，曾行唇腭裂手术。现检查口内见左侧牙槽突部分裂开，腭部瘢痕明显。

（1）牙槽突裂修补的最佳时间为
A. 2~4岁
B. 6~8岁
C. 9~11岁
D. 12~14岁
E. 16岁以后

（2）若需植骨，最常用的骨源是
A. 下颌骨　　　　　　　B. 髂骨
C. 肋骨　　　　　　　　D. 腓骨
E. 颅骨

34.（共用题干）患者，男性，62岁，7⌐健康，近中舌侧倾斜，余牙缺失。牙槽嵴丰满，上颌散在骨尖，颌间距离正常。
（1）修复前应做的工作是
A. 拔除7⌐　　　　　　　B. 行牙槽嵴修整术
C. 行唇颊沟加深术　　　D. 去骨尖
E. 牙周洁治
（2）制取印模方式
A. 上颌取功能性印模，下颌取解剖式印模
B. 上颌取解剖式印模，下颌取功能性印模
C. 上下颌均取功能性印模
D. 上下颌均取解剖式印模
E. 根据现有印模材料选择
（3）帮助患者下颌自然回到正中关系位，下面哪种方法不正确
A. 肌肉疲劳法　　　　　B. 吞咽咬合法
C. 卷舌后舔法　　　　　D. 后牙咬合法
E. 面部外形观察法
（4）义齿不需缓冲的区域是
A. 上颌硬区　　　　　　B. 下颌隆突
C. 腭皱　　　　　　　　D. 下颌舌骨嵴
E. 上颌颊系带
（5）与义齿固位关系最密切的因素是
A. 印模是否准确　　　　B. 颌位记录是否正确
C. 排牙位置是否正确　　D. 基托边缘伸展
E. 人工牙选择

35.（共用题干）患者，男性，50岁，戴用上半口义齿半年后出现前牙区黏膜疼痛，但因个人原因一直未复诊修改义齿。查见上前牙前庭区黏膜增生呈多褶状，上唇系带部明显，义齿唇侧基托压迫增生的黏膜组织。
（1）对增生黏膜组织的处理应该是
A. 待其自行消失
B. 手术切除增生的黏膜组织
C. 重新制作义齿
D. 调磨义齿唇侧基托，观察
E. 重衬义齿
（2）患者发现增生的黏膜组织后，若戴用义齿，至今增生的组织未能自行消失，正确的处理方法应该是
A. 继续观察，待其自行消失
B. 手术切除增生的黏膜组织
C. 重新制作义齿
D. 调磨义齿唇侧基托，观察
E. 重衬义齿

（3）若患者停戴义齿1个月后，发现增生黏膜组织有恢复的趋势，此时对患者的建议应该是
A. 手术切除剩余的增生黏膜组织，调磨旧义齿继续使用
B. 手术切除剩余的增生黏膜组织，重新制作义齿
C. 调磨义齿，继续观察，待增生的黏膜组织基本消失后继续戴用旧义齿
D. 调磨义齿，继续观察，待增生的黏膜组织基本消失后重新制作义齿
E. 以上方法皆可，征求患者的意见

36.（共用题干）患者，女，71岁。48|45缺失，缺牙区牙槽嵴丰满，余留牙唇颊侧牙槽骨隆突。拟行可摘局部义齿修复。
（1）4|4最适合选用的卡环类型是
A. RPI卡环　　　　　　B. 三臂卡环
C. 对半卡环　　　　　　D. 连续卡环
E. RPA卡环
（2）义齿左侧可采用
A. 回力卡环　　　　　　B. RPA卡环
C. 间隙卡环　　　　　　D. 连续卡环
E. RPI卡环

B1型题

1.（共用备选答案）
A. 4mm　　　　　　　　B. 2mm
C. 1.5mm　　　　　　　D. 1mm
E. 3mm
（1）牙本质肩领高度应尽量不小于
（2）桩核冠的根尖封闭不少于
（3）沟固位形的深度一般为
（4）洞固位形的深度一般不小于

2.（共用备选答案）
A. 0.5mm　　　　　　　B. 1.0mm
C. 1.5mm　　　　　　　D. 2.0mm
E. 3.0mm
（1）金瓷冠唇侧牙体磨除厚度一般为
（2）金瓷冠切端牙体磨除厚度一般为
（3）金瓷冠唇侧肩台的宽度一般为
（4）嵌体洞缘斜面的宽度一般为
（5）钉洞的深度一般为

3.（共用备选答案）
A. 0.3～0.4mm　　　　B. 3～4mm
C. 4～6mm　　　　　　D. 6mm
E. 7mm以下
（1）口底到龈缘的距离为多少时常用舌板
（2）侧腭杆应离开龈缘
（3）前腭杆到龈缘的距离是
（4）舌杆到龈缘的距离是
（5）斜坡型者舌杆应离开黏膜

4.（共用备选答案）
    A. 固位体   B. 桥体
    C. 固定连接体   D. 活动连接体
    E. 小连接体
（1）恢复缺失牙形态和功能的是
（2）具有一定的应力缓冲作用的是
（3）承担𬌗力并传导至基牙的是

5.（共用备选答案）
    A. 高嵌体   B. 单面嵌体
    C. 双面嵌体   D. 钉嵌体
    E. 嵌体冠
（1）嵌体覆盖牙冠的大部分或全部者称
（2）为增加嵌体固位力，采用钉固位者称
（3）嵌体覆盖高于𬌗面，用于恢复患者咬合关系者称
（4）涉及牙冠颊面和𬌗面的嵌体称

6.（共用备选答案）
    A. 对于前牙残根
    B. 对于后牙残根
    C. 对于少量牙槽嵴缺损的牙列缺损
    D. 对于较大范围的牙列缺损
    E. 对于大范围的牙槽嵴缺损或颌骨缺损
（1）固定义齿适于修复
（2）可摘局部义齿适于修复
（3）颌面赝复体适于修复

7.（共用备选答案）
    A. 种植体植入时机械稳定性不适当
    B. 食物嵌塞
    C. 义齿𬌗关系不正常
    D. 不良习惯
    E. 牙菌斑
（1）导致种植体生物力学过载的因素是
（2）早期种植失败的原因是
（3）导致种植体周围组织病变最主要的因素是

8.（共用备选答案）
    A. 盖嵴式桥体   B. 悬空式桥体
    C. 船底式桥体   D. 接触式桥体
    E. 改良盖嵴式
（1）与牙槽嵴黏膜不接触以自洁的桥体类型是
（2）上颌牙固定桥修复而牙槽嵴吸收较多者选择
（3）对牙槽嵴黏膜有按摩作用的桥体类型是
（4）可以防止食物进入龈端，自洁作用好，感觉舒适的桥体设计类型是

9.（共用备选答案）
    A. 骨质疏松   B. 疏松牙槽嵴
    C. 松软牙槽嵴   D. 增生黏膜组织
    E. 可动黏膜组织
（1）由于牙槽骨吸收，基托与牙槽骨不密合或固位不好，上颌义齿可向前推动，长期慢性刺激形成的组织炎症性增生，称为
（2）由于下颌前部天然牙𬌗力过大，造成上颌前部牙槽嵴

压迫性吸收，形成移动性较大的纤维性组织，称为
（3）由于糖尿病或妇女围绝经期等疾病致使机体大量脱钙，造成骨密度降低，牙槽嵴快速萎缩吸收，称为

10.（共用备选答案）
    A. 1/4   B. 1/3
    C. 2/3   D. 1/5
    E. 1/2
（1）冠桩的长度一般为根长的
（2）固定桥的基牙牙槽骨吸收不能超过根长的
（3）可保留的牙齿其牙槽骨吸收不能超过根长的
（4）鸠尾峡的宽度一般为磨牙𬌗面宽度的
（5）桩的直径一般为根直径的

11.（共用备选答案）
    A. 咬合翼片   B. 下颌后部咬合片
    C. 下颌横断咬合片   D. 下颌骨后前位片
    E. 根尖片
下列病变应当选择的检查方法是
（1）邻面龋
（2）下颌下腺导管阳性结石

12.（共用备选答案）
    A. 0.5～0.75mm   B. 0.25～0.5mm
    C. 1～1.5mm   D. 2mm
    E. 0.5mm
（1）卡环臂进入倒凹一般为
（2）铸造卡环一般安放在倒凹区的深度为
（3）𬌗支托厚度一般为
（4）塑料基托一般要求厚度为
（5）金属基托要求厚度为

13.（共用备选答案）
    A. 拔牙后2～3个月   B. 拔牙后3个月之内
    C. 拔牙后3～6个月   D. 拔牙后1年
    E. 拔牙后2年
（1）拔牙后牙槽骨吸收最快的时候是
（2）牙列缺失多久牙槽嵴的吸收趋于稳定
（3）拔牙后多久可以开始做正式的全口义齿

14.（共用备选答案）
    A. 近缺牙区的倒凹区小，非倒凹区大，而远缺牙区的倒凹区大，非倒凹区小
    B. 近缺牙区的倒凹区大，非倒凹区小
    C. 倒凹区与非倒凹区均大
    D. 倒凹区均大，非倒凹区均小
    E. 倒凹区均小，非倒凹区均大
（1）Ⅰ型观测线
（2）Ⅱ型观测线
（3）Ⅲ型观测线

15.（共用备选答案）
    A. 基牙继发龋   B. 牙周咬合创伤
    C. 牙本质敏感   D. 邻接点恢复不良
    E. 早接触
（1）固定桥在戴入过程中出现疼痛，最可能的原因是

(2) 固定桥黏固一段时期后出现冷热刺激痛，最可能的原因是

(3) 固定桥黏固后短期内出现咬合疼痛，最可能的原因是

(4) 固定桥使用一段时期后出现咬合疼痛，最可能的原因是

(5) 固定桥使用后出现食物嵌塞，最可能的原因是

16.（共用备选答案）

A. 刃状边缘　　　　　B. 凿状边缘

C. 凹形边缘　　　　　D. 肩台形边缘

E. 带斜面凹形边缘

(1) 锤造全冠一般为

(2) 铸造金属全冠一般为

(3) 金瓷冠的唇侧一般为

(4) 金瓷冠的舌侧一般为

(5) 塑料全冠一般为

17.（共用备选答案）

A. 解剖式印模　　　　B. 功能性印模

C. 压力式印模　　　　D. 非压力印模

E. 分区印模法

(1) 制作冠修复体的工作印模选用

(2) 对于张口受限的患者采用

(3) 制作工作印模的对𬌗印模选用

18.（共用备选答案）

A. 0.1mm　　　　　　B. 0.2mm

C. 0.3mm　　　　　　D. 0.5mm

E. 1.0mm

(1) 铸造金属全冠𬌗面磨除的厚度最少为

(2) 金瓷冠的基底冠厚度至少为

(3) 金瓷冠不透明瓷厚度一般为

(4) 3/4 冠邻轴沟的深度一般为

(5) 钉洞固位形的直径一般为

19.（共用备选答案）

A. 1/4　　　　　　　B. 1/3

C. 2/3　　　　　　　D. 1/5

E. 1/2

(1) 桩在牙槽骨内的长度应大于根在牙槽骨内总长度的

(2) 鸠尾峡的宽度应为前磨牙颊舌尖宽度的

(3) 桩的直径一般为根直径的

20.（共用备选答案）

A. 1mm　　　　　　B. 1.5mm

C. 2mm　　　　　　D. 2.5mm

E. 3mm

(1) 牙体预备时应尽量保证的牙本质肩领为

(2) 金属烤瓷固定桥桥体支架应留的瓷层厚度为

(3) 金属烤瓷固定桥桥体金属龈端与牙槽嵴黏膜之间至少为瓷层留有的间隙是

(4) 悬空式桥体与牙槽嵴黏膜之间应留有的间隙为

21.（共用备选答案）

A. 1 周　　　　　　　B. 1 个月

C. 3 个月　　　　　　D. 2 个月

E. 6 个月

(1) 固定修复的最佳时机是拔牙后

(2) 前牙外伤牙折，根管治疗后至开始桩冠修复至少需要

(3) 活动义齿修复至少应在拔牙后多长时间进行

22.（共用备选答案）

A. 树脂条　　　　　　B. T 形带

C. I 形带　　　　　　D. 金属成形片

E. 不需要

(1) ART 恒牙修复使用

(2) ART 乳牙修复使用

23.（共用备选答案）

A. 3～4 年　　　　　B. 5～6 年

C. 7～8 年　　　　　D. 9～10 年

E. 10 年以上

(1) 全口义齿使用多久后应修改、重衬

(2) 一副全口义齿的使用寿命应该是

第十九章　口腔颌面医学影像诊断学

A1/A2 型题

1. 必须用 X 线片检查诊断的疾病是

A. 咬合面龋　　　　　B. 急性牙髓炎

C. 慢性牙髓炎　　　　D. 急性根尖周炎

E. 慢性根尖周炎

2. 牙周病变波及根分叉区，探针能通过根分叉区，但根分叉区仍被牙龈覆盖，X 线片见该区骨质消失呈透射区，此时确定根分叉病变程度为

A. Ⅰ度　　　　　　　B. Ⅱ度

C. Ⅲ度　　　　　　　D. Ⅳ度

E. Ⅴ度

3. 涎腺造影的禁忌证是

A. 涎腺急性炎症期间

B. 患有出血性疾患

C. 使用抗凝血药物

D. 开口受限

E. 腺体外肿物

4. 关于根尖片所示正常影像，不正确的描述是

A. 牙骨质与牙本质有明显区别

B. 年轻人牙髓腔宽大

C. 髓腔为低密度影像

D. 密度最高的组织是牙釉质

E. 牙槽突高度应达到牙颈部

5. X 线片上拔牙窝的影像完全消失至出现正常骨结构的时间是在牙拔除后

A. 6～8 周　　　　　B. 3～6 个月

C. 7~10 个月　　　　　　D. 11~12 个月

E. 1 年以上

6. 关于下颌骨多发性骨折的 X 线诊断，最好的投照位置是

A. 下颌骨后前位

B. 下颌骨斜侧位

C. 下颌咬合片

D. 曲面断层片

E. 下颌支切线位

7. 根尖周肉芽肿的典型 X 线表现是

A. 根尖周密度减低区，边界清楚

B. 根尖周密度减低区，边界模糊

C. 根尖周密度减低区，边界清楚，无密质骨白线

D. 根尖周密度减低区，边界清楚，有密质骨白线

E. 根尖周锐利的密度减低区，密度不均匀

8. 唾液腺良性肿瘤造影的特征性表现是

A. 导管粗细不均，呈腊肠状

B. 导管移位，呈抱球状

C. 造影剂外溢，呈点状或片状

D. 导管变细

E. 腺泡充盈缺损

9. 牙源性中央性颌骨骨髓炎 X 线 4 期表现不包括

A. 弥散破坏期　　　　　　B. 局限期

C. 新骨形成期　　　　　　D. 消退期

E. 痊愈期

10. 骨纤维异常增殖症典型 X 线表现是

A. 骨膜成骨呈日光放射状排列

B. 大小不等的圆形或椭圆形透影区

C. 不规则骨质破坏

D. 单囊透影区

E. 毛玻璃样改变

11. 根尖片分角线投照技术，要求 X 线中心线

A. 与地面平行

B. 垂直于牙体长轴与胶片的分角线

C. 平行于咬合平面与听口线的分角线

D. 与听眶线平行

E. 与咬合平面垂直

12. 颞下颌关节侧斜位片上，关节间隙的宽度为

A. 上间隙最宽，前间隙及后间隙等宽

B. 上间隙、前间隙及后间隙宽度相等

C. 上间隙最宽，后间隙次之，前间隙最窄

D. 上间隙最宽，前间隙次之，后间隙最窄

E. 后间隙最宽，上间隙次之，前间隙最窄

13. 疑有上颌骨骨折时，最常用的 X 线检查方法是

A. 上颌前部𬌗片　　　　　B. 华特位片

C. 许勒位片　　　　　　　D. 颅底位片

E. 曲面体层片

14. 成釉细胞瘤 X 线片上的典型表现为

A. 呈单房型，圆形或卵圆形

B. 骨质膨胀，密质骨消失

C. 呈多房型，房差悬殊，牙根呈锯齿状吸收

D. 可含牙

E. 邻牙被推移位或脱落

15. 涎腺造影检查的禁忌证为

A. 急性化脓性腮腺炎

B. 外伤性涎瘘

C. 阴性涎石症

D. 腮腺恶性肿瘤

E. 腮腺慢性反复肿胀

16. 不适合用作牙周炎影像学检查方法的是

A. 根尖片

B. 𬌗翼片

C. 下颌横断𬌗片

D. 曲面体层片

E. 根尖片数字减影技术

17. 女，35 岁。右上后牙进食不适。拍牙片未见异常。其牙片表现中不正确的描述是

A. 牙骨质与牙本质明显区别

B. 年轻人牙髓腔宽大

C. 髓腔为低密度影像

D. 密度最高的组织是牙釉质

E. 牙槽突高度应达到牙颈部

18. 男，28 岁。右侧下颌化脓性中央性颌骨骨髓炎，X 线片上出现骨质破坏表现在发病后

A. 1 周　　　　　　　　　B. 2~4 周

C. 5~6 周　　　　　　　　D. 7~8 周

E. 9 周

19. 女，30 岁。右下颌后牙肿痛 1 周伴开口受限。检查开口度 25mm，右下颌智齿阻生，周围软组织肿胀。此时 X 线检查的目的是了解

A. 有无骨膜反应性增生

B. 有无软组织阻力

C. 有无边缘性骨髓炎

D. 阻生牙的牙根形态

E. 有无瘘道形成

20. 男，25 岁。双侧腮腺区肿痛不适 3 年，时大时小。腮腺造影片显示主导管扩张、变形似腊肠状，末梢导管不规则扩张，可能的诊断是

A. 腮腺结核

B. 腮腺恶性肿瘤

C. 腮腺良性肥大

D. 慢性阻塞性腮腺炎

E. 舍格伦综合征

21. 女，42 岁。左下牙床肿、牙松动半年，检查：4 牙龈肿胀、溢脓，探近中袋深，松动 Ⅱ 度，叩痛（＋），龋深，牙髓无活力，X 线片示根端骨吸收区与近中侧牙槽骨吸收相通，远中侧牙槽骨无吸收。该病应诊断为

A. 牙周 - 牙髓联合病变

B. 成人牙周炎

C. 根分叉区病变

D. 牙周脓肿

E. 青少年牙周炎

22. 男，45 岁，刷牙时牙龈出血 10 年，检查见牙石（++），菌斑最多，牙龈红肿明显，探诊出血，袋深普遍 4~6mm，附着丧失普遍 2~4mm，X 线片示牙槽骨有水平吸收。最可能的诊断是

A. 坏死性龈炎

B. 边缘性龈炎

C. 增生性龈炎

D. 成人牙周炎

E. 快速进展性牙周炎

23. 女，49 岁。因左下牙疼痛 2 个月、下唇麻木 3 周就诊。专科检查见左下唇较对侧感觉迟钝，1345 松动 II 度，无龋坏。全景片示左下颌体区见一 2cm×3cm 的边界不清的密度减低区，牙根有吸收。根据以上临床表现，最可能的诊断是

A. 下颌骨骨髓炎

B. 成釉细胞瘤

C. 角化囊肿

D. 含牙囊肿

E. 中央性颌骨癌

24. 女，20 岁。近半年来出现右侧颞下颌关节弹响（开口末、闭口初），开口度 5.0cm。关节造影见关节囊扩张，最可能的诊断是

A. 翼外肌功能亢进

B. 关节囊扩张伴关节盘附着松弛

C. 髁突、关节盘相对移位

D. 关节盘破裂

E. 髁突吸收破坏

25. 男，47 岁。左侧舌尖麻木 2 个月，左口底曾有鱼骨刺伤史。检查发现同侧口底有一索条状肿块，1.5cm×1cm 大小，边界不清。X 线片未见导管阳性结石。该患者的诊断可能是

A. 下颌下腺导管阴性结石

B. 口底结核

C. 口底瘢痕增生

D. 舌下腺恶性肿瘤

E. 舌下腺良性肿瘤

26. 女，15 岁。不慎跌倒致左髁突骨折。CT 示骨折线位于关节翼肌窝上方。髁突断端可能的移位方向是

A. 向前移位

B. 向后移位

C. 向内移位

D. 向外移位

E. 不移位

27. 男，31 岁。右下颌智齿阻生拟拔除，术前拍摄 X 线片的目的中不包括了解

A. 阻生情况

B. 软组织粘连情况

C. 牙根形态

D. 牙根与下颌管的关系

E. 周围骨质情况

28. 男，21 岁。右下颌骨膨隆近半年，无自觉症状，临床初诊为成釉细胞瘤。拍摄曲面断层片，其 X 线表现为

A. 分房大小一致，牙根水平吸收

B. 房隔不清，边缘无切迹，牙根移位

C. 分房不清，房隔粗大，有骨化现象

D. 分房不清，有骨质破坏和骨膜反应

E. 分房大小不均，边缘有切迹，牙根吸收，房隔清楚

29. 男，25 岁。车祸伤 4 小时，临床检查初步诊断为上颌骨骨折，X 线检查最好拍摄

A. 头颅正位片

B. 全口曲面断层片

C. 华特位片

D. 头颅侧位片

E. 颅底片

30. 女性，21 岁患者，因发热、干咳、乏力 20 天，咯血 2 天入院。查体：T 38.5℃，消瘦，右上肺触觉语颤增强，叩诊浊音，可闻及支气管呼吸音。PPD（1 单位）硬结 20mm，表面有水疱。X 线胸片示右上 2~4 前肋处见密度高、浓淡不均阴影。最可能的诊断是

A. 右上肺癌

B. 右上肺结核

C. 右上包裹性积液

D. 右上大叶性肺炎

E. 右上支气管扩张症

31. 女性，56 岁，拔除右上后牙后伤口愈合良好，无明显炎症。半个月后常感伤口疼痛不适，尤其触碰伤口颊侧时有明显疼痛，X 线片检查无异常，常见的原因是

A. 伤口内有残根

B. 伤口内有肉芽

C. 干槽症

D. 骨尖

E. 神经损伤

32. 男性，35 岁，右面下部膨隆 2 年余，X 线片示右下颌体部呈肥皂泡沫状囊性阴影。最有可能的诊断是

A. 颌骨成釉细胞瘤

B. 颌骨角化囊肿

C. 颌骨巨细胞瘤

D. 颌骨中心性癌

E. 颌骨中心性血管瘤

33. 男性，10 岁，双腮腺反复肿胀 3 年，每年肿胀 4~5 次，每次持续 1 周，无口干、眼干症状，腮腺造影有点球状扩张，合适的处理为

A. 理疗

B. 多饮水，按摩腺体，保持口腔卫生，必要时抗感染治疗

C. 应行双腮腺手术切除

D. 腮腺内注入甲紫致腺体萎缩

E. 主导管结扎治疗

34. 患者，女，21 岁。刷牙出血 3 个月。检查见牙龈红肿，PD 为 2~4mm，无牙龈退缩，为明确检查应采用

A. 上颌前部拾片

B. 曲面体层片

C. 拾翼片

D. CT

E. 上颌后部拾片